CB122688

CÂNCER DE PELE

MANUAL TEÓRICO-PRÁTICO

A Medicina é uma área do conhecimento em constante evolução. Os protocolos de segurança devem ser seguidos, porém novas pesquisas e testes clínicos podem merecer análises e revisões, inclusive de regulação, normas técnicas e regras do órgão de classe, como códigos de ética, aplicáveis à matéria. Alterações em tratamentos medicamentosos ou decorrentes de procedimentos tornam-se necessárias e adequadas. Os leitores, profissionais da saúde que se sirvam desta obra como apoio ao conhecimento, são aconselhados a conferir as informações fornecidas pelo fabricante de cada medicamento a ser administrado, verificando as condições clínicas e de saúde do paciente, dose recomendada, o modo e a duração da administração, bem como as contraindicações e os efeitos adversos. Da mesma forma, são aconselhados a verificar também as informações fornecidas sobre a utilização de equipamentos médicos e/ou a interpretação de seus resultados em respectivos manuais do fabricante. É responsabilidade do médico, com base na sua experiência e na avaliação clínica do paciente e de suas condições de saúde e de eventuais comorbidades, determinar as dosagens e o melhor tratamento aplicável a cada situação. As linhas de pesquisa ou de argumentação do autor, assim como suas opiniões, não são necessariamente as da Editora.
Esta obra serve apenas de apoio complementar a estudantes e à prática médica, mas não substitui a avaliação clínica e de saúde de pacientes, sendo do leitor – estudante ou profissional da saúde – a responsabilidade pelo uso da obra como instrumento complementar à sua experiência e ao seu conhecimento próprio e individual.
Do mesmo modo, foram empregados todos os esforços para garantir a proteção dos direitos de autor envolvidos na obra, inclusive quanto às obras de terceiros e imagens e ilustrações aqui reproduzidas. Caso algum autor se sinta prejudicado, favor entrar em contato com a Editora.
Finalmente, cabe orientar o leitor que a citação de passagens desta obra com o objetivo de debate ou exemplificação ou ainda a reprodução de pequenos trechos desta obra para uso privado, sem intuito comercial e desde que não prejudique a normal exploração da obra, são, por um lado, permitidas pela Lei de Direitos Autorais, art. 46, incisos II e III. Por outro, a mesma Lei de Direitos Autorais, no art. 29, incisos I, VI e VII, proíbe a reprodução parcial ou integral desta obra, sem prévia autorização, para uso coletivo, bem como o compartilhamento indiscriminado de cópias não autorizadas, inclusive em grupos de grande audiência em redes sociais e aplicativos de mensagens instantâneas. Essa prática prejudica a normal exploração da obra pelo seu autor, ameaçando a edição técnica e universitária de livros científicos e didáticos e a produção de novas obras de qualquer autor.

CÂNCER DE PELE

MANUAL TEÓRICO-PRÁTICO

EDITORES
Curt M. Treu
João Pedro Almeida
Omar Lupi

MANOLE

DERMATOLOGIA

Copyright © Editora Manole Ltda., 2021, por meio de contrato com os autores.
Logotipo *Copyright* © Serviço de Dermatologia da Policlínica Geral do Rio de Janeiro
Editora: Viviane Godoi da Costa
Projeto gráfico: HiDesign Estudio
Imagem da capa: www.istock.com
Capa: Ricardo Yoshiaki Nitta Rodrigues
Editoração eletrônica e ilustrações: HiDesign Estudio

CIP-BRASIL. CATALOGAÇÃO NA PUBLICAÇÃO
SINDICATO NACIONAL DOS EDITORES DE LIVROS, RJ

C222

Câncer de pele : manual teórico-prático / editores Curt M. Treu, João Pedro Almeida, Omar Lupi. - 1. ed. - Barueri [SP] : Manole, 2021.
: il. ; 24 cm.

Inclui bibliografia e índice
ISBN 978-65-5576-312-6

1. Dermatologia. 2. Pele - Câncer. I. Treu, Curt M. II. Almeida, João Pedro. III. Lupi, Omar.

CDD: 616.99477
21-71958 CDU: 616.5-006

Meri Gleice Rodrigues de Souza - Bibliotecária - CRB-7/6439

Todos os direitos reservados.
Nenhuma parte deste livro poderá ser reproduzida,
por qualquer processo, sem a permissão expressa dos editores.
É proibida a reprodução por fotocópia.
A Editora Manole é filiada à ABDR – Associação Brasileira de Direitos Reprográficos.

1ª edição – 2021

Editora Manole Ltda.
Alameda América, 876
Tamboré – Santana de Parnaíba – SP – Brasil
CEP: 06543-315
Fone: (11) 4196-6000
www.manole.com.br | https://atendimento.manole.com.br/

Impresso no Brasil
Printed in Brazil

SOBRE OS EDITORES

CURT M. TREU

Graduação em Medicina pela Universidade Federal do Rio de Janeiro (UFRJ). Pós-graduação em Dermatologia pela Policlínica Geral do Rio de Janeiro (PGRJ). Especialista em Dermatologia pela Sociedade Brasileira de Dermatologia (SBD). Doutorado pelo Programa de Pós-graduação em Clínica Experimental da Universidade Estadual do Rio de Janeiro (Clinex - Uerj). Professor adjunto do Serviço de Dermatologia da PGRJ – Instituto Carlos Chagas. Professor do Curso de Especialização em Cirurgia Dermatológica e Oncologia Cutânea do Hospital Geral de Bonsucesso. Responsável pela disciplina de Cirurgia Dermatológica e Oncologia Cutânea da PGRJ. Pesquisador associado da Uerj.

JOÃO PEDRO ALMEIDA

Membro titular da Sociedade Brasileira de Dermatologia (SBD) e da Sociedade Brasileira de Cirurgia Dermatológica (SBCD). Preceptor de Cirurgia Dermatológica da Policlínica Geral do Rio de Janeiro (PGRJ). *Fellow* em Cirurgia Dermatológica pelo Hospital Federal de Bonsucesso. Pós-graduação em Dermatologia pela PGRJ.

OMAR LUPI

Professor titular e chefe do Serviço de Dermatologia da Policlínica Geral do Rio de Janeiro (PGRJ). Professor associado de Dermatologia da Universidade Federal do Estado do Rio de Janeiro (Unirio). Docente permanente do curso de pós-graduação em Clínica Médica da Universidade Federal do Rio de Janeiro (UFRJ). Presidente da Sociedade Brasileira de Dermatologia (SBD) (2009/2010). Vice-presidente do Colégio Ibero Latino Americano de Dermatologia (Cilad) (2012/2021). Membro do *Board* da Liga Mundial de Dermatologia (ILDS) (2015/2023). Membro titular da Academia Nacional de Medicina (ANM) (desde 2011). Pós-doutorado em Imunodermatologia pela University of Texas Medical Branch, Galveston,Texas. Diretor Médico do Instituto Protetores da Pele.

SOBRE OS AUTORES

ANDREA JULIANA ZULUAGA PARRA

Graduação em Medicina pela Fundación Universitaria de Ciencias de la Salud (Bogotá D.C, Colômbia). Pós-graduação *lato sensu* em Dermatologia pelo Instituto de Ciências da Saúde Izamar Milidiú da Silva. Pesquisadora do Instituto Nacional do Câncer (Inca). Médica colaboradora do Ambulatório de Dermatologia do Inca. Membro do Grupo Brasileiro de Melanoma (GBM) e do Colégio Ibero Latino Americano de Dermatologia (Cilad).

ANDRÉIA MELO

Graduação em Medicina pela Universidade Federal de Minas Gerais (UFMG). Especialização em Oncologia Clínica pelo Instituto Nacional do Câncer (Inca). Doutorado em Oncologia pelo Inca. Docente permanente no Programa de Pós-graduação em Oncologia do Inca. Docente da disciplina de Oncologia da Faculdade de Medicina da Universidade Estácio de Sá. Chefe da Divisão de Pesquisa Clínica e Desenvolvimento Tecnológico do Inca. Oncologista do Grupo Oncoclínicas.

AYRES CAVALCANTI DA CUNHA

Especialista em Dermatologia pela Sociedade Brasileira de Dermatologia (SBD) e em Câncer de Pele pelo Instituto Nacional do Câncer (Inca). Membro da SBD, da Sociedade Brasileira de Cirurgia Dermatológica (SBCD) e do Grupo Brasileiro de Melanoma (GBM). Médico colaborador do Ambulatório de Dermatologia do Inca: ambulatório geral; dermatoscopia digital; eventos adversos cutâneos à quimioterapia, terapia-alvo e imunoterapia; e tratamento do carcinoma basocelular avançado.

CARLOS BAPTISTA BARCAUI

Professor associado de Dermatologia da Faculdade de Ciências Médicas da Universidade do Estado do Rio de Janeiro (Uerj). Mestre em Dermatologia pela Universidade Federal de São Paulo (Unifesp). Doutor em Dermatologia pela Universidade de São Paulo (USP).

CAROLINA COTTA ZIMMERMANN

Residência em Dermatologia pela Universidade Estadual do Rio de Janeiro (Uerj). Membro titular da Sociedade Brasileira de Dermatologia (SBD), da Sociedade Brasileira de Cirurgia Dermatológica e da American Academy of Dermatology. *International Observership* em Dermatologia pela Weill Cornell Medical College, Nova York, e pelo Memorial Sloan Kettering Cancer Center (MSKCC), Nova York.

DANIELA MARTINEZ

Dermatologista pela Universidade Federal do Estado do Rio de Janeiro (Unirio). Membro da Sociedade Brasileira de Dermatologia (SBD). Mestre em Infecção HIV/Aids e Hepatites Virais pela Universidade Federal do Estado do Rio de Janeiro (Unirio).

DOLIVAL LOBÃO VERAS FILHO

Graduação em Medicina pela Universidade Federal Fluminense (UFF). Pós-graduação em Dermatologia pela Santa Casa de Misericórdia do Rio de Janeiro. Chefe do Serviço de Dermatologia do Hospital dos Servidores do Rio de Janeiro (2000) e da Seção de Dermatologia do Instituto Nacional do Câncer (Inca) (2020).

ELISA DE OLIVEIRA BARCAUI

Mestre e doutoranda em Radiologia pela Universidade Federal do Rio de Janeiro (UFRJ).

FLAVIA DE FREIRE CASSIA

Doutora e mestre em Dermatologia pela Universidade Federal do Rio de Janeiro (UFRJ). Médica responsável pelo Ambulatório de Doenças Linfoproliferativas do Instituto de Dermatologia Professor Rubem David Azulay – Santa Casa de Misericórdia do Rio de Janeiro (SCMRJ). Médica dermatologista do Hospital Federal da Lagoa.

FREDERICO ARTHUR PEREIRA NUNES

Residência em Clínica Médica pelo Hospital Federal da Lagoa. Residência em Oncologia Clínica pelo Instituto Nacional do Câncer José Alencar Gomes da Silva (Inca). *International Observership* no Harvard Cancer Center – Dana-Farber Cancer Institute, GU department, Boston. Mestrado pela Universidade Federal do Rio de Janeiro (UFRJ). Membro do Comitê de Melanoma e Sarcoma do Grupo Oncoclínicas e dos Grupos de Melanoma e Sarcoma e de Câncer de Mama da Casa de Saúde São José. Staff médico oncologista do Grupo Oncoclínicas.

FREDERICO H. SANCHEZ

Chefe do Centro de Cirurgia Micrográfica do Rio de Janeiro. Professor colaborador do Instituto de Dermatologia Professor Rubem David Azulay – Santa Casa de Misericórdia do Rio de Janeiro (SCMRJ). Professor do curso de Medicina da Universidade Estácio de Sá. Autor do livro *Cirurgia Micrográfica de Mohs: Manual Prático e Atlas*.

GABRIELA BATISTA DE AZEREDO BASTOS

Graduação em Medicina pela Universidade José do Rosário Vellano (Unifenas). Pós-graduanda em Dermatologia pela Policlínica Geral do Rio de Janeiro (PGRJ).

GIOVANNI PELLACANI

Professor de Dermatologia, diretor da Escola de Dermatologia, *chairman* e *dean* na Università degli Studi di Modena e Reggio Emilia (Unimore), Itália.

GUSTAVO VERARDINO

Graduação em Medicina e pós-graduação em Dermatologia pela Universidade Estadual do Rio de Janeiro (Uerj). Especialista em Dermatologia pela Sociedade Brasileira de Dermatologia (SBD) e Associação Médica Brasileira (AMB). Residência médica em Patologia pela Universidade Federal Fluminense (UFF). Mestrado pela UFF.

HUGO M. FAVER

Graduação em Medicina pela Universidade Federal do Rio de Janeiro (UFRJ). Presidente da Liga Acadêmica de Dermatologia da UFRJ (2018). Acadêmico bolsista do Projeto (des)Mancha Brasil – Combate e Prevenção à Hanseníase (2018-2019). Guarda-marinha (Md) da Marinha do Brasil.

INÁCIO R. FAVER

Graduação e pós-graduação pela Universidade Federal do Estado do Rio de Janeiro (Unirio). Membro titular da Sociedade Brasileira de Dermatologia (SBD) e da Sociedade Brasileira de Cirurgia Dermatológica (SBCD). Mestre pela Universidade Federal Fluminense (UFF). Pós-graduação em Cirurgia de Mohs pela Mayo Clinic, Minnesota, EUA. Professor do Curso de Formação de Cirurgia de Mohs da SBCD.

JUAN PIÑEIRO-MACEIRA

Professor associado do Departamento de Patologia da Faculdade de Medicina da Universidade Federal do Rio de Janeiro (UFRJ). Mestrado em Anatomia Patológica e doutorado em Dermatologia pela UFRJ. Pós-doutorado em Dermatopatologia no Armed Forces Institute of Pathology, Washington, DC.

LEONARDO ROTOLO ARAÚJO

Dermatologista pela Sociedade Brasileira de Dermatologia (SBD). Especialização em Cirurgia Dermatológica pelo Instituto de Dermatologia Professor Rubem David Azulay – Santa Casa de Misericórdia do Rio de Janeiro (SCMRJ). Preceptor do setor de Cirurgia Dermatológica da SCMRJ.

LILIAN FARONI

Médica Radio-oncologista da Oncologia D'Or Rio de Janeiro. Residência em Radioterapia e mestre em Oncologia Clínica pelo Instituto Nacional do Câncer (Inca). Doutoranda em Oncologia pelo Instituto D'Or de Pesquisa e Ensino (Idor).

LISMARY A. MESQUITA

Graduação em Medicina pela Universidade Federal do Paraná (UFP). Residência médica em Anatomia Patológica pelo Hospital Universitário Evangélico Mackenzie (Huem). Especialista em Patologia pela Sociedade Brasileira de Patologia (SBP). Especialização em Dermatopatologia pela Thomas Jefferson University, Philadelphia-PA, EUA, com o Dr. Albert Bernard Ackerman. Título de Dermatopatologista obtido no International Board em Dermatopatologia pelo International Committe for Dermatopathology. Mestre em Princípios da Cirurgia pelo Instituto de Pesquisas Médicas (Ipem). Sócia da SBP. Sócia colaboradora da Sociedade Brasileira de Dermatologia (SBD). Médica responsável pela Dermatopatologia e treinamento dos residentes do Serviço de Dermatologia e da Especialização em Cirurgia Micrográfica de Mohs da Santa Casa de Misericórdia de Curitiba. Dermatopatologista do Laboratório Patologistas Associados Ltda., especializado em Dermatopatologia, em Curitiba.

LIVIA C. DE MELO PINO

Graduação em Medicina pela Universidade Federal do Rio de Janeiro (UFRJ). Especialista em Dermatologia pela Sociedade Brasileira de Dermatologia (SBD). Mestre pela Universidade Estadual do Rio de Janeiro (Uerj). Professora de Dermatologia no Centro Universitário de Valença (Unifaa) e da pós-graduação em Dermatologia na Policlínica Geral do Rio de Janeiro (PGRJ).

LUISA KELMER SILVEIRA

Dermatologista pela Policlínica Geral do Rio de Janeiro (PGRJ). Especialista em Dermatologia pela Sociedade Brasileira de Dermatologia (SBD). Membro efetivo da SBD. Especialista em Dermatologia Oncológica pelo Instituto Nacional do Câncer (Inca). Membro do Grupo Brasileiro de Melanoma (GBM) e da International Dermoscopy Society.

MANUELA BOLEIRA

Graduação em Medicina pela Faculdade de Medicina Souza Marques. Dermatologista pela Sociedade Brasileira de Dermatologia (SBD). *Fellow* em Dermatologia pela University of Miami, Flórida, EUA. Mestrado em Clínica Médica pela Universidade Federal do Rio de Janeiro (UFRJ). Membro da Sociedade Brasileira de Cirurgia Dermatológica (SBCD), do Colégio Ibero Latino Americano de Dermatologia (Cilad), do Grupo Brasileiro de Melanoma (GBM) e da Internacional Dermoscopy Society. Preceptora e professora assistente de Dermatoscopia da Policlínica Geral do Rio de Janeiro (PGRJ).

NATHALIE DE CARVALHO

Residência médica em Dermatologia pela Universidade Federal do Estado do Rio de Janeiro (Unirio). Especialista em Dermatologia pela Sociedade Brasileira de Dermatologia (SBD) e Associação Médica Brasileira (AMB). Membro titular da SBD. Doutorado em Medicina Clínica e Experimental pela Università degli Studi di Modena e Reggio Emilia (Unimore), Itália, em cotutela com a Unirio. Título de Médica na Itália conferido pelo Ministério da Saúde Italiano, por meio de exame nacional realizado na Sapienza Università di Roma, Itália. Expert em métodos diagnósticos não invasivos (dermatoscopia, microscopia confocal e tomografia de coerência óptica) pela Unimore. *Fellowship* com bolsas de pesquisa pela Unimore e pelo Instituto de Melanoma Italiano. Participante do projeto Europeu ADVANCE para o desenvolvimento da tomografia de coerência óptica dinâmica (D-OCT).

PAULA GURFINKEL

Dermatologista. Graduação em Medicina pela Fundação Técnico-Educacional Souza Marques (FTESM). Especialização em Dermatologia pela Universidade Federal do Rio de Janeiro (UFRJ). *Fellow* em Cirurgia Dermatológica no Hospital Federal de Bonsucesso. Preceptora do curso de Capacitação em Cirurgia Dermatológica do Hospital Federal de Bonsucesso. Responsável pelo Departamento de Cirurgia Micrográfica de Mohs do Hospital Federal de Bonsucesso.

PAULA PERIQUITO COSENZA

Membro da Sociedade Brasileira de Dermatologia (SBD). Mestre em HIV, Aids e Doenças Infecciosas pela Universidade Federal do Estado do Rio de Janeiro (Unirio). Professora do curso de pós-graduação em Dermatologia da Policlínica Geral do Rio de Janeiro (PGRJ).

ROBERTO CARLOS LYRA DA SILVA

Graduação e mestrado em Enfermagem pela Universidade Federal do Estado do Rio de Janeiro (Unirio). MBA em Economia e Avaliação de Tecnologias em Saúde pela Fundação Instituto de Pesquisas Econômicas (Fipe) e o Hospital Alemão Oswaldo Cruz. Doutorado em Enfermagem pela Universidade Federal do Rio de Janeiro (UFRJ). Professor associado III da Unirio e coordenador do Programa de Pós-graduação Doutorado em Enfermagem e Biociências. Pesquisador líder do Laboratório de Avaliação Econômica e de Tecnologias em Saúde (Laets/CNPq). Coordenador do Laboratório de Simulação e Avaliação de Usabilidade e Fator Humano da Unirio.

THALES PEREIRA DE AZEVEDO

Graduação em Medicina e pós-graduação em Dermatologia pela Universidade Federal do Rio de Janeiro (UFRJ). Preceptor de Dermatologia em Oncologia no Instituto Nacional do Câncer (Inca). *Fellow* de Cirurgia Dermatológica no Hospital Geral de Bonsucesso. Membro da Sociedade Brasileira de Dermatologia (SBD), da Sociedade Brasileira de Cirurgia Dermatológica (SBCD) e do Grupo Brasileiro de Melanoma (GBM).

THIAGO JEUNON DE SOUSA VARGAS

Graduação em Medicina pela Universidade Federal do Rio de Janeiro (UFRJ). Pós-graduação (modalidade residência médica) em Clínica Médica pelo Hospital Geral de Bonsucesso e em Dermatologia pela Universidade do Estado do Rio de Janeiro (Uerj). Especialista em Dermatologia pela Sociedade Brasileira de Dermatologia (SBD). Médico e preceptor do Serviço de Dermatologia do Hospital Geral de Bonsucesso. *Research fellowship* em Dermatopatologia na Ackerman Academy of Dermatopathology, Nova York, e atua na área de Dermatopatologia no Serviço de Anatomia Patológica do Hospital Geral de Bonsucesso e no laboratório ID - Investigação em Dermatologia S/C Ltda. Editor contribuinte do site www.derm101.com e membro do corpo editorial da revista *Dermatology: Practical & Conceptual.*

VINICIUS FREIRE DA SILVA

Graduação em Medicina pela Universidade Gama Filho. Especialista em Clínica Médica pela Santa Casa de Misericórdia de Barra Mansa (SCBM) e em Oncologia Clínica pelo Instituto Nacional do Câncer (Inca). Atua como oncologista na Oncologia da Rede D´Or e na Clínica OncoRJ, Rio Bonito-RJ.

SUMÁRIO

SEÇÃO IV – TRATAMENTO NÃO CIRÚRGICO DO CÂNCER DE PELE

AGRADECIMENTOS

Agradeço primeiramente à minha esposa, Dra. Mariana Treu, e aos meus filhos, Thiago e Matheus, por toda a parceria, amor e carinho. Sem dúvida são o grande alicerce e razão da minha vida. Agradeço também aos meus pais e sogros por todo o apoio e pelos exemplos dados ao longo de toda a nossa trajetória.

Não posso deixar de fazer menção também aos meus mestres, especialmente ao Prof. Omar Lupi, por toda a orientação em minha vida acadêmica, especialmente em meu doutorado; ao Prof. Flávio Luz, que foi meu grande incentivador desde o início e inspiração na cirurgia e oncologia; e ao Prof. Celso Sodré, por ter tido a paciência de receber um aluno de graduação em seu brilhante ambulatório na UFRJ, possibilitando que nos apaixonássemos pela dermatologia.

Dr. Curt M. Treu

Sorte daqueles que encontrarem em seu caminho mestres como encontrei. Sem vaidade, com orgulho e paciência, demonstrando o que os livros não podem ensinar. Minha eterna gratidão a todos os professores que me ensinam a cirurgia dermatológica até hoje.

Enfim, gostaria de enaltecer meu alicerce: meus pais, minha irmã, minha esposa, Marianna Maria, meus filhos, João e Maria Luisa, que me apoiam incondicionalmente. Eu amo vocês.

Dr. João Pedro Almeida

Em nome dos editores, agradecemos também aos inúmeros colaboradores por dedicarem seu precioso tempo a esta obra, compartilhando com os leitores todo o seu conhecimento e expertise. Agradecemos especialmente à Editora Manole e equipe pelo apoio e por apostarem neste projeto, permitindo sua realização.

Dr. Curt M. Treu
Dr. João Pedro Almeida

PREFÁCIO

Câncer de pele é uma daquelas obras cuidadosamente preparadas, magnificamente escritas e ilustradas, e que, portanto, não podem faltar na sua estante. A qualidade e a abrangência do material, dividido em 20 capítulos, inclui uma ampla revisão anatômica e fisiológica da pele, além de uma pormenorizada apresentação das diversas técnicas utilizadas nessa área tão florescente da Medicina. Estão incluídas todas as técnicas clássicas minuciosamente descritas e detalhadas, acompanhadas de um excepcional trabalho de arte da Editora Manole, além de farto material ilustrativo que vai facilitar enormemente a aplicação dessas técnicas no seu dia a dia. A seleção das referências bibliográficas foi cuidadosa e traz o clássico, que não pode faltar, e o que há de mais atual nesse campo.

Toda essa grande orquestra de novidades e excelência é regida por dois dermatologistas experientes na área e de notável contribuição para a Dermatologia carioca. Curt Mafra Treu é um entusiasta de primeira hora da cirurgia dermatológica, além de artífice cuidadoso e detalhista das cirurgias mais amplas. Sua dedicação a esta obra possibilitou que hoje você possa desfrutar de um material de excelente qualidade.

João Pedro Almeida ergue a bandeira de que a cirurgia dermatológica deve ser explicada de forma descomplicada e didática. Ambos são egressos do nosso Serviço de Pós-graduação em Dermatologia da Policlínica Geral do Rio de Janeiro (PGRJ), que tenho a honra de chefiar.

A contribuição pessoal dessa dupla na formação de toda uma geração de cirurgiões dermatológicos brasileiros já vem de longe. Feliz é o nosso serviço que pode contar com profissionais tão qualificados e, fico mais feliz ainda, porque agora podemos compartilhar com você toda essa excelência.

Prof. Dr. Omar Lupi

APRESENTAÇÃO

O câncer de pele é o tipo de câncer mais frequente no ser humano. Sendo responsável por aproximadamente 50% de todos os cânceres, tem despertado cada vez maior atenção e preocupação mundial, tanto pelos índices de morbidade e mortalidade quanto pelos custos gerados pelo seu tratamento. Para se ter uma ideia, o Instituto Nacional do Câncer (Inca) registra, a cada ano, cerca de 185 mil novos casos de câncer de pele no Brasil.

Apesar de ser potencialmente fatal em muitas de suas apresentações, praticamente todos podem ser curados se diagnosticados de forma precoce e tratados de forma adequada. Tendo em vista que a incidência continua aumentando nos últimos anos, é de suma importância que o dermatologista, bem como médicos de outras especialidades, possa diagnosticar e indicar as melhores opções terapêuticas para o paciente.

Este livro tem como objetivo abordar de forma abrangente, porém de maneira didática e de fácil e rápida consulta, as principais formas de câncer de pele existentes. Em cada capítulo serão apresentados os pontos-chave relacionados ao tema, seguidos de discussão envolvendo etiologia, diagnóstico e opções de tratamento disponíveis, de forma prática para consulta no dia a dia. Nas "Considerações finais" de cada capítulo, os principais aspectos a serem lembrados são resumidos e pontuados.

Cada um dos contribuidores deste livro foi escolhido pelo notório conhecimento teórico e prático em seus temas. São colegas renomados e de extrema competência em suas respectivas áreas de atuação, dispostos a dividir toda sua bagagem e experiência com o leitor.

Todo conteúdo programático do livro está dividido em quatro seções. Na primeira seção, os temas abordam as bases do câncer de pele, discorrendo sobre predisposição genética e síndromes correlatas, fotoproteção e sobre a relação com imunossupressão. A segunda seção aborda o diagnóstico do câncer de pele, falando sobre dermatopatologia e imuno-histoquímica, dermatoscopia e microscopia confocal, pilares atuais e futuros na detecção e caracterização dessa patologia. A terceira seção aborda os tipos propriamente ditos de câncer de pele, tendo capítulos específicos para as dermatoses pré-cancerosas, as paraneoplasias, os principais tumores (carcinoma basocelular, espinocelular, melanoma, e carcinoma de Merkel) e os principais grupos de tumores menos comuns, de acordo com suas origens (anexos cutâneos, vasculares, sarcomas e linfomas cutâneos). A última seção engloba as formas de tratamento não cirúrgico do câncer de pele (a abordagem cirúrgica foi discutida nos próprios capítulos), sendo debatidas as mais modernas opções e condutas no tratamento tópico, na radioterapia, na imunoterapia e na terapia-alvo do câncer de pele.

Como apaixonados pelo tema, esperamos que o conteúdo deste livro e as valiosas contribuições de seus colaboradores possam ajudar a otimizar o diagnóstico precoce, bem como orientar na melhor e mais adequada forma de tratamento, diminuindo, dessa forma, tanto a incidência e a prevalência, quanto a morbidade e a mortalidade do câncer de pele.

Dr. Curt M. Treu
Dr. João Pedro Almeida

SEÇÃO I

BASES DO CÂNCER DE PELE

CAPÍTULO 1

PREDISPOSIÇÃO GENÉTICA E SÍNDROMES RELACIONADAS AO CÂNCER CUTÂNEO

Livia C. de Melo Pino
Paula Periquito Cosenza

PONTOS-CHAVE

- O câncer de pele é o mais prevalente em números absolutos no Brasil.
- A etiologia está relacionada principalmente à exposição aos raios ultravioleta.
- Existem síndromes genéticas associadas aos principais subtipos de câncer de pele.
- A síndrome de Gorlin-Goltz, síndrome de Rombo, síndrome de Bazex-Dupré-Christol, xeroderma pigmentoso e síndrome de Oley estão relacionadas ao carcinoma basocelular.
- O xeroderma pigmentoso, a síndrome de Bloom, síndrome de Ferguson-Smith, síndrome de Muir-Torre, a poroceratose do tipo Mibelli, síndrome KID, síndrome de Rothmund-Thomson e epidermodisplasia verruciforme estão relacionadas ao carcinoma espinocelular.
- O xeroderma pigmentoso pode estar relacionado a qualquer tipo de câncer de pele.
- O melanoma maligno pode fazer parte de síndromes de nevos familiares.

INTRODUÇÃO

O câncer de pele é o tipo mais comum de câncer no mundo e no Brasil. Segundo estimativas do Instituto Nacional de Câncer José Alencar da Silva (Inca), o número de casos novos de câncer de pele não melanoma esperados, para cada ano do triênio 2020-2022, será de 83.770 em homens e de 93.160 em mulheres. Em relação ao câncer de pele melanoma, o número de casos novos estimados será de 4.200 em homens e de 4.250 em mulheres.

Dentre os fatores etiológicos associados destacamos a exposição prolongada ao sol (raios ultravioleta – UV), além de outros fatores como câmaras de bronzeamento artificial, radioterapia e terapias imunossupressoras. No entanto, não devemos esquecer de um pequeno grupo de indivíduos predispostos ao desenvolvimento de câncer de pele hereditário associado ou não a malignidades internas.

As síndromes mais comuns associadas ao carcinoma basocelular são: síndrome de Gorlin-Goltz,[2] síndrome de Rombo, síndrome de Bazex-Dupré-Christol, xeroderma pigmentoso, síndrome de Oley, entre outras.[8]

Já os carcinomas espinocelulares múltiplos podem estar relacionados a: xeroderma pigmentoso, síndrome de Bloom, síndrome de Ferguson-Smith, síndrome de Muir-Torre, poroceratose do tipo Mibelli, síndrome KID, síndrome de Rothmund-Thomson e epidermodisplasia verruciforme. O melanoma maligno pode ser herdado, como na síndrome de nevos familiares.

BASES PARA PRÁTICA CLÍNICA, NÍVEIS DE EVIDÊNCIA E TRATAMENTOS

Síndromes hereditárias associadas ao carcinoma basocelular

Síndrome de Gorlin-Goltz

A síndrome do nevo basocelular (SNBC),[2,12] também conhecida como síndrome de Gorlin-Goltz, foi descrita pela primeira vez por Gorlin e Goltz em 1960 como um distúrbio autossômico dominante, em que 40% dos casos representam uma nova mutação.

Sua prevalência aproximada é de um caso por 56.000-164.000 habitantes e é provável que seja consideravelmente maior em indivíduos com menos de 20 anos que apresentam CBCs. Representa uma série de anormalidades em múltiplos órgãos consequentes a mutações nas vias de sinalização do receptor *patched sonic hedgehog* (SHH).[3]

O gene da síndrome foi mapeado para o cromossomo 9q23.1-q31, um gene supressor de tumor.

A etiologia do câncer em relação ao SNBC não era clara até alguns anos atrás, quando estudos de análise molecular sugeriram uma relação entre o CBC e as mutações de perda de função do gene corrigido (PTCH) encontrado no braço cromossômico 9q. O PTCH inibe a sinalização pela proteína de membrana *smoothened* (Smo), e essa inibição é aliviada pela ligação *sonic hedgehog* (SHH) ao PTCH.[3]

A recente identificação de mutações no gene Ptc humano em pacientes humanos com SNBC e naqueles com carcinomas basocelulares (CBCs) esporádicos sugerem que a sinalização HH pode ser importante na carcinogênese do carcinoma cutâneo humano.

O SHH tem um efeito mitogênico em vários tecidos, incluindo mesoderma pré-somítico, retina e cerebelo. Camundongos transgênicos que superexpressam SHH na pele desenvolvem várias características de SNBC, demonstrando que SHH é suficiente para induzir CBC em camundongos.

A correlação entre CBC e exposição à luz solar é clara quando observamos que 95% dos CBCs ocorrem em áreas expostas da pele em pacientes brancos.

Lesões de DNA induzidas por radiação UV foram consideradas a característica etiológica mais importante na patogênese do CBC. A via SHH/Ptc parece explicar como mutações somáticas simples podem resultar em CBC, tanto em casos isolados quanto em pacientes com SNBC.

Outra consideração importante é que as neoplasias induzidas por SHH parecem não ter agressividade de outras neoplasias caracterizadas por múltiplas alterações genéticas. Esse fato pode ser útil para explicar a falta de características histológicas marcadamente invasivas e ausência de metástases na evolução natural dos CBCs, bem como a lenta taxa de crescimento observada na maioria dos casos de CBC.

Ainda não está claro como as mutações em PTC1 e SMO e consequentes alterações na expressão do gene-alvo de HH podem produzir proliferação anormal, diferenciação e adesão características das células tumorais do CBC.

Alguns estudos sugeriram que a ativação constitutiva da sinalização *hedgehog* resulta em atividade elevada de GLI1 (ou GLI2), que leva à proliferação celular à custa da maturação da célula-alvo em um período pós-estado mitótico.

Portanto, uma intervenção para bloquear a função GLI1 pode permitir que sinais de diferenciação atuem e acionem células tumorais em um estado maduro não proliferativo.

São necessárias mais pesquisas para caracterizar a papel desempenhado pelo SHH nessas interações tumor-hospedeiro. O modelo SHH pode ser muito útil para melhorar a compreensão de cada etapa da carcinogênese do CBC e pode também ajudar na busca de novos medicamentos e técnicas para o tratamento do CBC esporádico e lesões cutâneas do SNBC.

Também foi demonstrado que as proteínas FOX desempenham um papel importante na regulação da expressão dos genes envolvidos no crescimento celular, proliferação, diferenciação, longevidade e transformação.

A importância funcional dessa família de genes na fisiologia da pele humana normal e nos processos de doenças não está bem entendida.

Características clínicas: as principais características da síndrome são múltiplas manifestações precoces de carcinomas basocelulares, ceratocistos da mandíbula, calcificações ectópicas, depressões (*pittings*) palmares e plantares e anomalias do sistema ocular, esquelético e reprodutivo.

A doença está presente no nascimento e geralmente manifesta-se como CBCs ocorrendo em terceira década de vida ou mais cedo, ou queratocistos odontogênicos apresentando-se na segunda ou terceira década e afeta homens e mulheres igualmente.

O diagnóstico é feito na presença de dois critérios principais ou um critério principal e dois menores. Os critérios principais estão listados no Quadro 1.

QUADRO 1 Critérios maiores e menores para o diagnóstico da síndrome do nevo basocelular (SNBC)

Critérios maiores	Critérios menores
Mais de dois CBCs ou um CBC em pacientes com idade < 20 anos	Macrocefalia ajustada para estatura
Ceratocistos odontogênicos da mandíbula	Malformações congênitas: como fenda labial ou palatina, bossa frontal, hipertelorismo e fácies grosseira
Três ou mais *pittings* palmares ou plantares	Anormalidades esqueléticas: deformidade de Sprengel, deformidade acentuada do pectus, fusão ou alongamento dos corpos vertebrais, defeitos em mãos e pés, cistos ósseos em mãos, sindactilia
Calcificação bilamelar da foice do cérebro	Anormalidades radiológicas: como aumento da sela túrcica e anomalias vertebrais e defeitos de modelagem das mãos e pés
Costelas bífidas, fundidas ou achatadas	Meduloblastoma
Um parente de primeiro grau com SNBC	Fibroma ovariano ou cardíaco
	Cistos pleurais ou linfomesentéricos

CBC: carcinoma basocelular; SNBC: síndrome do nevo basocelular.

Para o diagnóstico da SNBC é necessária presença de dois critérios maiores ou um maior e dois menores.

Existe uma tendência para outras formas de neoplasia. Pacientes com essa síndrome demonstraram meduloblastoma, meningioma, fibroma ovariano, fibrossarcoma ovariano, fibrossarcoma dos maxilares, fibroma cardíaco, rabidomioma fetal, cistos linfáticos ou cistos quilosos do mesentério.

Manejo clínico: o tratamento da síndrome envolve vigilância e procedimentos cirúrgicos. Não há consenso sobre uma estratégia ideal, e as principais modalidades incluem excisão, cirurgia micrográfica de Mohs, crioterapia, 5-fluorouracil tópico, etretinato oral, interferon intralesional, recapeamento com dióxido de carbono, imiquimode e terapia fotodinâmica.

Embora a radioterapia já tenha sido considerada, agora é contraindicada pelo risco potencial de carcinogênese.

É importante enfatizar que o conhecimento do mecanismo correto de SHH será crucial para o desenvolvimento de novas terapias para o SNBC. Alguns estudos têm demonstrado que Smo pode ser direcionado por drogas constituídas de pequenas moléculas e que antagonizar Smo pode fornecer uma maneira de interferir com tumorigênese e progressão tumoral. Taipale et al.[4] relataram que o antagonista mais utilizado da via HH é o alcaloide ciclopamina da planta.

Vários antagonistas (que agem como ciclopamina e se ligam a Smo) foram descritos, incluindo SANTs 1 4,KAAD-ciclopamina, composto-5 e composto-Z, e Cur-61414.48. Garber[5] relatou resultados promissores obtidos com esses antagonistas no CBC avançado. No entanto, são necessários estudos clínicos para estabelecer quais desses antagonistas são adequados para uso terapêutico.

Síndrome de Rombo

Em 1981, Michaelsson et al.[6] descreveram uma família com atrofodermia vermiculada, hipotricose, milia, CBCs, tricoepiteliomas e vasodilatação periférica com cianose. Essa condição rara foi nomeada como síndrome de Rombo (SR).

A base molecular da SR permanece desconhecida. A descrição original sugeriu herança autossômica dominante, pela transmissão vertical de homem para homem. Porém os dois outros casos da SR relatados na literatura ocorreram de forma esporádica.

Características clínicas: a síndrome se apresenta na infância com atrofia folicular da pele fotoexposta juntamente com eritema cianótico da pele. Na idade adulta surgem a milia e os vasos telangiectáticos. Pode ser observada ausência ou defeito nos cílios e sobrancelhas. Os CBCs se desenvolvem na terceira ou quarta década de vida.

Manejo clínico: avaliação pelo dermatologista para acompanhamento e tratamento das lesões. Orientação quanto à fotoproteção adequada.

Síndrome de Bazex-Dupré-Christol

A síndrome de Bazex-Dupré-Christol (SBDC) foi descrita em 1964. Em virtude da ausência de transmissão de homem para homem nas famílias afetadas, foi proposto um modo de herança dominante ligado ao X.

Vabres et al.[7] mapearam o gene relacionado a SBDC no cromossomo Xq24-q27. Posteriormente esses dados foram confirmados e mapeados na região 11.4-Mb no intervalo Xq25-27.[11]

Características clínicas: hipotricose congênita,[9] hipoidrose generalizada ou facial, atrofodermia no dorso das mãos e cotovelos, milia com características histológicas dos cistos foliculares e vários CBCs e tricoepiteliomas, ambos localizados principalmente na face.

As características auxiliares consistentes incluem uma face típica com nariz comprimido, hiperpigmentação facial e flexural, hidradenite supurativa e anormalidades do eixo capilar.

Manejo clínico: os pacientes devem ser orientados quanto à fotoproteção e ser acompanhados de perto para que os tumores cutâneos sejam diagnosticados precocemente e as demais lesões sejam avaliadas e acompanhadas pelo dermatologista.

Síndrome de Oley

A síndrome de Oley (SO) [10] foi descrita em 1992. Sua etiologia e modo de herança permanecem desconhecidos. Mais tarde foi sugerido que a SO pudesse ser uma variante da SBDC, na qual os sintomas pudessem regredir espontaneamente durante a adolescência.

Características clínicas: caracteriza-se pela presença de milia, hipotricose e CBCs.

Manejo clínico: os pacientes devem ser orientados quanto à fotoproteção e ser acompanhados de perto para que os tumores cutâneos sejam diagnosticados precocemente.

Outra síndromes associadas ao CBC: xeroderma pigmentoso, síndrome de Curry-Jones, síndrome de Happle-Tinschert, síndrome de Cowden, síndrome de Muir-Torre, síndrome de Brooke-Spiegler, síndrome de Schöpf-Schulz-Passarge, síndrome de Hermansky-Pudlak, síndrome de Rothmund-Thomson, síndrome de Werner, síndrome de Bloom, epidermodisplasia verruciforme, albinismo oculo cutâneo, hipoplasia cabelo-cartilagem.[11,12]

Síndromes associadas ao carcinoma espinocelular

Xeroderma pigmentoso (XP)[13,14]

É um distúrbio autossômico recessivo, que ocorre por um defeito multigênico no reparo do DNA. A incidência é de 1 a cada 250.000 nascidos vivos.

O diagnóstico é baseado na história familiar, achados clínicos e mutações genéticas bialélicas de genes específicos.

Os pacientes com XP apresentam um risco 10.000 vezes maior de desenvolver câncer de pele não melanoma e um risco 2.000 vezes maior de desenvolver melanoma quando comparados à população geral. A idade média do surgimento de CEC e CBC nesses pacientes é oito anos, aproximadamente 50 anos antes do que a idade em que ocorrem na população geral.

Características clínicas: o XP é caracterizado por severa fotossensibilidade e envelhecimento cutâneo prematuro, além de alterações de pigmentação e grande risco do surgimento de cânceres de pele. O diagnóstico se dá nas primeiras semanas ou meses de vida, quando a criança sofre graves queimaduras solares mesmo após uma exposição leve. Evolutivamente, as lesões levam dias ou semanas para cicatrizar e a pele vai se tornando progressivamente envelhecida, áspera e atrófica. Podem surgir telangiectasias e hipopigmentações. Os pacientes apresentam também fotofobia.

Manejo clínico: o prognóstico vai depender de cuidados individuais com a exposição solar e a detecção precoce das lesões cutâneas em fases iniciais. Lesões pré-malignas e CBC localizados e superficiais podem ser tratados com crioterapia, 5-fluoracil e imiquimode. Lesões cutâneas maiores e carcinomas espinocelulares devem ser tratados cirurgicamente, preferencialmente por meio de cirurgia micrográfica de Mohs, em razão do alto risco de recorrência. Pacientes com XP também apresentam risco aumentado de anormalidades oculares e defeitos neurológicos e devem ser encaminhados para o oftalmologista e neurologista.

Exames dermatoscópicos regulares são essenciais na detecção precoce de lesões suspeitas, o que aumenta substancialmente a qualidade e a expectativa de vida.

Síndrome de Bloom

A síndrome que se caracteriza por eritema telangiectásico congênito é uma desordem autossômica recessiva rara. Acredita-se que a causa esteja relacionada a uma mutação no gene BML.

Está relacionada à carcinoma espinocelular e também a malignidades do trato gastrointestinal inferior e urinário.

Características clínicas: os pacientes apresentam um retardo grave do crescimento, voz estridente e redução da camada de gordura subcutânea, fazendo com que pareçam mais musculosos. Os pacientes apresentam também infecções recorrentes, diabetes, doença pulmonar crônica e maior predisposição ao desenvolvimento de câncer. Apresentam poiquilodermia, telangiectasias eritematosas e intensa fotossensibilidade.

O carcinoma espinocelular responde por 14% de todas as malignidades presentes nesses pacientes.

Manejo clínico: os pacientes devem evitar a exposição solar direta e ser acompanhados de perto para que os tumores cutâneos sejam diagnosticados precocemente.

Síndrome de Ferguson-Smith

É uma genodermatose autossômica dominante,[8] decorrente da mutação nos genes TGFBR1 e TGRBR2, ambos supressores tumorais. As mutações ocasionam a inativação da via do TGF-beta, ocasionando crescimento celular descontrolado.

Características clínicas: os pacientes apresentam um início precoce de epiteliomas escamosos múltiplos com regeneração espontânea. As lesões normalmente crescem dentro de 3-4 semanas desde uma pápula eritematosa de 1-2 mm tornando-se um nódulo perláceo com ceratose central, visualmente semelhante a um ceratoacantoma. A histopatologia não consegue diferenciar entre um carcinoma espinocelular e um epitelioma[15] escamoso múltiplo de regeneração espontânea.

As lesões apresentam regeneração espontânea dentro de 2-3 meses, deixando uma pequena cicatriz deprimida. Apresentam tendência a disseminação local, porém nunca ocorrem metástases.

Manejo clínico: é indicada excisão cirúrgica em função da grande suspeita histológica de carcinoma espinocelular, porém devem ser evitadas cirurgias mutilantes. Os tumores localizados fora das áreas de risco como olhos, nariz, orelhas e boca podem ser tratados apenas com observação clínica até sua cicatrização espontânea.

Síndrome de Muir-Torre[16,17]

É uma doença autossômica dominante rara, que apresenta alta penetrância e expressão variável. São observados diversos ceratoacantomas e o desenvolvimento de inúmeras malignidades internas em idade precoce. A idade média do surgimento das neoplasias é 53 anos. É considerada um subtipo do câncer colorretal hereditário não polipoide, ocorrendo em 9,2% dos pacientes assim diagnosticados. É mais comum no sexo masculino, numa proporção de 3:2.

É causada pela mutação nos genes MLH1, MSH2 e MSH6, envolvidos no reparo do DNA, afetando principalmente células de rápida divisão, particularmente na pele e órgãos internos, aumentando o risco de câncer de pele não melanoma e tumores viscerais.

Características clínicas: os pacientes com síndrome de Muir-Torre apresentam uma grande quantidade de neoplasias sebáceas: adenomas, epiteliomas e carcinomas. As lesões cutâneas se apresentam como nódulos eritemato-amarelados, de crescimento lento, indolores, frequentemente com área central umbilicada ou mesmo ulcerada. A grande maioria dos tumores cutâneos é benigno, porém nos casos de carcinoma sebáceo podemos observar um comportamento agressivo com metástases. Os pacientes apresentam uma tendência maior ao desenvolvimento de malignidades do cólon e trato geniturinário.

O diagnóstico é baseado na observação de pelo menos um tumor sebáceo que pode ser adenoma, epitelioma ou carcinoma e um tumor visceral.

Manejo clínico: os pacientes devem ser submetidos a colonoscopias, mamografias, avaliação dermatológica, exames de imagem de abdome e pelve. As lesões cutâneas podem ser tratadas com isotretinoína oral, que se mostrou eficaz na prevenção do surgimento de novas lesões tumorais, porém em alguns casos é necessárias excisão cirúrgica.

Poroceratose hereditária de Mibelli

A poroceratose é considerada uma condição pré-maligna. Todos os tipos de poroceratose (de Mibelli, poroceratose disseminada superficial, poroceratose actínica superficial disseminada, poroceratose palmar e plantar disseminada, poroceratose puntata e poroceratose linear) podem apresentar transformação maligna, mais comumente em carcinoma de células escamosas.[18-20]

Características clínicas: as lesões cutâneas apresentam-se como pápulas ceratóticas ou placas anulares com crescimento centrífugo e bordas ceratóticas elevadas, e as chamadas lamelas cornoides presentes na histopatologia. Quando ocorre o acometimento circunferencial de um dígito, podemos ter o chamado pseudoainhum. A maioria das lesões cutâneas são assintomáticas.

Manejo clínico: os pacientes devem ser examinados regularmente e orientados a aplicar filtro solar. A poroceratose de Mibelli clássica pode ser tratada com imiquimode e casos suspeitos devem ser biopsiados. Lesões que sofreram transformação maligna devem ser tratadas cirurgicamente.

Síndrome KID[21]

Síndrome congênita rara que engloba uma combinação de eritroceratodermia ictiosiforme atípica, ceratose palmoplantar e perda auditiva neurossensorial. Existem aproximadamente 100 casos descritos na literatura.

Decorre de mutação nos genes GJB2 e GJB6 presentes no epitélio do ouvido interno, córnea e epiderme.

Características clínicas: é caracterizada por surdez, eritrodermia, placas hiperceratóticas e frequentemente ceratite. Também é comum encontramos alopecia e uma suscetibilidade aumentada a infecções bacterianas, virais e fúngicas. Os pacientes também podem apresentar a tríade de oclusão folicular (hidradenite supurativa, foliculite dissecante do couro cabeludo e acne nódulo-cística) associada a tumores foliculares e carcinomas de células escamosas.

Manejo clínico: o acompanhamento regular é essencial para o diagnóstico precoce das infecções e também dos tumores. Os retinoides sistêmicos reduzem a hiperceratose e a incidência de carcinoma de células escamosas.

Epidermodisplasia verruciforme[22]

Os pacientes apresentam lesões com características clínicas de verrugas planas ou pitiríase versicolor, muitas vezes presentes já na infância. É uma genodermatose[8] extremamente rara, autossômica recessiva, causada por mutação nos canais transmembrana TMC6/EVER1 ou TMC8/EVER2, tornando o paciente extremamente suscetível ao papiloma vírus e às lesões malignas e pré-malignas relacionadas, especialmente nas áreas fotoexpostas.

Aproximadamente 90% de todos os carcinomas de células escamosas apresentam positividade para o HPV5 e 8, que não estão incluídos na vacina atualmente disponível contra o HPV.[23]

Existe uma forma adquirida de epidermodisplasia verruciforme associada ao HIV e a pacientes submetidos a terapias imunossupressoras.

Características clínicas: os primeiros sintomas ocorrem na infância e surgem como lesões cutâneas eritemato-descamativas com características clínicas de verruga plana, placas eritemato-acastanhadas e semelhantes a pitiríase versicolor no tronco e região abdominal. Subsequentemente, os pacientes, a partir da segunda ou terceira décadas de vida, tendem a desenvolver lesões pré-cancerosas nas áreas fotoexpostas que, se não tratadas, evoluirão para carcinoma de células escamosas.

Manejo clínico: acompanhamento clínico rigoroso das lesões cutâneas para detecção precoce de lesões cancerosas e pré-cancerosas. Imiquimode, 5-FU e PDT podem ser utilizados, assim como os retinoides apresentam resultados promissores. É indicada a vacina contra o HPV.

Síndrome de Rothmund-Thomson[24,25]

A síndrome de Rothmund-Thomson tipo I é uma doença autossômica recessiva heterogênea de etiologia desconhecida caracterizada por poiquilodermia, catarata juvenil e displasia ectodérmica. A síndrome de Rothmund-Thomson tipo II decorre da mutação do gene RECQL4 com consequente acúmulo de danos ao DNA, caracterizada por poiquilodermia, defeitos ósseos congênitos, risco aumentado de osteossarcoma na infância e carcinoma de células escamosas em adultos jovens. O retardo no crescimento e os defeitos ósseos são critérios maiores secundários exclusivos desse subtipo da síndrome.

Características clínicas: os sinais e sintomas são extremamente variáveis, porém os cabelos podem se apresentar finos, frágeis e esparsos, e nas unhas frequentemente observa-se paquioníquia. Nos dentes podem ser observados microdontia, dentes hipoplásicos e rudimentares. A principal característica diagnóstica é o *rash* facial eritemato-edemato-bolhoso, que surge entre os 3 e 6 meses de vida e pode posteriormente acometer também as extremidades e as nádegas. Em sua fase crônica, esse *rash* se transforma em poiquilodermia.

Manejo clínico: todos os pacientes precisam ser acompanhados por uma equipe multidisciplinar com dermatologista, oncologista, oftalmologista e ortopedista.

Melanoma maligno hereditário: síndrome do melanoma múltiplo atípico familial[26]

É uma genodermatose[8] autossômica dominante caracterizada por múltiplos nevos melanocíticos, normalmente mais de 50 e história familiar de melanoma maligno cutâneo.

Foi descrita mutação no gene CDKN2A, alterando o funcionamento das vias de supressão tumoral TP53, aumentando a sua proliferação e reduzindo a apoptose

Estima-se que aproximadamente 5-12% de todos os melanomas sejam hereditários[27,28] e aproximadamente 40% deles sejam causados por mutação no CDKN2A. Dessa forma, observa-se que a maioria dos melanomas malignos familiais são causados por mutações desconhecidas ou não apresentam nenhum tipo de mutação, sendo resultantes provavelmente de uma associação entre exposição solar e susceptibilidade individual.

Características clínicas: o diagnóstico é clínico, baseado em três critérios:

1. Melanoma maligno em um ou mais parentes de primeiro ou segundo graus.
2. Contagem de nevos maior do que 50, incluindo alguns clinicamente atípicos.
3. Nevos com características histológicas específicas à microscopia – desordem arquitetural com assimetria, fibroplasia subepidérmica e hiperplasia melanocítica lentiginosa com melanócitos epitelioides ou em fusos reunidos em ninhos de tamanhos variáveis e fundindo-se com cristas adjacentes para formar pontes; e infiltração variável de linfócitos dérmicos.

A maioria dos pacientes acometidos apresenta história familiar de melanoma maligno, porém não tem a noção real do seu próprio risco. Nesses casos, o melanoma costuma ser detectado entre a segunda e terceira décadas de vida e normalmente apresentam mais de uma lesão de melanoma ao longo da vida.

Manejo clínico: deve-se examinar cuidadosamente o paciente, mesmo em idades jovens, incluindo sempre couro cabeludo, mucosa oral, mucosa genital, unhas, áreas intertriginosas. Nesses casos está indicado o mapeamento dermatoscópico cuidadoso com a intenção do diagnóstico precoce.

O tratamento deve respeitar os *guidelines* internacionais, levando-se em consideração a excisão das margens, linfonodo sentinela, PET/CT Scan.

Mutação BAP-1[29]

Síndrome autossômica dominante causada por mutações de linhagens germinativas do BAP-1, caracterizadas por neoplasias melanocíticas de alta penetrância. Foram relacionados quatro tipos distintos de cânceres a esse tipo de mutação: melanoma cutâneo, melanoma uveal, mesotelioma maligno e carcinoma de células renais.

Características clínicas: pacientes com a síndrome normalmente desenvolvem tumores cutâneos elevados, acastanhados ou da cor da pele, medindo aproximadamente 5 mm, com surgimento em torno da segunda década de vida. A quantidade de tumores varia imensamente de acordo com o paciente. O câncer mais frequente nas famílias portadoras dessa mutação é o melanoma uveal. Ele costuma surgir a partir dos 50 anos, porém já foi descrito em pacientes menores de 16 anos. Nesses casos, o câncer tende a ser mais agressivo, estar avançado ao diagnóstico e apresentar maior chance de metástases.

Manejo clínico: o acompanhamento anual rigoroso com dermatologista e oftalmologista é imprescindível, assim com a realização de ultrassonografia abdominal. A ressonância nuclear magnética é recomendada a cada dois anos, assim como um cuidadoso exame clínico avaliando-se a possibilidade do surgimento de mesotelioma. A proteção solar é de fundamental importância.

Outras mutações relacionadas a genes de controle de telomerases, como o POT-1 e o TERT, podem resultar em perda de controle dos ciclos celulares e, consequentemente, em malignidades. Outras síndromes, como a de Cowden (mutações da PTEN), o xeroderma pigmentoso, o câncer de mama hereditário (BRCA ½) e a síndrome de Li-Fraumeni (TP53), também podem estar relacionadas ao desenvolvimento de melanoma maligno, embora em menores proporções.

CONSIDERAÇÕES FINAIS

É de suma importância ter conhecimento dessas síndromes genéticas associadas ao câncer de pele, para que o diagnóstico precoce seja realizado e o tratamento possa ser conduzido o mais breve possível.

Orientação desses pacientes quanto à mudança do hábito de vida, proteção solar adequada e algumas vezes aconselhamento genético.

Muitas vezes, o câncer de pele associado a essas genodermatoses[8] ocorrem mais precocemente.

REFERÊNCIAS

1. Instituto Nacional de Câncer José Alencar Gomes da Silva. Estimativa 2020: incidência de câncer no Brasil. Rio de Janeiro: Inca, 2019.
2. Pino LCM, Balassiano LKA, Sessim M, Almeida APM, Empinotti VD, Semenovitch I, et al. Basal cell nevus syndrome: clinical and molecular review and case report. International Journal of Dermatology. 2016;55(4):367-375.
3. Lupi O. Correlations between the sonic hedgehog pathway and the basal cell carcinoma. Int J Dermatol. 2007;46(11):1113-1117.
4. Taipale, J; Chen, JK; Cooper, MK; Wang, B; Mann, RK; Milenkovic, L et al. Effects of oncogenic mutations in smoothened and patched can be reversed by cyclopamine. Nature, v. 406, 2000.
5. Garber K. Hedgehog drugs begin to show results. J Natl Cancer Inst. 2008; (100): 692–7.
6. Michaelsson G, Olsson E, Westermark P. The Rombo syndrome: a familial disorder with vermiculate atrophoderma, milia, hypotrichosis, trichoepitheliomas, basal cell carcinomas and peripheral vasodilationwith cyanosis. Acta Derm Venereol (Stockh).1981;61(6):497-503.
7. Vabres P, Lacombe D, Rabinowitz LG et al. The gene for Bazex–Dupre´–Christol syndrome maps to chromosome Xq. J Invest Dermatol. 1995(105):87–91.
8. Schierbeck J, Vestergaard T, Bygum A. Skin cancer associated genodermatoses: A literature review. Acta Derm Venereol. 2019;99(4):360-369.
9. Adreani V, Richard M, Folchetti G, Varennes S, Philip N, Grob JJ, et al. Congenital hypotrichosis and milia

with spontaneous regression during adolescence or Oley syndrome: a variant of Bazex-Dupré-Christol syndrome. Ann Dermatol Venereol. 2000;127(3):285-8.
10. Oley AO, Sharpe H, Chenevix-Trench G. New syndrome? Basal cell carcinomas, coarse sparse hair, and milia. Am J Med Genet. 1992;43:799-804.
11. Parren LJ, Frank J. Hereditary tumour syndromes featuring basal cell carcinomas. Br J Dermatol. 2011 Jul;165(1):30-4.
12. Gorlin RJ, Goltz RW. Multiple nevoid basal cell epithelioma, jaw cysts and bifid rib: a syndrome. N Engl J Med. 1960;262:908-912.
13. Lehmann AR, McGibbon D, Stefanini M. Xeroderma pigmentosun. Orphanet J Rare Dis. 2011;6:70.
14. Lehmann AR, Schubert S, Emmert S. Xeroderma pigmentosum: Diagnostic procedures, interdisciplinar patient care, and novel therapeutic approaches. J Dtsch Dermatol Ges. 2014;12(10):867-871.
15. Broesby-Oslen S, Bygum A, Gerdes AM, Brandrup F. Multiple self-healing squamous epithelioma of Ferguson-Smith: observations in a Danish family covering four generations. Acta Derm Venereol. 2008;88(1):52-56.
16. John AM, Schwartz RA. Muir-Torre syndrome (MTS): An update and approach to diagnosis and management. J Am Acad Dermatol. 2016;74(3):558-566.
17. Graefe T, Wollina U, Schulz H, Burgdorf W. Muir--Torre syndrome – treatment with isotretinoin and interferon alpha-2a can prevent tumour development. Dermatol. 2000;200(4):331-333.
18. Schamroth JM, Zlotogorski A, Gilead L. Porokeratosis of Mibelli. Overview and review of the literature. Acta Derm Venereol. 1997;77(3):207-213.
19. Ferreira FR, Santos LD, Tagliarini FA, Lira ML. Porokeratosis of Mibelli – literature review and a case report. An Bras Dermatol. 2013;88(6):179-182.
20. Gu CY, Zhang CF, Chen LJ, Xiang LH, Zheng ZZ. Clinical analysis and etiology of porokeratosis. Exp Ther Med. 2014;8:737-741.
21. Bygum A, Betz R, Kragballe K, Steiniche T, Peeters N, Wuyts W, et al. KID Syndrome: Report of a Scandinavian patient with connexin-26 gene mutation. Acta Derm Venereol. 2005;85(2):152-155.
22. Burger B, Itin PH. Epidermodysplasia verruciformis. Curr Probl Dermatol. 2014;45:123-131.
23. Vinzón SE, Rösl F. HPV vaccination for prevention of skin cancer. Hum Vaccin Immunother. 2015;11:353-357.
24. Wang LL, Plon SE. Rothmund-Thomson Syndrome. 1999 Oct 6 [updated 2016 Aug 11]. In: Adam MP, Ardinger HH, Pagon RA, et al., editors. Seattle, WA: University of Washington/GeneReviews; 1993-2018.
25. Larizza L, Roversi G, Volpi L. Rothmund-Thomson syndrome. Orphanet J Rare Dis. 2010;5:2.
26. Eckerle Mize D, Bishop M, Resse E, Sluzevich J. Familial atypical multiple mole melanoma syndrome. Cancer Syndromes. Bethesda, MD: National Center for Biotechnology Information; 2009.
27. Garbe C, Peris K, Hauschild A, Saiag P, Middleton M, Bastholt L, et al. Diagnosis and treatment of melanoma. European consensus-based interdisciplinary guideline – update 2016. Eur J Cancer. 2016;63:201-217.
28. Soura E, Eliades PJ, Shannon K, Stratigos AJ, Tsao H. Hereditary melanoma: Update on syndromes and management: genetics of familial atypical multiple mole melanoma syndrome. J Am Acad Dermatol. 2016;74(3):395-407.
29. Rai K, Pilarski R, Cebulla CM, Abdel-Rahman MH. Comprehensive review of BAP1 tumor predisposition syndrome with report of two new cases. Clin Genet. 2016:89(3):285-294.

CAPÍTULO 2

FOTOPROTEÇÃO

Leonardo Rotolo Araújo

PONTOS-CHAVE

- A radiação ultravioleta (UV) é responsável por diversos efeitos na pele, como queimaduras, fotoenvelhecimento e câncer de pele.
- Pode ser dividida em: ultravioleta A (UVA, 320 a 400 nm), ultravioleta B (UVB, 290 a 320 nm) e ultravioleta C (UVC, 200 a 290 nm).
- O raio UVA está associado a fotoenvelhecimento e corresponde a 95% da radiação UV. Já o raio UVB está associado ao câncer de pele e corresponde a 5% da radiação UV.
- A fotoproteção é um conjunto de medidas que reduzem a exposição à radiação UV e inclui fotoproteções tópica, oral e mecânica.
- Os fotoprotetores tópicos são divididos em orgânicos (absorvem o raio UV) e inorgânicos (refletem o raio UV). Quando de amplo espectro, atuam contra a radiação UVA e UVB.
- Recomenda-se evitar a exposição ao sol entre 10h e 15h, aplicar fotoprotetor com FPS 30 ou mais, reaplicar a cada 3 horas e usar chapéus, óculos escuros, roupas para proteção.

INTRODUÇÃO

A luz solar é essencial para a síntese de vitamina D e tem efeitos benéficos no humor. No entanto, a radiação ultravioleta (UV) é responsável pelo desenvolvimento de efeitos adversos precoces e tardios na pele humana, incluindo queimaduras solares, fotoenvelhecimento e câncer de pele.[1]

A fotoproteção refere-se a um conjunto de medidas destinadas a reduzir a exposição ao sol e impedir o desenvolvimento dos efeitos nocivos da exposição excessiva à radiação UV. O conceito correto não se baseia apenas no uso de protetor solar. Existem diferentes formas de fotoproteção, incluindo o uso de fotoproteção tópica, oral e mecânica.[2]

A exposição à radiação UV emitida pelo sol ou outras fontes é um dos principais fatores associados ao desenvolvimento de câncer de pele. A exposição crônica à UV causa mutações no DNA e tem sido associada ao desenvolvimento de queratose actínica, carcinoma de células escamosas e carcinoma basocelular, enquanto a exposição intermitente e intensa à UV está associada ao desenvolvimento de melanoma, o tipo mais agressivo de câncer de pele. Dentro desse contexto, a fotoproteção tem papel importante na prevenção dos danos associados à exposição aos raios UV.[3]

BASES PARA PRÁTICA CLÍNICA

Radiação ultravioleta

As radiações eletromagnéticas são classificadas de acordo com o comprimento ou a frequência da propagação de ondas e fazem parte do chamado espectro eletromagnético (Figura 1). De acordo com a sua de faixa de radiação, o espectro eletromagnético é formado por ondas de rádio, infravermelho, luz visível, ultravioleta, raios X, raios gama e raios cósmicos, ordenadas do maior para o menor comprimento de onda.[3,4]

A luz solar é a principal fonte de radiação que envolve os seres humanos e é formada por apenas uma parte das radiações do espectro eletromagnético. Entre as radiações que compõem a luz solar, cerca de 54% delas são infravermelho, 39% luz visível e 7% radiação UV, sendo esta última a de principal interesse para o estudo da fotocarcinogênese.[4]

A radiação UV (200-400 nm) emitida pelo sol é dividida em três faixas de comprimento de onda: ultravioleta A (UVA, 320-400 nm), ultravioleta B (UVB, 290-320 nm) e ultravioleta C (UVC, 200-290 nm). Os raios UVA podem ainda ser subdivididos em UVA 1 (340-400 nm) ou UVA 2 (320-340 nm). Vale ressaltar que alguns autores usam 315 nm como demarcação entre UVA e UVB.[4]

Aproximadamente 95% da radiação UV emitida pelo sol que atinge a superfície da

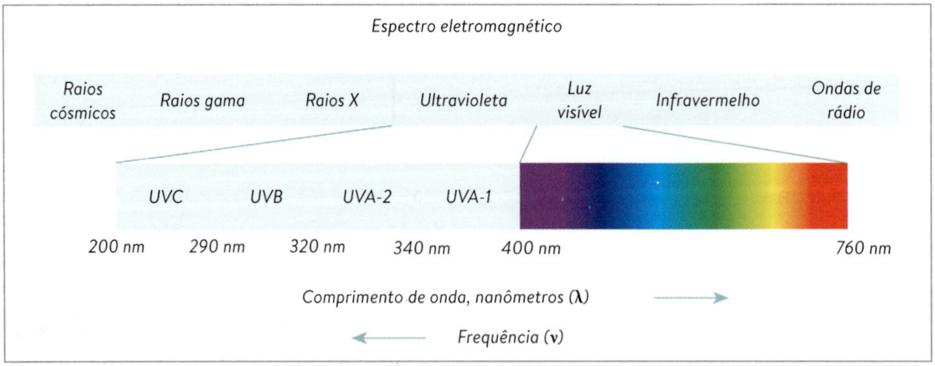

FIGURA 1 As radiações eletromagnéticas são classificadas de acordo com o comprimento ou a frequência da propagação de ondas e fazem parte do chamado espectro eletromagnético. De acordo com a sua faixa de radiação, o espectro eletromagnético é formado por ondas de rádio, infravermelho, luz visível, ultravioleta, raios X, raios gama e raios cósmicos ordenadas do maior para o menor comprimento de onda.[3,4]

Terra é composta por raios UVA. Estes contribuem para o fotoenvelhecimento, têm um papel importante no bronzeamento imediato e podem estar envolvidos na carcinogênese da pele. Os raios UVA2, que constituem aproximadamente 25% da banda UVA, produzem efeitos na pele similares ao UVB. Os raios UVA1 são menos potentes que os UVA2 e têm uma capacidade reduzida de induzir eritema.[4]

Os raios UVB, que representam apenas 5% da radiação UV que atinge a superfície da Terra, incluem os comprimentos de onda biologicamente mais ativos. Eles são responsáveis por queimaduras solares, inflamação, bronzeamento tardio e fotocarcinogênese. O raios UVC são absorvidos pela camada de ozônio na atmosfera e, por esse motivo, não atingem a superfície terrestre.[5]

A quantidade de radiação UV que alcança o planeta é modificada por vários fatores, incluindo: camada de ozônio, latitude, estação do ano, hora do dia e presença de nuvens. A camada de ozônio absorve toda a radiação UVC e atenua a UVB, mas praticamente não afeta a UVA. Nos últimos anos, com a poluição das indústrias e liberação de substâncias químicas como o clorofluorcarbono (CFC) na atmosfera, a camada de ozônio vem sofrendo alterações, com a presença de falhas em determinadas áreas, levando a um aumento da transmissão de raios UV sobre a Terra.[5]

A exposição aos raios UV é maior no Equador. Como a radiação UV percorre uma distância maior antes de atingir a superfície terrestre à medida que a latitude aumenta, a transmissão da luz UVB diminui em 3% para cada aumento de latitude em graus.[6] Pela localização entre o Equador e o Trópico de Capricórnio, o Brasil é um dos países do mundo com maior extensão de território em proximidade com o Sol.

A luz UVB é mais forte das 10h às 14h, com pico ao meio-dia, quando a radiação solar está na menor distância da Terra. A intensidade da luz UVA é relativamente alta e constante durante todo o dia. Variações sazonais na radiação solar são causadas pela órbita elíptica do sol, sendo a UV terrestre mais forte no verão. Fatores climáticos, como nuvens e poluição, podem reduzir a transmissão de luz UV em 10-90%. Configurações terrestres, como água, neve, areia e concreto, podem refletir até 90% dos raios UV na pele. Por fim, a sombra reduz a radiação UV do sol em 50-90%, com folhagem densa proporcionando redução UV superior a um guarda-sol.[7]

No Brasil, existe uma grande exposição à radiação ultravioleta. Considerando a posição geográfica, as regiões Norte e Nordeste apresentam as maiores doses cumulativas de radiação ultravioleta. Nessas regiões, os níveis de raios UV são altos e variam pouco durante o ano. Por outro lado, nas regiões Sul e Sudeste, o efeito das estações do ano é bastante perceptível, de modo que os níveis de radiação UV mostram grande variabilidade entre inverno e verão.[8]

Efeitos cutâneos da radiação ultravioleta

Ao atingir a superfície da Terra e a pele dos seres humanos, a profundidade de penetração da radiação UV na pele dependerá do seu comprimento de onda, ou seja, quanto maior o comprimento de onda, maior a penetração do raio. O raio UVA penetra profundamente, alcançando rapidamente a derme, e interage tanto com queratinócitos da epiderme quanto com fibroblastos dérmicos. A maior parte dos raios UVB é absorvida na epiderme, afetando os queratinócitos. Os efeitos da radiação UV sobre a pele podem ser divididos em precoces (eritema, queimadura, bronzeamento, hiperplasia da epiderme) e tardios (imunossupressão, fotoenvelhecimento e fotocarcinogênese).[5]

Efeitos precoces: eritema, queimadura e bronzeamento

O eritema induzido por radiação UVB atinge seu pico entre 6 e 24 horas após a exposição. Por outro lado, uma reação imediata ao eritema, que dura 48-72 horas após a exposição, caracteriza a reação da pele a altas doses de UVA. O raio UVB, por exemplo, é mais eficaz na indução de eritema, e a radiação UVA é 1.000 vezes menos potente na indução de eritema induzido pelo sol. A avaliação do eritema se faz pela determinação, experimentalmente, da dose eritematosa mínima (DEM), ou seja, a menor quantidade de radiação necessária para produzir discreto, porém nítido, eritema 24h após a exposição. Em geral, a DEM é determinada exclusivamente pelos raios UVB.

A capacidade de indução de queimaduras aumenta com a diminuição do comprimento de onda. A queimadura solar, causada principalmente pela exposição à radiação UVB (e em menor grau à exposição à UVA2), é o efeito agudo mais reconhecido da exposição à luz UV na pele humana.

O bronzeamento imediato, com coloração acinzentada, ocorre poucos minutos após a exposição e persiste até 24h. É causado principalmente pela exposição aos raios UVA e consequente oxidação e redistribuição da melanina preexistente. Já no bronzeamento tardio, a coloração é marrom e o pico é após 72h. É causada principalmente pela exposição aos raios UVB, e ocorre o aumento do número de melanócitos, melanogênese e transferência da melanina aos queratinócitos.[7]

Efeitos tardios: fotocarcinogênese e fotoenvelhecimento

A relação entre a exposição à radiação UV e o desenvolvimento de câncer de pele, incluindo melanoma, carcinoma basocelular (CBC) e carcinoma espinocelular (CEC), está bem documentada. O melanoma extensivo superficial e o melanoma nodular estão associados à exposição intermitente e intensa de raios UV. O lentigo maligno e o CEC estão relacionados à exposição solar cumulativa, e o padrão da contribuição do raio UV para o desenvolvimento do CBC está sendo elucidado. A exposição artificial à radiação UV por meio de câmaras de bronzeamento, que emitem predominantemente raios UVA, está associada a um aumento do risco de melanoma, CBC e CEC.

A exposição crônica à radiação UV induz mutações no DNA e transformações malignas. Também exerce efeitos imunossupressores, prejudicando o sistema imunológico do hospedeiro a reconhecer células malignas danificadas.

Até recentemente se considerava apenas o papel da radiação UVB no processo de fotocarcinogênese. Evidências mais recentes sugerem que o raio UVA também tem um papel importante nesse processo.

O fotoenvelhecimento é outro efeito da exposição crônica à radiação UV. Em razão do seu comprimento de onda mais longo, o raio UVA penetra mais profundamente na derme em comparação com a luz UVB. Portanto, desempenha um papel maior no desenvolvimento do fotoenvelhecimento em locais expostos. Os sinais clínicos de fotoenvelhecimento incluem rugas, lentigos solares, poiquilodermia, perda de elasticidade, telangiectasias e comedões abertos. Histologicamente, a derme encontra-se preenchida por uma massa amorfa de fibras elásticas degeneradas e há desorganização de fibras colágenas. Os vasos sanguíneos ficam dilatados e tortuosos. Na epiderme, os queratinócitos são irregulares em tamanho e forma, com perda da polaridade. Os melanócitos podem ser anormais e reduzidos em número.[7]

FOTOPROTEÇÃO

Fotoprotetores tópicos

Os protetores solares são formulações tópicas preparadas em diferentes veículos (creme, gel, loção, spray) que contêm agentes orgânicos ou inorgânicos, que refletem, dispersam ou absorvem a radiação UV e, assim, conferem proteção à pele. Atualmente, muitos fotoprotetores contêm combinações de ambos os tipos de agentes.

O primeiro fotoprotetor foi introduzido em 1928 nos Estados Unidos. No entanto, o uso em larga escala só ocorreu após a Segunda Guerra Mundial, quando o ácido para-aminobenzoico (Paba), patenteado em 1943, foi o primeiro a ser usado difusamente. No final dos anos 1970, os protetores UVA foram produzidos, tornando possível a fotoproteção de largo espectro com combinação de protetores UVA e UVB.[9]

O protetor solar ideal deve fornecer proteção uniforme contra radiação UVA, UVB, luz visível e infravermelho, ter boa aceitação cosmética, sem manchar tecidos. Deve ser não irritante, não sensibilizante, fotoestável, com boa substantividade (capacidade de aderência), de baixo custo e acessível a todos.[7]

Atualmente, os protetores solares são divididos em duas grandes categorias: agentes orgânicos (anteriormente designados como químicos) e inorgânicos (anteriormente designados como físicos) (Figura 2). A maioria dos protetores solares existentes combina ambos os agentes em suas formulações.

A avaliação da eficácia dos fotoprotetores contra UVB é realizada pelo fator de proteção solar (FPS). É obtido pela razão entre a dose eritematosa mínima (DEM) na pele protegida por um protetor solar e a DEM na mesma pele não protegida. Significa que o uso de um produto com FPS 30 permitirá que um indivíduo permaneça 30 vezes mais tempo exposto ao sol para a produção do mesmo eritema em relação a um indivíduo sem protetor. Por exemplo,

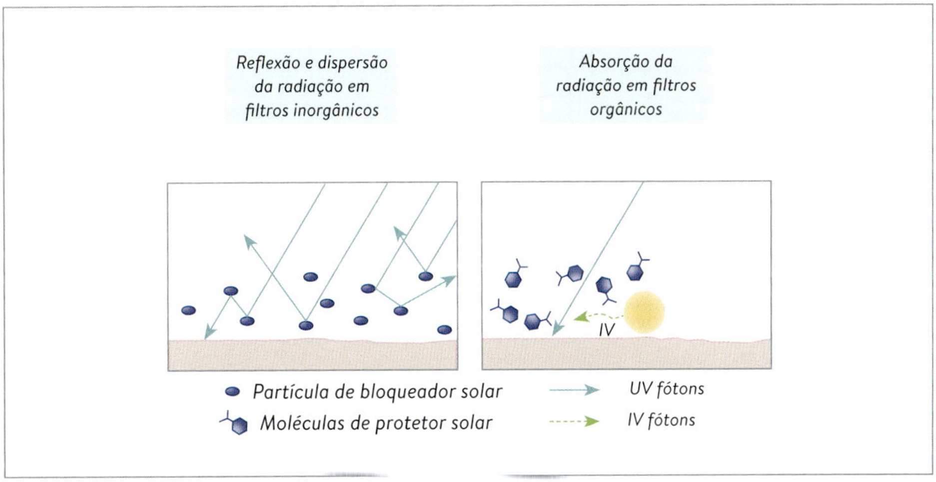

FIGURA 2 Filtros solares inorgânicos *versus* orgânicos.

um indivíduo que normalmente ficaria com eritema na pele após 5 minutos de exposição solar sem protetor solar, ao usar um protetor com FPS 30 só apresentaria esse mesmo eritema após 150 minutos de exposição.[8]

De acordo com o FPS os protetores solares podem ser classificados em: baixa proteção (FPS 6-14,9), média proteção (FPS 15-29,9), alta proteção (FPS 30-50) e muito alta proteção (FPS 50-100). Quando aplicada em quantidade suficiente, a quantidade de radiação UVB absorvida pelos filtros solares FPS 15, 30 e 50 é de 93, 97 e 98%, respectivamente.[8]

Não há consenso sobre o melhor método de medir proteção contra UVA. Diversos métodos foram propostos, como os métodos *in vivo* desenvolvidos com base no eritema UVA, pigmentação cutânea persistente (PPD, do inglês, *persistent pigment darkening*) e fotossensibilização com psoralenos, comprimento de onda crítico.

O Japão usa o PPD como método, que mede a dose mínima de radiação UVA necessária para induzir as primeiras alterações perceptíveis da pigmentação na pele protegida por filtro solar em comparação com a pele desprotegida. Em 2011, o FDA nos EUA determinou o uso do método comprimento de onda crítico (CW – *critical wavelenght*) *in vitro* para testar a proteção contra UVA. Protetores solares que possuem CW > 370 nm são considerados de amplo espectro. No Brasil, é preconizada a realização do teste de fator de proteção UVA (FP-UVA), anteriormente denominado PPD, em conjunto com o teste comprimento de onda crítico.[9]

Na Europa e no Brasil, é estabelecido que o nível mínimo de FP-UVA deve corresponder, no mínimo, a um terço do FPS. Por exemplo, um protetor solar com FPS 30 deve ter um fator de proteção contra UVA de pelo menos 10.[8]

Fotoprotetores tópicos orgânicos

Os filtros orgânicos incluem uma variedade de compostos aromáticos que absorvem a radiação UV e a convertem em uma quantidade desprezível de calor. O ácido Paba foi um dos primeiros filtros orgânicos disponíveis no mercado, porém caiu em desuso em razão de seus efeitos colaterais, como as dermatites fotoalérgicas de contato. Alguns agentes orgânicos, como cinamatos e salicilatos, absorvem especificamente a UVB. Entre os cinamatos, o octinoxato é o filtro UVB mais utilizado no mundo.[10]

O grupo das benzofenonas fornecem proteção UVB e UVA (UVA2) e a oxibenzona é o filtro UVA mais comumente usado no mundo. A avobenzona merece destaque por ser um filtro orgânico eficaz contra a radiação UVA de longo comprimento de onda (UVA1), mas é extremamente fotolábil e precisa ser estabilizada com outros compostos orgânicos, como o octocrileno.

Os protetores solares de amplo espectro são produzidos pela combinação de filtros com diferentes espectros de absorção UV (contra raios UVB e UVA). Como exemplo, a avobenzona pode ser combinada com filtros UVB, como homosalato e octisalato, para produzir uma cobertura de amplo espectro. São exemplos de filtros orgânicos de amplo espectro que foram desenvolvidos na Europa o benzotriazolil tetrametilbutilfenol (Tinosorb M) e o ácido dicanforsulfônico (Mexoryl SX). O Mexoryl SX está disponível nos Estados Unidos desde 2006 em combinação com avobenzona e octocrileno.[9,10]

Fotoprotetores tópicos inorgânicos

Os filtros inorgânicos são compostos minerais que refletem e dispersam a luz UV, criando uma barreira física na pele (por isso, também são chamados de bloqueadores solares). São exemplos o óxido de zinco e o dióxido de titânio. Oferecem proteção de amplo espectro contra UVB e UVA (UVA 1 e 2). São estáveis e, ao contrário dos filtros orgânicos, têm um baixo potencial irritante e sensibilizante.[10]

Os filtros solares inorgânicos mais antigos continham partículas de tamanho grande e formavam um filme branco e opaco, cosmeticamente inaceitável. Para superar essa deficiência cosmética, métodos de nanotecnologia têm sido usados para produzir partículas menores, micronizadas, e com isso formar um filme mais transparente sobre a pele, ao mesmo tempo em que fornecem proteção eficaz contra raios UVA e UVB. No entanto, a utilização de nanopartículas de dióxido de titânio e óxido de zinco em filtros solares levantou questões sobre o potencial de penetração e toxicidade percutâneas. Até o momento, as evidências sugerem que a maioria dos filtros solares possui excelente perfil de segurança e não apresenta absorção sistêmica significativa.[9]

Fotoprotetores orais

A fotoproteção oral consiste na utilização de agentes sistêmicos, de maneira isolada ou em combinação, capazes de proteger a pele contra a radiação UV. Atuam de maneira celular, reduzindo a formação de radicais livres na pele. Pela necessidade de aplicação de doses adequadas e reaplicação frequente dos fotoprotetores, foram pesquisadas alternativas sistêmicas. No entanto, nenhum dos agentes atualmente disponíveis foi estudado extensivamente o suficiente para ser usado como monoterapia. Sendo assim, não substituem a fotoproteção tópica e mecânica.

Os ativos mais conhecidos são o extrato de *Polypodium leucotomos*, os carotenoides, a vitamina C, a vitamina E e os polifenóis. O *Polypodium leucotomos* é um extrato natural de folhas de samambaia com propriedades anti-inflamatórias e antioxidantes. A administração oral a um grupo de pacientes de alto risco com melanoma e síndrome do nevo displásico reduziu a sensibilidade à radiação UV.[11]

Fotoproteção mecânica

A fotoproteção mecânica pode ser definida como o uso de barreiras físicas ou mecânicas como estratégia para bloquear a radiação ultravioleta. São exemplos o uso de roupas, chapéus, óculos de sol, coberturas naturais ou artificiais e vidros.

O uso de roupas é uma importante estratégia de fotoproteção. O grau de proteção depende principalmente de características do material que é produzido e é definido pelo fator de proteção ultravioleta (FPU), que indica quão efetivo é o material em bloquear a radiação UV. As roupas de cor escura, de trama mais apertada, compostas por materiais como fibras de lã, poliéster, poliacrílico, com ajuste apertado e secas apresentam maior proteção.[12]

Com relação aos chapéus, o grau de proteção depende da largura da aba e do material. Deve-se dar preferência ao uso de chapéus de aba larga (7,5 cm), que fornecem FPS 7 para o nariz, FPS 3 para a bochecha, FPS 5 para o pescoço e FPS 2 para o queixo Os bonés, por exemplo, fornecem apenas FPS 1,5 para o nariz e proteção mínima para outras áreas, não conferindo fotoproteção adequada.[13]

O uso de óculos de sol é a medida mais eficiente de fotoproteção ocular. A radiação solar é capaz de produzir complicações oculares como fotoqueratoconjuntivite e catarata. Devem promover absorção acima de 99% de todo o espectro UV, bem como proteção adicional na faixa da luz violeta/azul.[14]

As sombras naturais (coberturas de árvores) e artificiais (guarda-sol e coberturas) fornecem proteção solar. Os fatores de proteção solar (FPS) de árvores isoladas variam de 4 a 50, dependendo da densidade da folhagem e da proximidade do perímetro da sombra.[15]

Os vidros comuns, como os residenciais, bloqueiam totalmente a radiação UVB. Novos tipos de vidros podem bloquear parcialmente a radiação UVA e luz visível.[16]

RECOMENDAÇÕES DE FOTOPROTEÇÃO

Os protetores solares devem ser aplicados literalmente em todas as partes expostas ao sol para fornecer proteção eficaz. Para alcançar o valor do FPS do protetor solar, uma quantidade média de 30 mL deve ser utilizada para cobrir a pele exposta de um adulto. Como a maioria dos pacientes não aplica a quantidade ideal, recomenda-se o uso de filtros solares com FPS 30 ou mais para compensar. Ao usar metade da quantidade necessária de filtro solar, aproximadamente um terço do FPS é alcançado. Recomenda-se o uso de filtros solares com proteção UVA ou proteção de amplo espectro apresentando FP-UVA com mínimo de 1/3 do valor do FPS.

Uma técnica simples de aplicação que garante uma aplicação de quantidades adequadas de filtro solar é a chamada "regra da colher de chá" (Figura 3). Envolve a aplicação de aproximadamente 1 colher de chá de filtro solar na área do rosto e pescoço, um total de 2 colheres de chá no tronco anterior e posterior, 1 colher de chá em cada extremidade superior e 2 colheres de chá em cada extremidade inferior. Deve ser aplicado 15

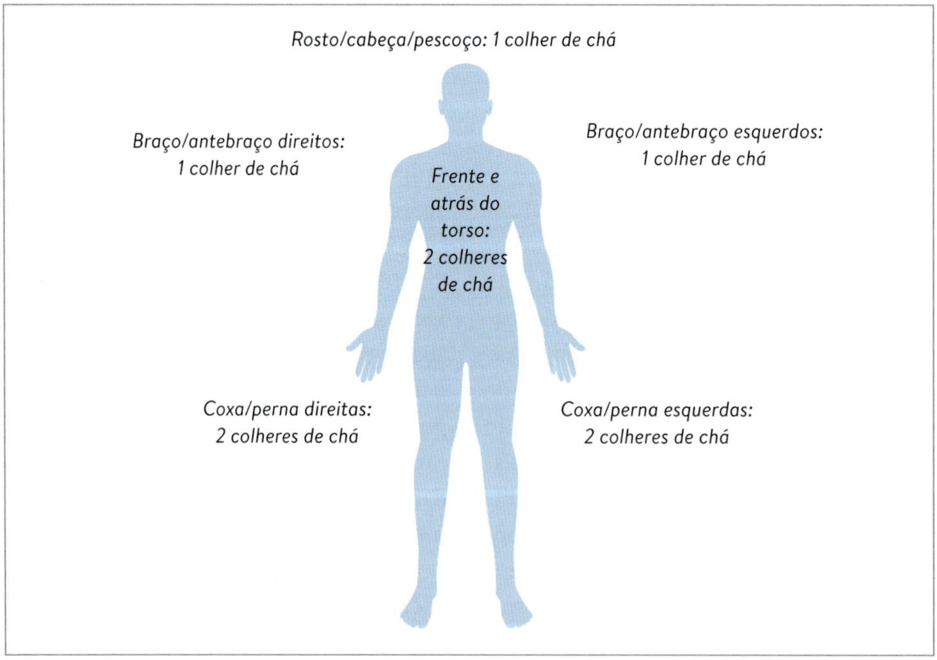

FIGURA 3 Regra da colher de chá.

minutos antes da exposição e reaplicado a cada 2-3 horas ou após imersão em água.

Não é recomendada a exposição solar entre 10h e 15h. O uso de proteção solar mecânica (chapéu, óculos de sol e roupas) deve ser encorajado. Em relação à idade, recomenda-se o uso a partir dos 6 meses de idade.[8]

REFERÊNCIAS

1. Yaar M, Gilchrest BA. Photoageing: mechanism, prevention and therapy. Br J Dermatol. 2007;157:874.
2. Kullavanijaya P, Lim HW. Photoprotection. J. Am. Acad. Dermatol. 2005 Jun;52(6):937-58; quiz 959-62.
3. de Gruijl FR, Rebel H. Early events in UV carcinogenesis – DNA damage, target cells and mutant p53 foci. Photochem Photobiol. 2008;84:382.
4. Yaar M, Gilchrest BA. Photoageing: mechanism, prevention and therapy. Br J Dermatol. 2007;157:874.
5. Jansen R, Wang SQ, Burnett M, Osterwalder U, Lim HW. Photoprotection: Part I. Photoprotection by naturally occurring, physical, and systemic agents. J Am Acad Dermatol. 2013;69:853.e1-12.
6. Rigel DS, Rigel EG, Rigel AC. Effects of altitude and latitude on ambient UVB radiation. J Am Acad Dermatol. 1999;40:114-6.
7. Jansen R, Osterwalder U, Wang SQ, et al. Photoprotection: Part II
8. sunscreen: development, efficacy, and controversies. J Am Acad Dermatol. 2013;69:867.e1-867.e14.
9. Schalka S, Steiner D. Sociedade Brasileira de Dermatologia. Consenso Brasileiro de Fotoproteção da Sociedade Brasileira de Dermatologia. 1.ed. 2014.
10. Japan Cosmetic Industry Association. JCIA measurement standard for UVA protection efficacy. Toranomon 2-chome, Minato-Ku Tokyo: JCIA; 1995. p. 105.
11. Mancebo SE, Hu JY, Wang SQ. Sunscreens: a review of health benefits, regulations, and controversies. Dermatol Clin. 2014;32:427.
12. Aguilera P, Carrera C, Puig-Butille JA, Badenas C, Lecha M, González S, et al. Benefits of oral Polypodium leucotomos extract in MM high-risk patients. J Eur Acad Dermatol Venereol. 2013;27:1095-1100. doi: 10.1111/j.1468-3083.2012.04659.
13. Gies P. Photoprotection by clothing. Photodermatol Photoimmunol Photomed. 2007;23:264.
14. Carolyn B, Lyde R, Bergstresser PR. Ultraviolet protection from sun avoidance. Dermatol Ther. 1997;4:72-8.
15. Crews PC, Kachmann S, Beyer AG. Influences on UVR trans- mission of undyed woven fabrics. Textile Chem Color. 1999;31:17-26.
16. Diffey BL, Diffey JL. Sun protection with trees. Br J Dermatol. 2002;147:397-9.
17. Uchinda C, Srivannaboon S, Lim HW. Photoprotection by window glass, automobile glass, and sunglasses. J Am Acad Dermatol. 2006;54:845-54.

CAPÍTULO 3

IMUNOSSUPRESSÃO E CÂNCER CUTÂNEO

Daniela Martinez
Omar Lupi

PONTOS-CHAVE

- Pacientes imunossuprimidos, como portadores do HIV, doenças linfoproliferativas e pós-transplante de órgãos sólidos apresentam elevação nas taxas de sobrevida, com isso a incidência de câncer de pele tende a aumentar nessas populações.
- Atendimento multidisciplinar integrado entre equipes de dermatologia, cirurgia, oncologia, infectologia e transplante são fundamentais no tratamento de pacientes imunossuprimidos com malignidades cutâneas.
- Os fatores de risco para câncer de pele em pacientes imunossuprimidos incluem aqueles observados na população em geral e outros relacionados ao grau da imunossupressão.
- Estratégias preventivas desempenham um papel importante em pacientes imunossuprimidos, em virtude do aumento da frequência e do rápido desenvolvimento de novas lesões cutâneas pré-malignas e malignas.
- A importância da realização anual do exame dermatológico completo em pacientes imunossuprimidos e a orientação quanto a tomada de medidas preventivas.

INTRODUÇÃO

Pacientes imunossuprimidos apresentam um maior risco de desenvolver neoplasias cutâneas em comparação com a população em geral. A imunossupressão pode ser principalmente o resultado da infecção pelo vírus da imunodeficiência humana (HIV), doenças linfoproliferativas, iatrogênica após o transplante de órgãos ou por uso de medicamentos imunobiológicos.[1]

Os principais tipos de câncer que apresentam incidência aumentada nesses pacientes são os cânceres de pele não melanoma (CPNM), que engloba o carcinoma basocelular (CBC) (Figura 1) e o carcinoma espinocelular (CEC) (Figura 2), melanoma (Figura 3), carcinoma de células de Merkel (CCM) e o Sarcoma de Kaposi (SK). Um atendimento multidisciplinar integrado entre dermatologia, cirurgia, equipes de oncologia, infectologia e transplante são fundamentais no tratamento de pacientes imunossuprimidos e pacientes com malignidades cutâneas.[1-3]

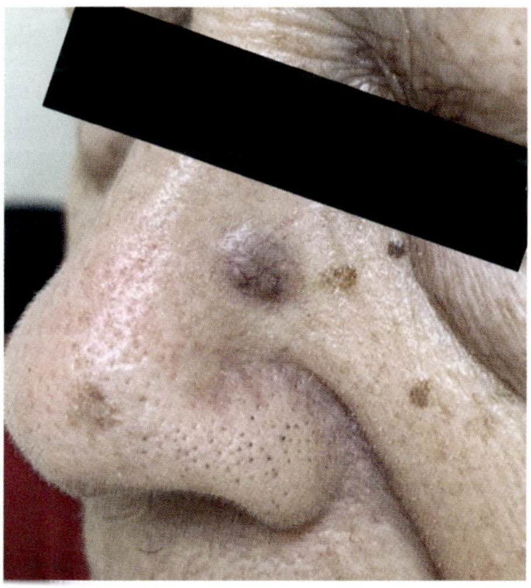

FIGURA 1 Carcinoma basocelular no dorso nasal esquerdo.
Fonte: acervo pessoal.

EPIDEMIOLOGIA

Infecção pelo HIV

A Síndrome da Imunodeficiência Adquirida (AIDS) é uma das maiores pande-

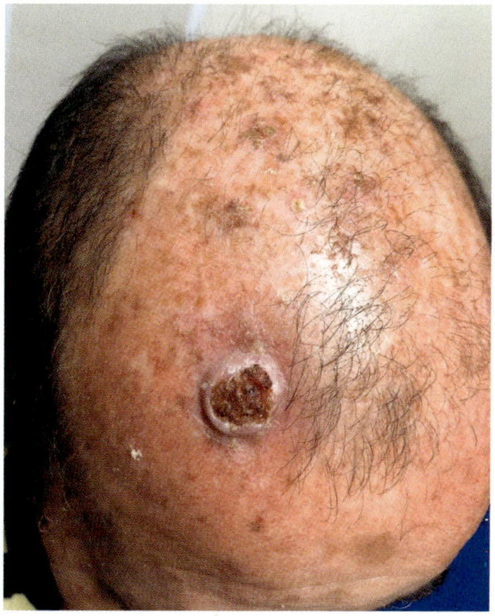

FIGURA 2 Carcinoma espinocelular no couro cabeludo.
Fonte: cortesia da Dra. Tricie Kobylko.

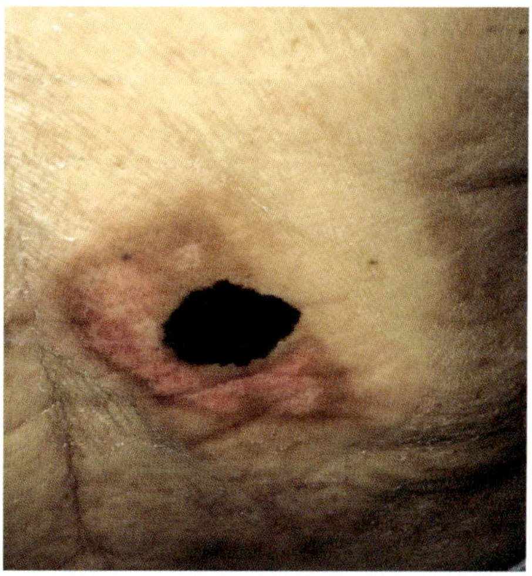

FIGURA 3 Melanoma em região sacra de uma paciente idosa.
Fonte: cortesia da Dra. Raffany Brand.

mias já enfrentadas pela humanidade. Estima-se haver, atualmente, mais de 38 milhões de pessoas vivendo com essa doença em todo o mundo.[4] No Brasil, em 2019, foram diagnosticados 41.909 novos casos de HIV e 37.308 casos de AIDS, totalizando, no período de 1980 a junho de 2020, 1.011.617 casos de AIDS detectados no país.[5] Em 2018, foram diagnosticados 43.941 novos casos de HIV e 37.161 casos de AIDS, totalizando, no período de 1980 a junho de 2019, 966.058 casos de AIDS detectados no país.[5] Com a introdução da terapia antirretroviral (TARV) e consequente aumento da sobrevida dos portadores do HIV, os cânceres não definidores da AIDS se tornaram um problema crescente nesse grupo.[6]

O CBC e o CEC apresentam um risco aumentado de duas e cinco vezes, respectivamente (Tabela 1). O risco de CEC aumenta ainda mais em pacientes com controle inadequado da infecção e um nível de imunossupressão mais acentuado, ou seja, com linfócitos TCD4 abaixo de 200 células/mL e/ou carga viral acima de 10.000 cópias/mL.[1,7,8] O CBC é mais comum no subgrupo de homens que fazem sexo com homens, uma das hipóteses para isso é um possível aumento da exposição solar nessa população.[8]

A estimativa da incidência do melanoma nesses pacientes pode ser 2,6 vezes maior do que nas pessoas não infectadas. O melanoma mostra um fenótipo mais agressivo, com menores taxas de sobrevivência em soropositivos.[9-11] Outro importante câncer de pele no HIV é o SK, considerado uma doença definidora da AIDS, teve sua incidência diminuída significativamente com o advento da TARV, mas continua sendo um diagnóstico comum em pacientes infectados pelo HIV com prevalência de 6%.[12]

Transplante de órgãos sólidos

São realizados 120 mil transplantes em todo o mundo a cada ano.[13] Em 2018, o Brasil realizou aproximadamente 8.690 transplantes de órgãos sólidos (TOS) (coração, fígado, pulmão, rim e pâncreas).[14] Com o aumento da sobrevida pós-transplante, a incidência dos tumores vem aumentando constantemente. Tal fato está relacionado ao uso de medicamentos imunossupressores.

O CEC é o tipo de câncer de pele que apresenta maior incidência nessa população, com um aumento de 65 a 250 vezes quando comparado à população geral.[15]

Já o CBC tem uma incidência dez vezes maior que a população em geral e o melanoma tem uma incidência de duas a cinco vezes maior nos transplantados. Esses tumores tendem a ser mais agressivos nessa população.[1]

Outros tipos mais raros de câncer de pele também são diagnosticados com maior frequência nesses indivíduos, incluem o CCM e o SK, ambos com etiopatogenia viral. O CCM

TABELA 1 Risco relativo de ocorrer malignidades cutâneas em imunossuprimidos

	CBC	CEC	Melanoma	CCM	SK
HIV	2	5	2,6	2-10	100.000
TOS	10	65-250	2-5	5-50	80-500
LLC	8	8	2-4	-	-

Fonte: Collins et al., 2019[1] Facciolà et al., 2019[10].

tem uma incidência de 5 a 50 vezes maior do que é visto na população geral e o risco de SK é aumentado em 80 a 500 vezes.[1,13]

Leucemia linfocítica crônica

A leucemia linfocítica crônica (LLC) também está associada a um maior risco de câncer cutâneo. Esses pacientes têm um aumento de oito vezes do risco de CEC e CBC, bem como uma elevação de duas a quatro vezes da incidência do melanoma. Os tumores podem se comportar de forma mais agressiva e apresentar taxas mais altas de recidiva nesses indivíduos.[16]

Supressão iatrogênica

Os agentes imunobiológicos são utilizados atualmente no tratamento de doenças inflamatórias ou autoimunes. Estudos sobre psoríase, artrite reumatoide e pacientes com doença inflamatória intestinal sugeriram um risco aumentado de câncer de mama, CEC, em pacientes expostos ao anti-TNF. O risco de melanoma não parece ter aumentado nesses pacientes, porém mais estudos são necessários para melhor compreensão.[17]

Fatores de risco

Os fatores de risco independentes para o CEC em transplantados incluem exposição cumulativa à radiação ultravioleta, história de CPNM antes do transplante, fototipos mais baixos, sexo masculino e transplante em indivíduos com idade superior a 50 anos. Os receptores do transplante cardíaco apresentam um maior risco de desenvolvimento de CPNM, seguido do transplante de pulmão.[10]

O risco de CPNM em imunossuprimidos está relacionado diretamente com: o uso de altas doses de drogas imunossupressoras, maior número desses fármacos e tempo de duração mais prolongado do tratamento, ou seja, ocorre mais comumente em pessoas com níveis mais altos de imunossupressão. Dessa forma, entende-se por que alguns transplantes de órgãos que necessitam de níveis mais altos de imunossupressão apresentam maior risco de desenvolver neoplasias do que outros, como é o caso dos transplantes de coração e pulmão.[19]

O HIV parece promover malignidades cutâneas mediadas por vírus. A hipótese que pode justificar as taxas de incidência mais altas de CEC em relação ao CBC é a de que essas pessoas estejam sujeitas à coinfecção subjacente pelo papilomavírus humano (HPV), um oncovírus. O DNA do HPV pode estar presente na maoria dos CEC de mucosa e em alguns CEC cutâneos.[20,21]

O risco aumentado do melanoma nessa população pode estar relacionado à diminuição da capacidade do sistema imunológico do hospedeiro para o reconhecimento de tumores. Os fatores de risco para melanoma incluem: transplante em pessoas com idade superior a 50 anos ou inferior a 18 anos, raça branca, história familiar de melanoma, altos níveis de exposição aos raios ultravioleta, múltiplos nevos e uma história de melanoma antes do transplante. O melanoma demonstrou ser mais agressivo em imunossuprimidos, quando comparado com a população em geral.[13,22]

Já o CCM foi associado ao poliomavírus, detectado em até 80% de adultos saudáveis com mais de 50 anos de idade. Dada a sua incidência e etiologia, justifica-se o aumento do risco na população imunossuprimida. A idade média de início em receptores de transplante de órgãos é de 53 anos em comparação com a idade média de 74 a 76 anos na população imunocompetente. O prognóstico da CCM em imunossuprimidos é muito pior, com uma taxa de sobrevida em 1 ano de 47% *versus* 89% da população em geral.[1,2,13]

O SK, causado pelo herpes-vírus humano 8 (HHV-8), é considerado uma doença definidora de AIDS. O risco diminui com o aumento dos linfócitos TCD4, o que explica a prevalência decrescente desde a introdução da TARV. Soropositividade em SOTRs antes do transplante apresenta um risco muito maior de desenvolver SK, de 23-28%, em comparação com o risco de 0,7% observado em pacientes soronegativos. SK normalmente aparece 13 meses após o transplante.[1,3,12]

PREVENÇÃO

As estratégias preventivas desempenham papel fundamental em pacientes imunossuprimidos, tendo em vista a maior frequência e gravidade dos tumores nessa população. A proteção solar é uma medida preventiva importante que deve ser discutida com todos os pacientes imunossuprimidos, os quais devem receber amplo aconselhamento sobre evitar o sol, o uso do filtro solar e o uso de roupas de proteção solar.[19,21] Além disso, a quimioprofilaxia com retinoides sistêmicos, nicotinamida e capecitabina pode reduzir o desenvolvimento de CPNM.[23]

As ceratoses actínicas podem ser precursoras do CEC. Uma forma de prevenção desse tumor é realizando o tratamento dessas lesões.[24] O HPV também pode promover malignidades cutâneas mediadas por vírus, por isso também é de grande valia o tratamento adequado de condilomas ou outras lesões provocadas por esse agente.[25] No caso de pacientes HIV, é importante manter o tratamento regular com a TARV, já que níveis controlados de linfócitos TCD4 e carga viral reduzem o risco de SK e outros tumores.[3,6]

TRATAMENTO

CBC e CEC em imunossuprimidos

O tratamento do CBC nesses pacientes é o mesmo do que o preconizado na população geral e é guiado pela localização anatômica, recorrência e características histológicas do tumor. Desde que com indicação adequada, podem ser utilizadas diversas modalidades terapêuticas, como medicamentos tópicos (imiquimode e 5-fluoracil), terapia fotodinâmica, curetagem e eletrocoagulação, criocirurgia, radioterapia, cirurgia e cirurgia micrográfica de Mohs. O Vismodegib é um medicamento sistêmico utilizado em casos avançados localmente ou metastáticos.[26]

O CEC parece ser mais agressivo em imunossuprimidos quando comparado com imunocompetentes. É essencial um tratamento imediato e adequado da doença precoce. O padrão-ouro é o tratamento cirúrgico. A cirurgia micrográfica de Mohs é ideal para lesões de alto risco e quando a conservação do tecido é desejada. Existe uma extensa literatura sugerindo que a cirurgia micrográfica tem maiores taxas de cura em pacientes imunocompetentes, porém ainda faltam pesquisas sobre a cirurgia de Mohs em pacientes imunossuprimidos.[27,28]

O tratamento das ceratoses actínicas, lesões que podem ser precursoras do CEC, envolve técnicas de destruição delas, como: crioterapia, curetagem e eletrodissecção, laser de dióxido de carbono, terapia fotodinâmica e o uso de agentes químicos tópicos como o 5-fluoracil, imiquimode e diclofenaco de sódio.[1]

Melanoma em imunossuprimidos

O manejo do melanoma localizado em pacientes imunossuprimidos é igual ao da população imunocompetente, excisão cirúrgica com ampliação de margens baseada na espessura de Breslow. Embora tenha havido recentemente avanços no tratamento de pacientes com melanoma metastático, levando a uma melhor sobrevida, pacientes imunossuprimidos foram excluídos dos estudos de imunoterapia essencial. O uso dessas novas drogas em receptores de transplantes de órgãos sólidos é controverso em razão do risco de rejeição do enxerto.[1,10,11,29]

Carcinoma de células de Merkel em imunossuprimidos

O tratamento é individualizado, dependendo do estadiamento clínico da apresentação, e pode incluir ampla excisão cirúrgica, cirurgia micrográfica de Mohs, radioterapia e quimioterapia. Nos estágios iniciais da doença, uma grande excisão cirúrgica deve ser realizada. A avaliação do linfonodo sentinela deve ser realizada para excluir doenças microscópicas, principalmente se não houver suspeita clínica de metástase linfonodal.[2]

Na presença de doença linfonodal, pode ser realizada radioterapia ou dissecção. A radioterapia pode ser administrada como tratamento adjuvante, especialmente em algumas condições, como: tumor maior que 1 cm, biópsia de linfonodo sentinela positiva, imunossupressão crônica subjacente à infecção pelo HIV, evidência de invasão linfovascular ou margens microscópicas positivas após a excisão.[2]

Sarcoma de Kaposi em imunossuprimidos

No sarcoma de Kaposi iatrogênico, a prioridade no tratamento é reduzir o grau de imunossupressão, pois isso, na maioria dos casos, leva à regressão e até à resolução desse tumor. Alguns estudos recentes demonstram que o uso da rapamicina no lugar de imunossupressores como a ciclosporina e o micofenolato de mofetila pode levar à regressão das lesões.[3]

A TARV transformou totalmente o prognóstico da epidemia sarcoma de Kaposi, nos pacientes portadores do HIV. Em formas localizadas, a TARV é suficiente. Nos casos generalizados e/ou que afetam órgãos internos, daunorrubicina liposomal ou taxanos devem ser usados.[3,30]

CONSIDERAÇÕES FINAIS

O risco aumentado do desenvolvimento do câncer de pele em imunossuprimidos já é bem estabecido. Dessa forma, torna-se de grande importância a realização anual do exame dermatológico completo desses pacientes e a orientação quanto à tomada de medidas preventivas como: evitar exposição solar em excesso, uso regular dos fotoprotetores, roupas, chapéus e óculos com proteção ultravioleta.

REFERÊNCIAS

1. Collins L, Quinn A, Stasko T. Skin Cancer and immunosuppression. Dermatol Clin. 2019;37(1):83-94.
2. Coutinho F, Horta M, Rocha E, Vasconcelos C, Araujo A, et al. Merkel cell carcinoma and the challenge in its approach: a review based on a clinical context of immunosuppression. Porto Biomed J. 2018;3(1):e11.
3. Dupin N. Update on oncogenesis and therapy for Kaposi sarcoma. Curr Opin Oncol. 2020;32(2):122-128
4. World Health Organization. HIV/AIDS, Data and statistics. 2020. Disponível em: https://www.who.int/hiv/data/en/.
5. Ministério da Saúde do Brasil. HIV Aids Bol Epidemiológico. 2020;número especial:8. Disponível em: http://www.aids.gov.br/pt-br/pub/2020/boletim-epidemiologico-hivaids-2020.
6. Berretta M, Martellotta F, Di Francia R, Spina M, Vaccher E, Balestreri L, et al. Clinical presentation and outcome of non-AIDS defining cancers, in HIV-infected patients in the ART-era: the Italian Cooperative Group on AIDS and tumors activity. Eur Rev Med Pharmacol Sci. 2015;19(19):3619-34.
7. Asgari MM, Ray GT, Quesenberry CP Jr, Katz KA, Silverberg MJ. Association of multiple primary skin cancers with human immunodeficiency virus infection, CD4 count, and viral load. JAMA Dermatol. 2017;153(9):892-896.
8. Omland SH, Ahlstrom MG, Gerstoft J, Pedersen G, Mohey R, Pedersen C, et al. Risk of skin cancer in HIV-infected patients: a Danish Skin Cancer and Immunosuppression 91 nationwide cohort study. J Am Acad Dermatol. 2018;79(4):689-695.
9. Coghill AE, Shiels MS, Suneja G, Engels EA. Elevated cancer-specific mortality among HIV-infected patients in the United States. Journal of Clinical Oncology. 2015;33(21):2376-2383.
10. Facciolà A, Venanzi Rullo E, Ceccarelli M, D'Andrea F, Coco M, Micali C, et al. Malignant melanoma in HIV: Epidemiology, pathogenesis, and management. Dermatol Ther. 2019 Nov 26:e13180.
11. Marra A, Scognamiglio G, Peluso I, Botti G, Fusciello C, Filippelli A, et al. Immune Checkpoint Inhibitors in Melanoma and HIV Infection. The Open AIDS Journal. 2017;11(1):91-100.
12. Yarchoan R, Uldrick TS. HIV-associated cancers and related diseases. N Engl J Med. 2018;378(11):1029-41
13. Howard MD, Su JC, Chong AH. Skin cancer following solid organ transplantation: A review of risk factors and models of care. Am J Clin Dermatol. 2018;19(4):585-597.
14. Ministério da Saúde do Brasil. 2018. Disponível em: https://www.saude.gov.br/noticias/agencia-saude/44442-brasil-aumenta-doacao-de-orgaos-e-bate-recorde-em-transplantes.
15. Sinnya S, Zwald FO, Colegio OR. Skin cancer in the crosshairs: Highlights from the biennial scientific retreat of international transplant skin cancer collaborative and skin care in organ transplant recipients europe. Transplant. 2015;1(7):e26.
16. Velez NF, Karia PS, Vartanov AR, Davids MS, Brown JR, Schmults CD. Association of advanced leukemic stage and skin cancer tumor stage with poor skin cancer outcomes in patients with chronic lymphocytic leukemia. JAMA Dermatol. 2014;150(3):280-7.
17. Peleva E, Exton LS, Kelley K, Kleyn CE, Mason KJ, Smith CH, et al. Risk of cancer in patients with psoriasis on biological therapies: a systematic review. Br J Dermatol. 2018;178(1):103-13.
18. Salam A, Peleva E, Wain EM. Management of skin cancer in recipients of solid organ transplants. Br J Hosp Med (Lond). 2019 Jun 2;80(6):331-336.
19. Gräger N, Leffler M, Gottlieb J, Fuge J, Warnecke G, Gutzmer R, et al. Risk factors for developing nonmelanoma skin cancer after lung transplantation. J Skin Cancer. 2019;2019:7089482.
20. Wang J, Aldabagh B, Yu J, Arron ST. Role of human papillomavirus in cutaneous squamous cell carcinoma: a meta-analysis. J Am Acad Dermatol. 2014;70(4):621-9.
21. Coates SJ, Leslie KS. What's new in HIV dermatology? F1000Res. 2019;eCollection 2019.
22. Puza CJ, Cardones AR, Mosca PJ. Examining the incidence and presentation of melanoma in the cardiothoracic transplant population. JAMA Dermatol. 2018;154(5):589-91.
23. Collins L, Asfour L, Stephany M, Lear JT, Stasko T. Management of non-melanoma skin cancer in transplant recipients. Clin Oncol. 2019;31(11):779-788.
24. Plasmeijer EI, Sachse MM, Gebhardt C, Geusau A, Bavinck JNB. Cutaneous squamous cell carcinoma (cSCC) and immunosurveillance – the impact of immunosuppression on frequency of cSCC. J Eur Acad Dermatol Venereol. 2019; 33 Suppl 8:33-37.
25. Song SS, Goldenberg A, Ortiz A, Eimpunth S, Oganesyan G, Jiang SI. Nonmelanoma skin cancer with aggressive subclinical extension in immunosuppressed patients. JAMA Dermatol. 2016;152(6):683-90.
26. Marzuka AG, Book SE. Basal cell carcinoma: pathogenesis, epidemiology, clinical features, diagnosis, histopathology, and management. Yale J Biol Med. 2015;1;88(2):167-79.

27. Martinez JC, Otley CC, Stasko T, Euvrard S, Brown C, Schanbacher CF, et al. Defining the clinical course of metastatic skin cancer in organ transplant recipients: a multicenter collaborative study. Arch Dermatol. 2003;139(3):301-6.
28. Stasko T, Brown MD, Carucci JA, Euvrard S, Johnson TM, Sengelmann RD, et al. Guidelines for the management of squamous cell carcinoma in organ transplant recipients. Dermatol Surg. 2004;30(4 Pt 2):642-50.
29. Spain L, Higgins R, Gopalakrishnan K, Turajilic S, Gore M, Larkin J. Acute renal allograft rejection after immune checkpoint inhibitor therapy for metastatic melanoma. Ann Oncol. 2016;27(6):1135-7.
30. Dupin N, Del Giudice P. Treatment of Kaposi sarcoma in the highly active antiretroviral therapy era. Clin Infect Dis. 2008;47:418-420.

SEÇÃO II

DIAGNÓSTICO DO CÂNCER DE PELE

CAPÍTULO 4

IMUNO-HISTOQUÍMICA E CÂNCER DE PELE

Thiago Jeunon de Sousa Vargas
Gustavo Verardino

PONTOS-CHAVE

- O exame imuno-histoquímico (IHQ) é um estudo complementar de auxílio diagnóstico ao exame histopatológico, baseado na localização de antígenos específicos em tecidos e células reconhecidos por anticorpos.
- O anticorpo anti-BerEp-4 pode auxiliar no diagnóstico diferencial entre carcinomas basocelulares e de células escamosas.
- O estudo imuno-histoquímico não costuma ser de grande auxílio no diagnóstico de neoplasias anexiais, sendo geralmente baseado em características morfológicas.
- O carcinoma de células de Merkel é uma neoplasia maligna de origem neuroendócrina, com padrão de marcação de citoceratinas em pontos perinucleares (*dot*) e positividade para marcadores de linhagem neuroendócrina.
- O diagnóstico de neoplasias de células fusiformes pode impor grandes dificuldades pela sobreposição de padrões morfológicos na histopatologia, fazendo da imuno-histoquímica grande aliada na determinação do fenótipo dessa classe de tumores.
- Nenhum marcador melanocítico é capaz de diferenciar lesões névicas de melanomas.
- Nas neoplasia linfoides, um diagnóstico definitivo entre benignidade e malignidade pode ser de difícil determinação, principalmente nos casos de micose fungoide, sendo necessárias múltiplas biópsias, correlação e acompanhamento clínico.

INTRODUÇÃO

O exame imuno-histoquímico (IHQ) é um estudo complementar de auxílio diagnóstico ao exame histopatológico, baseado na localização de antígenos específicos em tecidos e células reconhecidos por anticorpos. A técnica se baseia na ligação antígeno-anticorpo, marcada com cromógeno que permite sua detecção por meio de microscopia óptica. O início de sua demonstração data de 1941, porém com uso de marcadores utilizando fluorescência.[1] No entanto, sua aplicação prática na patologia cirúrgica surge somente na década de 1990, com utilização de amostras em material processado em blocos de parafina.[2] Apesar de ter uso em doenças inflamatórias, suas principais utilizações atualmente são no diagnóstico de tumores, na pesquisa de fatores prognósticos e na indicação de tratamentos alvo-específicos.

A pele é um microambiente complexo, constituído por grande número de estruturas com diferentes funções e origens embriológicas. Lesões cutâneas podem ainda constituir manifestações locais de doenças sistêmicas (origem hematológica), originadas em órgãos adjacentes (partes moles) ou a distância (implantes metastáticos). Este capítulo tem como foco a aplicação do estudo IHQ nos tumores cutâneos malignos primários, com seus diagnósticos diferenciais e avaliação de critérios prognósticos, quando existentes.

NEOPLASIAS EPITELIAIS

Tumores de origem epidérmica são as neoplasias malignas mais comuns na pele, sendo os mais frequentes o carcinoma basocelular e o carcinoma de células escamosas.

O carcinoma de células escamosas é geralmente composto por ceratinócitos poligonais de citoplasma amplo e eosinofílico, com pontes intercelulares evidentes e ceratinização variável, dependendo do grau de diferenciação tumoral. Em geral, seu diagnóstico é feito em bases morfológicas com facilidade. No entanto, existem situações em que o diagnóstico histopatológico pode ser dificultado, necessitando de estudo imuno-histoquímico complementar, como as variantes adenoide (acantolítica), pleomórfica e fusocelular (sarcomatoide).[3-5] Por isso, a compreensão do perfil de marcadores imuno-histoquímicos no carcinoma de células escamosas é importante para o diagnóstico adequado quando o estudo histopatológico não for conclusivo. Todas as formas de carcinoma de células escamosas têm perfil de imunomarcadores semelhante, sintetizando ceratinas de alto e baixo peso molecular, com frequente uso de um coquetel com diferentes tipos de ceratina (AE1/AE3), podendo ter expressão focal em tumores pouco diferenciados. Outros antígenos com maior especificidade incluem, CK5/6, p63 e p40. O antígeno de membrana epitelial (EMA) também pode ser utilizado no diagnóstico diferencial com sarcomas e melanoma. A variante adenoide faz diagnóstico diferencial com adenocarcinomas cutâneos primários ou metastáticos. A variante pleomórfica deve ser diferenciada de outros carcinomas, sarcomas e melanomas.[6,7] As proteínas p63 e p40, ambas de marcação nuclear, são observadas em neoplasias de origem epidérmica, incluindo carcinoma de células escamosas e carcinoma basocelular. A proteína p40 apresenta maior especificidade em comparação com a p63. Todos os carcinomas de células escamosas da pele não exibem imunorreatividade para proteína S-100, CD99, CD15,

CD57, cromogranina, sinaptofisina, actínica de músculo liso, desmina, CD68, CD31 e marcadores melanocíticos (HMB-45, Melan-A, MITF e SOX-10).[8]

A teoria mais aceita é a de que carcinomas basocelulares se originariam do epitélio folicular ou de epitélio glandular simples. A imunopositividade para CK7 e CK15, além de outras citoceratinas, reforçam essa teoria.[9] Existem diversas variantes, incluindo esclerodermiforme, adenoide, células claras, bowenoide, basoescamosa e ceratinizante, que podem implicar dificuldades diagnósticas, simulando outros tumores.[10] O principal diagnóstico diferencial é o carcinoma de células escamosas, no qual componentes incipientes de carcinoma basocelular superficial ou mesmo formas invasivas ou pouco diferenciadas podem causar confusão diagnóstica. Nesses casos, o anticorpo anti-BerEP4, uma glicoproteína presente na maioria dos carcinomas basocelulares, pode ser utilizado. Sua combinação com o EMA auxilia nesse diagnóstico diferencial, sendo o EMA negativo e o BerEP-4 positivo no carcinoma basocelular, e o inverso ocorre no carcinoma de células escamosas.[8] É importante ressaltar que o BerEP4 também é expresso em diversas neoplasias anexiais, células de Paget e carcinoma de células de Merkel.[11]

O estudo imuno-histoquímico não costuma ser de grande auxílio no diagnóstico de neoplasias anexiais, sendo geralmente baseado em características morfológicas; no entanto, pode ser explorado em algumas circunstâncias. A proteína fluida de doença macrocística-15 (GCDFP-15) é marcador seletivo de diferenciação apócrina. Juntamente com CK7, BerEp4, marcadores melanocíticos e ceratinas de alto peso molecular podem constituir painéis para o diagnóstico diferencial em lesões com componente neoplásico intraepidérmico de aspecto pagetoide, nos quais estão incluídos doença de Bowen, melanoma *in situ* e doença de Paget entre as possibilidades diagnósticas.[12,13] Tumores com diferenciação sebácea podem exibir positividade para EMA e para adipofilina em padrão bolhoso.

A imunopositividade para receptor de androgênio em carcinomas basocelulares pode auxiliar quando houver sobreposição morfológica com tricoepiteliomas e tricoblastomas, visto que estes não expressam esse receptor. Além disso, alguns autores sugerem a realização de CK20, uma vez que os tricoblastomas costumam apresentar células de Merkel de permeio, enquanto nos carcinomas basocelulares elas estão ausentes.[14]

Adenocarcinomas metastáticos para a pele, além de antígenos órgão-específicos, costumam ser negativos para p63 e CK5/6, ao contrário dos adenocarcinomas primários (anexiais) da pele.[15]

O carcinoma de células de Merkel é uma neoplasia maligna de origem neuroendócrina, com padrão de marcação de citoceratinas em pontos perinucleares ("dot"), especialmente CK20, além de positividade para marcadores de linhagem neuroendócrina como cromogranina, sinaptofisina e C56 (Figura 1). Os marcadores CK7 e TTF-1 são negativos, ajudando a distinguir implantes secundários, em especial de origem pulmonar. Podem ainda ser tumores de linhagem neuroendócrina pura ou com outras diferenciações divergentes, principalmente escamosa. A maioria das lesões puras são positivas para poliomavírus de células de Merkel (MCPyV), diferentemente dos tumores combinados.[16]

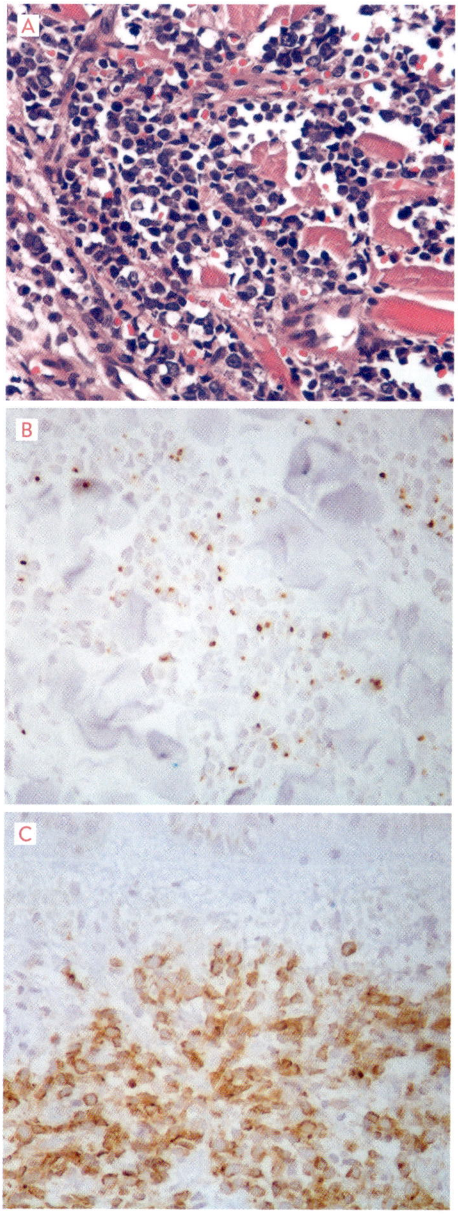

FIGURA 1 Carcinoma de células de Merkel. **A**, neoplasia de células pequenas basofílicas infiltrando a derme. Hematoxilina e eosina, 400x. **B**, reação imuno-histoquímica com o anticorpo anti-CK20 mostrando padrão de positividade em ponto perinuclear, 400x. **C**, reação imuno-histoquímica com o anticorpo anticromogranina mostrando padrão de positividade citoplasmática, 400x.

NEOPLASIAS MESENQUIMAIS

O diagnóstico histopatológico de tumores de células fusiformes, mais frequentemente de origem mesenquimal, pode impor grandes dificuldades pela sobreposição de padrões morfológicos na coloração pela hematoxilina e eosina, fazendo da imuno-histoquímica grande aliada na determinação do fenótipo dessa classe de tumores. Nessa lista encontram-se os sarcomas de origem neural, muscular lisa, adiposa, fibro-histiocítica e vascular, além do melanoma desmoplásico, do carcinoma de células escamosas sarcomatoide e do fibroxantoma atípico.[17] Ademais, proliferações fusocelulares de natureza não neoplásica podem fazer diagnóstico diferencial com esse grupo de neoplasias. Um exemplo é o tecido cicatricial exuberante que pode fazer diagnóstico diferencial com o melanoma desmoplásico. Este é caracterizado pela positividade para proteína S-100 e negatividade para outros marcadores melanocíticos, sendo importante lembrar que o tecido cicatricial pode conter células S-100 positivas de permeio.[17,18]

Existem algoritmos bem estabelecidos para solicitação sequencial de uma variedade de reações imuno-histoquímicas para o diagnóstico diferencial de tumores dérmicos de células fusiformes, incluindo marcadores epiteliais (citoceratinas e p63), melanocíticos (S-100, Melan-A, HMB-45, SOX-10 e MITF), de linhagem muscular lisa (actina de músculo liso e desmina), endoteliais (CD31 e CD34), entre outros. O dermatofibroma (histiocitoma fibroso benigno) é das neoplasias fusocelulares mais comumente encontradas e, quando tem celularidade aumentada, atipias citológicas ou atinge a profundidade da derme e a porção superficial dos septos interlobulares do tecido celular subcutâneo, pode fazer diagnóstico diferencial com neoplasias malignas. O principal diagnóstico diferencial se faz com o dermatofibrossarcoma *protuberans*, especialmente no caso de biópsias superficiais que não permitem identificar o padrão de infiltração dos lóbulos adiposos que o caracteriza. Nesse cenário, painel com os anticorpos antifator XIIIa e anti-CD34 é muito útil, considerando que o dermatofibroma é positivo fator XIIIa e negativo para CD34, enquanto o dermatofibrossarcoma protuberans é positivo para CD34 e negativo para fator XIIIa. Outra situação interessante é quando duas neoplasias que fazem diagnóstico diferencial morfológico entre si são positivas para uma mesma reação, mas apresentam um padrão de positividade distinto. Um exemplo dessa situação é o tumor maligno da bainha do nervo periférico, que exibe imunopositividade focal e fraca para proteína S-100, ao contrário do melanoma desmoplásico, em que a positividade é forte e difusa (Figura 2).[19]

Diversos marcadores endoteliais estão disponíveis, incluindo fator VIII, CD34, CD31, FLI-1 e ERG. O marcador mais sensível é o CD31. É expresso em células endoteliais e pode ser utilizado no diagnóstico de tumores vasculares, especialmente angiossarcomas, variantes epitelioides de tumores vasculares e sarcoma de Kaposi. No sarcoma de Kaposi contamos ainda com o anticorpo anti-herpes vírus tipo 8 (HHV-8) (Figura 3).[19,20]

Atualmente classifica-se o fibroxantoma atípico como uma variante primária da pele do sarcoma pleomórfico indiferenciado. Alguns estudos sugerem que o CD10

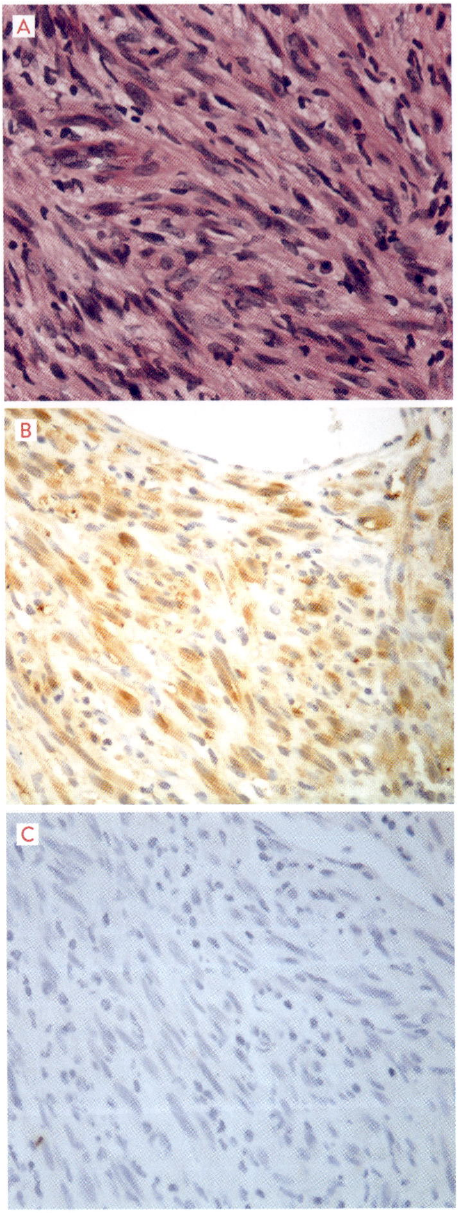

FIGURA 2 Melanoma desmoplásico. **A**, proliferação de células fusiformes imersas em estroma ricamente colagenizado. Hematoxilina e eosina, 400x. **B**, reação imuno-histoquímica com o anticorpo antiproteína S-100 mostrando padrão de positividade nuclear e citoplasmática difusa, 400x. **C**, reação imuno-histoquímica com o anticorpo anti-Melan A negativa, conforme esperado para um melanoma desmoplásico, 400x.

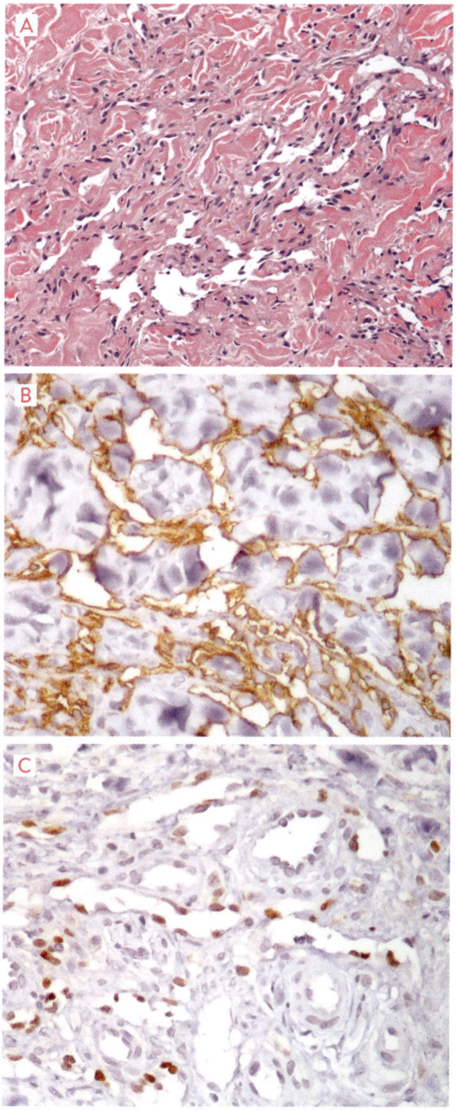

FIGURA 3 Sarcoma de Kaposi. **A**, espaços vasculares neoformados de formatos pontiagudos irregulares, associados a células fusiformes dispostas por entre os feixes colágenos. Hematoxilina e eosina, 200x. **B**, reação imuno-histoquímica com o anticorpo anti-CD31 com padrão de positividade citoplasmático e de membrana, demonstrando a natureza endotelial das células que compõem a proliferação, 400x. **C**, reação imuno-histoquímica com o anticorpo anti-HHV8 mostrando padrão de positividade nuclear, confirmando o diagnóstico morfológico de sarcoma de Kaposi, 400x.

possa ser um marcador sensível para o fibroxantoma atípico, porém não é específico, devendo sua positividade ser correlacionada com a negatividade para um amplo painel de marcadores (epiteliais, melanocíticos e mesenquimais).[21,22] A maioria dos fibroxantomas atípicos mostra positividade para actina do músculo liso e negatividade para desmina.

NEOPLASIAS MELANOCÍTICAS

O estudo imuno-histoquímico pode ser utilizado de diversas maneiras em lesões melanocíticas: casos de dúvida em relação à origem melanocítica da lesão; diagnóstico diferencial entre nevos e melanomas; linfonodo sentinela; pesquisa de fatores prognósticos e relacionados a tratamento alvo-específico.

A origem melanocítica dos tumores nem sempre é de fácil reconhecimento no exame histopatológico. O anticorpo antiproteína S-100 é um dos marcadores mais consistentes nas lesões melanocíticas, porém não é específico, podendo marcar tecido neural, células de Langerhans, células dendríticas, entre outros. Os anticorpos anti-Melan-A e MART-1 reconhecem a mesma proteína expressa pelos melanócitos, sendo mais específicos que o S-100.[23] O anticorpo anti-gp100 (HMB-45) é um marcador pré-melanossomo mostrando imunopositividade para melanócitos intraepidérmicos e na porção superficial do componente dérmico de lesões melanocíticas, excetuando-se os nevos azuis e os melanomas invasivos, nos quais costuma ter positividade difusa no componente dérmico, sem a formação de gradiente de marcação visto nos nevos não azuis.[24] O fator de transcrição associado à microftalmia (MiTF) atua no desenvolvimento embrionário de melanócitos, mastócitos, retina e osteoclastos. Melanócitos névicos e a maioria dos melanomas retêm a expressão nuclear de MiTF, exceto melanomas desmoplásicos e de células fusiformes.[25] O fator de transcrição nuclear SOX-10 é marcador nuclear de células da crista neural, que incluem melanócitos, células de Schwann, células mioepiteliais, entre outras, e marcação citoplasmática de mastócitos. A especificidade para tumores melanocíticos é alta, com expressão somente em alguns outros tumores, incluindo tumor de células granulares, neurofibroma, schwannoma, mioepitelioma, carcinoma de células claras e alguns carcinomas de mama.[26] Diversos outros marcadores melanocíticos têm sido estudados, incluindo NKI-C, TRP-1, TRP-2 e PNL2. Até o presente, nenhum marcador evidencia benefício significativo em relação ao outro. Melanomas podem exibir imunomarcação aberrante para actina de músculo liso, CD68, CEA, EMA e citoceratinas.[27]

Em lesões pouco diferenciadas ou metastáticas é sempre recomendável a utilização de painéis imuno-histoquímicos amplos, contemplando marcadores de linhagem melanocítica a fim de evitar erros diagnósticos.

Mesmo com grande variedade de marcadores melanocíticos, nenhum isoladamente é capaz de diferenciar lesões névicas de melanomas, quando os critérios diagnósticos morfológicos não são característicos. Com anticorpos como Melan-A, SOX-10 e MITF podemos observar melhor a distribuição de melanócitos intraepidérmicos, na busca de padrões de distribuição das células que ajudem no diagnóstico, visto que a hematoxilina e eosina muitas vezes não nos dão certeza da existência de disseminação pagetoide ou mesmo da distribuição lentiginosa em algumas lesões. O comprometimento lentiginoso perianexial, outra característica importante nos lentigos malignos, pode ser mais bem observado no estudo imuno-histoquímico.

Diversos outros marcadores têm sido propostos com o fim de diferenciar lesões névicas e melanomas, incluindo p16, Bcl2, ciclina-D1, p53, dentre outros, porém sempre associados à morfologia, que mantém peso preponderante. Em um artigo de revisão, Botti et al. avaliam alguns desses marcadores, evidenciando a não expressão de Bcl-2, ciclina-D1, p53 e WT-1 nos nevos, e expressão aumentada nos melanomas com os mesmos marcadores. Com o p16 se dá o inverso, sendo a expressão mantida nos nevos e perdida nos melanomas.[28]

Outro importante uso da imuno-histoquímica nos melanomas é a medida da espessura máxima (Breslow), que pode ser de difícil execução, principalmente em lesões que têm a base obscurecida por infiltrado liquenoide denso ou com acúmulo de melanófagos densamente pigmentados.

Os melanomas são caracterizados pela ativação da via RAS-RAF-MAP-kinase. A mutação do gene BRAF é considerada evento inicial em 50-60% dos casos, sendo a mais comum a V600E, ganhando importância prognóstica e terapêutica com o advento da terapia com inibidor de BRAF, o vemurafenibe, para melanomas em estágio avançado. O padrão-ouro para a detecção da mutação é o sequenciamento genético, no entanto, já existe anticorpo comercial para a detecção dessa mutação por imuno-histoquímica, com alta sensibilidade e especificidade.[29]

Outro fator prognóstico importante atualmente é o papel dos linfócitos que infiltram o tumor (TIL) na imunovigilância. Linfócitos intratumorais podem inibir seu crescimento. O ligante de morte programada 1 (PD-L1) expresso pelas células tumorais pode ativar os receptores em linfócitos T e inativá-los. Para se utilizar a imunoterapia com inibidores de PD1 é necessária a detecção prévia da expressão de PD-L1 nas células tumorais e linfócitos intratumorais.[30]

A pesquisa de metástases de melanoma em linfonodos sentinelas é fator prognóstico importante em pacientes com melanomas invasivos, sendo o estudo imuno-histoquímico importante na detecção de micrometástases e na diferenciação de implante secundário com nevo nodal (capsular). Entre os 20% de linfonodos sentinelas positivos, 16% são detectados nas lâminas iniciais coradas pela hematoxilina e eosina, sendo os 4% restantes observados somente em recortes seriados ou estudo imuno-histoquímico.[17]

Apesar de alguns autores proporem S-100 como marcador de escolha, em virtude da sobreposição de marcação com células dendríticas habitualmente presentes nos linfonodos, o ideal é um painel com pelo menos dois marcadores, entre eles HMB-45 e Melan-A. Nesse caso o anticorpo anti-SOX-10, um marcador altamente sensível para melanoma metastático, pode substituir o S100 ou compor um painel com outros marcadores, já que não é expresso nas células dendríticas linfonodais. O HMB-45 pode auxiliar na diferenciação entre metástases (positivo) e nevos nodais (negativo).[31]

HISTIOCITOSES E NEOPLASIAS HEMATOPOÉTICAS

Muitas doenças histiocíticas comprometem a pele, incluindo histiocitose de células de Langerhans (HCL), xantogranuloma juvenil, Rosai-Dorfman (RD) e leucemias monocíticas, e, apesar de possuírem características morfológicas distintas, o estudo imuno-histoquímico contribui no diagnóstico. Entre os anticorpos utilizados para essa linhagem, estão CD68, langerina, S100, CD1a, fascina, fator XIIIa, entre outros. As células neoplásicas da HCL expressam CD1a, S-100 e langerina com positividade variável de CD68 (Figura 4).[32] A mutação BRAF V600E, que pode ser detectada pela imuno-histoquímica, pode estar presente na HCL, mais comumente na forma cutânea. Quando presente, a doença tem comportamento mais agressivo e refratariedade ao tratamento.[30]

Entre os linfomas primários da pele, os linfomas de células T são mais comuns que os de células B. Quando diante de uma proliferação de provável origem linfoide na pele, além da arquitetura e compartimentos comprometidos pelas células do infiltrado, deve ser utilizado um amplo painel de anticorpos no intuito de confirmar a origem linfoide, definir sua linhagem (T ou B) e tentar definir se se trata de proliferação de origem neoplásica ou reacional.[33]

Todo painel inicial deve conter marcadores pan-T (CD3, CD5 ou CD7) e pan-B (CD20, PAX-5 ou CD79a). Na suspeita de linfomas T, múltiplos marcadores T devem ser usados na tentativa de confirmar e subclassificar a neoplasia. Dentre os marcadores, são mais comumente usados CD3, CD5, CD4, CD7 e CD8.

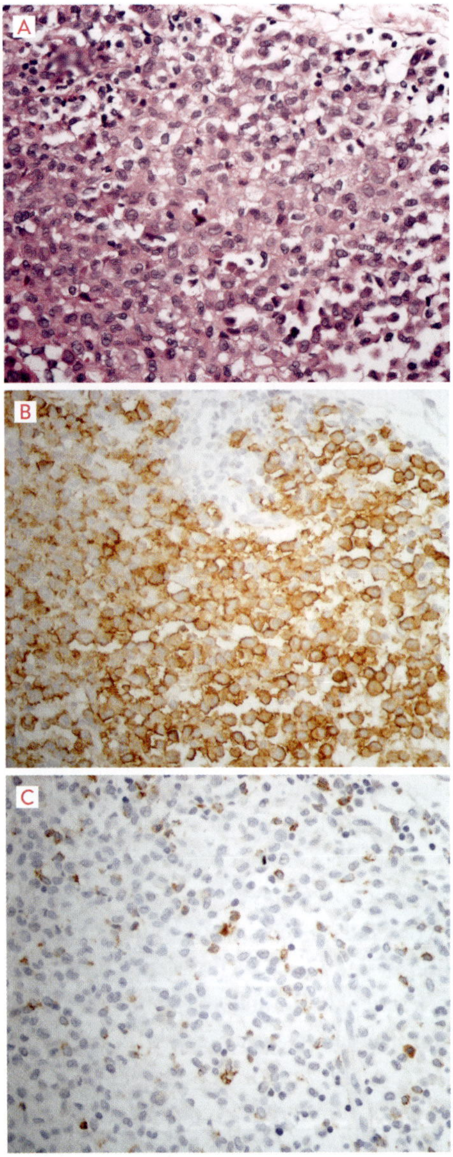

FIGURA 4 Histiocitose de células de Langerhans. **A**, lençol de células histicitoides de citoplasma eosinofílico e núcleos vesiculosos clivados, com formas riniformes ou em grão de café. Hematoxilina e eosina, 400x. **B**, reação imuno-histoquímica com o anticorpo anti-CD1a com padrão de positividade citoplasmático e de membrana, 400x. **C**, reação imuno-histoquímica com o anticorpo anti-CD68 negativa nas células neoplásicas, com poucos macrófagos positivos de permeio, 400x.

Na micose fungoide (MF), o subtipo mais comum de linfoma T, o imunofenótipo característico é CD4 positivo, porém existem casos CD8 positivos, principalmente nas lesões hipopigmentadas e na população pediátrica. A proporção CD4/CD8 deve ser avaliada, sempre que possível, no componente intraepidérmico. A proporção normal de CD4/CD8 é geralmente entre 2:1 e 4:1, e uma proporção superior a 10:1 é geralmente considerada anormal. A proporção CD4/CD8 deve sempre incluir um CD3, pois em muitos casos uma super-representação de CD4 é produzida por um fundo de macrófagos e de células de Langerhans presentes na biópsia, e a avaliação com marcadores histiocíticos adicionais (CD68, CD163) ou marcadores de células de Langerhans (CD1a, langerina) pode ser apropriada. A maioria dos casos de MF não costuma exibir uma proporção significativa de células B. Casos com CD4 e CD8 negativos ou ambos positivos também podem ocorrer. A principal alteração fenotípica é a perda de CD7 (positividade em menos de 40% das células T). Alguns casos também podem mostrar perda de outros marcadores de células T (CD2 e CD5), um achado particularmente mais comum no cenário de transformação de células grandes. Os casos de CD8 têm expressão de marcadores citotóxicos (TIA-1, granzima B e perforina), que também ocorrem em associação com lesões tumorais e com a transformação de células grandes.[33]

A transformação para grandes células é definida por um percentual maior que 25% de células grandes no infiltrado ou pela formação de agregados nodulares de células grandes em lesões de micose fungoide. Esse fenômeno implica piora da curva de sobrevida e em geral indica necessidade de tratamento mais agressivo. Nesse contexto, a expressão de CD30 tem importância prognóstica e terapêutica.[34] As células grandes da micose fungoide transformada podem ou não passar a expressar o CD30, sendo que os casos negativos têm um prognóstico mais reservado que os positivos. A importância terapêutica da avaliação do CD30 em casos de micose fungoide surgiu com o desenvolvimento da terapia alvo brentuximabe. A avaliação do CD30 pode variar entre lesões clínicas e até dentro da mesma lesão. A concordância interobservador e a interpretação do nível de expressão também são relativamente ruins. A maioria dos ensaios clínicos utilizou um ponto de corte de 10% de expressão nas células tumorais (ou infiltrado total que inclui imunoblastos reativos de fundo), mas muitos pacientes demonstraram benefícios com o tratamento com níveis abaixo de 10% e até abaixo de 1%. Outro marcador de prognóstico para estágios avançados é o índice de proliferação por Ki-67 (acima de 20% está associado a um curso clínico mais agressivo).[33]

O linfoma/leucemia de células T do adulto (ATLL) tem apresentação variada, podendo compartilhar em muitos casos os achados morfológicos e imunofenotípicos com a MF. Ao contrário do MF, o CD25 é expresso de maneira mais forte e universal. Esses pacientes apresentam sorologias positivas para o HTLV-1. A população epidermotrópica de células T na ATLL é mais pleomórfica em comparação com MF e SS. A mucinose folicular também pode ser vista. "Células-flor" são normalmente encontradas no sangue periférico da ATLL, mas distingui-las das células Sézary pode ser difícil. As "células-flor" são vistas mais frequentemente e em maior quantidade nas formas leucêmicas, mas muitos pacientes podem ter doença linfomatosa, latente ou cutânea sem identificação de envolvimento sanguíneo.[34]

As doenças linfoproliferativas CD30 positivas (CD30 LPD) incluem a papulose linfomatoide (PL) e o linfoma anaplásico de grandes células primário cutâneo (LAGC-CP), além de alguns casos de MF com transformação de células grandes. O LAGC-CP se apresenta clinicamente como lesões nodulares ou tumorais sem tendência à involução espontânea e é caracterizado pela expressão de CD30 em mais de 75% das células. Ao contrário do LAGC sistêmico, EMA e ALK-1 são negativos. A perda de antígenos comuns das células T é frequente e a maioria dos casos é CD4 positiva. Os casos de LAGC-CP com fenótipo CD8 podem expressar marcadores citotóxicos e são negativos para EBV. Um exemplo raro de ALCL iatrogênico associado à infecção por EBV e mutação BRAF V600E foi recentemente descrito.[33] Já a PL tem um perfil clínico diferente do LAGC, com surgimento de múltiplas pápulas em surtos que involuem espontaneamente e apresentam caráter recidivante e comportamento indolente. A forma clássica da PL (tipo A) mostra proliferação de células linfoides atípicas na derme, eventualmente binucleadas simulando as células de Reed-Sternberg, que são CD4 e CD30 positivas e constituem a minoria do infiltrado, estando acompanhadas de linfócitos pequenos, eosinófilos e neutrófilos. Outras variantes são a micose fungoide-símile (tipo B), linfoma anaplásico-símile (tipo C), linfoma epidermotrópico citotóxico CD8-símile (tipo D), variante angiocêntrica (tipo E) e variante folicular (tipo F). No entanto, as células atípicas são menores e menos comparadas ao LAGC. Essas células também expressam CD30 (exceto o tipo B que pode ser negativo), além de marcadores de células pan-T, porém, são essencialmente negativas para ALK1 e EMA. Deve-se lembrar que células positivas para CD30 atípicas dispersas podem ser encontradas em muitas dermatoses reativas e condições infecciosas. Assim, a positividade isolada do CD30 não confirma o diagnóstico de LGC ou PL, portanto, a IHC deve sempre ser interpretada à luz de achados clínicos e morfológicos.[34]

O linfoma extranodal de células T/NK é um linfoma agressivo com disseminação cutânea frequente. As células NK não expressam CD3 de superfície, porém exibem marcação positiva por expressão citoplasmática de CD3ε. São positivas ainda para CD2, CD7, EBV e CD56 e negativas para CD5.[35]

Os dois subtipos mais comuns de linfoma B primários cutâneos são o linfoma folicular e linfoma da zona marginal. Esses linfomas são caracterizados pela expressão de marcadores pan-células B (CD20, CD19, PAX-5, CD79a).[33]

No linfoma folicular, as células neoplásicas exibem marcadores característicos do centro germinativo (BCL-6, CD10 e H-GAL). O BCL-2 geralmente é negativo, mas pode ser positivo em 20-25% dos casos. Nos casos com expressão de BCL2 é necessária a avaliação quando ocorre doença nodal com envolvimento cutâneo secundário.[36] No linfoma folicular nodal, o Bcl-2 costuma ser positivo. No linfoma folicular primário cutâneo, a graduação pela contagem de centroblastos não tem valor prognóstico, em contraste com o seu análogo no linfonodo. O acometimento cutâneo por um linfoma folicular sistêmico é raro e denota estágio avançado da doença. Curiosamente, o índice de proliferação celular dos centros germinativos neoplásicos em um linfoma folicular em geral é menor do que 20%, enquanto os centros germinativos em reacionais costumam ter índice de proliferação celular em torno de 90%. Nos casos de linfoma folicular primário cutâneo com padrão difuso, podem se utilizar os marcadores CD21, CD23, CD35, D2-40 para identificar a trama de células dendríticas foliculares. Mesmo com a disponibilidade da imuno-histoquímica, nem sempre esse diagnóstico é simples. Nesse cenário, outros três diagnósticos diferenciais devem estar em mente: o linfoma da zona marginal, linfoma folicular sistêmico infiltrando secundariamente a pele e o linfoma difuso de grandes células B tipo perna.[33]

As células do linfoma marginal são BCL-2 positivas e BCL6 e CD10 negativas. Além disso, o linfoma da zona marginal costuma apresentar população neoplásica de plasmócitos, sendo muito útil a realização de reações anti-kappa e anti-lambda para documentar a restrição de cadeias leves. Em meio ao infiltrado neoplásico do linfoma da zona marginal, podem estar presentes folículos linfoides de natureza reacional, cujos centros germinativos apresentam positividade para BCL6 e para CD10. Esse aspecto leva a dificuldades no diagnóstico diferencial com hiperplasia linfoide cutânea.[37]

No linfoma difuso de grandes células B tipo perna, há predomínio de células grandes e, ao contrário do linfoma folicular cutâneo primário, MUM-1 e p63 são positivos. Na histopatologia, observa-se infiltrado dérmico difuso composto por lençol de células grandes e células imunoblásticas. As células malignas são positivas para os marcadores de células pan-B, BCL-2, e MUM-1, caracterizando fenótipo da célula B ativada, de acordo com o algoritmo de Hans. O Ki-67 é muito alto (geralmente positivo em mais de 70% das células) (Figura 5).[38,39]

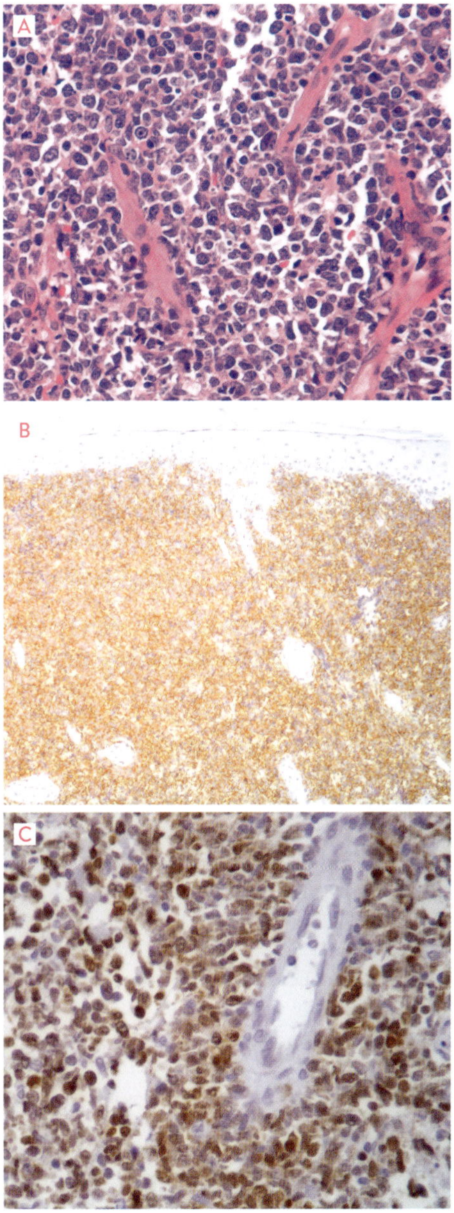

FIGURA 5 Linfoma difuso de grandes células B tipo perna. **A**, infiltração difusa de células de núcleos vesiculosos grandes. Hematoxilina e eosina, 400x. **B**, reação imuno-histoquímica com o anticorpo anti-CD20 com padrão de positividade de membrana, caracterizando um linfoma B, 100x. **C**, reação imuno-histoquímica com o anticorpo anti-MUM1 mostrando positividade difusa de padrão nuclear, confirmando o diagnóstico, 400x.

Casos com um fenótipo de centro germinativo, segundo algoritmo de Hans, não devem ser diagnosticados como DLBCL-LT, mas como DLBCL NOS (sem outra especificação). No entanto, muitos desses casos podem se enquadrar na categoria de PCFCL com um padrão de crescimento difuso e predominância de células grandes. Esse último possui um prognóstico muito melhor em comparação com o DLBCL-LT.[38]

CONSIDERAÇÕES FINAIS

O exame imuno-histoquímico é uma importante ferramenta diagnóstica, utilizada em correlação com achados clínicos e morfológicos, auxiliando no diagnóstico de neoplasias, com determinação mais precisa de seus fenótipos, de fatores prognósticos e relacionados a tratamentos-alvo específicos. O diagnóstico de tumores epiteliais pouco frequentemente necessita dessa técnica, sendo predominante o diagnóstico com bases morfológicas no exame histopatológico convencional. Nos tumores de partes moles, pela grande sobreposição morfológica, são mais frequentemente utilizados. Nas lesões melanocíticas, pode ser usado tanto no auxílio para diferenciação entre lesões benignas e malignas quanto na caracterização da linhagem melanocítica. Nas neoplasias linfoides, um diagnóstico definitivo entre benignidade e malignidade pode ser de difícil determinação, principalmente nos casos de micose fungoide, sendo necessárias múltiplas biópsias, correlação e acompanhamento clínico, e, por vezes, estudos moleculares adicionais para a pesquisa de clonalidade. Portanto, uma cuidadosa interpretação e indicação da técnica são imprescindíveis para que possam ter utilidade diagnóstica e não se tornar mais um dado que não contribua para a condução terapêutica do paciente.

REFERÊNCIAS

1. Coons AH, Creech HJ, Jones RN. Immunological properties of an antibody containing a fluorescent group. Proc Soc Exp Biol. 1941;47:200-2.
2. Taylor CR: The current role of immunohistochemistry in diagnostic pathology. Adv Pathol Lab Med. 1994;7:59.
3. Chaudhry IH, Zembowicz A. Adnexal clear cell carcinoma with comedonecrosis: Clinicopathologic analysis of 12 cases. Arch Pathol Lab Med. 2007;131(11):1655-64.
4. Prieto VG, Ivan D. The use of immunohistochemistry in the differential diagnosis of primary cutaneous adnexal neoplasms and metastatic adenocarcinomas to the skin. Diagn Histopathol. 2010;16(9):409-16.
5. Lohmann CM, Solomon AR. Clinicopathologic variants of cutaneous squamous cell carcinoma. Adv Anat Pathol. 2001;8(1):27-36.
6. Petter G, Haustein UF. Histologic subtyping and malignancy assessment of cutaneous squamous cell carcinoma. Dermatol Surg. 2000;26(6):521-30.
7. Sigel JE, Skacel M, Bergfeld WF, et al. The utility of cytokeratin 5/6 in the recognition of cutaneous spindle cell squamous cell carcinoma. J Cutan Pathol. 2001;28(10):520-4.
8. Prieto V. Chapter 13 - Immunohistology Of Skin Tumors In: Dabbs DJ. Diagnostic immunohistochemistry theranostic and genomic applications. Philadelphia: Elsevier Saunders; 2014. P. 479-507.
9. García-de-la-Fuente M, Santacana M, Valls J, Vilardell F, Armenteros JMF, Pujol R, et al. Cytokeratin profile of basal cell carcinomas according to the degree of sun exposure and to the anatomical localization. Am J Dermatopathol. 2018;40:342-348.
10. Sanchez NP, Winkelmann RK. Basal cell tumor with eccrine differentiation (eccrine epithelioma). J Am Acad Dermatol. 1982;6(4):514-8.
11. Liang H, Wu H, Giorgadze TA, Sariya D, Bellucci KSW, Veerappan R, et al. Podoplanin is a highly sensitive and specific marker to distinguish primary skin adnexal carcinomas from adenocarcinomas metastatic to skin. Am J Surg Pathol. 2007;31(2):304-10.
12. Ivan D, Nash JW, Prieto VG, Calonje E, Lyle S, Diwan AH, et al. Use of p63 expression in distinguishing primary and metastatic cutaneous adnexal neoplasms from metastatic adenocarcinoma to skin. J Cutan Pathol. 2007;34(6):474-80.
13. Plumb SJ, Argenyi ZB, Stone MS, De Young BR. Cytokeratin 5/6 immunostaining in cutaneous adnexal neoplasms and metastatic adenocarcinoma. Am J Dermatopathol. 2004;26(6):447-51.
14. Hoang MP. Role of immunohistochemistry in dermatopathology. Arch Pathol Lab Med. 2011;33:765-74
15. Alhumaidi A. Practical immunohistochemistry of epithelial skin tumor. Indian J Dermatol Venereol Leprol. 2012;78:698-708.
16. Pasternak S, Carter MD, Ly TY, Doucette S, Walsh NM. Immunohistochemical profiles of different subsets of Merkel cell carcinoma. Human Pathology. 2018;82:232-8.
17. Ramos-Herberth FI, Karamchandani J, Kim J, Dadras SS. SOX10 immunostaining distinguishes desmoplastic melanoma from excision scar. J Cutan Pathol. 2010;37:944-52.
18. Compton LA, Murphy FG, Liam CG. Diagnostic immunohistochemistry in cutaneous neoplasia: An update. Dermatopathology. 2015;2:15-42.
19. Thum C, Husain EA, Mulholland K, Hornick JL, Brenn T. Atypical fibroxanthoma with pseudoangiomatous features: a histological and immunohistochemical mimic of cutaneous angiosarcoma. Ann Diagn Pathol. 2013;17(6):502-7.
20. Rao P, Lahat G, Arnold C, Gavino AC, Lahat S, Hornick JL, et al. Angiosarcoma: a tissue microarray study with diagnostic implications. Am J Dermatopathol. 2013;35(4):432-7.
21. Hall JM, Saenger JS, Fadare O. Diagnostic utility of P63 and CD10 in distinguishing cutaneous spindle cell/sarcomatoid squamous cell carcinomas and atypical fibroxanthomas. Int J Clin Exp Pathol. 2008;1:524-30.
22. Wieland CN, Dyck R, Weenig RH, Comfere NI. The role of CD10 in distinguishing atypical fibroxanthoma from sarcomatoid (spindle cell) squamous cell carcinoma. J Cutan Pathol. 2011;38:884-8.
23. Palla B, Su A, Binder S, Dry S. SOX10 expression distinguishes desmoplastic melanoma from its histologic mimics. Am J Dermatopathol. 2013;35(5):576-81.
24. Sun J, Morton TH Jr, Gown AM. Antibody HMB-45 identifies the cells of blue nevi: an immunohistochemical study on paraffin sections. Am J Surg Pathol. 1990;14(8):748-51.
25. Vachtenheim J, Borovansky J. Microphthalmia transcription factor: a specific marker for malignant melanoma. Prague Med Rep. 2004;105(3):318-24.
26. Mohamed A, Gonzalez RS, Lawson D, Wang J, Cohen C. SOX10 expression in malignant melano-

ma, carcinoma, and normal tissues. Appl Immunohistochem Mol Morphol. 2013;21(6):506-10.

27. Banerjee SS, Harris M. Morphological and immunophenotypic variations in malignant melanoma. Histopathology. 2000;36(5):387-402.
28. Botti G, Marra L, Anniciello A, Scognamiglio G, Gigantino V, Cantile M. Immune-phenotypical markers for the differential diagnosis of melanocytic lesions. Int J Clin Exp Pathol. 2015;8(9):9742-51.
29. Pearlstein MV, Zedek DC, Ollila DW, Treece A, Gulley ML, Groben PA, et al. Validation of the VE1 immunostain for the BRAF V600E mutation in melanoma. J Cutan Pathol. 2014;41:724-32.
30. Chatterjee D, Bhattacharjee R. Immunohistochemistry in dermatopathology and its relevance in clinical practice. Indian Dermatol Online J. 2018;9:234-44.
31. Prieto VG. Sentinel lymph nodes in cutaneous melanoma: handling, examination, and clinical repercussion. Arch Pathol Lab Med. 2010;134:1764-9.
32. El Demellawy D, Young JL, de Nanassy J, Chernetsova E, Nasr A. Langerhans cell histiocytosis: A comprehensive review. Pathology. 2015;47:294-301
33. Gru AA, McHargue C, Salavaggione AL. A systematic approach to cutaneous lymphoid infiltrates - A clinical, morphologic and immuno-phenotypic evaluation. Arch Pathol Lab Med. 2019;143:958-79.
34. Kadin ME, Hughey LC, Wood GS. Large cell transformation of mycosis fungoides – differential diagnosis with implications for clinical management: a consensus statement of the US Cutaneous Lymphoma Consortium. J Am Acad Dermatol. 2014;70:374-6.
35. Hurabielle C, Battistella M, Ram-Wolff C, Fite C, Meignin V, Rivet J, et al. Cutaneous presentation of adult T-cell leukemia/lymphoma (ATLL): single--center study on 37 patients in metropolitan France between 1996 and 2016. Ann Dermatol Venereol. 2018;145(6-7):405-12.
36. Szablewski V, Ingen-Housz-Oro S, Baia M, Delfau--Larue MH, Copie- Bergman C, Ortonne N. Primary cutaneous follicle center lymphomas expressing BCL2 protein frequently harbor BCL2 gene break and may present 1p36 deletion: a study of 20 cases. Am J Surg Pathol. 2016;40(1):127-36.
37. Magro CM, Yang A, Fraga G. Blastic marginal zone lymphoma: a clinical and pathological study of 8 cases and review of the literature. Am J Dermatopathol. 2013;35(3):319-26.
38. Huang CT, Yang WC, Liu YC, Lin SF. Primary cutaneous diffuse large B- cell lymphoma, leg type, with unusual clinical presentation of bluish-reddish multicolored rainbow pattern. J Clin Oncol. 2011;29(17):e497–e498.
39. Menguy S, Prochazkova-Carlotti M, Beylot-Barry M, Saltel F, Vergier B, Merlio J-P, et al. PD-L1 and PD- L2 are differentially expressed by macrophages or tumor cells in primary cutaneous diffuse large B-cell lymphoma, leg type. Am J Surg Pathol. 2018;42(3):326-34.

CAPÍTULO 5

DERMATOSCOPIA

Manuela Boleira
Luisa Kelmer Silveira

PONTOS-CHAVE

- A dermatoscopia é um exame *in vivo*, não invasivo de rastreio para o câncer de pele.
- Esse método permite a melhora da eficácia do diagnóstico clínico de lesões suspeitas e diminui o número de biópsias desnecessárias.
- A luz polarizada e não polarizada são complementares ao exame. Ambas oferecem a visualização de diferentes estruturas: crisálidas com luz polarizada e estruturas epidérmicas com a luz não polarizada.
- Em razão do efeito Tyndall observamos a melanina com cores diferentes dependendo da camada da pele que ela se encontra.
- Há diversos algoritmos para auxiliar no diagnóstico dos principais tumores da pele, pigmentados ou não, sendo o mais bem estabelecido o algoritmo de dois passos e a análise de padrões.
- Existem padrões bem estabelecidos para o diagnóstico dos principais tumores de pele, porém o estudo histopatológico continua sendo o padrão-ouro para seu diagnóstico.

INTRODUÇÃO

Princípios básicos da dermatoscopia

A dermatoscopia, também referida como microscopia de epiluminescência, usa um microscópio de mão chamado dermatoscópio equipado com uma lente de aumento e uma fonte de luz. Esse dispositivo permite ao observador examinar a morfologia primária da superfície das lesões cutâneas. A dermatoscopia é capaz de melhorar a precisão diagnóstica do médico e o nível de confiança para lesões cutâneas pigmentadas e não pigmentadas. Esse método permite a avaliação morfológica das lesões de pele, revelando cores e estruturas que normalmente não são visíveis a olho nu.

Luz polarizada *versus* luz não polarizada

Os princípios ópticos envolvidos na dermatoscopia, em particular as interações da luz com a pele, são fundamentais para a compreensão do método. A maior parte da luz incidente é refletida na superfície da pele, consequentemente, com o exame a olho nu, podemos observar principalmente as características morfológicas manifestadas na camada superficial da pele (estrato córneo) (Figura 1). O dermoscópio portátil geralmente é equipado com uma lente de ampliação de 10 vezes e dois tipos de iluminação, luz polarizada e luz não polarizada.

O exame de lesões com a luz não polarizada requer contato direto da placa de vidro do dermatoscópio com a pele, entre a qual é necessária a presença de um líquido de imersão que permite que a reflexão da luz diminua, minimizando o brilho, o que, por sua vez, faz com que o estrato córneo pareça mais translúcido. Essa configuração óptica permite que o observador veja estruturas mais profundas na pele. Diferentes líquidos de imersão podem ser usados para dermatoscopia, incluindo água, óleo mineral, álcool ou gel (isto é, gel de ultrassom, gel antibacteriano) (Figura 2).

A polarização substitui o líquido de imersão. A sua função é dar aos feixes de luz uma única direção, diminuindo assim a quantidade de luz perdida. Sob a luz polarizada observamos de forma melhor estruturas dérmicas. Os dermatoscópios híbridos possuem LED de luz polarizada e não polarizada (Quadro 1).

TERMINOLOGIA E ALGORITMOS

Assim como qualquer ciência, a dermatoscopia tem sua própria linguagem. É por meio dela que podemos descrever as lesões de forma padronizada. Dentro desse âmbito, descrevemos as estruturas mais vistas nas principais lesões, padrões vasculares mais comuns, além da importância da cor nesse exame.

Cores

A melanina é o principal cromóforo nas lesões cutâneas pigmentadas. Dependendo da localização nas camadas cutâneas e sua concentração de melanina as cores variam de preto a azul, o chamado efeito Tyndall (Tabela 1). Assim, as cores vistas na dermatoscopia permitem ao clínico prever a localização anatômica das células que contêm melanina (como melanócitos, queratinócitos e melanófagos).

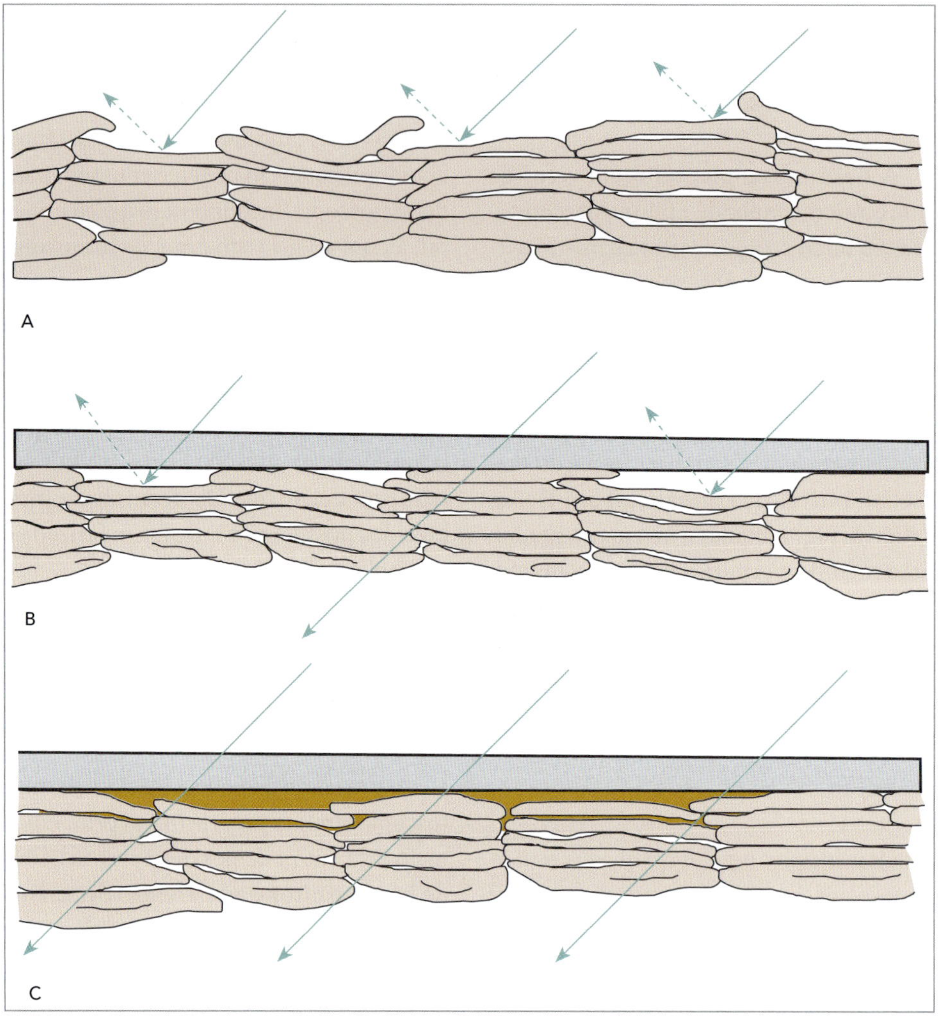

FIGURA 1 Princípios ópticos envolvidos na dermatoscopia. **A**, luz incidindo sobre a superfície cutânea. **B**, luz incidindo quando é utilizada uma placa de vidro. **C**, luz incidindo sobre placa de vidro e líquido de imersão.

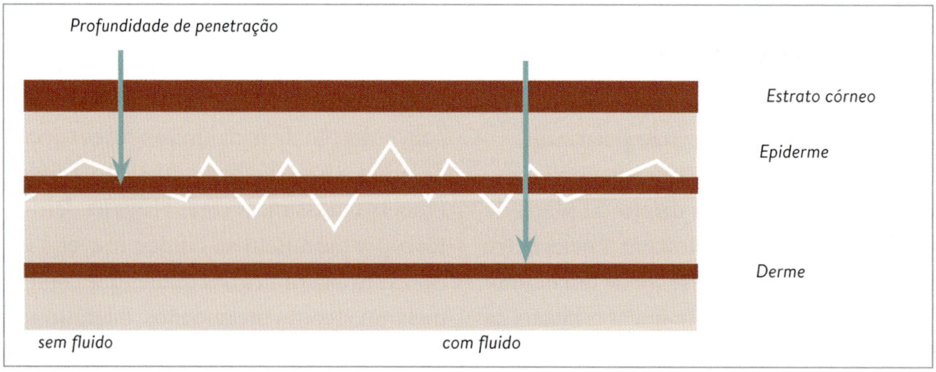

FIGURA 2 Profundidade em que e possível analisar estruturas com e sem líquido de imersão.

QUADRO 1 Diferenças entre o exame dermatoscópico com a luz polarizada e não polarizada

	Luz polarizada	Luz não polarizada
Vantagens	Não requer contato com a pele nem uso de fluidos de interface Melhor para estruturas mais profundas	Critérios dermatoscópicos foram descritos baseados no exame que utiliza essa técnica Melhor para estruturas mais superficiais
Desvantagens	Dificulta a observação de estruturas superficiais Algumas distorções de cores	Requer contato com a pele e uso de fluidos de interface

Algoritmo de dois passos e análise de padrões

Em 2001, foi descrito por meio de um consenso um algoritmo de dois passos para a classificação de lesões pigmentadas da pele. O primeiro passo seria para decidir se uma lesão é de origem melanocítica ou não melanocítica. Uma vez identificada a lesão de origem melanocítica, o segundo passo ajuda a caracterizar a lesão melanocítica como benigna, suspeita ou maligna.

O principal objetivo do algoritmo de duas etapas é evitar a perda do diagnóstico de melanoma. Embora algumas exceções ao algoritmo de duas etapas existam, eles, em geral, não afetam a sensibilidade para a detecção de melanoma. Em outras palavras, o processo de duas etapas é projetado para maximizar. O algoritmo foi então revisado adequadamente para a avaliação também de neoplasias amelanóticas e hipomelanóticas. Após um exame minucioso, muitas dessas neoplasias de fato revelam vasos sanguíneos e, portanto, não são verdadeiramente sem estrutura. Assim, é necessária a observação do padrão vascular e considerar que quando uma lesão não mostra nenhuma estrutura isso também pode classificá-la como melanocítica.

O primeiro passo é a etapa na qual identificamos estruturas que nos permitem classificar a lesão como melanocítica. As principais estruturas mais comumente vistas nas lesões melanocíticas avaliadas pela dermatoscopia, sua representação esquemática e correlação histopatológica estão descritas na Tabela 2.

Quando não é observado nenhum critério para lesão melanocíticas, o examinador deve buscar critérios para os demais diagnósticos vistos na dermatoscopia, como ceratose seborreica, hemangiomas, carcinoma basocelular, carcinoma espinocelular.

TABELA 1 Cores na dermatoscopia

Cromóforo	Localização	Cor
Melanina	Estrato córneo	Preto
Melanina	Junção dermoepidérmica	Marrom
Melanina	Derme	Azul a cinza
Hemoglobina	Derme, vasos sanguíneos	Rosa a vermelho
Fibras de colágeno	Derme	Branco

TABELA 2 Principais estruturas dermatoscópicas das lesões melanocíticas

Estrutura	Associação histopatológica	Representação esquemática
Rede pigmentar	As linhas são causadas por queratinócitos ou melanócitos pigmentados ao longo da junção dermoepidérmica; os espaços entre as linhas (furos) correspondem à área suprapapilar	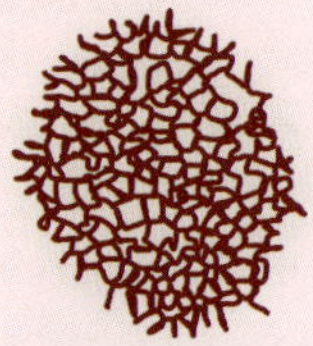
Glóbulos	Ninhos de melanócitos na junção dermoepidérmica ou na derme	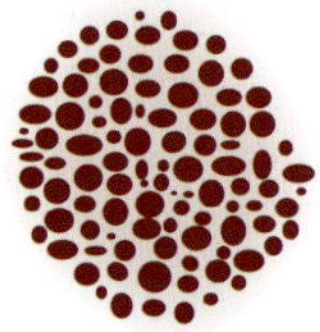
Área homogênea	População dérmica de melanócitos densamente pigmentados	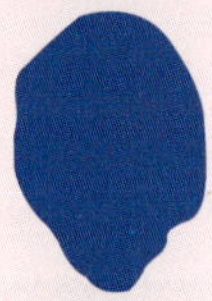
Estrias e pseudópodos	Junção confluente, ninhos e melanócitos na periferia	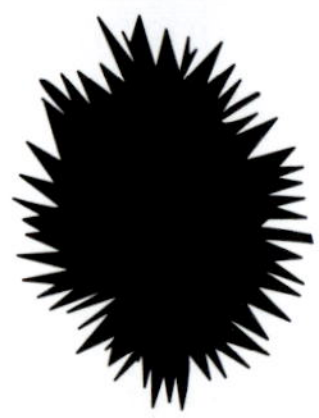
Pseudorrede	Células pigmentadas na epiderme, na derme e na junção epidérmica interrompidas por aberturas foliculares na face	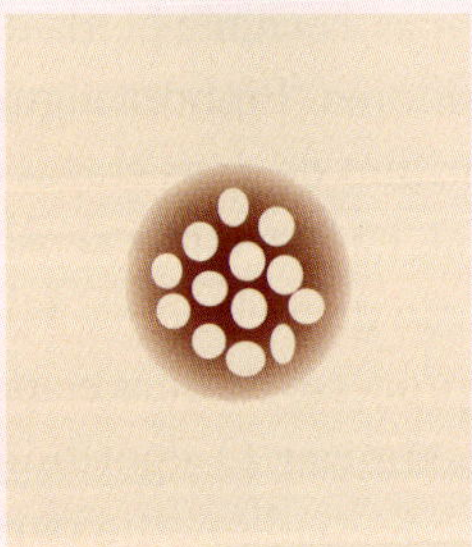
Padrão de linhas paralelas	Pigmentado, queratinócitos e melanócitos nos sulcos (nevo de acral) Melanócitos nos cumes das cristas, associados com a estrutura acrossiríngea (melanoma acral)	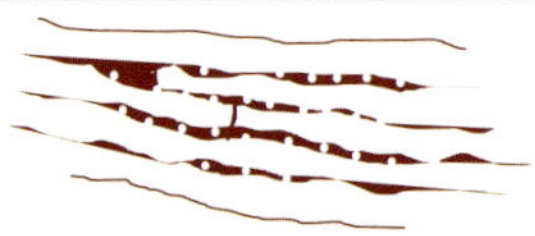 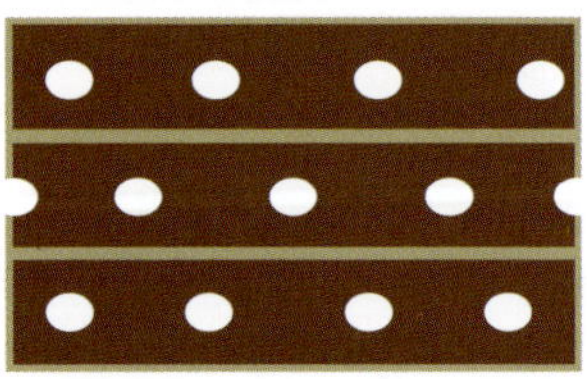

Uma vez que a lesão tenha sido identificada como lesão primariamente de origem melanocítica, é iniciado o segundo passo, que tem como base a chamada análise de padrões. O objetivo da segunda etapa do algoritmo dermatoscópico de duas etapas é auxiliar na diferenciação de nevos benignos de potenciais melanomas. São observadas quais cores e estruturas estão presentes, assim como sua simetria, além da uniformidade ou organização dessas estruturas observadas.

Lesões que apresentam muitas cores (> 3) são consideradas mais suspeitas, assim como as ditas assimétricas em relação à distribuição de cores e estruturas, após a divisão da lesão em quadrantes. Em relação à uniformidade das estruturas, aquelas mais desorganizadas, irregularmente distribuídas com diferentes formas são mais vistas nos padrões suspeitos e malignos.

Os padrões são geralmente compostos com base nas três principais estruturas: rede pigmentar, glóbulos e área homogênea. Essas estruturas podem ser vistas sozinhas ou combinadas entre si. A Figura 3 representa o padrão mais associado aos nevos melanocíticos, lesões benignas, e a Figura 4 representa os padrões mais relacionados a lesões suspeitas e malignas.

MELANOMA

O melanoma (MM) é uma neoplasia maligna oriunda da proliferação descontrolada dos melanócitos, geralmente insidioso, apresenta altos índices de cura quando tratado em estágios iniciais. Porém, naqueles em que se observa rápida progressão da doença, tratamento tardio ou inadequado o prognóstico é reservado e potencialmente fatal.

Com a incidência crescente, acomete indivíduos de todas as faixas etárias, principalmente após a quinta década de vida. Seus principais fatores de risco são: história pessoal ou familiar de MM, fototipos I e II de Fitzpatrick, múltiplos nevos melanocíticos, síndrome do nevo displásico, expo-

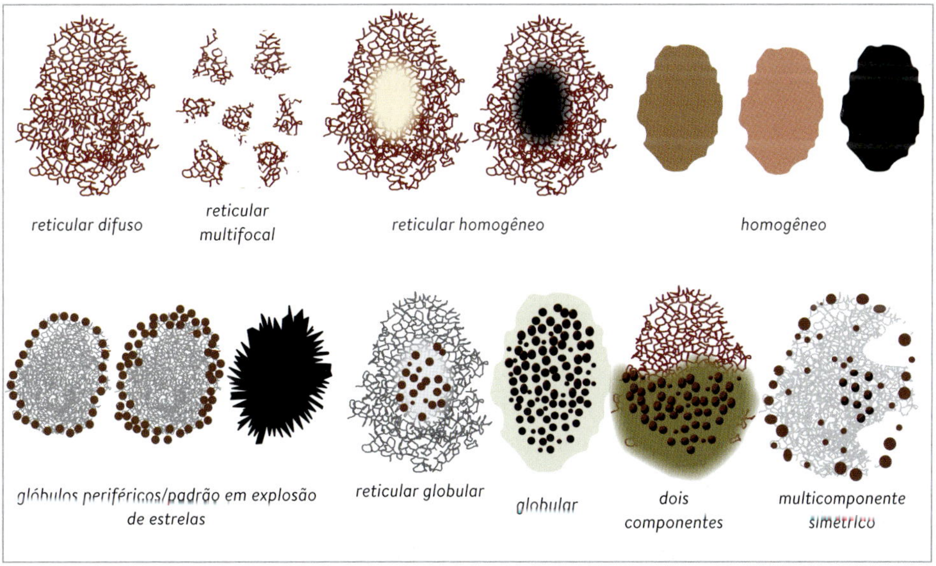

FIGURA 3 Padrões benignos.

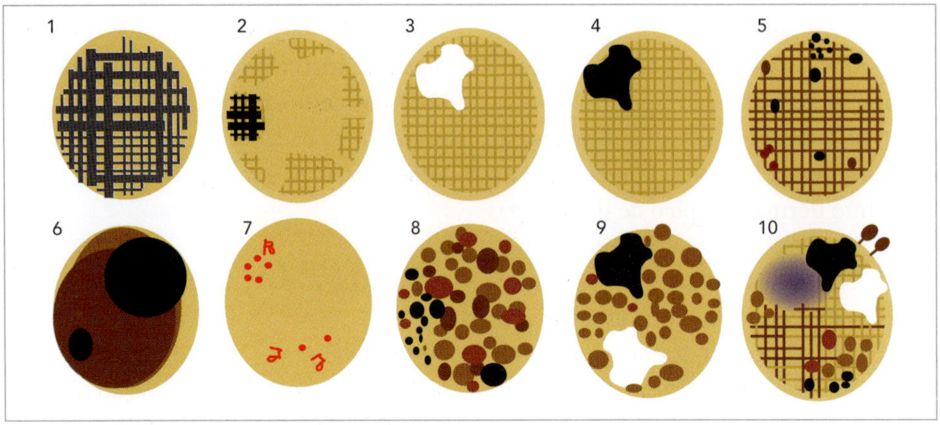

FIGURA 4 Variações dos padrões ditos benignos, exemplificando possibilidades de padrões classificados como suspeitos ou malignos.

sição solar intermitente com queimaduras solares e nevo melanocítico congênito.

O melanoma maligno tem muitas faces, dependendo de seu subtipo diferentes critérios de dermatoscopia podem ser observados. Geralmente se manifestam com uma distribuição desorganizada de estruturas e cores, variando de acordo com o subtipo histológico, localização anatômica e espessura. O principal objetivo da dermatoscopia é a detecção precoce do melanoma, ainda em estágios iniciais, evitando formas graves e invasivas da doença.

O método análise de padrões é o mais utilizado pelos dermatologistas para diferenciar lesões melanocíticas benignas, suspeitas e altamente suspeitas. Apresenta padrões globais distintos e critérios dermatoscópicos locais específicos. Dos padrões globais, o típico do melanoma é o padrão multicomponente (Figura 5), caracterizado pela presença de três ou mais critérios locais descritos na Figura 6. Já o padrão inespecífico é determinado pela ausência de padrões e critérios dermatoscópicos de lesões melanocíticas ou não melanocíticas, nesse caso deve-se suspeitar de melanoma. Vale salientar que a presença de um critério local específico de melanoma é mais importante do que nenhum.

CARCINOMA BASOCELULAR

O carcinoma basocelular (CBC) é o tipo mais comum de câncer no mundo e de menor potencial de malignidade. Metástases são raras, mas o seu crescimento local pode ser muito destrutivo. Clinicamente, o CBC pode apresentar-se como pápula, placa ou nódulo, geralmente de crescimento lento. Sua coloração pode ser desde azul-acinzentada à eritematosa, com brilho perolado e telangiectasias (pigmentada ou não pigmentada). Seu diâmetro pode ser variável e ulcerações são frequentes.

A classificação clínica do CBC não é consensual e se inspira nos subtipos histológicos. Os padrões clinicamente reconhecidos são: nodular, superficial e esclerodermiforme. De acordo com o subtipo e o grau de pigmentação, o diagnóstico diferencial clínico do CBC pode ser bastante amplo,

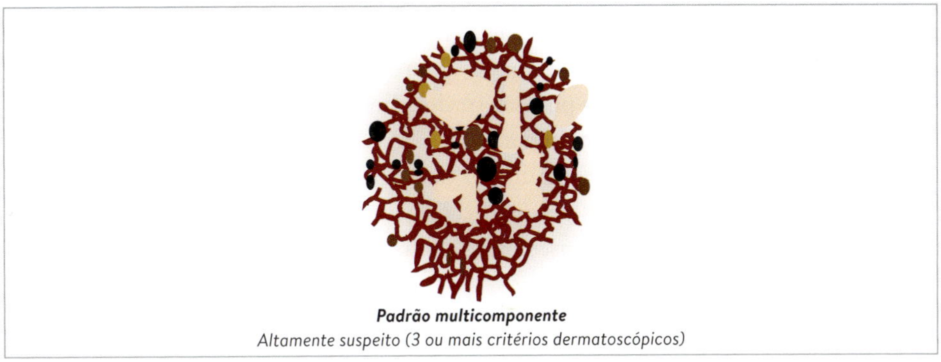

FIGURA 5 Representação esquemática do padrão multicomponente específico do melanoma.

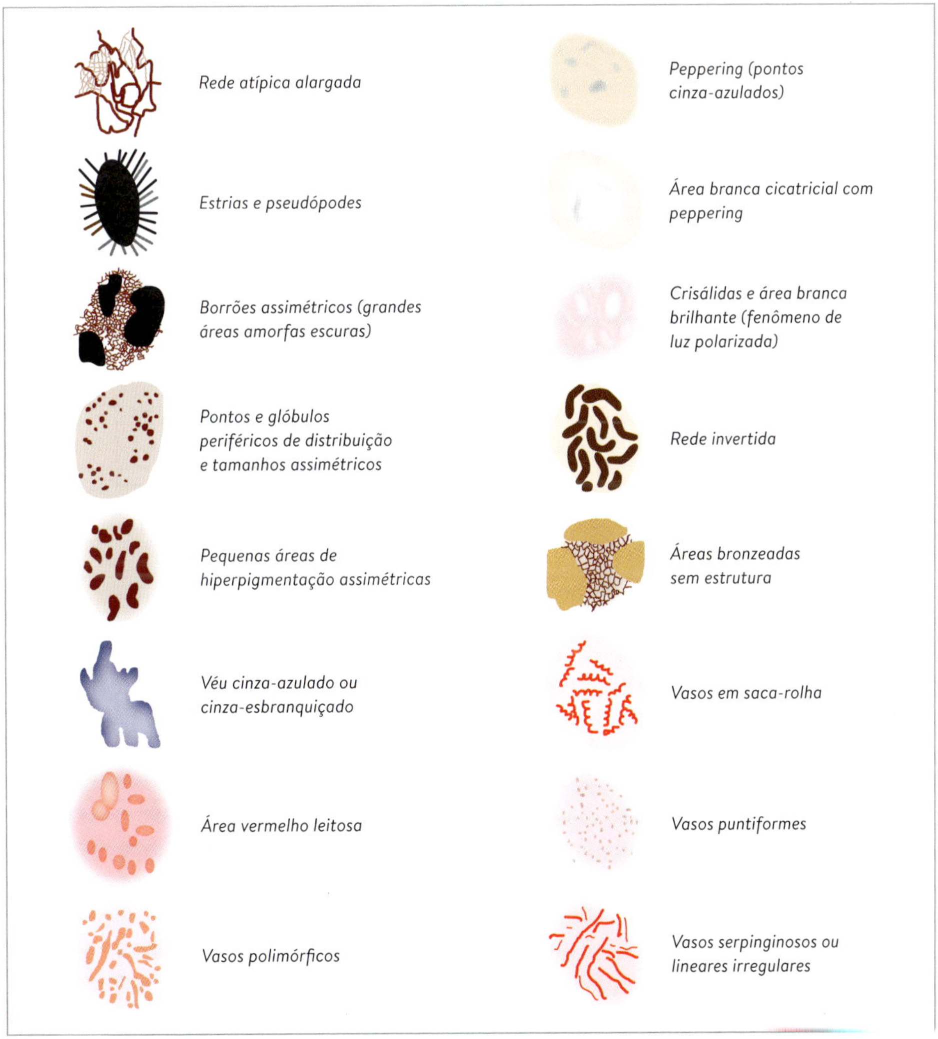
Rede atípica alargada
Estrias e pseudópodes
Borrões assimétricos (grandes áreas amorfas escuras)
Pontos e glóbulos periféricos de distribuição e tamanhos assimétricos
Pequenas áreas de hiperpigmentação assimétricas
Véu cinza-azulado ou cinza-esbranquiçado
Área vermelho leitosa
Vasos polimórficos
Peppering (pontos cinza-azulados)
Área branca cicatricial com peppering
Crisálidas e área branca brilhante (fenômeno de luz polarizada)
Rede invertida
Áreas bronzeadas sem estrutura
Vasos em saca-rolha
Vasos puntiformes
Vasos serpinginosos ou lineares irregulares

FIGURA 6 Representação esquemática dos critérios locais dermatoscópicos do melanoma, um ou mais de forma assimétrica.

variando de lesões inflamatórias benignas a melanoma. Felizmente, o uso da dermatoscopia melhorou drasticamente a precisão e a confiança do diagnóstico clínico para CBCs pigmentados e não pigmentados. Além disso, a dermatoscopia nos permite identificar lesões clinicamente minúsculas, uma vez que os critérios dermoscópicos para o CBC são visíveis independentemente do tamanho do tumor.

Sua dermatoscopia é caracterizada pela ausência de rede pigmentar e presença de pelo menos uma das características dermatoscópicas, como demonstrado na Figura 7.

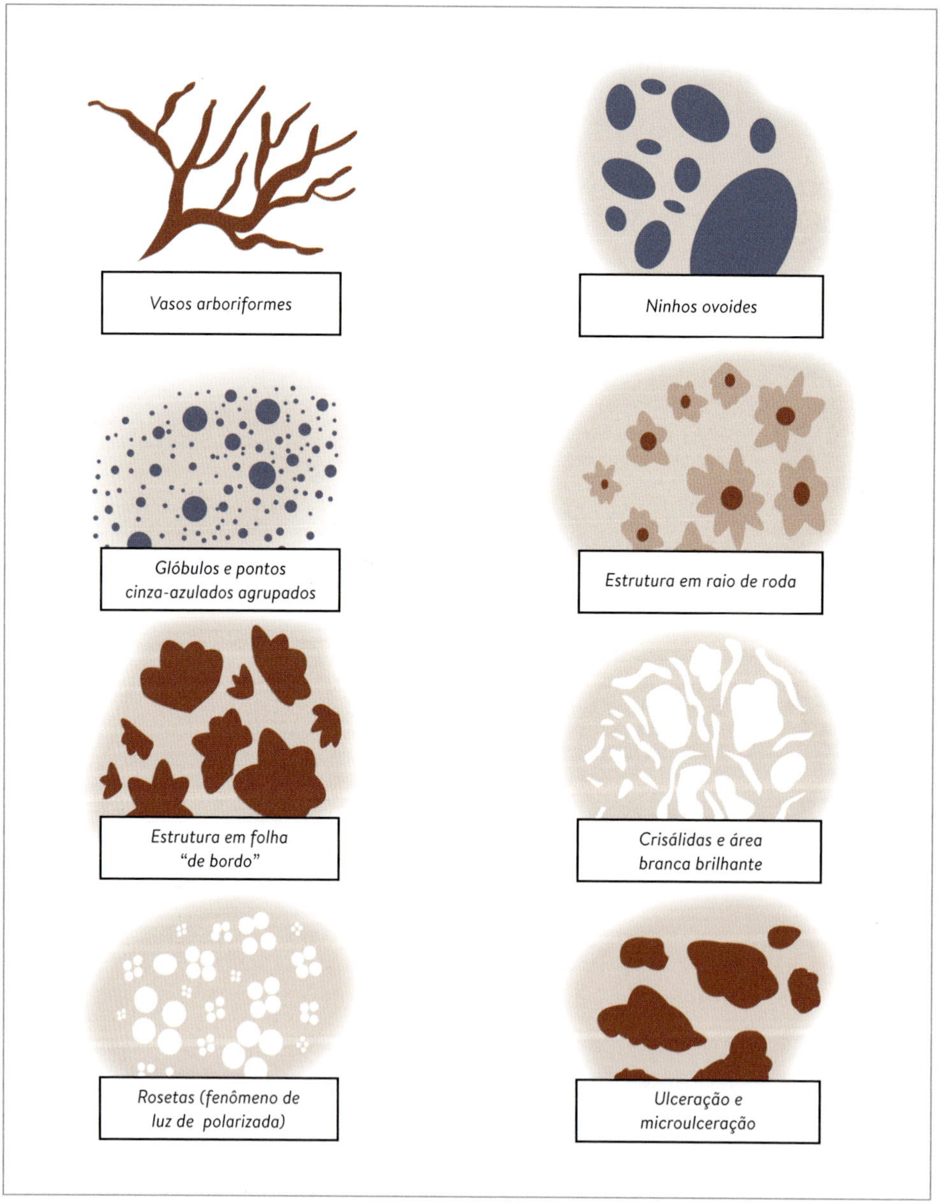

FIGURA 7 Representação esquemática das características dermatoscópicas do carcinoma basocelular.

CARCINOMA ESPINOCELULAR

Carcinoma espinocelular (CEC) é a segunda neoplasia cutânea mais comum, originada dos ceratinócitos, com moderado potencial de invasão tecidual e metástase regional. Geralmente surgem no contexto de fotodano crônico, em áreas de maior exposição solar, como couro cabeludo, rosto, pescoço, antebraços e dorso das mãos. Pode ser associado a lesões precursoras como ceratose actínica e cicatrizes prévias (úlcera de Marjolin) ou emergir "de novo".

DOENÇA DE BOWEN OU CEC *IN SITU*

Doença de Bowen é a forma do carcinoma espinocelular restrito à epiderme da pele. Quando acomete mucosa, o CEC *in situ* é denominado eritroplasia de Queyrat. Clinicamente se apresenta como placa rosa, escamosa e bem delimitada. Os principais diagnósticos diferencias são: ceratose actínica, doença de Paget, CBC superficial e doenças inflamatórias, como psoríase em placas e eczemas. Sua variante pigmentada é mais rara, manifesta-se como uma placa ou mácula, eritemato-acastanhada, escamosa e bem delimitada. Seus diagnósticos diferenciais incluem: ceratose actínica pigmentada, ceratose liquenoide, CBC superficial pigmentado e melanoma.

Os achados na dermatoscopia em que prevalecem o diagnóstico de doença de Bowen são os vasos glomerulares com distribuição focal, além da presença de escama de cor branca-amarelada, visível na dermatoscopia, principalmente sem o gel de imersão, assim como perceptível ao toque pela sua aspereza, além dos outros critérios descritos na Figura 8.

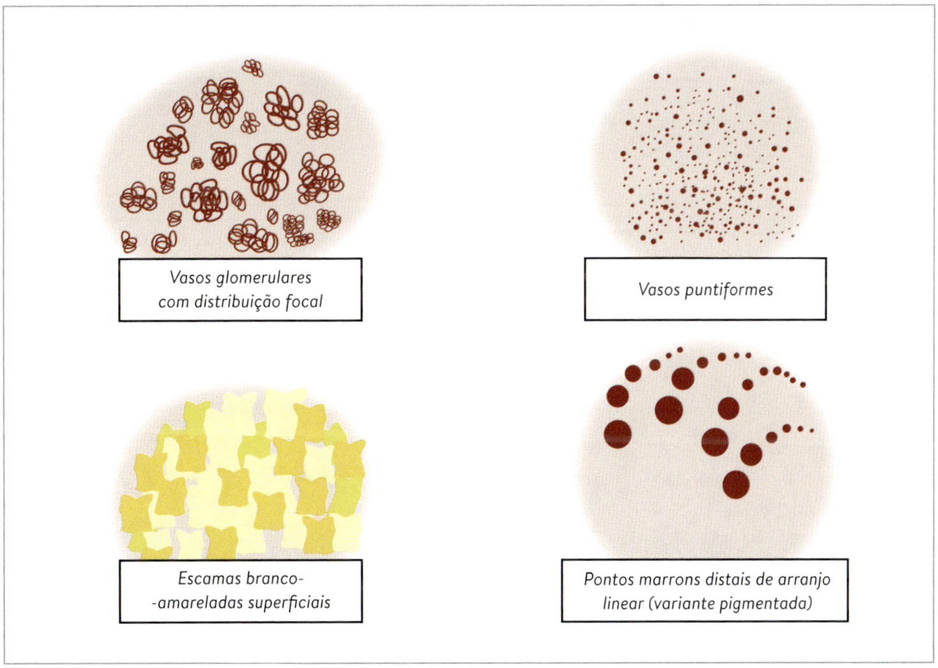

FIGURA 8 Representação esquemática dos achados característicos da dermatoscopia da doença de Bowen ou CEC *in situ*.

CARCINOMA ESPINOCELULAR INVASIVO (CEC)

O CEC invasivo apresenta-se clinicamente como pápula, nódulo ou tumoração, de consistência firme, coloração eritematosa, base infiltrada e superfície escamosa, ulcerada e/ou crostosa. Pode ser clinicamente idêntico ao ceratoacantoma, com o centro crateriforme. Outros diagnósticos diferenciais são: carcinoma basocelular ulcerado e melanoma amelanótico.

Seus padrões dermatoscópicos (Figura 9) variam, dependendo do grau de diferenciação histopatológica (alto, moderado e pouco diferenciado). Os CECs bem ou moderadamente diferenciados apresentam critérios dermatoscópicos de cor branca (massa central de queratina, halos esbranquiçados e áreas esbranquiçadas sem estrutura). Por outro lado, os CECs pouco diferenciados não

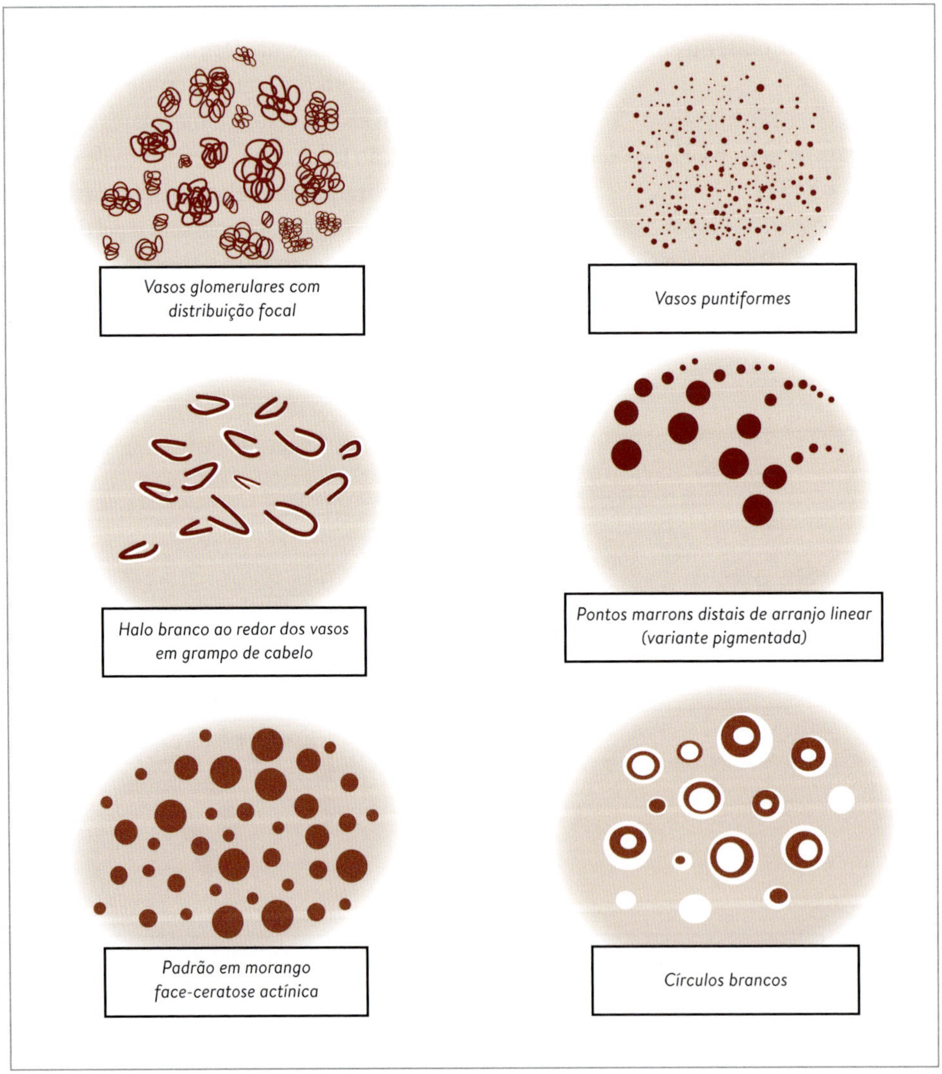

FIGURA 9 Representação esquemática dos critérios dermatoscópicos encontrados no CEC.

apresentam sinais de queratinização. São caracterizados por uma cor predominantemente vermelha, resultante da presença de sangramento e vascularização densa, com padrão vascular polimórfico à dermatoscopia.

CONSIDERAÇÕES FINAIS

A dermatoscopia aumentou a chance de diagnóstico de lesões que anteriormente não eram ditas suspeitas por meio do exame clínico, e também permitiu a diminuição de lesões suspeitas a olho nu, mas que na dermatoscopia não possuíam critérios suficientes para a realização do exame histopatológico. Isso implicou a melhor condução de pacientes com múltiplos nevos e alto risco para câncer de pele melanoma ou não melanoma. Muitos algoritmos foram descritos e padrões associados aos diversos diagnósticos. Com o estudo e a prática da técnica é possível manejar de forma eficaz os pacientes em alto risco para câncer de pele.

REFERÊNCIAS

1. Silva MR, Carmo GC, Costa JM. Fundamentos de dermatoscopia: atlas dermatológico. 2 ed. Rio de Janeiro: Atheneu; 2017.
2. Lupi M, Ribeiro, RC, Hoff PM, editores. Câncer cutâneo. Rio de Janeiro: Atheneu; 2019. p. 331-4.
3. Dermoscopedia: https://dermoscopedia.org/.

CAPÍTULO 6

MICROSCOPIA CONFOCAL NO CÂNCER DE PELE

Nathalie de Carvalho
Roberto Carlos Lyra da Silva
Giovanni Pellacani

PONTOS-CHAVE

- Microscopia Confocal por Reflectância (MCR) é uma técnica de imagem não invasiva que permite a avaliação *in vivo* da pele com uma resolução próxima da histologia.
- MCR representa, atualmente, uma importante ponte entre a dermatoscopia e a histologia convencional, mantendo-se esta última o padrão-ouro para diagnóstico.
- MCR aumenta a acurácia diagnóstica quando comparada à dermatoscopia isoladamente.
- MCR é útil não apenas para o diagnóstico dos cânceres de pele, mas também para definir as margens pré-cirúrgicas e monitorar a eficácia terapêutica quando utilizadas terapias tópicas.
- No Brasil, a MCR pode ser uma alternativa custo-efetiva para o diagnóstico precoce e, consequentemente, o tratamento precoce de melanomas.

INTRODUÇÃO

Os cânceres de pele são divididos entre melanoma e não melanoma (carcinoma basocelular, carcinoma espinocelular). O tipo não melanoma é o câncer mais frequente no Brasil, correspondendo a 30% de todos os tumores malignos registrados no país, enquanto o melanoma é o que apresenta pior prognóstico. Embora seja responsável por menos de 5% de todos os cânceres de pele, o melanoma é responsável por 95% das mortes decorrentes dessa enfermidade – alto potencial metastático e alta letalidade. Sendo assim, o diagnóstico precoce é de extrema importância, refletindo diretamente na sobrevida do paciente.

A microscopia confocal por reflectância *in vivo* (MCR) corresponde a um exame de imagem não invasivo que possibilita a avaliação das lesões cutâneas a nível quase histológico. Essa tecnologia tem sido utilizada nos casos de lesões consideradas difíceis/suspeitas à dermatoscopia, a fim de se obter informações citoarquiteturais capazes de melhorar o reconhecimento precoce do câncer de pele e também reduzir as excisões desnecessárias de lesões benignas – auxiliando na obtenção de diagnósticos mais precisos.[1,2] Assim sendo, a MCR representa atualmente uma importante ponte entre a dermatoscopia e a histologia convencional, mantendo-se esta última o padrão-ouro para diagnóstico. Por essa razão, a MCR representa uma técnica revolucionária no campo da oncologia cutânea.

Uma metanálise e análise da Cochrane recentemente concluíram que a MCR *in vivo* apresenta uma acurácia diagnóstica maior do que a dermatoscopia.[3,4] Isso foi particularmente evidente em estudos realizados em grupos de indivíduos que apresentavam alguma lesão suspeita de melanoma e/ou que apresentavam lesões de difícil diagnóstico. Na avaliação de lesão suspeita de melanoma houve um incremento na especificidade de 82% para a MCR, em comparação a 42% para a dermatoscopia. Nas lesões de difícil diagnóstico houve um incremento na especificidade de 86% para a MCR, em comparação a 49% para dermatoscopia. Dessa forma concluiu-se que a MCR pode exercer um papel em potencial na prática clínica, especialmente na avaliação secundária de lesões que mantêm-se de difícil diagnóstico por meio da inspeção clínica associada à dermatoscopia, sugerindo que a MCR pode ser mais sensível e específica do que a dermatoscopia.

Mediante a reconhecida melhora na precisão diagnóstica – com o consequente aumento do diagnóstico de melanoma em estágios ainda iniciais e a redução das despesas totais (com biópsias/excisões desnecessárias de lesões benignas, além do seguimento clínico associado ao tratamento de casos de melanoma avançado) –, Nathalie (2020) demonstrou, por meio de um modelo matemático determinístico do tipo árvore de decisão, que a MCR pode ser uma alternativa custo-efetiva no Brasil para o diagnóstico precoce e, consequentemente, para o tratamento precoce de melanomas. O benefício monetário líquido (BML) apresentou um valor positivo de R$ 1.894,28 para o exame por meio da MCR, o que significa que cada paciente diagnosticado com melanoma e tratado precocemente permitirá um retorno sobre o capital investido na ordem do BML. Diversamente, na dermatoscopia o BML apresentou um valor negativo (- R$ 6.596,07), o que significa perda de recursos.[5]

O equipamento utiliza feixes de laser diodo com comprimento de onda de 830 nm (próximo ao raio infravermelho). Esses feixes de laser não causam danos teciduais, alcançam uma profundidade entre 200 µm e geram imagens horizontais com uma resolução lateral de 1 µm – resolução suficiente para a visualização de células *in vivo*, sendo possível a distinção entre núcleo (escuro) e citoplasma (mais refletivo, de acordo com seu conteúdo). A resolução de 1 µm nos possibilita analisar detalhadamente as estruturas histológicas; e com a profundidade alcançada é possível avaliar desde a camada epidérmica até a derme superficial.[6]

A intensidade do contraste (varia entre as cores branca e cinza) varia de acordo com a refletividade tecidual, a qual está relacionada às estruturas químicas e celulares – estruturas com maior índice de refração aparecerão mais brilhantes na imagem de

MCR. Sendo assim, melanina, queratina, colágeno e algumas organelas ativadas (p. ex., grânulos de Birbeck) possuem alto índice de refração e, portanto, aparecem com a tonalidade que varia do cinza claro ao branco. Melanócitos, queratinócitos pigmentados, melanófagos e células inflamatórias ativadas também refletem fortemente a luz, e dessa forma aparecem brilhantes.

A utilização da MCR é capaz de melhorar o reconhecimento precoce do câncer de pele e também reduzir excisões desnecessárias de lesões benignas.[1] Mas é importante ressaltar que a histopatologia continua sendo o padrão-ouro, de modo que qualquer lesão excisada obrigatoriamente precisa de um laudo histopatológico.

Atualmente, existem dois modelos de MCR para avaliações *in vivo* da pele: Vivascope 1500® e Vivascope 3000®. No Vivascope 1500® as imagens são captadas a partir de um movimento automático do equipamento para a obtenção final de um mosaico que poderá medir até 8 x 8 mm. A capacidade de avaliar uma área de até 8 x 8 mm faz com que o Vivascope 1500® seja o modelo ideal na avaliação de lesões melanocíticas, exceto aquelas localizadas na face (em razão da impossibilidade em se acoplar o equipamento à área a ser analisada). Para essas áreas de difícil acesso – seja o canto interno dos olhos, orelhas, áreas de convexidade ou concavidade – é indicado o uso do Vivascope 3000®, pois a sonda manual possibilita o alcance a essas áreas permitindo o diagnóstico preciso, inclusive de lentigo maligno (LM). O Vivascope 3000® é mais rápido do que o Vivascope 1500®, porém é dependente do operador, o qual deve ter ótimo conhecimento da técnica e capacidade de interpretação das imagens.

PELE NORMAL

Antes de descrever o aspecto dos tumores cutâneos é importante distingui-los da pele normal.

A camada córnea, que corresponde à primeira e mais superficial camada da pele, é representada por células poligonais grandes e anucleadas quando avaliadas pela MCR. A epiderme, localizada logo abaixo, é representada por células poligonais compostas por uma área central escura (correspondente ao núcleo) e contornos finos brancos e brilhantes (correspondente ao citoplasma). Essa é a descrição dos queratinócitos, e quando a epiderme é classificada como normal, encontramos o padrão conhecido como "favo de mel" (*honeycomb pattern*). Na junção dermoepidérmica (JDE), as papilas dérmicas são representadas por círculos escuros bem demarcados/delineados por um anel de células brilhantes, as quais correspondem aos queratinócitos e melanócitos localizados na camada basal. A derme papilar (ou superficial) é representada por feixes de colágeno frequentemente identificados como linhas brilhantes dispostas em um padrão grosseiramente reticulado. E os vasos sanguíneos aparecem como estruturas canaliculares, com presença de fluxo de células sanguíneas no interior.[7]

MELANOMA

Inúmeras publicações já demonstraram a importância da MCR na avaliação de lesões melanocíticas, levando ao aprimoramento e incremento na acurácia diagnóstica do melanoma.[8-10] Paralelamente ao aumento da capacidade diagnóstica de melanomas em estágios iniciais que ainda apresentam-se inocentes à dermatoscopia (lesões falso-negativas), a MCR também exclui lesões dermatoscopicamente classificadas como melanoma, o que não é raro – como carcinomas basocelulares (CBC) e ceratoses seborreicas (lesões falso-positivas),[11,12] dessa forma, reduzindo o número de lesões benignas excisadas e também alterando a escolha terapêutica.[1,13]

O diagnóstico de melanoma pela MCR é realizado na maioria das vezes pela identificação de células pleomórficas atípicas presentes na JDE e/ou nas camadas mais altas da epiderme.

Na JDE as células atípicas apresentam-se como células individuais ou agregadas formando ninhos de melanócitos. Nas camadas mais altas da epiderme, tais células (ora denominadas "células pagetoides") associam-se à desorganização arquitetural da JDE, a qual ocorre por meio da proliferação do melanoma.[9]

À MCR podemos identificar basicamente quatro tipos de melanoma: melanoma extensivo superficial, melanoma solar ou LM, melanoma nodular e melanoma amelanótico.

1. Melanoma extensivo superficial

À MCR esse tipo de melanoma se apresenta da seguinte forma:

- Epiderme: células grandes bastante evidentes que apresentam núcleo escuro central circundado por um citoplasma granulado brilhante, que correspondem aos melanócitos atípicos. Em virtude do epidermotropismo, tais células são comumente chamadas de células pagetoides – remetendo ao epidermotropismo previamente descrito na doença de Paget[14] – e podem apresentar diversas morfologias (redondas, ovais, estelares, dendríticas, poligonais ou bizarras) (Figura 1).
- JDE: ao menos 10% da lesão apresenta papilas dérmicas com contornos mal demarcados, e presença de melanócitos atípicos isolados ou agregados em ninhos. Geralmente esses ninhos de melanócitos estão presentes ao longo da JDE – levando ao alargamento do espaço interpapilar e maior distanciamento entre as papilas dérmicas – conferindo o padrão conhecido como "em malha" (*meshwork pattern*) (Figuras 2 e 3).
- Derme: a presença de grandes agregados de melanócitos atípicos e pleomórficos (organizados em ninhos ou encontrados difusamente) sugere o diagnóstico de melanoma invasivo.[15]

Nevos melanocíticos, sobretudo os atípicos/displásicos, são as principais lesões a fazerem diagnóstico diferencial com o melanoma tipo extensivo superficial. À MCR os nevos típicos mostram uma estrutura regular, com ausência de atipias na epiderme e na JDE. Na JDE podemos encontrar: estruturas em forma de anéis com contorno refletente (correspondentes aos melanócitos individuais) levando ao padrão conhecido como "em anéis" (*ringed pattern*), ou ninhos compactos regularmente distribuídos que ampliam os espaços interpapilares levando ao padrão "em malha" (*meshwork pattern*). Um possível componente dérmico do nevo comum é constituído por ninhos densos e compactos no interior das papilas. Em contrapartida, os nevos atípicos podem apresentar células pagetoides na epiderme e células atípicas na JDE, porém em menor quantidade (menor de 5 por mm^2) e menor pleomorfismo quando comparados ao melanoma. Além disso, as células atípicas/pagetoides encontram-se localizadas na área central dos nevos atípicos, enquanto nos melanomas elas tendem a estender-se à pe-

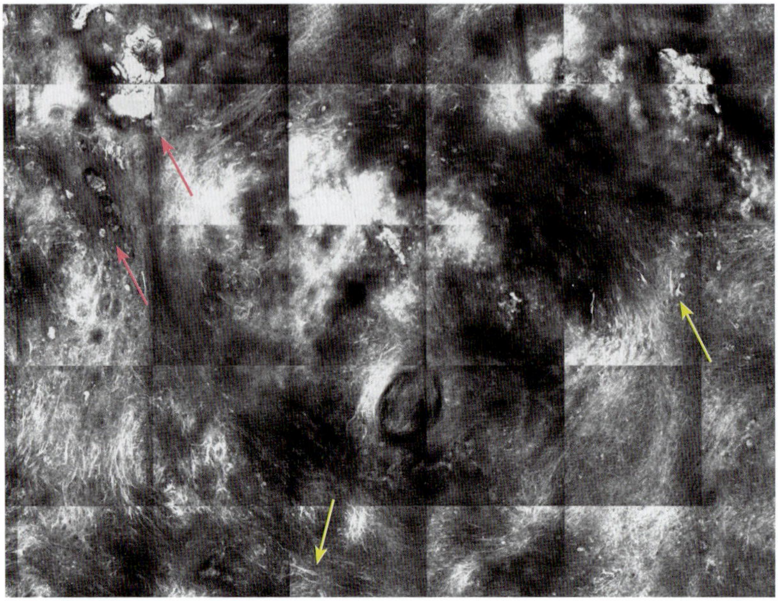

FIGURA 1 Melanoma com 0,35 mm de espessura de Breslow. A avaliação da epiderme por meio da microscopia confocal por reflectância evidencia inúmeras células pagetoides pleomórficas: redondas (setas rosas) e dendríticas (setas amarelas).

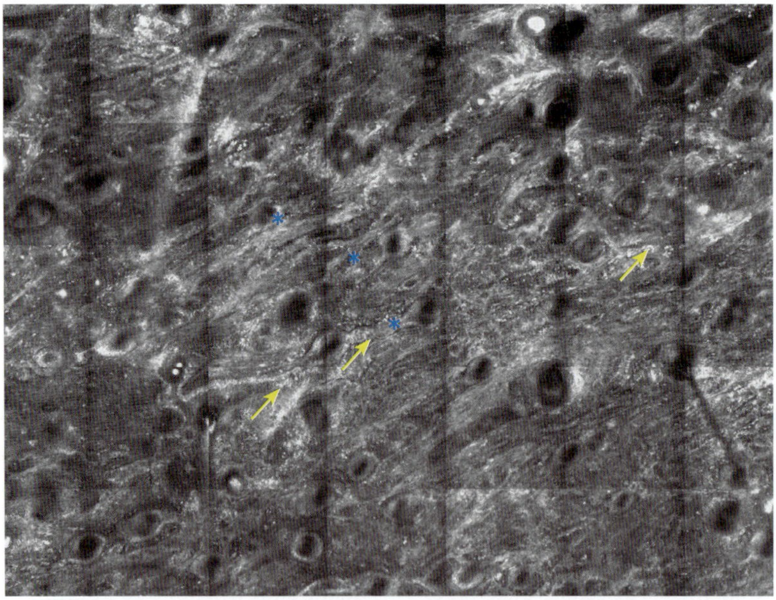

FIGURA 2 Melanoma *in situ*. A avaliação da junção dermoepidérmica (JDE) por meio da microscopia confocal por reflectância evidencia um padrão "em malha" (*meshwork pattern*) composto por ninhos de melanócitos ao longo da JDE (asteriscos azuis) com consequente alargamento do espaço interpapilar – maior distanciamento entre as papilas dérmicas. A presença de células atípicas no interior desses ninhos (setas amarelas) classifica o padrão em malha atípica (*atypical meshwork pattern*).

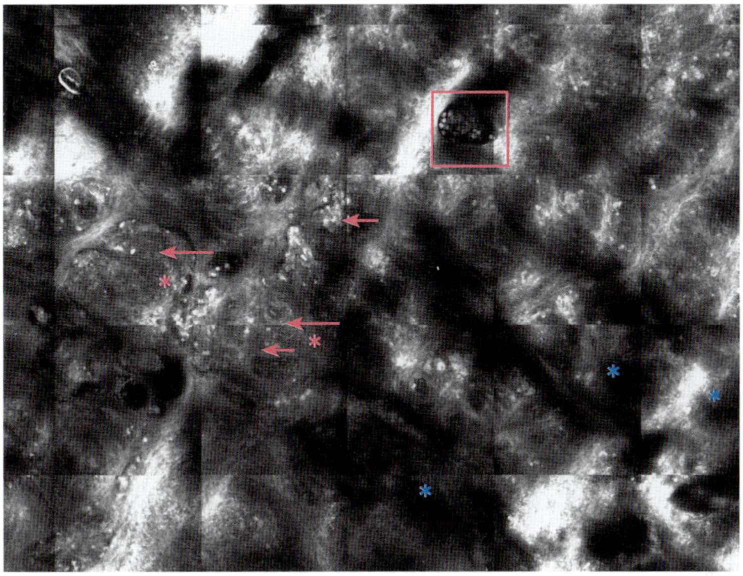

FIGURA 3 Melanoma com 0,35 mm de espessura de Breslow. A avaliação da junção dermoepidérmica por meio da microscopia confocal por reflectância evidencia papilas com contorno mal delimitado (asteriscos azuis) e ninhos de melanócitos atípicos (asteriscos rosas), sendo possível a individualização de células atípicas no seu interior (setas rosas). Nota-se também presença de inúmeras células atípicas no interior da papila dérmica (quadrado rosa).

riferia. A JDE dos nevos displásicos é frequentemente representada por ninhos alongados ou interligados, porém as margens das lesões são bem definidas, e apenas uma pequena área (menos de 10% do total da lesão) apresenta papilas mal demarcadas.

O nevo melanocítico apresentando severa atipia pode ser indistinguível do melanoma em fase inicial durante a avaliação pela MCR. Dessa forma, diante de grande quantidade de células pagetoides, pleomorfismo citológico, células pagetoides presentes na periferia da lesão e distorção da JDE importante (> 10% da área total da lesão), a remoção cirúrgica da lesão deverá ser realizada.[16]

2. Melanoma solar

Esse tipo de melanoma é assim chamado pelo fato de ocorrer em pele com intenso fotodano. Durante a avaliação por meio da MCR, esse tipo de melanoma apresenta caracteristicamente inúmeras células dendríticas localizadas na epiderme e na JDE. Tais células são identificadas como filamentos hiper-refletentes.

Quando no corpo, nevos juncionais são os principais diagnósticos diferenciais, e a MCR torna-se de grande auxílio. No melanoma solar visualizamos filamentos e células dendríticas tanto na epiderme quanto na JDE. Já no nevo juncional a epiderme é caracterizada pelo padrão "em favo de mel" típico e a JDE é classificada como padrão "em anéis" – que são formados por células poligonais refletentes ao redor das papilas dérmicas, estendendo-se por toda a lesão (*ringed pattern*).

O melanoma solar, quando localizado na face e no couro cabeludo, é denominado lentigo maligno. O reconhecimento clínico do LM representa um grande desafio, pois comumente ocorre em conjunto com outras máculas pigmentadas decorrentes da exposição solar intensa e crônica, tais como ceratose actínica pigmentada (CAP), lentigo solar, ceratose seborreica plana e ceratose liquenoide. O reconhecimento dermatoscópico de LM em fase inicial também é bastante desafiador, uma vez que há sobreposição de critérios dermatoscópicos com outras lesões benignas não melanocíticas pigmentadas. Em razão da possibilidade de obter informações citoarquiteturais, a MCR torna-se um instrumento de grande valia na avaliação pormenorizada das lesões planas localizadas na face.[17,18]

Na epiderme visualizamos alteração arquitetural (com perda do padrão em favo de mel típico) e presença de inúmeras células dendríticas hiper-refletentes que, caracteristicamente, se organizam ao redor dos folículos pilosos e tendem a infiltrá-los (foliculotropismo). Esse é o padrão fundamental para o diagnóstico.[19] Embora tenha sido descrita a presença de filamentos brilhantes ao redor dos folículos pilosos na CAP, recentemente foram evidenciados critérios bastante úteis na diferenciação dessas duas entidades.[20] De acordo com a progressão do LM, podemos visualizar ninhos de células atípicas presentes na JDE (geralmente esses ninhos apresentam-se alongados) (Figuras 4 e 5), e nas formas ainda mais invasivas tais ninhos formam agregados de células atípicas e pleomórficas.

O diagnóstico diferencial mais comum desse tipo de melanoma é o lentigo solar, que à MCR geralmente é representado por epiderme regular e cordões epidérmicos convolutos, constituindo os chamados contornos policíclicos no nível da JDE. Já a queratose liquenoide, que à dermatoscopia é um simulador de melanoma em regressão,

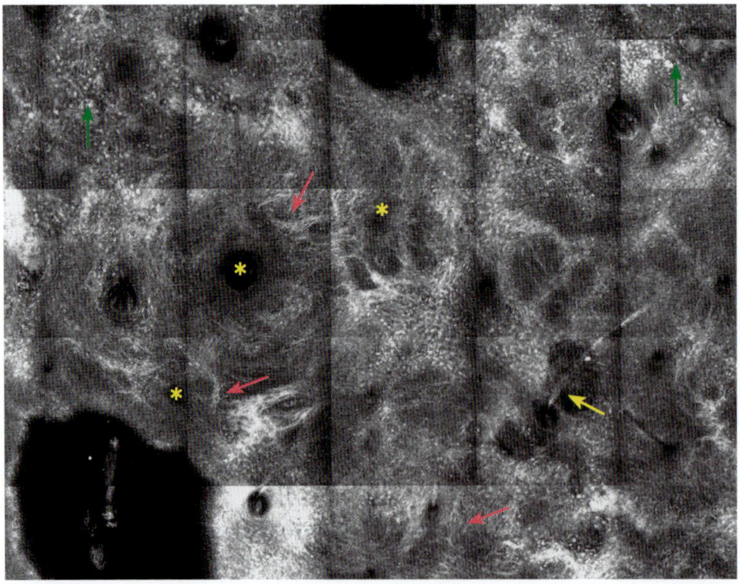

FIGURA 4 Lentigo maligno melanoma com 0,43 mm de espessura de Breslow. A avaliação da epiderme por meio da microscopia confocal por reflectância evidencia inúmeras células pagetoides dendríticas (setas rosas) com tendência a se organizar ao redor dos folículos pilosos (asteriscos amarelos) – foliculotropismo. Nota-se também a presença de células pagetoides redondas (setas verdes) ao longo da epiderme. A seta amarela evidencia uma haste capilar saindo de um folículo piloso.

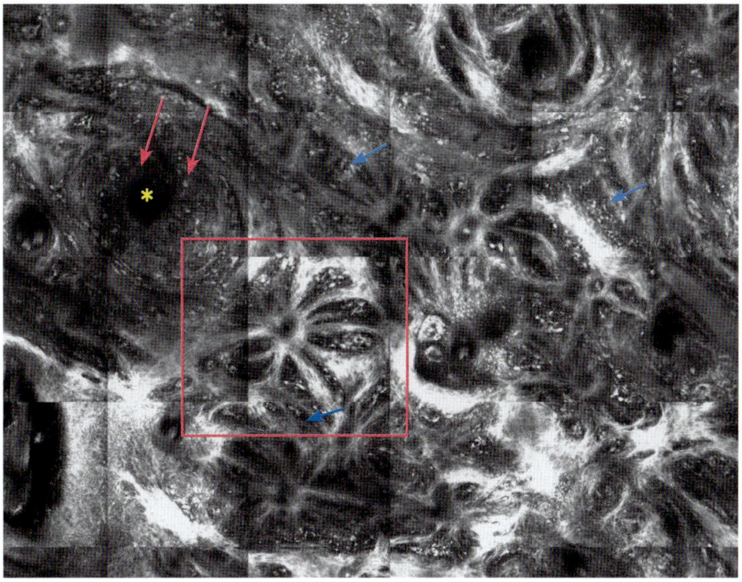

FIGURA 5 Lentigo maligno melanoma com 0,43 mm de espessura de Breslow. A avaliação da junção dermoepidérmica por meio da microscopia confocal por reflectância evidencia a presença de células atípicas redondas (setas rosas) infiltrando um folículo piloso (asterisco amarelo). Nota-se a presença de inúmeros ninhos juncionais alongados e atípicos conectados aos folículos pilosos levando à formação da característica "estrutura em cabeça de medusa" (*medusa head-like structure*) (quadrado rosa). Entre os ninhos juncionais nota-se a presença de pequenas células hiper-refletentes correspondentes a células inflamatórias (setas azuis).

juntamente aos aspectos clássicos do lentigo solar, apresenta à MCR abundante quantidade de melanófagos na derme superficial. De qualquer forma, o diagnóstico diferencial torna-se fácil por meio da análise com MCR, pois essas lesões não possuem estruturas compatíveis com proliferação de melanócitos (ninhos ou células pagetoides) e raramente apresentam células dendríticas.

Por outro lado, o diagnóstico diferencial entre um lentigo maligno/melanoma solar e uma queratose actínica hiperpigmentada geralmente é mais difícil, pois esta última pode apresentar hiperplasia melanocítica, a qual será representada na MCR por grandes células dendríticas na altura da epiderme. Nesses casos, é importante avaliar a presença de infiltração do folículo piloso, pois esse achado representa um forte elemento para a suspeita do diagnóstico de melanoma.

3. Melanoma puramente nodular

O reconhecimento adequado do melanoma puramente nodular é desafiador, pois essa entidade pode apresentar características clínicas e dermatoscópicas semelhantes a lesões nodulares benignas, tais como hemangioma, granuloma piogênico, dermatofibroma, ceratose seborreica e até mesmo nevo dérmico. Por não apresentar a fase de crescimento radial superficial, esse tipo de melanoma possui um grande potencial de metastatizar desde sua fase inicial. Portanto, sua rápida identificação é essencial para a sobrevida do paciente.

Os achados à MCR desse tipo de melanoma é bastante peculiar:

- Epiderme: o alargamento do padrão "em favo de mel" torna-se a principal alteração ao nível da camada epidérmica, uma vez que não há células pagetoides (diversamente do encontrado em melanomas que apresentam crescimento radial).
- JDE: papilas dérmicas com o contorno mal demarcado.
- Derme: células atípicas com importante pleomorfismo encontram-se isoladas ou formando agregados não homogêneos. Os ninhos cerebriformes são uma característica desse tipo de melanoma. Esses ninhos são hiporrefletentes e circundados por uma estrutura fibrilar brilhante que corresponde a bandas de colágeno à histologia. A presença de ninhos cerebriformes correlaciona-se com invasão tumoral importante (Figura 6).[4,21]

O diagnóstico diferencial deve considerar tumores malignos não melanocíticos (como, por exemplo, carcinoma basocelular, carcinoma espinocelular (CEC) ou carcinoma de Merkel), mas também lesões benignas (como nevos dérmicos, dermatofibromas etc.). Portanto, para se excluir um diagnóstico de melanoma ou de outra neoplasia, é necessário garantir que, além da ausência de padrões de malignidade, os aspectos sugestivos do diagnóstico de lesão benigna sejam evidentes e claramente avaliados.

4. Melanoma amelanótico

Classicamente, as lesões hipopigmentadas e amelanóticas representam um grande desafio diagnóstico. Essas lesões se beneficiam da técnica de MCR, uma vez que serão detectadas as mesmas alterações presentes nas lesões pigmentadas, porém com uma diferença: em número e extensão muito menores (a falta de melanina torna as

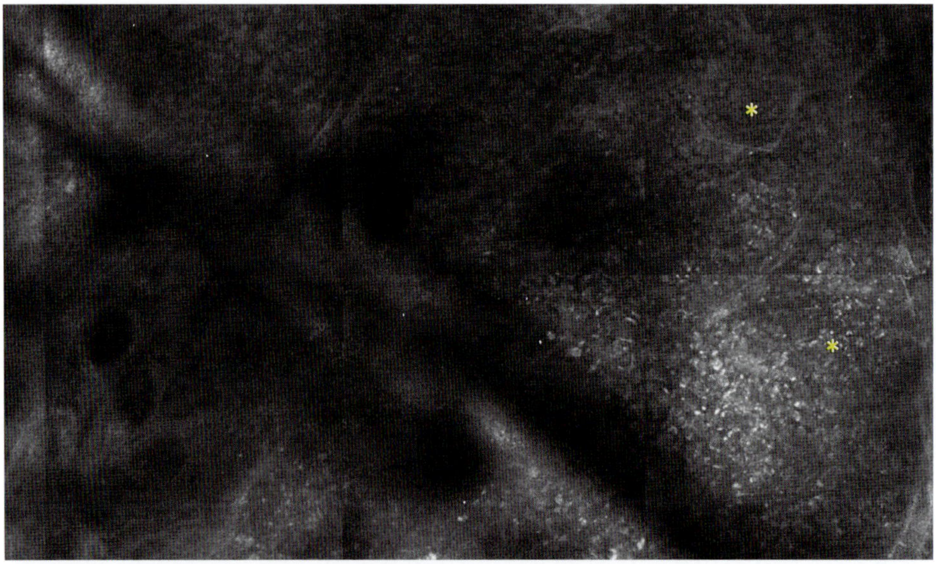

FIGURA 6 Melanoma invasivo. A avaliação da derme papilar por meio da microscopia confocal por reflectância evidencia células atípicas organizadas em ninhos amorfos e hiporrefletentes (asteriscos amarelos).

estruturas diagnósticas menos visíveis).[22] Sendo assim, o melanoma hipo/amelanótico pode ser de difícil identificação à MCR.

Um novo critério diagnóstico foi recentemente descrito para o melanoma amelanótico: células grandes e bem demarcadas, de formato redondo a oval, detectáveis na camada epidérmica durante avaliação com MCR.[23]

O diagnóstico de melanoma amelanótico representa o maior desafio, pois a análise dermatoscópica é sempre muito complexa, além de apresentar vários diagnósticos diferenciais. Na MCR, é possível haver uma precisão diagnóstica mais alta do que com qualquer outro método. Porém é necessário considerar que os padrões presentes no melanoma amelanótico geralmente são menos evidentes do que no melanoma pigmentado. Portanto, a identificação de poucos e esporádicos elementos sugestivos de uma natureza melanocítica atípica já é suficiente para indicar a remoção cirúrgica da lesão.

CARCINOMA BASOCELULAR

O carcinoma basocelular, que corresponde à neoplasia mais comum, é facilmente reconhecido à MCR, sendo a avaliação feita principalmente no nível da JDE e da derme superficial.

As ilhas tumorais correspondem ao critério mais sensível e específico para o diagnóstico de CBC. São descritas como aglomerados de células basaloides que, de acordo com a morfologia, variam de redonda a oval ou assemelham-se a cordões alongados. Na periferia dessas ilhas tumorais estão presentes células monomórficas com núcleos alongados e polarizados ao longo do mesmo eixo; tais células correspondem à paliçada periférica. E separando as ilhas tumorais do restante do estroma circunjacente normalmente nota-se uma fina fenda escura (*clefting*), que provavelmente corresponde à mucina na histologia (Figura 7). Vasos canaliculares dilatados e de aspecto tortuoso podem ser identificados justapostos às ilhas tumorais, e servem também como auxílio diagnóstico. Muitas vezes é possível ver, em tempo real, a diapedese leucocitária no interior desses vasos.

Diante de CBC hiperpigmentado, podem ser encontrados filamentos hiper-refletentes no interior das ilhas tumorais. Já em casos de CBC hipopigmentado, as ilhas tumorais são representadas por áreas hiporrefletentes (escuras) circunscritas por bandas de colágeno brilhantes.[24]

Além do importante aumento na especificidade diagnóstica, a MCR também demonstrou-se útil na classificação do subtipo de CBC, contribuindo para a escolha da melhor opção terapêutica.[25]

CERATOSE ACTÍNICA E CARCINOMA ESPINOCELULAR

O diagnóstico de ceratose actínica geralmente é clínico. Porém, em alguns casos torna-se necessária a avaliação histológica a fim de descartar um possível carcinoma espinocelular invasivo, ou outras entidades como CBC e doença de Bowen. Não tão raramente a ceratose actínica pigmentada faz diagnóstico diferencial com LM. Isso nos obriga a realizar estudo histológico quando, à dermatoscopia, não conseguimos excluir um LM. Diante dessa situação a MCR também se apresenta como uma técnica de grande utilidade possibilitando o diagnóstico diferencial entre CAP e LM.[20]

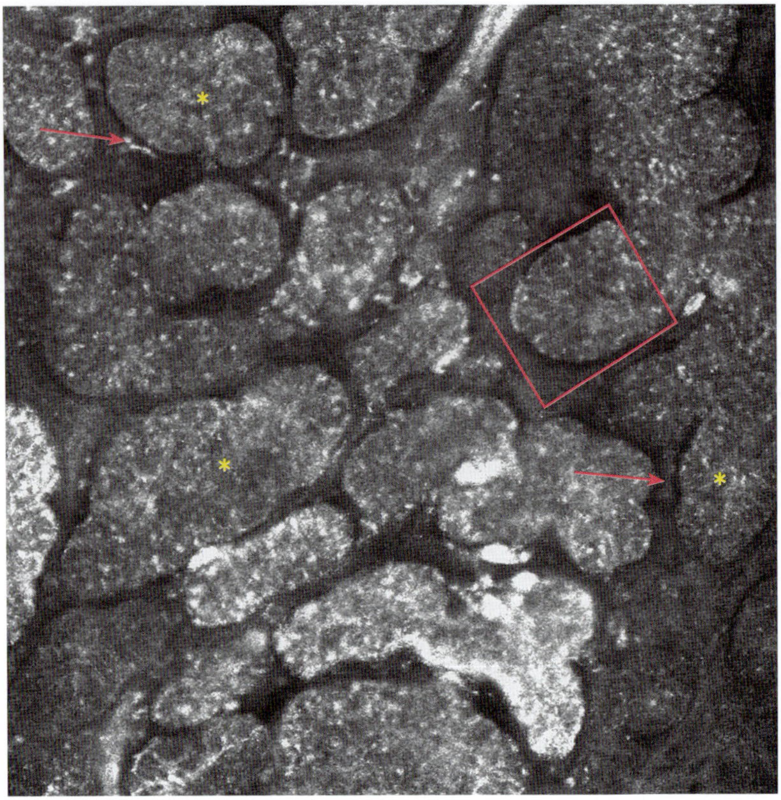

FIGURA 7 Carcinoma basocelular nodular. A avaliação da derme papilar por meio da microscopia confocal por reflectância evidencia aglomerados de células basaloides hiper-refletentes (*tumor islands*) (asteriscos amarelos) circundados por uma fina fenda escura (*clefting*) (setas rosas) que os separa do restante do estroma circunjacente. Na periferia de algumas ilhas tumorais nota-se a paliçada periférica composta por células monomórficas com núcleos alongados e polarizados ao longo do mesmo eixo (quadrado rosa).

São achados comuns à ceratose actínica e CEC durante avaliação por meio de MCR:

- Camada córnea: estruturas esféricas arredondadas ou células poligonais hiper-refletentes, correspondentes à paraqueratose.
- Epiderme: a principal característica é a perda do padrão em favo de mel típico, com queratinócitos apresentando diversos tamanhos e morfologias.

No CEC propriamente dito, além das alterações já descritas, teremos uma atipia da camada epidérmica ainda mais pronunciada do que aquela encontrada em ceratoses actínicas e, muitas vezes, identificamos células de diversos tamanhos com núcleos grandes e formas variáveis que correspondem aos queratinócitos disqueratóticos (Figura 8).[26] A identificação de ninhos tumorais hiporrefletentes infiltrando a derme é a característica mais específica do CEC invasivo.

Apesar da possibilidade de diferenciação entre ceratose actínica e CEC, a presença de importante atipia citológica associada ao espessamento da epiderme torna difícil o diagnóstico diferencial preciso entre ambas entidades.

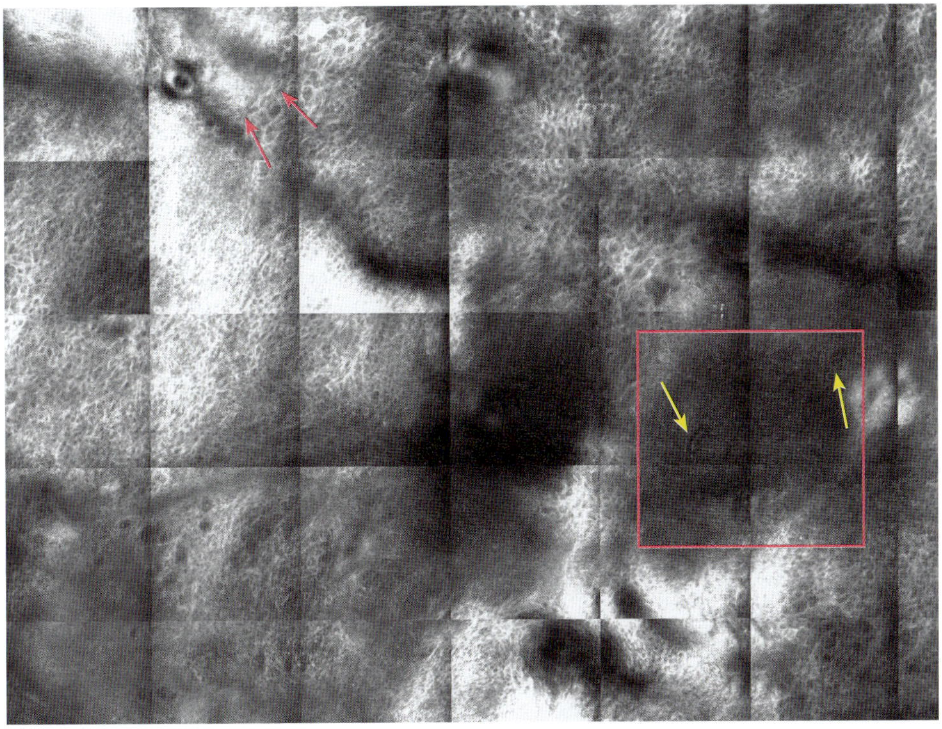

FIGURA 8 Carcinoma espinocelular *in situ*. A avaliação da epiderme por meio da microscopia confocal por reflectância evidencia um padrão em favo de mel atípico (*atypical honeycomb pattern*), com presença de queratinócitos disqueratóticos (células com núcleos grandes e formas variáveis) (setas rosas). Na área de transição entre a epiderme e a junção dermoepidérmica (quadrado rosa) nota-se a presença de vasos glomerulares no interior das papilas dérmicas (setas amarelas).

ACOMPANHAMENTO TERAPÊUTICO E DEFINIÇÃO DE MARGEM PRÉ-CIRÚRGICA

Além do importante aumento da acurácia diagnóstica do câncer de pele, a MCR demonstrou-se de grande valia no acompanhamento da resposta terapêutica não cirúrgica de ceratoses actínicas.[27,28]

Uma outra grande e importante aplicabilidade da MCR *in vivo* é na determinação das margens cirúrgicas de LM e CBC localizados na face, antes que sejam submetidos à excisão. Esse procedimento otimiza a terapia cirúrgica ao diminuir o risco de recidivas e/ou comprometimento de margem cirúrgica, ao mesmo tempo que reduz o risco de possíveis desconfigurações faciais (pela retirada em excesso de pele sã).[29,30]

CONSIDERAÇÕES FINAIS

Microscopia confocal *in vivo* representa uma técnica revolucionária no campo da oncologia cutânea. O incremento na detecção precoce dos cânceres de pele e o aumento na acurácia diagnóstica estão diretamente ligados ao aumento da sobrevida dos pacientes e à redução dos gastos.

Essa técnica já é bastante difundida em países como Itália, Alemanha e Estados Unidos, sendo sua aplicação não apenas voltada para o diagnóstico de lesões difíceis, como também para o acompanhamento terapêutico e determinação pré-cirúrgica das margens de LM e CBC localizados na face.

REFERÊNCIAS

1. Pellacani G, Pepe P, Casari A, Longo C. Reflectance confocal microscopy as a second level examination in skin oncology improves diagnostic accuracy and saves unnecessary excisions: A longitudinal prospective study. Br J Dermatol. 2014;171:1044-5.
2. Borsari S, Pampena R, Lallas A, Kyrgidis A, Moscarella E, Benati E, et al. Clinical indications or use of reflectanc confocal microscopy for skin cancer diagnosis. JAMA Dermatol. 2016;152:1093-8.
3. Pezzini C, Kaleci S, Chester J, Farnetani F, Longo C, Pellacani G. Reflectance confocal microscopy diagnostic accuracy for malignant melanoma in different clinical settings: systematic review and meta-analysis. J Eur Acad Dermatol Venereol. 2020 Jan 29;34(10):2268-79.
4. Dinnes J, Deeks JJ, Saleh D, Chuchu N, Bayliss SE, Patel L, et al. Reflectance confocal microscopy for diagnosing cutaneous melanoma in adults. Cochrane Database Syst Rev. 2018 Dec 4;12:CD013190.
5. Nathalie C. Melanoma and non-invasive imaging techniques: Study of tumor dynamics and cost-effectiveness estimation in two national health systems. Modena, Itália. Tese [Doutorado em Medicina Clínica e Experimental] – Universidade de Modena e Reggio Emilia; 2020.
6. Rajadhyaksha M, González S, Zavislan JM, Anderson RR, Webb RH. In vivo confocal scanning laser microscopy of human skin II: Advances in instrumentation and comparison with histology. J Invest Dermatol. 1999;113:293-303.
7. Calzavara-Pinton P, Longo C, Venturini M, Sala R, Pellacani G. Reflectance confocal microscopy for in vivo skin imaging. Photochem Photobiol. 2008;84:1421-30.
8. Scope A, Benvenuto-Andrade C, Agero AL, Malvehy J, Puig S, Rajadhyaksha M, et al. In vivo reflectance confocal microscopy imaging of melanocytic skin lesions: Consensusterminology glossary and illustrative images. J Am Acad Dermatol. 2007;57:644-58.
9. Pellacani G, Guitera P, Longo C, Avramidis M, Seidenari S, Menzies S. The impact of in vivo reflectance confocal microscopy for the diagnostic accuracy of melanomaand equivocal melanocytic lesions. J Invest Dermatol. 2007;127:2759-65.
10. Guitera P, Pellacani G, Longo C, Seidenari S, Avramidis M, Menzies SW. In vivo reflectance confocal microscopy enhances secondary evaluation of melanocytic lesions. J Invest Dermatol. 2009;129:131-8.
11. Peccerillo F, Mandel VD, Di Tullio F, Ciardo S, Chester J, Kaleci S, et al. Lesions mimicking melanoma at dermoscopy confirmed basal cell carcinoma: Evaluation with reflectance confocal microscopy. Dermatology. 2019;235:35-44.
12. Pezzini C, Mandel VD, Persechino F, Ciardo S, Kaleci S, Chester J, et al. Seborrheic keratoses mimicking melanoma unveiled by in vivo reflectance confocal microscopy. Skin Res Technol. 2018;24:285-93.
13. Yélamos O, Manubens E, Jain M, Chavez-Bourgeois M, Pulijal SV, Dusza SW, et al. Improvement of diagnostic confidence and management of equivocal skin lesions by integration of reflectance confocal microscopy in daily practice: Prospective study in 2 referral skin cancer centers. J Am Acad Dermatol. 2019 Jun 13. doi: 10.1016/j.jaad.2019.05.101. [Epub ahead of print].
14. Pellacani G, Cesinaro AM, Seidenari S. Reflectance mode confocal microscopy for the in vivo characterization of pagetoid melanocytosis in melanomas and nevi. J Invest Dermatol. 2005;125:532-7.
15. Pellacani G, Cesinaro AM, Seidenari S. In vivo assessment of melanocytic nests in nevi and melanomas by reflectance confocal microscopy. Mod Pathol. 2005;18:469-74.
16. Pellacani G, Farnetani F, Gonzalez S, Longo C, Cesinaro AM, Casari A, et al. In vivo confocal microscopy for detection and grading of dysplastic nevi: A pilot study. J Am Acad Dermatol. 2012;66:e109-21.
17. de Carvalho N, Farnetani F, Ciardo S, Ruini C, Witkowski AM, Longo C, et al. Reflectance confocal microscopy correlates of dermoscopic patterns of facial lesions help to discriminate lentigo maligna from pigmented nonmelanocytic macules. Br J Dermatol. 2015;173:128-33.
18. Chen LL, Scope A, De Carvalho N, Rabinovitz HS, Pellacani G. Difficult-to-diagnose facial melanomas: Utility of reflectance confocal microscopy in uncoveringthe diagnosis. JAAD Case Rep. 2017;3:379-83.
19. Guitera P, Pellacani G, Crotty KA, Scolyer RA, Li LX, Bassoli S, et al. The impact of in vivo reflectance confocal microscopy on the diagnostic accuracy of lentigo malignaand equivocal pigmented and nonpigmented macules of the face. J Invest Dermatol. 2010;130:2080-91.
20. Persechino F, De Carvalho N, Ciardo S, De Pace B, Casari A, Chester J, et al. Folliculotropism in pig-

mented facial macules: Differential diagnosis with reflectanceconfocal microscopy. Exp Dermatol. 2018;27:227-32.

21. Segura S, Pellacani G, Puig S, Longo C, Bassoli S, Guitera P, et al. In vivo microscopic features of nodular melanomas: dermoscopy, confocal microscopy, and histopathologic correlates. Arch Dermatol. 2008;144:1311-20.
22. Guitera P, Menzies SW, Argenziano G, Longo C, Losi A, Drummond M, et al. Dermoscopy and in vivo confocal microscopy are complementary techniques for diagnosis of difficult amelanotic and light-coloured skin lesions. Br J Dermatol. 2016;175:1311-19.
23. Losi A, Longo C, Cesinaro AM, Benati E, Witkowski A, Guitera P, et al. Hyporeflective pagetoid cells: A new clue for amelanotic melanoma diagnosis by reflectance confocal microscopy. Br J Dermatol. 2014;171:48-54.
24. Nori S, Rius-Díaz F, Cuevas J, Goldgeier M, Jaen P, Torres A, et al. Sensitivity and specificity of reflectance-mode confocal microscopy for in vivo diagnosis of basalcell carcinoma: A multicenter study. J Am Acad Dermatol. 2004;51:923-30.
25. Lupu M, Popa IM, Voiculescu VM, Boda D, Caruntu C, Zurac S, et al. A retrospective study of the diagnostic accuracy of in vivo reflectance confocal microscopy for basal cell carcinoma diagnosis and subtyping. J Clin Med. 2019;8.pii:E449.
26. Rishpon A, Kim N, Scope A, Porges L, Oliviero MC, Braun RP, et al. Reflectance confocal microscopy criteria for squamous cell carcinomas and actinic keratoses. Arch Dermatol. 2009;145:766-72.
27. Benati E, Longhitano S, Pampena R, Mirra M, Raucci M, Pellacani G, et al. Digital follow-up by means of dermatoscopy and reflectance confocal microscopy of actinic keratosis treated with Imiquimod 3.75% cream. J Eur Acad Dermatol Venereol. 2019 Dec 14. doi: 10.1111/jdv.16143. [Epub ahead of print].
28. Sousa ACDS, Campos MAC, Baptista AM, Menezes NMBVN. Daylight photodynamic therapy in 25 patients with actinic keratosis and evaluation of efficacy by confocal microscopy.Photodiagnosis Photodyn Ther. 2019;25:414-416.
29. Gualdi G, Venturini M, Zanca A, Calzavara-Pinton PG, Pellacani G. Pre-surgical basal cell carcinoma margin definition: the SMART approach. J Eur Acad Dermatol Venereol. 2016;30:474-6.
30. Pellacani G, De Carvalho N, Ciardo S, Ferrari B, Cesinaro AM, Farnetani F, et al. The smart approach: feasibility of lentigo maligna superficial margin assessment with hand-held reflectance confocal microscopy technology. J Eur Acad Dermatol Venereol. 2018;32:1687-94.

SEÇÃO III

TIPOS DE CÂNCER DE PELE

CAPÍTULO 7

DERMATOSES PRÉ-CANCEROSAS

Curt M. Treu
Carolina Cotta Zimmermann

PONTOS-CHAVE

- As dermatoses pré-cancerosas são doenças cutâneas adquiridas ou genéticas que podem evoluir para o câncer cutâneo. As formas mais comuns de evolução são para carcinoma espinocelular (CEC), carcinoma basocelular (CBC) e para melanoma cutâneo.
- A forma adquirida mais comum é a ceratose actínica. Representa um dos principais motivos de consulta dermatológica, sua prevalência aumenta com a idade, fototipo baixo e imunossupressão.
- Outras dermatoses compreendem queilite actínica, leucoplasia, doença de Bowen, eritroplasia de Queyrat, papulose bowenoide, doença de Paget e as genodermatoses.
- A dermatoscopia tem se mostrado extremamente importante para aumentar o nível de confiança e acurácia das lesões suspeitas, e outros métodos não invasivos como a microscopia confocal também podem ser de utilidade em situações específicas quando disponíveis.
- Atenção aos sinais de transformação maligna (crescimento da lesão, induração, sangramento e ulceração) e aos casos duvidosos: todos requerem análise histopatológica para exclusão de neoplasia.
- As modalidades terapêuticas para o manejo das dermatoses pré-cancerosas incluem métodos ablativos, cirúrgicos e medicamentosos, que devem ser individualizados conforme a necessidade do paciente.

INTRODUÇÃO

São consideradas dermatoses pré-cancerosas as doenças cutâneas adquiridas ou genéticas que, em determinadas condições e situações, podem evoluir para o câncer cutâneo. As formas mais comuns de evolução são para carcinoma espinocelular (CEC), carcinoma basocelular (CBC) e melanoma cutâneo.

Além do aspecto estatístico acima de 10 a 20% de transformação, em muitos casos é válido salientar a presença de alterações histopatológicas de aspecto anaplásico, sendo assim, os limites entre dermatose pré-cancerosa e câncer cutâneo nem sempre são precisos. Há casos duvidosos, inclusive do ponto de vista histopatológico, que dificultam uma precisão diagnóstica.[1] Além disso, há certos casos de ceratose actínica (CA) que são considerados por alguns autores como pré-cancerosos, enquanto, para outros, seriam já um verdadeiro câncer cutâneo. A possibilidade para evolução para câncer irá depender de fatores genéticos, ambientais e imunológicos, no entanto, é necessário que se esteja atento quanto às prevenções primárias e secundárias para a cura dessa condição, quando possível.

Essas doenças podem ser classificadas quanto à etiologia, como idiopáticas, fisiológicas ou provocada, mas prefere-se a classificação epidemiológica: frequentes ou eventuais (Quadro 1).[2]

CERATOSE ACTÍNICA (CA)

Era conhecida também como ceratose senil por causa do seu aparecimento na idade avançada, mas atualmente deve-se evitar essa nomenclatura. Ela não é sinal de velhice, mas, sim, uma manifestação da irradiação solar cumulativa, progressiva, persistente e duradoura que culmina na proliferação aberrante de ceratinócitos. A principal causa de CA é a radiação ultravioleta (UV), que ativa cascatas de sinalização molecular, resultando em modificações nos níveis de citocinas regulatórias,

QUADRO 1 Classificação das dermatoses pré-cancerosas

Dermatoses pré-cancerosas frequentes	Dermatoses pré-cancerosas eventuais
Ceratose actínica ou solar Queilite actínica Leucoplasia Doença de Bowen Eritroplasia de Queyrat Papulose bowenoide Doença de Paget Lentigo maligno (melanose de Dubreuilh)	**Genodermatoses:** Xeroderma pigmentoso Epidermodisplasia verruciforme Síndrome do nevo basocelular Albinismo Síndrome de Bloom Síndrome de Cockayne Poiquilodermia congênita **Malformações congênitas:** Nevo congênito gigante Nevo atípico Nevo sebáceo **Processos crônicos degenerativos e inflamatórios:** Radiodermites Cicatriz de queimadura Úlceras e fístulas crônicas

efeito imunossupressivo, além de diferenciação celular e apoptose defeituosa. Desse modo, os mecanismos envolvidos no surgimento da CA são inflamação, estresse oxidativo, imunossupressão, apoptose prejudicada, desregulação do ciclo celular e da proliferação celular e remodelamento tecidual.[3] Outras causas menos comuns são ceratoses arsenicais, que ocorrem pela ingestão de água contaminada ou inseticidas, ceratose por hidrocarbonetos e ceratose causada pela radioterapia (ou radiodermites, que serão abordadas abaixo).

As lesões de CA são comumente vistas na prática clínica dermatológica e a maioria delas é assintomática. Além disso, se levarmos em consideração o aumento da expectativa de vida e as mudanças comportamentais quanto à exposição solar que começaram há algumas décadas, a prevalência de ceratose actínica continuará aumentando no decorrer dos anos, assim como dos cânceres de pele. Existem fatores e variáveis que representam um aumento do risco de desenvolver as lesões, tais como:

1. Idade avançada, sexo masculino, ocupações ao ar livre (fazendeiros, pescadores etc.), esportes e recreação ao ar livre, residência em país de clima tropical, uso de lâmpadas de radiação UV.
2. Fototipos de pele I ou II.
3. Síndromes genéticas caracterizadas por alteração no mecanismo de reparo do DNA, instabilidade cromossomial e fotossensibilidade (xeroderma pigmentoso, síndrome de Rothmund-Thomson, síndrome de Bloom etc.).[4]
4. Imunodeficiência: transplantados, usuários de imunossupressores cronicamente.
5. Vírus HPV: recentemente um estudo demonstrou a presença de alguns genótipos de HPV na pele de indivíduos imunocompetentes. O vírus interage ativamente na proliferação queratinocítica, favorecendo o aparecimento de CA.[5]

As manifestações clínicas são lesões em placas com relevo, eritematosas e bem delimitadas, cuja superfície rugosa está coberta de escamas mais ou menos espessas (Figura 1), podendo ser lesões isoladas ou múltiplas pequenas, salientes, ásperas à palpação, acastanhadas, de aspecto atrófico. As escamas aderentes, caso removidas, podem provocar pequeno sangramento. Notam-se alguns casos de fotoenvelhecimento cutâneo. Mais de 80% das lesões ocorrem em áreas fotoexpostas da pele de pessoas idosas ou adultos de meia-idade e de pele clara, como face, orelhas, dorso de mãos e antebraços e couro cabeludo de indivíduos calvos.

As lesões quando múltiplas e mal delimitadas, de modo que não é possível fazer a contagem das lesões, fazem parte do que chamamos "campo de cancerização".

A ceratose actínica pode ser classificada de acordo com as características clínicas e histológicas[4,6] (Quadro 2).

As taxas de transformação maligna da ceratose actínica variam de 0,025 a 26%, e o risco de progressão dela para CEC au-

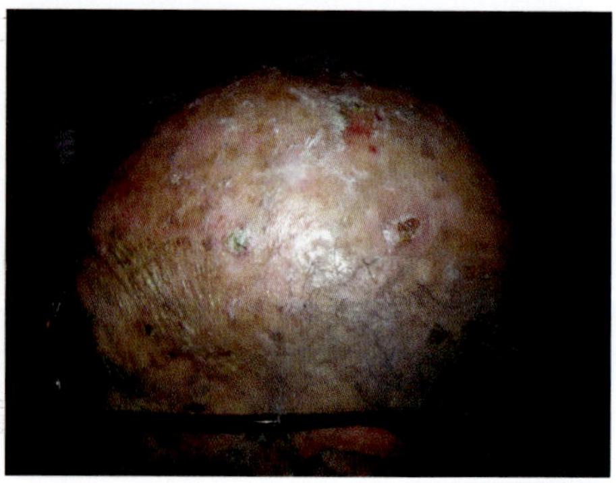

FIGURA 1 Ceratoses actínicas na área calva.

menta nos pacientes com múltiplas lesões (mais de cinco).[8] Cerca de 26% das CA que regridem não foram expostas mais à radiação solar excessiva nos anos que se seguiram, apesar de o mecanismo de regressão não ser bem conhecido.[4,9,10] Cerca de 40-60% dos carcinomas começam por uma CA. Os sinais indicadores de progressão de ceratose actínica para CEC invasivo são listados no Quadro 3. Ressalta-se ainda que os CEC originários de ceratoses actínicas apresentam baixíssima capacidade metastática. No entanto, pacientes imunossuprimidos têm maior risco da progressão das ceratoses actínicas para um CEC e possuem altas taxas de metástases.

Quanto à severidade das lesões, pode ser graduada em grau 1 ou leve (levemente palpável), grau 2 ou moderado (espessura moderada, facilmente vista e palpável), e grau 3 ou severo (lesões espessas e hiperceratósicas).[6]

Na histopatologia da CA, encontramos hiperceratose e paraceratose com áreas de atrofia e acantose na camada malpighiana. Há proliferação intraepidérmica de ceratinócitos atípicos com núcleo hipercromático e pleomórfico que perderam a polarização e o aumento de mitoses. Também podemos observar elastose dérmica e infiltrado linfocítico na derme superior. Dependendo do grau de atipia dos ceratinócitos intraepi-

QUADRO 2	Classificação segundo as características clínicas e histológicas da ceratose actínica
Pigmentadas	Máculas hiperceratósicas ou pápulas hiperpigmentadas ou reticular e ausência do componente eritematoso. Diagnóstico diferencial com lentigo maligno
Liquenoides	Similar às formas clássicas, mas apresentam pronunciado eritema ao redor da lesão secundário ao infiltrado liquenoide visto na histopatologia
Hipertrófica	As lesões se tornam pápula ou placa altamente queratósica sob um substrato inflamatório, podendo desenvolver o corno cutâneo*
Atrófica	Mácula eritematosa escamosa e atrofia na epiderme na histopatologia
Bowenoide	Assemelha-se à doença de Bowen, sendo carcinoma espinocelular (CEC) *in situ* também, exceto que os ceratinócitos apresentam alguma diferenciação terminal no nível do estrato granuloso. Pode ser necessária avaliação de múltiplos cortes histológicos para poder visualizar invasão dérmica que representa CEC invasivo
Acantolítica	Apresenta acantólise na histopatologia

*As lesões tipo corno cutâneo são de crescimento benigno composto de queratina que se assemelha a um corno. Podem se desenvolver em uma lesão prévia de ceratose actínica, ceratose seborreica ou verruga e podem evoluir para carcinoma espinocelular (CEC). Considerando que um CEC também se expressa como corno cutâneo, o tratamento dele deve ser feito por exérese cirúrgica com margem.[7]

QUADRO 3 Sinais ou sintomas associados à suspeita para progressão de ceratose actínica para CEC invasivo[4,6]

- Inflamação ou induração da lesão
- Diâmetro de 1-2 cm
- Sangramento
- Rápido crescimento
- Ulceração
- Ausência de resposta ao tratamento, ou rápida recorrência seguida de uma resposta inicial

dérmicos, as lesões podem ser de grau 1 (atipia no terço inferior epiderme), grau 2 (atipia nos dois terços inferiores da epiderme) ou grau 3 (atipia de toda a espessura da epiderme).[3,4] Alguns autores preferem considerar a ceratose actínica como carcinomas superficiais quando os ceratinócitos atípicos são indistinguíveis daqueles encontrados no CEC invasivo.

Na análise da dermatoscopia em uma CA observamos um aspecto em "morango", ou seja, uma pseudorrede rosa-avermelhada associada com vasos ondulados largos e óstio folicular proeminente circundado por halos esbranquiçados. Podemos ver rosetas e hiperceratose. Nas lesões mais difíceis de diagnosticar, a dermatoscopia amplia a acurácia na diferenciação da ceratose actínica e CBC superficial. A dermatoscopia também é essencial para diferenciar a ceratose actínica pigmentada do lentigo maligno melanoma e nas decisões de biópsia.[3]

A microscopia confocal (MC) reflectante é uma técnica não invasiva, *in vivo*, com imagens cuja resolução se aproxima da Histologia. Em virtude do princípio de a MC basear-se na reflexão, dispersão e absorção do comprimento de luz próximo ao infravermelho, possibilita avaliações horizontais das lesões ao nível da epiderme e derme superficial. Sendo assim, lesões hiperceratósicas não apresentam boa visualização, em razão da baixa penetrância da luz infravermelha. Os achados da CA na MC incluem escamas superficiais, que se apresentam como material amorfo com refratibilidade variável ao nível do estrato córneo; paraceratose, apresentada como células delimitadas por halo esbranquiçado com centro enegrecido; padrão em favo de mel irregular na camada granular e espinhosa em decorrência da presença de ceratinócitos de variados tamanhos. Sua maior utilidade seria, principalmente, diferenciar as lesões de ceratose actínicas pigmentadas de lentigo maligno melanoma ou detectar lesões subclínicas no campo de cancerização em áreas com severo dano actínico ou ainda na diferenciação de CEC quando ocorre presença de células pleomórficas dérmicas.[3,11]

A tomografia de coerência óptica é outro método de exame não invasivo, *in vivo*, cuja técnica se baseia no princípio da interferiometria, que usa a radiação infravermelha e torna possível a visualização das camadas da epiderme, estruturas anexiais e vasculares. Os principais achados nas CA são espessamento e espalhamento mais forte do estrato córneo em decorrência da paraceratose, além de aumento da espessura total da epiderme, com demarcação bem definida com a derme. Também nas ceratoses actínicas hipertróficas a avaliação está prejudicada.[3]

O exame imuno-histoquímico não é feito de rotina para diagnóstico de ceratoses actínicas, porém, nas lesões duvidosas, podem diferenciar de Bowen, doença de Paget e do melanoma. Os anticorpos anticitoqueratinas (CK – do inglês, *cytokeratin*) são os principais anticorpos usados no painel das ceratoses actínicas, uma vez que tendem a apresentar positividade para CK5/8 na epiderme, CK15 e CK19, negatividade para CK7. A positividade do S100 favorece o diagnóstico do melanoma.

O diagnóstico diferencial das CA é feito com CEC invasivo, CBC superficial, doença de Bowen, poroceratose, verruga viral, lúpus, lentigo senil, ceratose seborreica. No caso das ceratoses actínicas hiperpigmentadas, a diferenciação do lentigo maligno melanoma é mandatória.

Uma vez que a doença é crônica e pelo fato de não existir uma maneira de se prever a progressão da doença para CEC invasivo, o tratamento é recomendável.[12] Dispomos as modalidades de tratamento no Quadro 4. Além disso, atualmente acredita-se cada vez mais que as CA sejam formas recentes de CEC *in situ* e que 90% das lesões de CEC apresentam uma CA contígua.[9] Lesões únicas são tratadas com crioterapia com nitrogênio líquido, ácido tricloroacético, curetagem e laser. Nas lesões múltiplas, podemos utilizar terapias tópicas tais como 5-fluorouracil, imiquimode, mebutato de ingenol, diclofenaco de sódio 3% gel, *peelings* químicos e terapia fotodinâmica (classificadas como tratamento de campo de cancerização).[8] Medidas preventivas como uso de filtro solar e filtro solar contendo fotoliase fazem parte do tratamento, assim como dieta saudável, pouco gordurosa, ingestão de nicotinamida oral (como agente quimioprotetor) e, nos pacientes transplantados renais, uso de retinoides podem prevenir ceratoses actínicas.[13]

QUEILITE ACTÍNICA[15]

É considerada a ceratose actínica do lábio inferior. Placa eritêmato-descamativa, por vezes, crostosa, relativamente bem delimitada. Geralmente, indivíduos com queilite actínica perdem o limite do vermelhão dos lábios e têm o inferior mais esbranquiçado e seco que o superior (Figura 2).

Como diagnóstico diferencial, considerar queilite granulomatosa, sialometaplasia necrotizante, queilite plasmocitária, queilite facticial, queilite por eczemas de contato.

Sob a hiperceratose, o epitélio é atrófico e sangra facilmente ao mínimo traumatismo. É progressiva no tempo e pode degenerar num tempo para carcinoma espinocelular em 10-20% dos casos

O tratamento segue o mesmo das CA.

QUADRO 4 Modalidades terapêuticas para ceratose actínica[3,8,14]

Modalidade terapêutica	Modo de aplicação
Curetagem e eletrodissecação	Única
Crioterapia com nitrogênio líquido	Única, repetida várias vezes
CO_2 laser	Única, repetida várias vezes
ER:YAG laser	Única, repetida várias vezes
5-fluorouracil creme 5%	Uma ou duas vezes por dia por 2-4 semanas
5-fluorouracil 0,5% + ácido salicílico 10%	Uma aplicação diária por 6-12 semanas
Imiquimode 5%	Uma aplicação diária 2-3 vezes na semana por 4-16 semanas
Diclofenaco 3% + ácido hialurônico 2,5% gel	Duas vezes por dia por 60-90 dias
Ingenol-mebutato 0,015% (lesões em face e couro cabeludo)	Uma aplicação diária por 3 dias
Ingenol-mebutato 0,05% (lesões em tronco e membros)	Uma aplicação diária por 2 dias
ALA-PDT	1-2 sessões. Tempo de incubação mínimo 1h
MAL-PDT	1-2 sessões. Tempo de incubação mínimo 2,5h

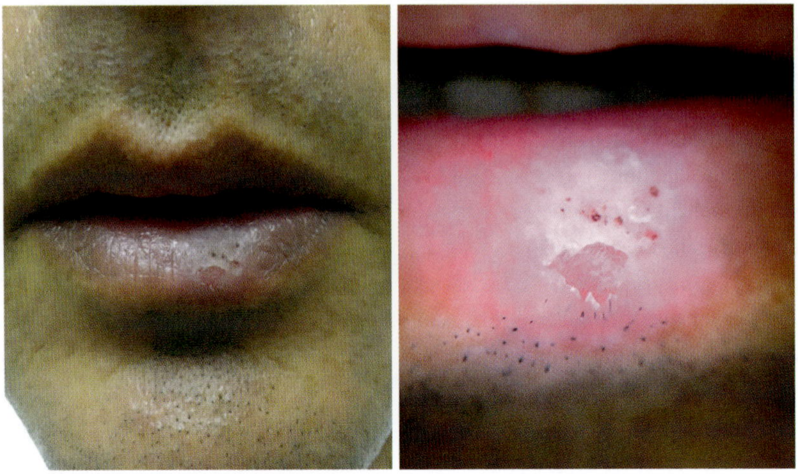

FIGURA 2 Queilite actínica (clínica e dermatoscopia).

LEUCOPLASIA

Placas mais ou menos arredondadas, brancas ou acinzentadas, bem delimitadas, não removíveis mecanicamente, localizadas na mucosa oral. Em alguns casos se tornam vegetantes; em outros, erosivos e ulcerados (possível sinal de malignização). Ocorrem mais frequentemente em homens, decorrente de processos irritativos ou traumáticos, como tabagismo, etilismo crônicos e próteses dentárias, dos quais 10-30% podem evoluir para CEC.

O termo leucoplasia (ou "placas brancas") se refere a hiperceratose e displasia do epitélio da mucosa.

Diagnóstico diferencial consiste em líquen plano, sífilis secundária, lúpus e candidíase.

Tratamento consiste em cessar tabagismo, crioterapia com nitrogênio líquido, ablação por laser e, se persistir, excisão cirúrgica.[1,15]

DOENÇA DE BOWEN

Trata-se de um verdadeiro CEC *in situ*. É bem menos comum que a CA, entretanto não existe nenhum dado disponível sobre sua prevalência. Afeta predominantemente homens brancos e mais idosos.

É considerado um CEC *in situ* em virtude da proliferação clonal de ceratinócitos atípicos ocupando a espessura total da epiderme. Assim como a CA, essas lesões podem, se não tratadas, progredir para CEC invasivo (cerca de 3-5%).[6] Uma vez desenvolvido um CEC de uma doença de Bowen, o prognóstico é ruim e ao menos um terço apresentará metástase, caso não seja tratado adequadamente.

Diferentemente de CA, a doença de Bowen não somente se desenvolve em áreas fotoexpostas da pele, porque sua patogênese inclui outros tipos de radiação (ionizante), além da radiação UV, certas substâncias tóxicas (arsênio) e até infecções pelo HPV 16 e 18. Os fatores de risco para seu desenvolvimento são os mesmos listados para CA. A infecção pelo HPV está associada à doença de Bowen de mucosa (eritroplasia de Queyrat, descrita abaixo) e de região periungueal. Nessa última, apresenta-se como placa eritêmato-escamosa ao redor da cutícula da unha e pode ser acompanhada de onicólise e descoloração da unha.

Clinicamente, a lesão da doença de Bowen é uma placa eritêmato-escamosa solitária de crescimento gradual, de formato e bordas irregulares (Figuras 3-A e 3-B), medindo 1-2 cm de diâmetro. A lesão não é infiltrada, algumas vezes hiperceratósica e pode ser pigmentada (Figura 3-C). Alguns pacientes podem ter múltiplas lesões, mas é mais raro. Podem ocorrer em qualquer área do corpo, de preferência no tronco.

As lesões fazem diagnóstico diferencial com psoríase, eczema numular, poroceratose, lúpus, ceratose actínica, CEC invasivo, CBC superficial, doença de Paget e melanoma amelanótico. A dermatoscopia pode ajudar no diagnóstico quando apresenta vasos glomeruloides (Figura 3-D) e escamas, porém a biópsia geralmente é necessária.

Diagnóstico histopatológico é uma proliferação intraepidérmica de ceratinócitos atípicos em toda a espessura da epiderme, podendo incluir os anexos cutâneos. Os ceratinócitos atípicos são pleomórficos e hipercromáticos, podem ser vacuolizados com citoplasma claro e proeminente que lembram célula de Paget. Além disso, há dispolaridade celular, perda de maturação ordenada e presença de numerosas figuras mitóticas. Pode ainda ter hiperceratose, paraceratose, acantose, contribuindo para o desarranjo arquitetural, um aspecto conhecido como "sopro ao vento". A unidade pilossebácea pode ter célula tumoral, o que explica a alta recorrência do tumor em caso de tratamento superficial. Ductos sudoríparos écrinos estão acometidos em 4% dos casos. Um infiltrado crônico inflamatório composto por linfócitos, plasmócitos e his-

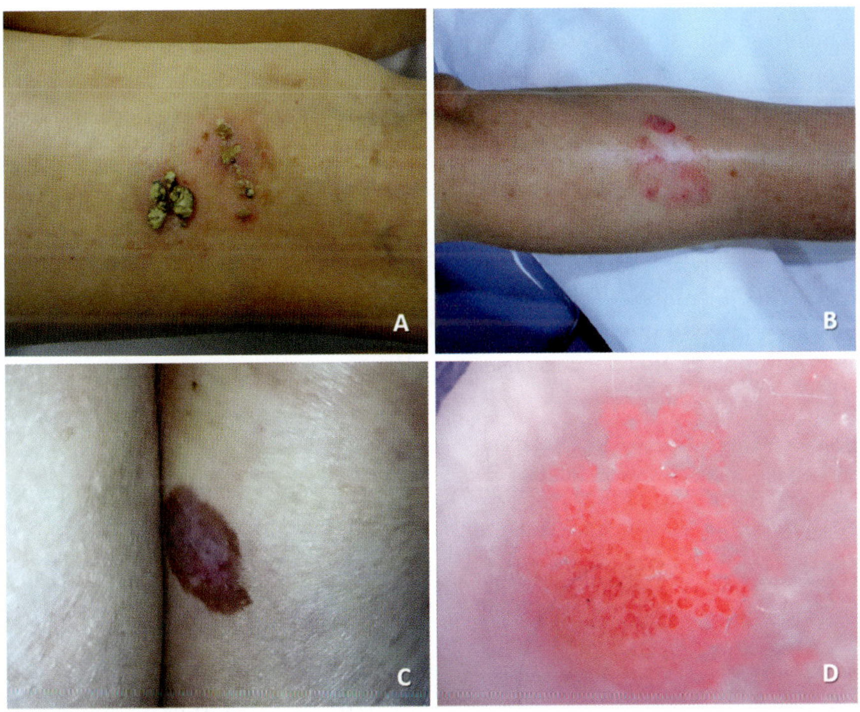

FIGURA 3 Doença de Bowen. **A** e **B**, lesões nos membros inferior e superior. **C**, variante pigmentada. **D**, dermatoscopia com vasos glomerulares.

tiócitos pode ser encontrado na derme superficial. Algumas variantes histológicas da doença de Bowen já foram descritas como psoriasiforme, atrófica e acantolítica.

O tratamento consiste em excisão cirúrgica com margem. Quando realizada terapia com 5-fluorouracil, imiquimode, terapia fotodinâmica, os índices de recidivas são maiores (Quadro 5).

ERITROPLASIA DE QUEYRAT

É a localização em mucosa da doença de Bowen. Consiste em uma placa vermelha bem delimitada, discretamente saliente, com uma superfície lisa na glande peniana ou prepúcio; eventualmente ocorre na mucosa da vulva.

Está associada a infecção ou irritação crônica, ausência de circuncisão, além de pacientes que, em decorrência de seu comportamento sexual, se expuseram a sorotipos oncogênicos de HPV como 16 e 18. A proporção de transformação a carcinoma invasivo da eritroplasia é maior (em torno de 10% de risco) que a observada em relação à doença de Bowen, e o carcinoma espinocelular resultante é mais agressivo.

Tratamento cirúrgico ideal é com técnica de Mohs, porém imiquimode tópico também tem sido usado com eficácia.

PAPULOSE BOWENOIDE

Pápulas eritematosas ou acastanhadas confluentes localizadas na glande, mas também no corpo do pênis (Figura 4) e na bolsa escrotal. Em mulheres, ocorre na vulva e por vezes na região perianal. Histologicamente, aproxima-se da doença de Bowen. Na patogênese da doença, admite-se a participação dos vírus HPV 16, 18, 33. E, por vezes, na história pregressa de condiloma acuminado.

O tratamento deve ser conservador como eletrocoagulação, criocirurgia, ácido tricloroacético, 5-fluorouracil tópico e imiquimode.[7]

DOENÇA DE PAGET

Lesões eritêmato-descamativas, erosivas e exsudativas geralmente localizadas nas aréolas mamárias e, menos frequentemente, em áreas extramamárias como axilas, região perianal (Figura 5) e em homens. Na lesão é unilateral e não melhora com tratamento de eczemas, o que muitas vezes acaba sendo a primeira suspeita diagnóstica em casos de doença de Paget.

A presença de células de Paget na epiderme caracteriza o diagnóstico histopatológico, que nem sempre é fácil, pois é ne-

QUADRO 5 Modalidades terapêuticas para tratamento da doença de Bowen[6]

Modalidade de tratamento	Aplicação
Curetagem	Única
Crioterapia	Única, repetida várias vezes
Laser CO_2	Única, repetida várias vezes
ER:YAG laser	Única, repetida várias vezes
Imiquimode 5%	Uma vez ao dia, 5 dias na semana por 6 semanas
ALA-PDT	1-2 sessões. Mínimo de tempo de incubação de 1h
MAL-PDT	1-2 sessões. Mínimo de tempo de incubação de 2,5h

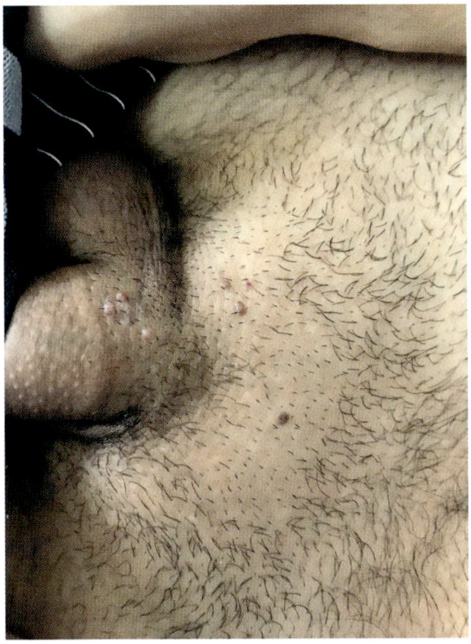

FIGURA 4 Papulose bowenoide no corpo do pênis.

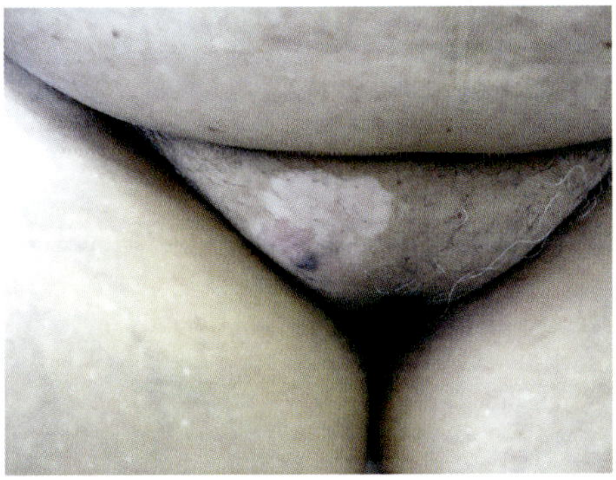

FIGURA 5 Doença de Paget extramamária.

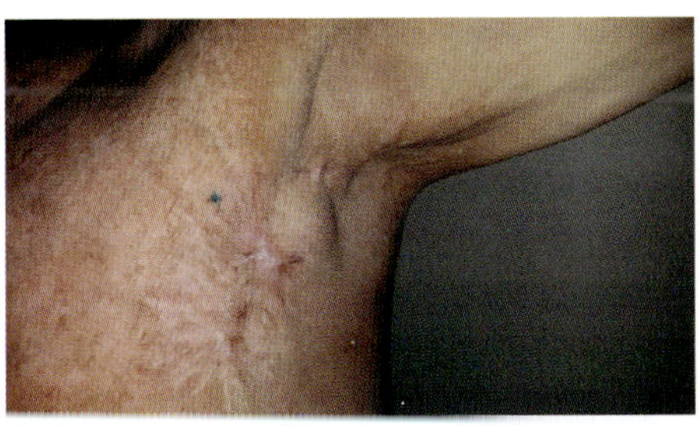

FIGURA 6 Radiodermite pós-radioterapia de carcinoma epidermoide.

cessário fazer diagnóstico diferencial com melanoma e recorrer à imuno-histoquímica. O tratamento consiste em mastectomia radical ou parcial dependendo da sua extensão e evolução.[7]

RADIODERMITE

Decorre de aplicações de radioterapia com fins terapêuticos, de exposição acidental ou profissional. É decorrente de múltiplas aplicações e ocorrem meses ou anos após a exposição.

Clinicamente são lesões poiquilodérmicas, atróficas cicatriciais, com telangiectasias e anomalias de pigmentação (Figura 6). Em um estágio avançado podem surgir ulcerações e, após vários anos, podem evoluir para CEC ou CBC de comportamento mais agressivo.[1]

ÚLCERA DE MARJOLIN

Qualquer que seja a natureza (lúpus, leishmaniose, tuberculose, queimaduras, úlceras angiodérmicas), podem evoluir para CEC. Reconhece-se essa transformação quando na borda da úlcera começa a surgir uma lesão vegetante ou hemorrágica. Em geral são tumores com poucas atipias e bem diferenciados, e que podem requerer múltiplas biópsias até um diagnóstico de certeza. Nos casos advindos de queimaduras, têm comportamento mais agressivo.

CONSIDERAÇÕES FINAIS

Ceratoses actínicas representam um dos principais motivos de consulta dermatológica e com grande impacto na qualidade de vida dos pacientes. Devemos ficar atentos aos sinais de alarme que indiquem que a lesão sofreu transformação neoplásica. Sendo assim, o reconhecimento e pronto tratamento são de extrema importância, uma vez que podemos agir e evitar a progressão da lesão. Nesse sentido, aspectos clínicos e técnicas não invasivas de exames, especialmente a dermatoscopia, auxiliam nessa tarefa. As opções de tratamento são inúmeras e a escolha deve ser individualizada e fundamentada por evidência científica.

REFERÊNCIAS

1. Azulay DR, Azulay RD. Carcinogênese e dermatoses pré-cancerosas. In: Azulay DR, Azulay RD. Dermatologia. 4. ed. Rio de janeiro: Guanabara Koogan; 2006. p. 502-9.
2. Lopes AC. Dermatoses pré-cancerosas In: Enokihara MY, Talarico-Filho S. Diagnóstico e tratamento, Volume 2. Barueri: Manole; 2006. p. 529-34.
3. Reinehr CPH, Bakos RM. Actinic keratoses: review of clinical, dermoscopic, and therapeutic aspects. An Bras Dermatol. 2019 Nov-Dec;94(6):637-57.
4. Hashim PW, Chen T, Rigel D, Bathia N, Kircik LH. Actinic keratosis: Current therapies and insights into new treatments. J Drugs Dermatol. 2019;18(5 Suppl 1):s161-6.
5. Dianzani C, Paolini F, Conforti C, Riva E, Beninati E, Venuti A. Human papilloma virus expression in immunocompetent patients with actinic keratosis: A case series. J Am Acad Dermatol. 2017 Oct;77(4):770-2.
6. Ferrándiz C, Malvehy J, Guillén C, Ferrándiz-Pulido C, Fernández-Figueras MT. Precancerous Skin Lesions. Actas Dermosifiliogr. 2017;108(1):31-41.
7. Sampaio SAP, Rivitti EA. Dermatoses pré-cancerosas. In: Dermatologia. São Paulo: Artes Médicas; 2003.
8. Dianzani C, Conforti C, Giuffrida R, Corneli P, di Meo N, Farinazzo E, et al. Current Therapies for Actinic Keratosis. Int J Dermatol. 2020 Feb 3.
9. Anwar J, Wrone DA, Kimyai-Asadi A, Alam M. The development of actinic keratosis into invasive squamous cell carcinoma: evidence and evolving classification schemes. Clin Dermatol. 2004; 22(3):189-96.
10. O'Shaughnessy RFL. Understanding actinic keratosis to reduce squamous cell carcinoma incidence. Br J Dermatol. 2019 Oct 16.
11. Ulrich M, Krueger-Corcoran D, Roewert-Huber J, Sterry W, Stockfleth E, Astner S. Reflectance confocal microscopy for noninvasive monitoring of therapy and detection of subclinical actinic keratosis. Dermatology. 2010;220:15-24.
12. de Oliveira ECV, da Motta VRV, Pantoja PC. Actinic Keratosis – Review for clinical practice. Int J Dermatol. 2019 Apr; 58(4):400-7.
13. Navarrete-Dechent C, Molgó M. The use of a sunscreen containing DNA-photolyase in the treatment of patients with field cancerization and multiple actinic keratoses: a case series. Dermatology Online J. 2017 Jan 15;23(1).
14. Navarrete-Dechent C, Marghoob AA, Marchetti MA. Contemporary management of actinic keratosis. J Dermatolog Treat. 2019 Oct 30:1-3.
15. Muse ME, Crane JS. Actinic Cheilitis. StatPearls [Internet]. Treasure Island (FL): StatPearls Publishing; 2019 Nov.

CAPÍTULO 8

CARCINOMA BASOCELULAR

Curt M. Treu
Carolina Zimmermann

PONTOS-CHAVE

- O carcinoma basocelular (CBC) é o câncer mais comum em humanos, aparecendo mais frequentemente como uma pápula translúcida com bordas elevadas e telangiectasias em áreas fotoexpostas.
- Embora a maioria das lesões esteja relacionada ao excesso de radiação ultravioleta, o CBC é de origem multifatorial.
- A correlação clínico-patológica é mandatória para planejar o tratamento de um CBC.
- Existem muitas modalidades de tratamento do CBC, incluindo: cirurgia tradicional com controle de margens, curetagem e eletrocoagulação, criocirurgia, terapia fotodinâmica e tratamento tópico com 5-fluouracil (5-FU) e imiquimode.
- Para a remoção cirúrgica do CBC, a cirurgia micrográfica de Mohs oferece as mais altas taxas de cura para CBCs de crescimento agressivo, CBC recorrente e em locais anatômicos cosmeticamente delicados ou de alto risco para recidivas.
- A descoberta de um defeito molecular na via sonic hedgehog (SHH) levou ao desenvolvimento de medicamentos como o vismodegib e o sonidegib, para o tratamento de CBCs avançados.

DEFINIÇÃO

O carcinoma basocelular é uma neoplasia maligna derivada das células basaloides da camada basal da epiderme interfolicular e/ou da bainha externa do folículo piloso.[1] É a neoplasia maligna mais frequente na raça humana, correspondendo, só nos EUA, a mais de 25% de todos os cânceres, sendo mais frequente que todas as outras neoplasias somadas, com mais de 2 milhões de casos/ano.[2] Atinge principalmente pessoas de pele clara, fototipo I e II com história de exposição intermitente ao sol. É mais frequente em idosos, porém sua incidência vem aumentando cada vez mais entre pessoas mais jovens.[3]

Tem a característica de ter baixíssimo potencial para metástase sendo, essencialmente, localmente agressivo. Isso faz com que muitos médicos encarem erroneamente o carcinoma basocelular como uma lesão potencialmente benigna, caráter que muitas vezes é reforçado por uma terminologia errada de alguns patologistas que o chamam de "epitelioma". Essa impressão de benignidade muitas vezes faz com que o carcinoma basocelular seja menosprezado e malconduzido, podendo levar a sucessivas recidivas e um caráter altamente destrutivo.

EPIDEMIOLOGIA

O carcinoma basocelular é a neoplasia maligna mais frequente no ser humano, correspondendo a mais de 50% dos canceres e a aproximadamente 80% dos cânceres de pele.[3]

No Brasil, o Instituto Nacional do Câncer (Inca) registra, a cada ano, cerca de 180 mil novos casos (entretanto, como há subnotificação dos casos, estima-se que a incidência seja muito maior), sendo em torno de 60% para homens e 40% para mulheres. Especula-se que a maior incidência no sexo masculino decorra de maior exposição ocupacional ao sol, porém essa diferença vem diminuindo ao longo dos anos.

Os índices variam de acordo com a região e a composição étnica da população, atingindo até 85 casos (por 100.000 habitantes) na região Sul e somente 25 na região Norte do Brasil. Há também aumento da incidência com a progressão da idade, o que reflete o caráter cumulativo do dano causado pelo sol e sua influência na gênese do CBC.

PATOGÊNESE

O carcinoma basocelular provém de mutações nas células da camada basal da epiderme e do folículo piloso. A expressão de CD10 denota a origem folicular e a ausência da citoqueratina 15 sugere origem especificamente no manto externo da bainha pilosa.[4,5]

Normalmente são tumores esporádicos, porém podem aparecer em número extremamente aumentado em determinadas síndromes como Gorlin-Goltz (ou síndrome do carcinoma basocelular nevoide), xeroderma pigmentoso etc.

Os fatores de risco constitucionais mais importantes para o desenvolvimento de CBC são: fototipos claros (I e II, de Fitzpatrick), história familiar positiva de CBC (30-60%); sardas na infância, pele, olhos ou cabelos claros. Peles claras têm risco 10 a 20 vezes maior de desenvolver CBC do que peles escuras, mesmo quando vivem na mesma região, sendo raro em negros, asiáticos e hispânicos.

A radiação UV é isoladamente o fator de risco mais importante para CBC, especialmente UVB. A principal forma de exposição UV relacionada ao CBC é a exposição intensa e intermitente, e o risco de desenvolvimento de CBC aumenta atingindo pico por volta de 30.000 horas acumuladas de exposição à radiação e então estabiliza (ao contrário do CEC cujo risco continua aumentando indefinidamente com o aumento da dose acumulada).[3]

A radiação UV causa danos ao DNA em determinados genes, resultando em alterações especialmente dos genes *p53* e *patched* (PTCH1), os quais são genes de supressão tumoral. A produção de isoformas inativas desses genes leva à diminuição da apoptose das células e sua consequente imortalização. A indução da inflamação cutânea causada pelo UV também aumenta o risco de formação de CBC. A inflamação UV-induzida é mediada pelo aumento da produção de prostaglandinas, especialmente COX-2. O eritema e a inflamação pós-exposição UV podem ser reduzidos com o uso de inibidores da COX-2, sendo que diversos estudos apontam para a atividade quimioprotetora dessas drogas em relação à formação dos cânceres de pele.[6]

Os fatores comportamentais e de exposição mais relevantes são: exercício profissional exposto à radiação UV sem proteção (atividade rural, pescadores e construtores civis), atividades esportivas e de lazer ao ar livre, queimaduras solares na juventude, tratamentos radioterápicos, fototerapia (PUVA ou UVB) e exposição ao arsênico.

Imunossupressão parece aumentar em dez vezes o risco para o desenvolvimento de CBC. Uso de tintas escuras para cabelos, dieta rica em gordura e câmaras de bronzeamento artificial foram evidenciados em alguns estudos como fatores associados ao desenvolvimento do CBC, porém necessitam de elucidação com base em estudos com desenhos próprios. Uso prolongado de medicamentos fotossensibilizantes, como tetraciclinas, sulfonamidas, fluoroquinolonas, fenotiazinas e diuréticos, foi associado ao risco de CBC em um estudo norte-americano.[7] E a exposição ao carvão, alcatrão (coaltar) e óleos industriais associados a defensivos agrícolas e a radiações ionizantes.

FISIOPATOLOGIA

O desenvolvimento do CBC é o resultado de uma interação dinâmica entre fatores de risco genéticos, clínicos e ambientais. Os fatores de risco genéticos incluem polimorfismos de nucleotídeo único e mutações esporádicas. Os primeiros indícios sobre a patogênese molecular dos carcinomas basocelulares foram originalmente derivados da análise genética de indivíduos com a síndrome do nevo basocelular (SNBC). Essa síndrome é herdada de forma autossômica dominante e é caracterizada pelo desenvolvimento de centenas de CBC, que podem ser generalizados, mas frequentemente concentrados em áreas expostas ao sol. O estudo genético do SNBC identificou uma mutação no gene *patched* (PTCH), localizado no cromossômico 9q22.3, e posteriormente foi visto que essas mutações também estavam presentes em CBC esporádicos.

O produto do gene é um componente proteico transmembrana (PTCH, de *patched*) que, na presença da proteína sonic hedgehog, ativa outro componente proteico transmembrana (Smo, de *smoothened*). A ativação desse último promove a transcrição, em determinadas células, de genes que codificam proteínas sinalizadoras pertencentes às famílias do TGF-beta (*transforming growth factor beta*) e WNT (*wingless-type MMTV integration site*), facilitando processos de crescimento e diferenciação celular.[8]

A maior parte dos CBC apresenta dois padrões de alteração da via hedgehog: mutações inativadoras do gene *patched 1* (PTCH1) identificadas em 90% dos CBC esporádicos, e mutações ativadoras da proteína transmembrânica *smoothened* (SMO) em aproximadamente 10%. Mutações no gene P53 também são frequentemente observadas, e evidenciam mutação induzida por radiação UV, dímeros CC → TT e C → T. Estudos apontam que 61% dos CBC demonstram alteração da via sonic hedgehog ou mutações em P53 e 39% tinham alterações em ambos.

CLASSIFICAÇÃO

O carcinoma basocelular possui uma variedade de apresentações clínicas, reflexo das variantes histopatológicas. Classicamente, o CBC aparece com mais frequência em áreas fotoexpostas (sendo 70% de todos os casos na face, com 30% ocorrendo no nariz), como uma pápula translúcida e brilhante, aspecto "perolado", com presença de telangiectasias. CBC podem ter um ou mais vasos sanguíneos visíveis e irregulares, eventualmente exulceração ou ulceração, além de áreas pigmentadas preto-azulada ou marrom.

O acometimento de mucosa é descrito pela maioria dos autores como sendo por contiguidade, pois, a princípio, não se teria folículo piloso nessa região, que é necessário para patogênese da doença. Uma minoria, no entanto, defende que eventualmente podem ocorrer tumores primários pela presença de folículo piloso ectópico no local acometido.[9]

CBC são tumores tipicamente de crescimento lento, com propensão à invasão local, porém metástase é rara, podendo ter seu potencial destrutivo aumentado quando negligenciados ou diagnosticados incorretamente. Os CBC metastizam a uma taxa de 0,00285 a 0,55%, mais comumente aos linfonodos, pulmões, ossos ou pele. Qualquer lesão não cicatrizante, que eventualmente sangra e forma crostas, com duração superior a 3-4 semanas, na pele exposta ao sol, deve considerar CBC nos diagnósticos diferenciais.

CBC nodular

Corresponde à metade de todos os CBC, sendo a forma "clássica" do tumor. Pode se apresentar como um nódulo circunscrito com ulceração central e uma borda perolada elevada com telangiectasia. Pigmento melânico pode estar presente em quantidades variáveis. Características dermatoscópicas comuns incluem vascularização irregular ou arboriforme, ulceração focal e translucidez. Se não tratados, esses tumores crescem radialmente e podem se estender profundamente, causando destruição local do tecido.

CBC superficial

Os CBCs superficiais são encontrados com mais frequência no tronco e nas extremidades, mas eventualmente também no polo cefálico e região cervical. Seu tamanho pode variar de alguns milímetros a vários centímetros. São tipicamente lesões planas, eritematosas, com escamas. Tendem a ter um crescimento radial extenso muito superior ao grau de invasão vertical. Eles podem ter uma borda elevada pequena e translúcida, formando um "colarete periférico". Pode haver áreas de regressão espontânea caracterizadas por atrofia e hipocromia. Também pode haver quantidades variáveis de pigmento.

Na dermatoscopia dos CBCs superficiais não pigmentados incluem-se um padrão vascular disperso, microvasos arboriformes, vasos telangiectásicos ou atípicos, fundo rosa-leitoso, várias pequenas erosões e áreas brancas ou vermelhas brilhantes sem estrutura. Nos CBC superficiais pigmentados, a dermatoscopia revela áreas semelhantes a folhas de bordo, estruturas semelhantes a rodas e vários pequenos pontos ou glóbulos azul-cinza.[10]

CBC esclerodermiforme

O CBC esclerodermiforme adquiriu esse nome por sua semelhança clínica com a esclerodermia. Normalmente, essas lesões são endurecidas, de cor marfim, com telangiectasias ocasionais sobrepostas. A apresentação clínica pode ser sutil, muitas vezes levando a um atraso diagnóstico. É importante ressaltar que o carcinoma metastático da pele pode se assemelhar clínica e histologicamente ao CBC da forma esclerodermiforme (Figura 1) e, portanto, deve estar sempre nos diagnósticos diferenciais. Esse subtipo também é caracterizado por extensa

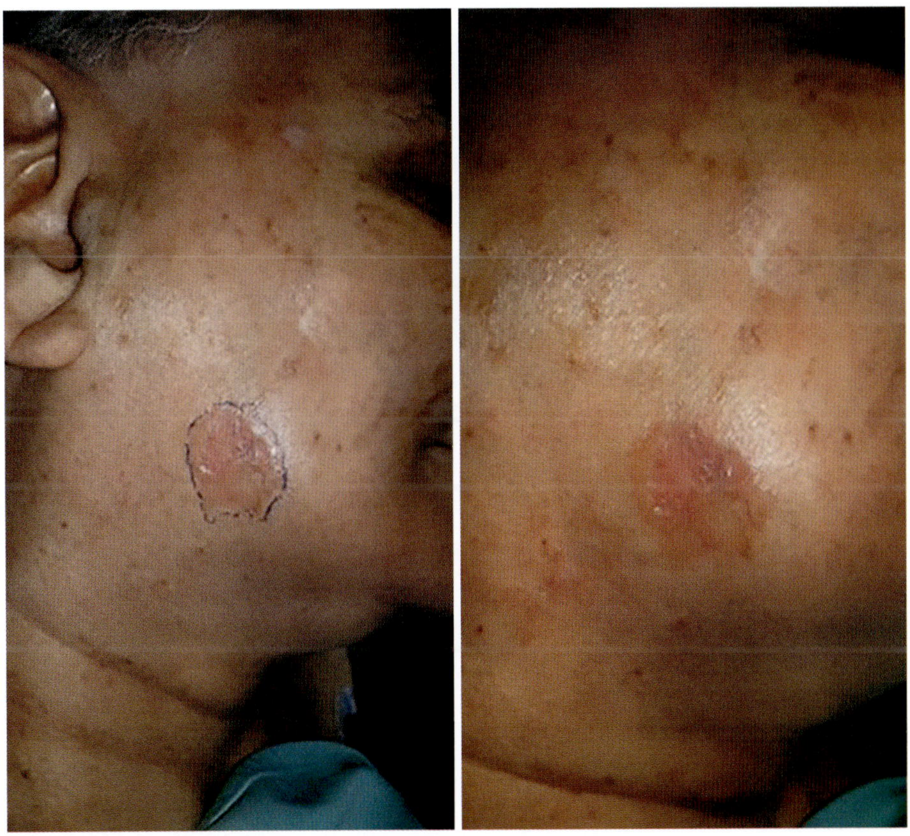

FIGURA 1 Carcinoma basocelular esclerodermiforme mandibular.

propagação subclínica; potencial de invasão de músculo, nervo e osso; e uma alta taxa de recorrência após o tratamento.[11]

CBC basoescamoso

O CBC basoescamoso se apresenta como pápula ou nódulo de evolução lenta, que pode ulcerar. Histologicamente, esses tumores são caracterizados por áreas de CBC e áreas de carcinoma espinocelular (CEC), às vezes com uma zona de transição entre eles. A presença de estroma ajuda a distinguir essas lesões do CEC, que não está associado à proliferação do estroma. Embora o carcinoma basoescamoso compreenda apenas 3% de todos os NMSC, eles são mais agressivos e destrutivos em relação a outros subtipos de CBC. Costumam ter alta taxa de invasão perineural, sendo mais propensos a metástase e recidivas após o tratamento. A taxa de recorrência local é relatada em até 45% após a excisão local ampla, quase o dobro da observada apenas no CBC e no CEC. Os fatores preditivos de recorrência incluem sexo masculino, margens de ressecção cirúrgica positivas, invasão linfática e invasão perineural. O padrão mais comum de recorrência é local, seguido pela recorrência local mais metástases nos linfonodos regionais. Foi relatado que a taxa metastática estimada de carcinoma escamoso é de 9,7%, em comparação com menos de 0,1% dos outros CBC, embora isso aumente para aproximadamente 2% em CBCs maiores que 3 cm.[12]

CBC infiltrativo

Esses subtipos estão associados a um padrão de crescimento agressivo e relatam ter extensões de tumor mais amplas e profundas quando comparadas ao CBC nodular. Assim, é mais provável que 26,5% tenham margens tumorais positivas após simples excisão cirúrgica, quando comparados ao CBC nodular (6,4%). Clinicamente, aparecem como placas planas ou ligeiramente elevadas, com bordas mal definidas (Figura 2).[13,14]

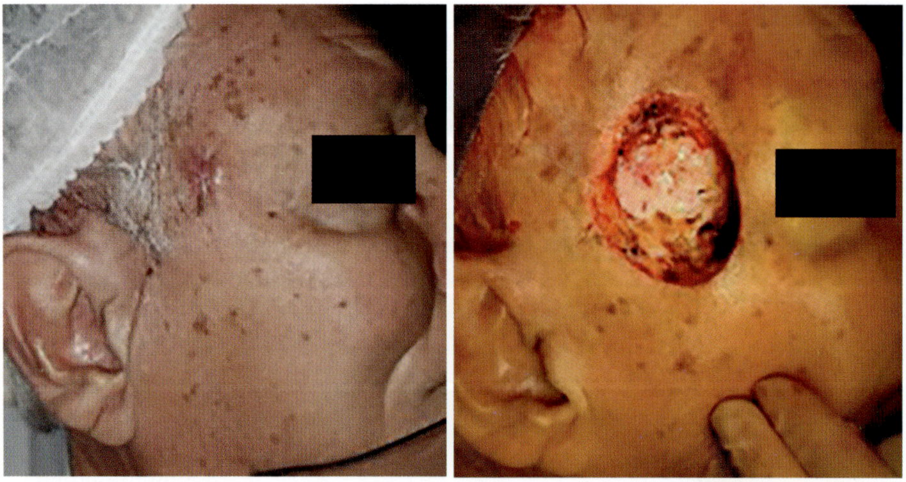

FIGURA 2 Carcinoma basocelular infiltrativo antes e após cirurgia micrográfica de Mohs, mostrando a extensa área de invasão subclínica.

CBC pigmentado

O CBC pigmentado (Figura 3) é uma variante mais comum em pacientes de pele morena. Clinicamente, é frequentemente confundido com melanoma por causa de sua pigmentação por vezes escura e irregular. Características clínicas adicionais do CBC pigmentado incluem consistência firme, translucidez e ulceração superficial ocasional. Aproximadamente 6,7 a 8,5% de todos os CBC contêm pigmento.

Fibroepitelioma de Pinkus

É caracterizado como uma neoplasia pré-maligna que pode dar origem ao CBC. Encontrados mais comumente na região lombossacra. Eles costumam aparecer como pápulas solitárias de cor rosa-avermelhada com pigmentos ocasionais e são confundidos com fibroma, nevo dérmico, queratose seborreica, nevo lipomatoso superficial ou acrocórdon. As estruturas dermatoscópicas observadas no fibroepitelioma de Pinkus incluem estruturas brancas brilhantes (crisálida ou estruturas cristalinas), vasos arboriformes finos, cistos semelhantes a milia e ulceração. Histologicamente, eles são caracterizados por filamentos anastomosados de células epiteliais basaloides embebidas em um estroma fibroso.

CBC nodulocístico

O CBC nodulocístico pode parecer clinicamente com CBC nodular. Histologicamente, no entanto, esses tumores possuem

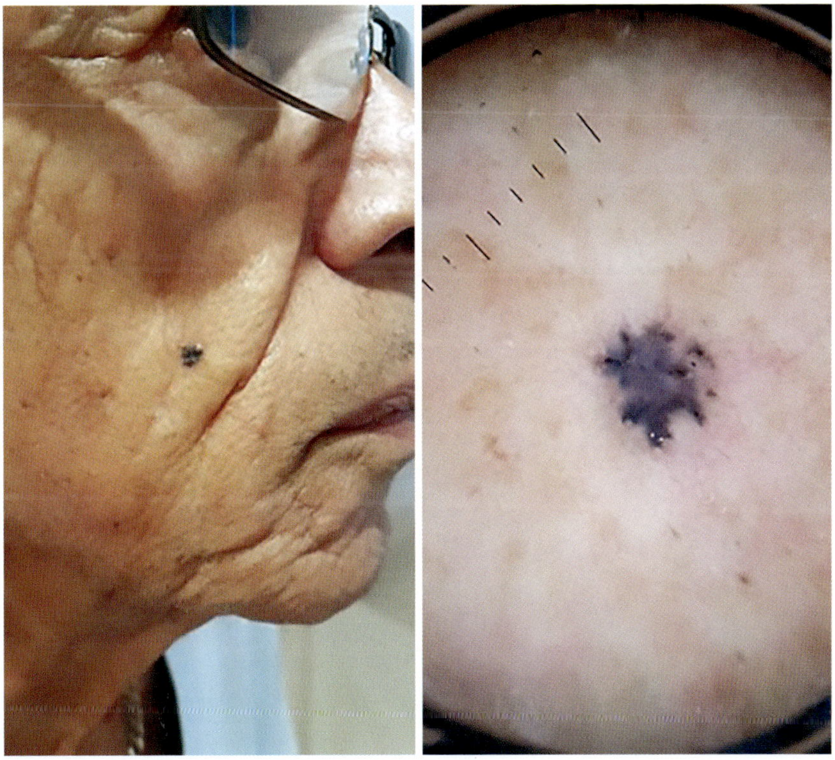

FIGURA 3 CBC pigmentado simulando melanoma na face.

alterações císticas, como o nome indica. Clinicamente, eles podem ter uma aparência cística azul-cinza e podem drenar um líquido claro se perfurados ou cortados. Na área periorbital, eles podem ser confundidos com hidrocistomas.

CBC gigante

CBC gigantes são definidos como tumores maiores que 5 cm. Eles têm implicações clínicas e psicossociais únicas. Esses CBC representam aproximadamente 1% de todos os CBC e geralmente resultam de negligência do paciente. Histologicamente, os subtipos adenoide, infiltrativo ou esclerodermiformes são comuns entre os CBC gigantes (Figura 4). Esses CBC também são mais propensos a metastatizar, exibir invasão perineural, ulcerar e exibir crescimento mais rápido quando comparados aos CBC não gigantes (< 5 cm). Especula-se que uma deficiência imunológica específica possa contribuir para o padrão de crescimento extenso desse subtipo.[15]

CBC tipo *ulcuns rodens* ou úlcera roedora

Trata-se de uma variante do carcinoma basocelular com a tendência de fazer um crescimento vertical muito mais rápido que o crescimento radial. Essa propensão à destruição local levou ao apelido de "úlcera de roedor" (Figura 5), uma vez que se diz que a lesão se assemelha a tecido roído por um rato. Esse padrão de crescimento leva a uma destruição precoce de estruturas nobres e profundas muitas vezes desproporcional ao seu diâmetro tumoral.

CLASSIFICAÇÃO HISTOLÓGICA

Os dois principais fatores que influenciam a aparência histológica são as células das quais o CBC se origina e a resposta estromal ao crescimento epitelial. Os CBC ocasionalmente mostram diferenciação em relação às estruturas anexiais epiteliais, embora evidências recentes sugiram que o padrão de diferenciação deva ser reconhecido principalmente com o objetivo de diagnos-

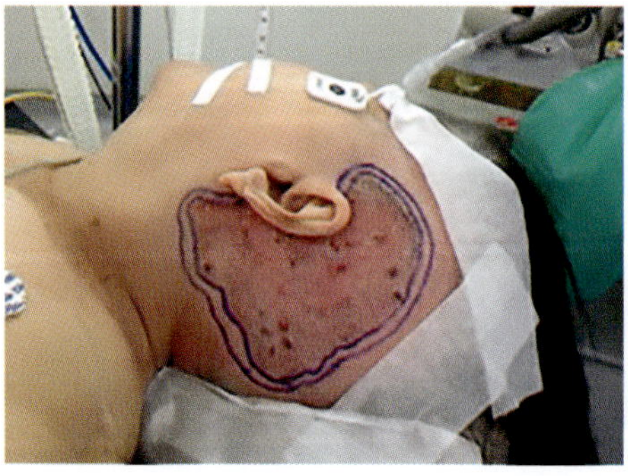

FIGURA 4 CBC gigante no couro cabeludo.

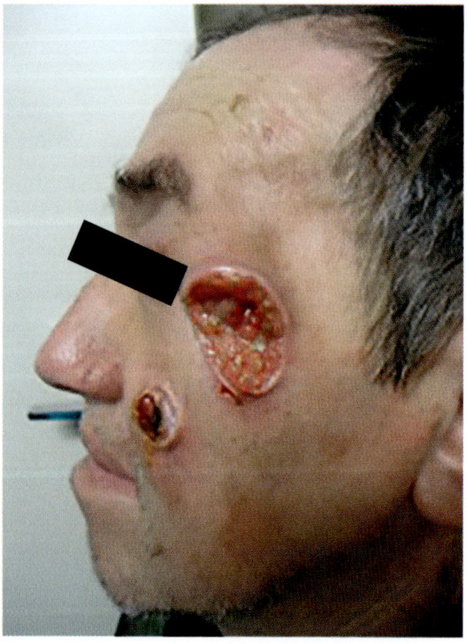

FIGURA 5 CBC variante *ulcuns rodens*.

ticar o CBC e criar um diagnóstico diferencial. O padrão de crescimento é relatado como o único prognóstico histológico comprovado do comportamento biológico e, portanto, é mais relevante para o planejamento do tratamento. Os dois principais padrões histológicos para categorização de CBC incluem padrões de crescimento indolente e agressivo.

Podemos agrupar no padrão de crescimento indolente o tipo histológico nodular e o superficial, bem como a variante fibroepitelioma de Pinkus. Já o padrão agressivo engloba as demais variantes, tais como micronodular, basoescamoso ou metatípico, esclerodermiforme, adenoide, infiltrativo etc.[16]

Padrão de crescimento indolente

CBC nodular

Os CBC do subtipo nodular ou sólido são constituídos por grandes agregados de células basais sem diferenciação em relação às estruturas anexiais. As células na periferia das ilhas basaloides se alinham em paralelo. A base entra em contato com a membrana do embasamento e o ápice aponta para dentro, em direção ao centro da ilha. Esse arranjo de cerca de estacas é conhecido como paliçada. O estroma geralmente contém mucina abundante, especialmente adjacente à ilha de células epiteliais. Como os glicosaminoglicanos no estroma são removidos durante o processamento do tecido, o estroma se afasta da ilha, produzindo fendas artefatuais. Essas fendas parecem tão consistentemente que assumiram um significado diagnóstico.

CBC superficial

Histologicamente, os CBC superficiais aparecem como lóbulos arranjados horizontalmente de células basais atípicas na derme papilar que têm conexões amplas com a epiderme e demonstram retração do tipo fenda das células basais palisadas. Um estroma fino fibrovascular está na base dos ninhos do tumor. Todas as ilhas de células basais entram em contato com a epiderme e não há extensão descendente. As células tumorais podem colonizar o folículo piloso e, raramente, as estruturas anexas écrinas. As mitoses e as células apoptóticas são raras. Um infiltrado linfoide tipo banda também é característico.

Fibroepitelioma de Pinkus

O fibroepitelioma de Pinkus é composto por ramos semelhantes a rendas de células basaloides que se anastomosam em um estroma fibroso com aparência edemaciada. Os fios das células basais se originam na camada basal da epiderme. Ilhas mais típicas de células basaloides com paliçada periférica também podem estar presentes.

CBC pigmentado

A pigmentação da melanina pode ocorrer em todos os tipos de CBC e a maioria dos CBC pigmentados é do tipo nodular. Nos CBC pigmentados, existem células nodulares, paliçada periférica, abundância de melanina e aumento da atividade mitótica. Os melanócitos são tipicamente intercalados entre as células basais. Também pode haver numerosos macrófagos com pigmento de melanina no estroma.

Padrão de crescimento agressivo

CBC adenoide

O subtipo adenoide é raro, com incidência de aproximadamente 1,3%. É caracterizado por cordões entrelaçados e ilhas de tamanhos variados de células basais cercadas por estroma mucinoso. O aprisionamento do estroma por cordões anastomosados produz a aparência de estruturas semelhantes a glândulas. Se essas lesões demonstram alterações císticas, às vezes são denotadas como o subtipo cístico adequado. No entanto, alguns autores advogam evitar o termo adenoide cístico, pois pode ser confundido com carcinoma adenoide cístico, que é uma entidade totalmente diferente. O CBC adenoide está associado a um baixo potencial de recorrência ou metástase.

CBC com queratinização

Raramente, os CBC demonstram a capacidade de cornificar ou criar queratina, o que geralmente ocorre no centro das ilhas basaloides. A queratina pode ser ortoqueratótica ou paraqueratótica. Essas lesões podem ser diferenciadas do tricoepitelioma pela ausência de formação de papila capilar abortada, presença incomum de retração estromal e predominância do componente epitelial sobre o componente estroma.

CBC folicular ou infundibulocístico

Os CBCs foliculares geralmente aparecem na face e são caracterizados histologicamente por pequenos agregados de células basais contendo microcistos e células-sombra adjacentes às ilhas de células basaloides em proliferação. Os microcistos contêm material ortoqueratótico laminado e geralmente são envolvidos por metaplasia escamoide. Algumas ilhas basaloides podem se assemelhar a folículos capilares em fase telógena. Distinguem-se do tricoepitelioma, pois os agregados celulares são geralmente contínuos com a epiderme, o estroma compreende a minoria do tumor, não há reações de corpos estranhos à queratina e papilas capilares não estão presentes.

CBC esclerodermiforme

Os CBC esclerodermiformes possuem avaliação da margem de inspeção clínica extremamente difícil, em virtude de suas extensões (em média 7 mm), sendo, então, notoriamente difíceis de tratar. O estroma fibroso denso compreende a maior parte do tumor e considera inadequado o tratamento com curetagem. Esses tumores geralmente não mostram conexão com a epiderme e as estruturas epiteliais são completamente apagadas. Mucina é mínimo ou ausente. Retração estromal e paliçada geralmente estão ausentes, exceto no caso de pequenas ilhas ocasionais.

Os CBCs esclerodermiformes devem ser distinguidos histologicamente de siringoma, tricoepitelioma desmoplásico e adenocarcinoma metastático.

CBC infiltrativo

Os CBCs infiltrantes são particularmente agressivos, com propensão à destruição local de tecidos. Esse subtipo carece de uma massa coesa central de ilhas de células basais. Em vez disso, é composto por ilhas alongadas e cordões de células basais atípicas amplamente espaçadas. Os ninhos das células tumorais são frequentemente angulados e podem ser orientados perpendicularmente à superfície da pele. A paliçada pode estar presente, mas não bem desenvolvida. Esses tumores tendem a exibir expansão lateral e profunda.

CBC micronodular

O subtipo micronodular é caracterizado por pequenos ninhos de células basais. As ilhas são tipicamente do tamanho de bulbos capilares e paliçadas estão frequentemente presentes. As fronteiras da ilha são frequentemente planas, indistintas e mal definidas. Esses tumores têm a capacidade de invadir profundamente. As células aninhadas no aspecto profundo do tumor podem aparecer como células deitado livre no tecido sem estroma circundante.

TRATAMENTO DO CARCINOMA BASOCELULAR[17,18]

Após realização do diagnóstico com o exame clínico e complementar, uma avaliação de fatores de risco para recorrência deve ser realizada para determinar o plano de tratamento. As diretrizes da National Comprehensive Cancer Network (NCCN)[19] dividem as lesões localizadas em baixo e alto risco, analisando esses fatores, sendo eles localização e tamanho do tumor, margens, primário *versus* recorrente, associação com imunossupressão, surgimento em local exposto à radioterapia anteriormente, subtipo histopatológico e envolvimento perineural, assim como estão descritos no Quadro 1. E com base nessa divisão, propõe-se a terapêutica.

LOCALIZAÇÃO

- Zona "H": área central da face, assim como as regiões pré-auricular, nasal, pálpebras superiores e inferiores, periorbital, lábios (incluindo o vermelhão), mento, mandíbula, temporal e orelha. Genitália, mãos e pés.
- Zona "M": região malar, fronte, couro cabeludo, cervical e pré-tibial.
- Zona L: demais áreas

CBC DE BAIXO RISCO

As opções de tratamento primário para CBC de baixo risco são resumidas na Figura 6 e incluem: 1) curetagem e eletrodissecção, em áreas com menor quantidade de folículos pilosos (excluindo regiões de pelos terminais como couro cabeludo, regiões pubiana e axilar e área da barba nos homens), e se a hipoderme for atingida, o tratamento será alterado para excisão; 2) excisão padrão, se a lesão puder ser excisada com margens clínicas

QUADRO 1 Fatores de risco para recidiva

	Baixo risco	Alto risco
Localização/tamanho	Área L < 20 mm Área M < 10 mm	Área L ≥ 20 mm Área M ≥ 10 mm Área H
Margens	Bem definidas	Mal definidas
Primário/recorrente	Primário	Recorrente
Imunossupressão	Ausente	Presente
Local de radioterapia anterior	Ausente	Presente
Subtipo histopatológico	Padrão de crescimento indolente (nodular e superficial)	Padrão de crescimento agressivo
Envolvimento perineural	Ausente	Presente

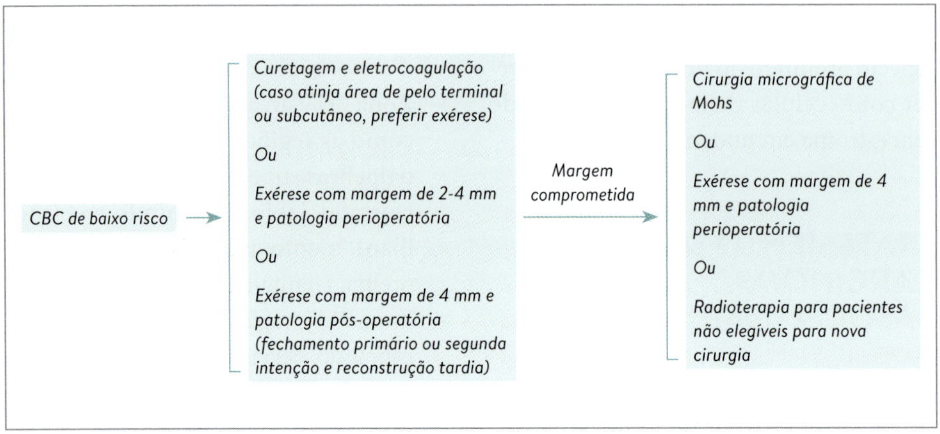

FIGURA 6 Tratamento do CBC de baixo risco.

de 4 mm e com técnicas de fechamento como sutura linear, cicatrização por segunda intenção ou enxerto de pele; e 3) radioterapia (RT) para candidatos não cirúrgicos, geralmente para pessoas com menos de 60 anos de idade em virtude dos riscos cirúrgicos, ou se após uma abordagem cirúrgica as margens ainda estiverem comprometidas e o paciente for não elegível à nova abordagem cirúrgica. Se as margens forem positivas após a excisão, os pacientes devem receber terapia adjuvante, como cirurgia micrográfica de Mohs ou reexcisão padrão, para as regiões da área L (tronco e extremidades, excluindo pré-tibial, mãos, pés, unha e tornozelo) são recomendados, enquanto a radioterapia pode ser administrada a pacientes com contraindicação de cirurgia.[20]

O uso de terapias alternativas, como primeira linha no tratamento de pacientes com CBC superficial de baixo risco, é a escolha nos casos em que a cirurgia ou a radioterapia são contraindicadas ou impraticáveis. Essas incluem 5-fluoracil (5-FU), imiquimode, PDT com MAL ou crioterapia. Os dados sugerem que a taxa de cura dessas abordagens pode ser menor comparado com a cirurgia. Por outro lado, podem ser eficazes para localidades anatômicas difíceis, e recorrências geralmente são pequenas. Essa prática terapêutica pode ser considerada para CBC superficiais com base na preferência do paciente.

CBC DE ALTO RISCO

As opções recomendadas para lesões de alto risco são resumidas na Figura 7 e incluem: 1) excisão padrão, usando margens mais amplas de 4 a 6 mm com reparo linear ou deixando para reconstruir em segundo tempo após análise na parafina; 2) cirurgia convencional com margem de 3, 4 ou 5 mm e análise per-operatória; e 3) cirurgia micrográfica de Mohs (MMS) ou ressecção com análise completa circunferencial e profunda das margens operatórias (em inglês, *complete circumferential peripheral and deep margin assessment* – CCPDMA). No caso de termos margens comprometidas após exérese sem análise micrográfica, estaria indicada a reabordagem com MMS. A RT

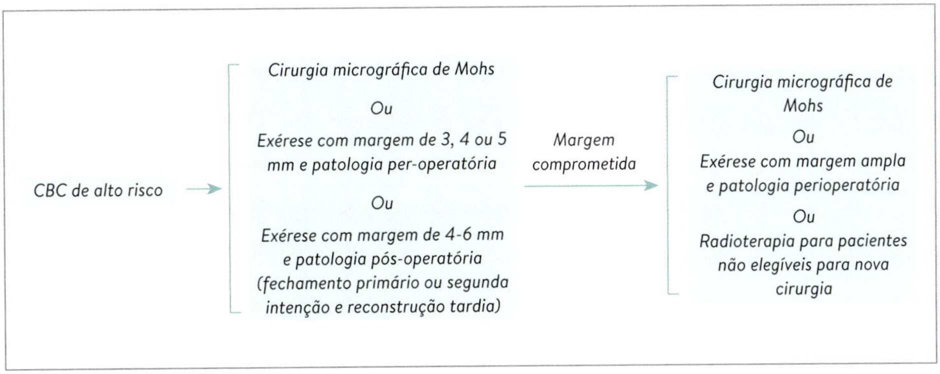

FIGURA 7 Tratamento do CBC de alto risco.

estaria indicada apenas para não candidatos cirúrgicos. Pacientes tratados com MMS devem receber terapia adjuvante se margens livres não puderem ser alcançadas. Opções de terapia adjuvante incluem RT e/ou consulta multidisciplinar para considerar a terapia sistêmica com um inibidor da via sonic hedgehog ou tratamento no contexto de um ensaio clínico. RT adjuvante também é recomendada para pacientes com margens negativas após a cirurgia, mas envolvimento perineural extenso ou invasão de nervo grande. Em razão do potencial envolvimento do crânio e extensão intracraniana, deve-se realizar ressonância magnética (RM) se houver suspeita de invasão de nervos maiores por tumores na cabeça e pescoço. Se margens negativas não forem alcançadas após a excisão padrão, os pacientes devem realizar MMS ou receber RT adjuvante. Se a doença residual ainda estiver presente após o tratamento adjuvante, e se a cirurgia e a RT forem contraindicadas, os médicos devem considerar consulta multidisciplinar para determinar se o paciente deve receber tratamento sistêmico, com um inibidor da via hedgehog, ou tratamento no contexto de um ensaio clínico.

CBC RECIDIVADO

No caso de recidiva tumoral, devemos analisar se a recidiva é local ou se trata de metástase nodal ou a distância. A Figura 8 resume as opções em cada situação.

No caso de recidivas locais, o padrão-ouro será sempre cirurgia micrográfica de Mohs, no qual mesmo essa técnica com controle completo das margens ainda possibilita chance de recidiva em torno de 5,6%, porém muito superior à opção de excisão com margem ampla de 6 a 8 mm com patologia per-operatória, que tem índice de recidiva da ordem de 17,6%.

A frequência do acompanhamento deve ser baseada no risco. Além de educação dos pacientes sobre proteção solar e autoexame, eles devem ser monitorados com exames físicos regulares, incluindo exames dermatológicos completos. O monitoramento durante os primeiros dois anos é o mais crítico, e os exames devem ocorrer pelo menos a cada 6 a 12 meses durante esse período. Se nenhum outro câncer de pele se desenvolver nos primeiros dois anos, então pode ser apropriado reduzir a frequência dos exames.

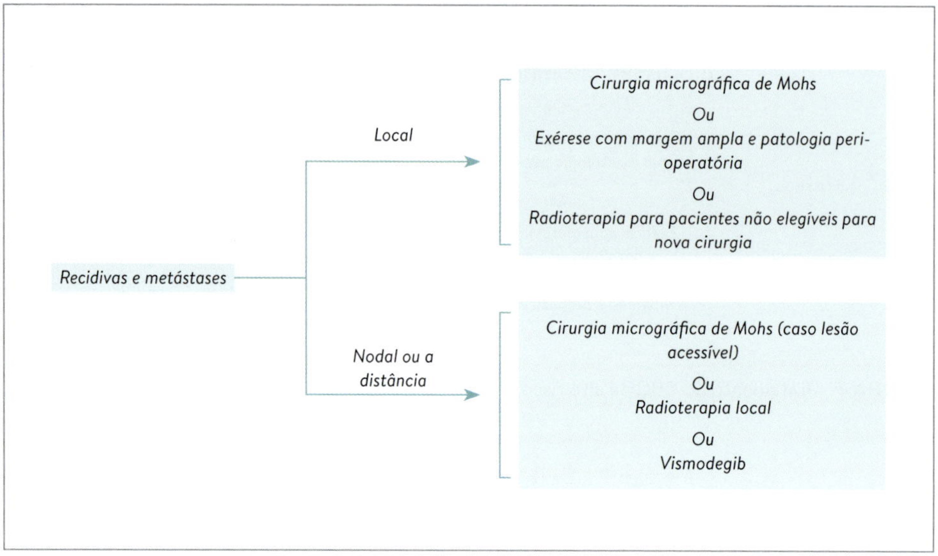

FIGURA 8 Tratamento do CBC recidivado.

TRATAMENTO LOCAL PARA CBC

O melhor tratamento para o CBC é sempre a cirurgia, apresentando os melhores resultados em relação à cura oncológica. No entanto, algumas considerações, como funcionalidade da área e resultados cosméticos, podem levar os pacientes a escolherem RT como tratamento primário, a fim de alcançar uma otimização global dos resultados. Técnicas tradicionais, como curetagem e eletrodissecção e crioterapia, são opções aceitáveis em casos selecionados, porém com índice superior de recidivas.

Curetagem e eletrodissecção (C&E)

Embora seja uma técnica rápida e econômica para as lesões superficiais, ela não permite a avaliação histológica de margens. Estudos observacionais e retrospectivos relataram taxas globais de cura, em cinco anos, variando de 91 a 97% em pacientes com CBC selecionado para curetagem e eletrodissecção. No entanto, alguns estudos relataram maiores taxas de recorrência (19 a 27%), possivelmente em virtude de tratamento em locais de alto risco (21%) e de subtipos histológicos mais agressivos (27%). Cabe destacar também que os resultados são altamente dependentes do operador e as taxas de cura ideais são alcançadas por profissionais experientes. Essa técnica é considerada eficaz para tumores de tipo histológico indolente, de preferência superficiais, e em áreas de baixo risco.[21]

Excisão com avaliação de margem per ou pós-operatória

Outra opção terapêutica para o CBC é a excisão cirúrgica padrão seguida de avaliação anatomopatológica per ou pós-operatória das margens. Foi relatado que essa técnica alcança taxas de cinco anos livres de doenças para mais de 98% dos CBCs. Para lesões de CBC com margens bem circunscritas, menores de 2 cm de diâmetro, a excisão com margens clínicas de 4 mm deve resultar em remoção completa em mais de 95% dos casos. As indicações para essa abordagem também foram expandidas para incluir a reexcisão do CBC primário de baixo risco localizado no tronco e extremidades, excluindo região pré-tibial, mãos, pés, unha e tornozelos (regiões da área L) se margens positivas forem obtidas após uma excisão com avaliação da margem pós-operatória.

A vantagem de se fazer a patologia per-operatória é o fato de se ter uma segurança maior para eventualmente se fazer um retalho para reconstrução. Caso a análise se faça pós-operatória, as lesões devem ser excisadas com as margens recomendadas e realiza-se fechamento linear primário, enxerto de pele ou cicatrização por segunda intenção, podendo proceder a reconstrução em segundo tempo após o laudo anatomopatológico com margens livres. Conforme observado anteriormente, excisão com avaliação de margem intraoperatória (quer por análise tradicional ou preferencialmente micrográfica) é a técnica cirúrgica preferida para CBC de alto risco.

Cirurgia micrográfica de Mohs

Considerada padrão-ouro, a cirurgia micrográfica de Mohs (MMS) é a técnica cirúrgica preferida para o CBC de alto risco, pois permite a análise intraoperatória de 100% da margem de excisão. Vários estudos indicam na MMS uma taxa de recorrência em cinco anos de apenas 1,0% para CBC primário e 5-7% para CBC recorrente.[16] Nas metanálises, a taxa de recidiva foi menor do que a taxa de recorrência da excisão cirúrgica padrão (10,1%, 17,4% para CBC primário e recorrente, respectivamente) e menor que a taxa de recorrência de qualquer outra modalidade de tratamento incluída nas análises (C&E, crioterapia e RT). O tratamento de CBC facial de alto risco com MMS resulta em menos recorrências em comparação com a excisão padrão, bem como muitas vezes consegue poupar muito mais pele "saudável", pois minimiza as margens de segurança iniciais, tendo em vista sua grande acurácia. É importante notar que uma grande parte das recorrências ocorreram mais de cinco anos após o tratamento, enfatizando a importância do acompanhamento em longo prazo, principalmente, de pacientes com tumores de alto risco.[22]

Radioterapia

Embora a cirurgia seja a base do tratamento local para CBC, alguns fatores como idade, local, recorrência, invasão neural ou de estruturas profundas podem levar à indicação da RT como principal terapia. Duas metanálises relataram taxas de recorrência em cinco anos de 8,7% e 10% após a RT no CBC primário e recorrente, respectivamente. Análises retrospectivas mais recentes de CBC tratadas com RT têm controle local relatado de cinco anos, cura ou taxas de resposta completas de 93 a 96%, e taxas de recorrência em cinco anos de 4 a 16%. A eficácia da RT foi melhor para os CBCs menos avançados, primários (*versus* recorrente), com diâmetro menor ou subtipo histológico nodular (*versus* qualquer outro subtipo). Um estudo prospectivo randomizado com 347 pacientes que receberam qualquer cirurgia (excisão padrão com margens livres ≥ 2 mm das margens visíveis) ou RT como tratamento primário do CBC demonstrou que a RT resultou em taxas de recorrência mais altas que a cirurgia com controle de margens, porém cirurgia teve piores resultados cosméticos e mais complicações no pós-operatório. Isso pode ser explicado por um viés de seleção em que a maioria dos tumores referenciados à radioterapia são de grandes dimensões, cuja remoção cirúrgica frequentemente é mutiladora.

RT é contraindicada em condições genéticas que predispõem ao câncer de pele (p. ex., síndrome do nevo basocelular, xeroderma pigmentoso) e doenças do tecido conjuntivo (p. ex., lúpus, esclerodermia). Atenção especial é necessária para garantir uma dose superficial adequada à área alvo. A RT é frequentemente reservada para pacientes com mais de 60 anos por causa de preocupações com sequelas em longo prazo. O valor da radiação pós-operatória na redução da taxa de recorrência em pacientes de alto risco tem sido amplamente aceito. É indicada a radioterapia adjuvante para qualquer CBC que mostre evidência de envolvimento perineural substancial (isto é, envolvimento de mais do que apenas poucos e pequenos ramos nervosos sensoriais ou grande envolvimento neural ou acometimento de nervo de grande porte). RT adjuvante também deve ser considerado se as margens são positivas após MMS.[23]

Terapias "superficiais"

Como as taxas de cura podem ser mais baixas, as terapias superficiais devem ser reservadas para aqueles pacientes em que a cirurgia ou radioterapia são contraindicadas ou impraticáveis. As terapias superficiais incluem tratamento tópico com 5-fluorouracil (5-FU) ou imiquimode, terapia fotodinâmica (PDT) e crioterapia (Quadro 2).[24]

Imiquimode

É um modificador da resposta imune, de uso tópico, que estimula o sistema imune inato, induzindo produção de interferon e outras citocinas, e estimula a imunidade celular, estimulando células T. Verificou-se que o imiquimode é eficaz no tratamento de CBCs múltiplos e superficiais. Um estudo prospectivo relatou uma taxa de sucesso em 85% nos casos de CBC superficial. Embora a taxa de sucesso clínico tenha sido significativamente maior em pacientes tratados com excisão cirúrgica com margem de 4 mm (98%, $P < 0{,}001$), os resultados cosméticos por avaliação dermatológica foram significativamente melhores com imiquimode (excelente/bom no seguimento de 3 anos: 61% *versus* 36%, $P < 0{,}0001$). Normalmente o índice de sucesso é proporcional ao grau de resposta inflamatória, sendo que tumores que geram pouca inflamação tendem a persistir ou recidivar rapidamente.

Outro creme tópico com eficácia contra o CBC é o 5-fluouracil (5-FU), um antimetabólico que demonstrou em um estudo randomizado ter eficácia, segurança e resultados cosméticos similares ao imiquimode.

Criocirurgia

A criocirurgia, que destrói células tumorais por ciclos de congelamento e descongelamento, é usada há muitos anos como um meio rápido e econômico de remoção de CBCs. Em estudos prospectivos, a criocirurgia demonstrou resultados em taxas de recorrência de CBC variando de 5 a 39%. A variabilidade nas taxas de recorrência relatadas pode ser em virtude do, em parte, paciente selecionado, da duração variável do acompanhamento e de diferenças na técnica e habilidade do operador, sendo uma terapêutica extremamente técnico-dependente. Pode-se otimizar o resultado realizando curetagem+eletrocoagulação da lesão previamente e realizando a margem com crioterapia.[25]

Terapia fotodinâmica

A terapia fotodinâmica (TFD) envolve a aplicação de um agente fotossensibilizante na pele seguido de irradiação com uma fonte de luz. Agentes fotossensibilizadores frequentemente usados incluem metil aminolevulinato (MAL) e ácido 5-aminolevulínico (ALA). Esses dois agentes têm resultados semelhantes de eficácia quando usados para tratar pacientes com CBC nodular. Múltiplos ensaios clínicos randomizados, e uma metanálise incluindo quatro desses estudos, mostraram que as taxas de resultados cosméticos eram mais altas nos submetidos a PDT *versus* cirurgia, embora a cirurgia tenha sido superior à PDT em termos de eficácia (depuração completa, recorrência de 1 e 5 anos taxas).

Revisões de ensaios clínicos relataram taxas de cura de 70 a 90% pelo PDT para pacientes com CBC. A maioria dos estudos de TFD para CBC tem focado nos subtipos histológicos superficiais e nodulares, e vários encontraram taxas de cura mais altas para o subtipo superficial *versus* nodular. Ulceração e espessura maior estão associadas à menor resposta à terapia, e dentro do subtipo nodular as taxas de cura são melhores com lesões mais finas.

Interferon intralesional

Dados de estudos abertos não comparativos e de um estudo duplo-cego em ensaio clínico randomizado com controle placebo mostraram que injetar interferon intralesional pode ser eficaz no tratamento de CBC superficial de baixo risco. No entanto, é um tratamento difícil de ser posto em prática (injeções três vezes por semana durante três semanas), com efeitos colaterais associados à gripe e, pelo seu alto custo, desencoraja sua prática de rotina nas instituições.

QUADRO 2 Terapias superficiais e efeitos colaterais

Terapias superficiais	Modo de aplicação	Efeitos colaterais
Imiquimode	1 vez ao dia, 5 vezes/semana, 6-16 semanas, em áreas até 5 cm x 5 cm	Reação inflamatória local importante, com edema, eritema, pústulas, crostas e eventualmente ulceração local, síndrome *flu-like*
5-fluouracil	1-2 vezes/dia por 30-45 dias	Reação local semelhante ao imiquimode, porém sem o risco de síndrome pseudogripal, permitindo o uso em várias lesões
Criocirurgia	Spray intermitente, halo de congelamento deve ser equivalente à margem cirúrgica que seria dada, mais 2 mm (p. ex., 4 mm em CBC primário + 2 mm = 6 mm de halo); tempo de descongelamento entre 1 e 2 min e os ciclos de congelamento-descongelamento devem ser feitos 2 a 3 vezes	Bolha hemorrágica e ulceração local
Terapia fotodinâmica com MAL ou ALA	Creme sob oclusão por 2-6h , à luz artificial azul (400-450 nm) ou luz vermelha (630-635 nm) aplicada sobre a área por alguns minutos	Fotossensibilidade prolongada, dor e queimação no momento da aplicação, edema, necrose e formação de crostas no local do tumor

Terapia sistêmica

A aprovação recente pela FDA dos novos agentes vismodegib e sonidegib, inibidores da via hedgehog, forneceu outra opção para pacientes que esgotaram opções cirúrgicas e de radiação para o tratamento avançado CBC.[26] Noventa e cinco por cento dos pacientes foram tratados previamente com cirurgia, RT e/ou terapias sistêmicas. No relatório mais recente, com base em 21 meses de seguimento mínimo, a resposta objetiva foi registrada em 48 e 33% de pacientes com doença localmente avançada e metastática (laBCC e mBCC), respectivamente, com duração mediana da resposta de 9,5 meses e 7,6 meses.

O vismodegib também foi testado como tratamento de CBC e profilaxia em pacientes com síndrome do CBC nevoide. Os estudos mostraram que o vismodegib reduziu significativamente a incidência de novas lesões de CBC em comparação com placebo, e também reduziu significativamente o tamanho das lesões existentes e o número de cirurgias necessárias para remover lesões de CBC. Diversos estudos mostraram que quase todos os pacientes tratados com vismodegib experimentaram pelo menos um evento adverso (EAs) ao tratamento, mas uma proporção significativa desses foram de baixo grau (grau ≤ 2). EAs graves ocorreram em 25-32% dos pacientes nesses estudos. Nos estudos, os EAs mais comuns (qualquer grau) incluíam espasmos musculares, alopecia, perda de paladar, perda de peso, diminuição do apetite, fadiga, náusea e diarreia. Esses efeitos adversos também foram os mais propensos a levar à descontinuação. O tempo médio de início é inferior a seis meses, mas para alguns EAs a incidência continua a aumentar além dos 12 meses a partir do início do tratamento.

Uma limitação-chave das terapias inibidoras da via hedgehog é que o CBC avançado pode desenvolver resistência, o que limita a duração da resposta. As pesquisas clínicas em andamento estão explorando vários regimes posológicos de vismodegib e sonidegib em uma variedade de configurações de tratamento de CBC, incluindo doenças menos avançadas ou como parte do tratamento primário para doença previamente não tratada. Um ensaio clínico com CBCs grandes (área média do tumor, 12,6 cm^2) de alto risco elegíveis para remoção cirúrgica (n = 11) constataram que 3-6 meses de vismodegib antes da ressecção reduziu a área do defeito cirúrgico em 27% comparado com a linha de base ($P = 0{,}006$). Porém devemos ter cautela no uso da medicação previamente à cirurgia, pois os tumores diminuem, mas criam áreas de fibrose com "ilhas" de tumor residual, dificultando a análise de margens per-operatória.

Outros inibidores da via hedgehog estão sendo testados em pacientes com CBC para ver se eles podem fornecer taxas de resposta mais altas, mais duráveis ou respostas nos CBCs resistentes ao vismodegib. Resultados de ensaios de fase I-II com CBC pequenos demonstraram que o itraconazol e o saridegib podem provocar respostas positivas no CBC. Em virtude da raridade de casos avançados, a literatura sobre quimioterapia para o CBC é limitada aos relatos de casos.

CONSIDERAÇÕES FINAIS

O carcinoma basocelular é a neoplasia maligna mais frequente no ser humano. Tem o potencial destrutivo, podendo invadir tecidos adjacentes, inclusive ossos. É mais frequente em indivíduos de fototipo mais baixo e em idosos. Tem como origem genética ação crônica do UVB e irradiação. Existem vários tipos histológicos de carcinoma basocelular, sendo assim, a escolha da abordagem terapêutica irá depender do subtipo histológico, da localização, do tamanho, da profundidade e da idade do indivíduo. O prognóstico do CBC é excelente, com possibilidade de cura acima de 92%, desde que empregado o tratamento adequado.

REFERÊNCIAS

1. Cameron MC, Lee E, Hibler BP, Barker CA, Mori S, Cordova M, et al. Basal cell carcinoma: Epidemiology; pathophysiology; clinical and histological subtypes; and disease associations. J Am Acad Dermatol. 2019 Feb;80(2):303-17.
2. Verkouteren JA, Ramdas KHR, Wakkee M, Nijsten T. Epidemiology of basal cell carcinoma: scholarly review. Br J Dermatol. 2017;177:359.
3. Chinem VP, Miot HA. Epidemiologia do carcinoma basocelular. An Bras Dermatol. 2011;86(2):292-305.
4. Heidarpour M, Rajabi P, Sajadi F. CD10 expression helps to differentiate basal cell carcinoma from trichoepithelioma. J Res Med Sci. 2011 Jul;16(7):938-44.
5. Kin DP, Kuss KJB, Ruiz E. Basal cell carcinoma review. Hematol Oncol Clin North Am. 2019 Feb;33(1):13-24.
6. Lupi O. Correlations between the Sonic Hedgehog Pathway and basal cell carcinoma. Int J Dermatol. 2007 Nov;46(11):1113-7.
7. Morales DR, Pacurariu A, Slattery J, Kurz X. Association between hydrochlorothiazide exposure and different incident skin, lip and oral cavity cancers: A series of population-based nested case-control studies. Br J Clin Pharmacol. 2020 Feb18.
8. Pino LC, Balassiano LK, Sessim M, Almeida APM, Empinotti VD, Semenovitch I, et al. Basal cell nevus syndrome: clinical and molecular review and case report. Int J Dermatol. 2016 Apr;55(4):367-75.
9. Loh T, Rubin AG, Brian Jiang SI. Management of mucosal basal cell carcinoma of the lip: An update and comprehensive review of the literature. Dermatol Surg. 2016 Dec;42(12):1313-9.
10. Pyne JH, Myint E, Barr EM, Clark SP, David M, Na R, et al. Superficial basal cell carcinoma: A comparison of superficial only subtype with superficial combined with other subtypes by age, sex and anatomic site in 3150 cases. J Cutan Pathol. 2017 Aug;44(8):677-83.
11. Husein-ElAhmed H. Sclerodermiform basal cell carcinoma: How much can we rely on dermatoscopy to differentiate from non-aggressive basal cell carcinomas? Analysis of 1256 cases. An Bras Dermatol. 2018 Mar;93(2):229-32.
12. Tan CZ, Rieger KE, Sarin KY. Basosquamous carcinoma: Controversy, advances, and future directions. Dermatol Surg. 2017 Jan;43(1):23-31.
13. Mazloom S, Rich M, Grider D, Phillips M. Basal cell carcinoma with intravascular invasion: A case report and review of the literature. Dermatol Online J. 2018 Oct 15;24(10).
14. Kurian RR, Di Palma S, Barrett AW. Basal cell carcinoma metastatic to parotid gland. Head Neck Pathol. 2014;8(3):349-53.
15. Purnell JC, Gardner JM, Brown JA, Shalin SC. Conventional versus giant basal cell carcinoma, a review of 57 cases: Histologic differences contributing to excessive growth. Indian J Dermatol. 2018 Mar-Apr;63(2):147-54.
16. Work Group; Invited Reviewers; Kim JYS, Kozlow JH, Mittal B, Moyer J, Olencki T, Rodgers P. Guidelines of care for the management of basal cell carcinoma. J Am Acad Dermatol. 2018 Mar;78(3):540-59.
17. Peris K, Fargnoli MC, Garbe C, Kaufmann R, Bastholt L, Seguin NB, et al. Diagnosis and treatment of basal cell carcinoma: European consensus-based interdisciplinary guidelines. Eur J Cancer. 2019 Sep;118:10-34.
18. Shelton ME, Adamson AS. Review and update on evidence-based surgical treatment recommendations for nonmelanoma skin cancer. Dermatol Clin. 2019 Oct;37(4):425-33.
19. Bichakjian CK, Olencki T, Aasi SZ, et al. Basal cell skin cancer, Version 1.2019, NCCN Clinical Practice Guidelines in Oncology. J Natl Compr Canc Netw. 2019 May;14(5):574-97.
20. Hattier GA, Duffy RF, Finkelstein MJ, Beggs SM, Lee JB. Diagnosis and treatment of low-risk superficial basal cell carcinoma in a single visit. J Dermatol Treat. 2020 Mar 2:1-14.
21. Rodriguez-Vigil T, Vázquez-López F, Perez-Oliva N. Recurrence rates of primary basal cell carcinoma in facial risk areas treated with curettage and electrodesiccation. J Am Acad Dermatol. 2007;56:91-5.
22. van Loo E, Mosterd K, Krekels GA, Roozeboom MH, Ostertag JU, Dirksen CD, et al. Surgical excision versus Mohs' micrographic surgery for basal

cell carcinoma of the face: A randomised clinical trial with 10 year follow-up. Eur J Cancer. 2014 Nov;50(17):3011-20.

23. Nestor MS, Berman B, Goldberg D, Cognetta AB, Gold M, Roth W, et al. Consensus guidelines on the use of superficial radiation therapy for treating nonmelanoma skin cancers and keloids. J Clin Aesthet Dermatol. 2019 Feb;12(2):12-8.
24. Cullen JK, Simmons JL, Parsons PG, Boyle GM. Topical treatments for skin cancer. Adv Drug Deliv Rev. 2019 Nov 6.
25. Kuijpers DI, Thissen MR, Berretty PJ, Ideler FH, Nelemans PJ, Neumann MH. Surgical excision versus curettage plus cryosurgery in the treatment of basal cell carcinoma. Dermatol Surg. 2007 May;33(5):579-87.

CAPÍTULO 9

CARCINOMA ESPINOCELULAR

João Pedro Almeida
Gabriela Batista de Azeredo Bastos

PONTOS-CHAVE

- Carcinoma espinocelular é o segundo câncer de pele mais frequente, com maior incidência no sexo masculino, em pessoas com fototipo baixo, principalmente nas áreas fotoexpostas, e acima de 60 anos.
- Em geral, origina-se de lesões pré-malignas, e o principal fator de risco é a exposição à radiação ultravioleta cumulativa.
- A lesão é caracterizada por pápula, placa ou nódulo com invasão e crescimento progressivo, que podem tornar-se ulcerado, crateriforme ou necrótico.
- Apresenta bom prognóstico, com altas taxas de cura.
- A localização do tumor está diretamente ligada à recorrência e ao potencial metastático, sendo cabeça e pescoço áreas de pior prognóstico.
- O tratamento é cirúrgico na maioria dos casos.

INTRODUÇÃO

O carcinoma espinocelular (CEC) é um tumor maligno da pele que se origina da proliferação de células atípicas da camada espinhosa da epiderme. É o segundo câncer de pele mais comum, sendo mais incidente em pessoas com fototipo baixo em áreas fotoexpostas. Além de ser mais prevalente no sexo masculino e em maiores de 60 anos.

Diversos estudos têm constatado que sua incidência está aumentando, inclusive 1,2 vezes mais rapidamente que o carcinoma basocelular. Dessa maneira, a diferença de incidência desses dois tumores diminui a cada dia.

EPIDEMIOLOGIA

Representando 20% de todos os cânceres de pele, diversos fatores podem estar contribuindo para o aumento da incidência do CEC, incluindo diagnóstico precoce, aumento da expectativa de vida, depleção da camada de ozônio e aumento da terapia medicamentosa imunossupressora.[1] A exposição solar crônica, porém, é o fator preponderante ao seu surgimento. Em indivíduos de pele clara, isto é, com maior risco, as áreas fotoexpostas, incluindo mãos, braços, pescoço, são os locais mais comuns.[2]

PATOGÊNESE

O fator ambiental mais importante é a exposição cumulativa à radiação ultravioleta, o que explica o motivo pelo qual a incidência de CEC aumenta drasticamente com a idade.[3,4] Outros fatores ambientais incluem fatores químicos como arsênico e hidrocarbonetos policíclicos, principalmente no contexto de exposição ocupacional.[3]

Em transplantados, os CEC cutâneos são mais agressivos e numerosos, com maior risco de recorrência, metástase e mortalidade (Quadro 1).

A queratose actínica é a lesão precursora mais frequente (60% dos CEC evoluem dela), porém outras lesões pré-malignas, como eritroplasia de Queyrat e doença de Bowen, podem preceder o CEC.

QUADRO 1 Fatores de risco para desenvolvimento de CEC
Exposição ambiental
Exposição solar acumulativa Exposição a outras radiações UV (p. ex., câmaras de bronzeamento, PUVA) Agentes químicos (p. ex., arsênico, hidrocarbonetos policíclicos) Tabagismo
Fototipo baixo
Síndromes genéticas
Xeroderma pigmentoso Albinismo oculocutâneo Epidermólise bolhosa recessiva distrófica Epidermodisplasia verruciforme
Características clínicas locais predisponentes
Feridas crônicas não cicatrizadas Queratose actínica Eritroplasia de Queyrat Doença de Bowen Lúpus eritematoso discoide Líquen escleroso e atrófico
Imunossupressão
Transplante de órgãos Portadores de HIV Usuários de inibidores de BRAF

O CEC pode surgir também em locais de cicatrizes, queimaduras, úlceras crônicas, fístulas e dermatoses inflamatórias (líquen escleroso e atrófico e lúpus eritematoso discoide). No caso de feridas crônicas, a transformação neoplásica é denominada úlcera de Marjolin e tende a ter caráter agressivo, com tratamento mais difícil e maior risco de recorrência.[4,5]

Várias genodermatoses resultam em um risco elevado de CEC como xeroderma pigmentoso, epidermólise bolhosa recessiva distrófica, albinismo oculocutâneo e epidermodisplasia verruciforme.[3]

A imunossupressão crônica, seja por medicamentos (p. ex., os inibidores de BRAF: vemurafenibe ou dabrafenibe) ou pelo HIV, também aumenta a incidência de CEC.[4]

QUADRO CLÍNICO

Clinicamente, os carcinomas se apresentam como lesão caracterizada por pápula, placa ou nódulo, com invasão e crescimento progressivo, que pode se tornar ulcerada, crateriforme ou necrótica.

Podem infiltrar-se além das bordas visíveis da lesão e invadir através da fáscia, do periósteo, do pericôndrio e da bainha neural em casos agressivos. Em 40% dos casos de envolvimento perineural podem-se observar sintomas como dor, parestesia, queimação, paralisia facial ou diplopia. A disseminação de linfonodos é a principal via de metástase.[1,3,4]

As localizações mais comuns são áreas fotoexpostas como face, lábios, orelhas, couro cabeludo, braços, tronco e, particularmente em mulheres, membros inferiores (Figuras 1-4).

PROPEDÊUTICA

Exame físico rigoroso, incluindo palpação de cadeias linfonodais, deve ser realizado ao se deparar com uma lesão suspeita de CEC, visto que esses pacientes apresentam elevado risco de possuírem outras lesões pré-malignas e malignas cutâneas si-

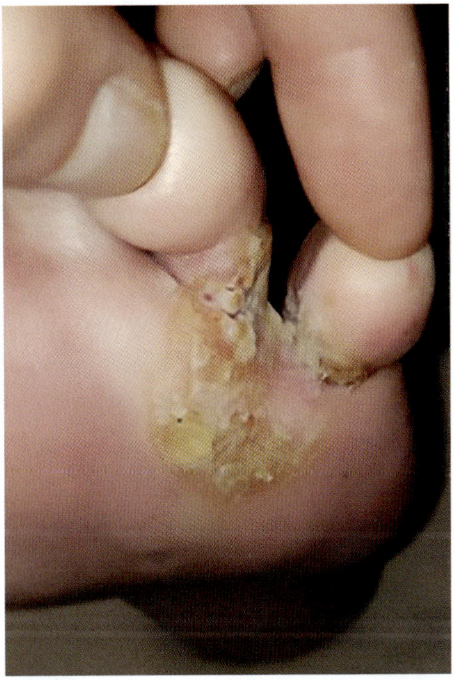

FIGURA 1 Carcinoma espinocelular verrucoso.

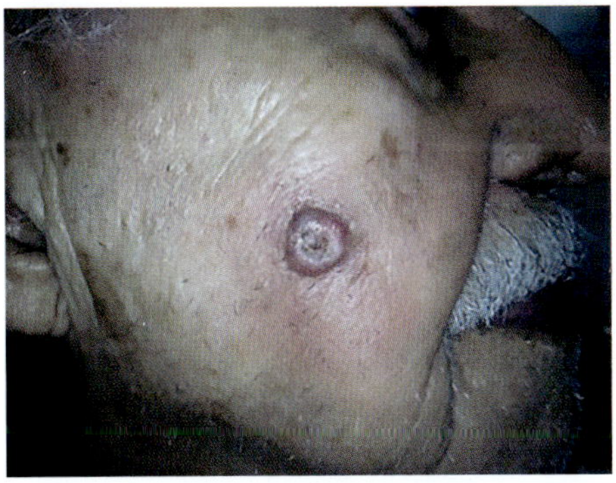

FIGURA 2 Carcinoma espinocelular.

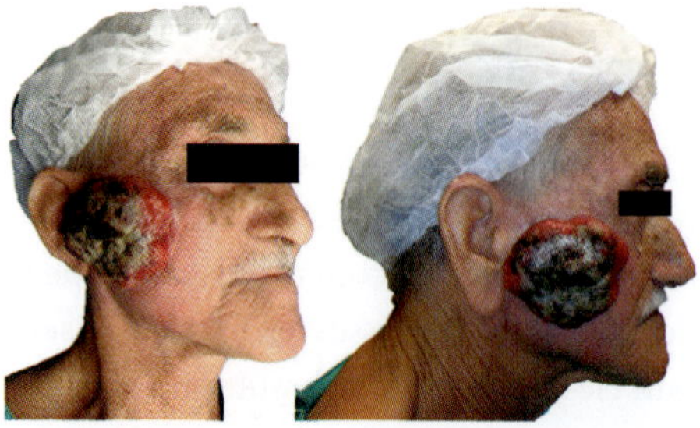

FIGURA 3 Carcinoma espinocelular invasivo.

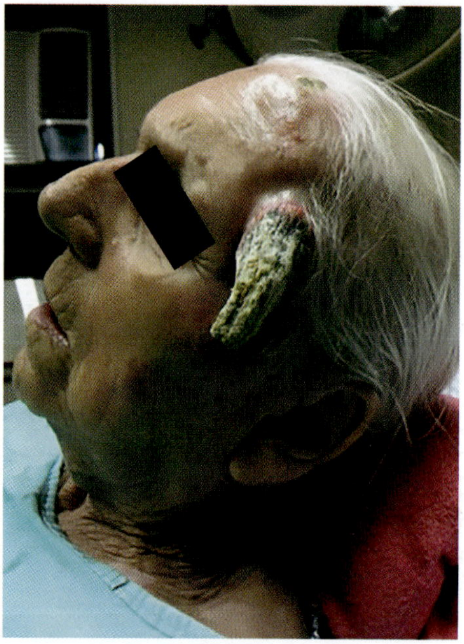

FIGURA 4 Corno cutâneo.

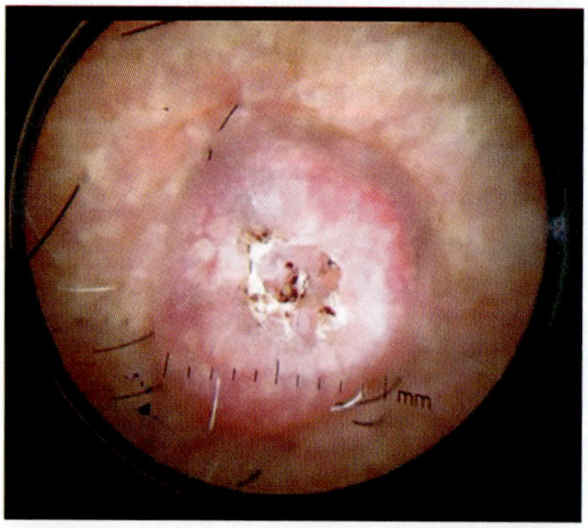

FIGURA 5 Dermatoscopia de carcinoma espinocelular.
Fonte: cortesia da Dra. Manuela Boleira.

multâneas adicionais e risco aumentado de desenvolver melanoma cutâneo.[6,7]

Na dermatoscopia podem-se observar vasos irregulares e glomerulares, ceratinização, áreas brancas sem estruturas, áreas brancas perifoliculares e ulceração (Figura 5).

DIAGNÓSTICO

O exame histopatológico (Figura 6) obtido por meio de biópsia de pele possibilita não somente o diagnóstico, mas também a avaliação do tipo histológico, padrão de crescimento e nível de invasão tumoral. Este deverá ser profundo o suficiente para avaliar a extensão de invasão na derme. Caracteriza-se por cordões invasivos de células escamosas malignas infiltrados na derme, podendo formar ilhas no tecido conjuntivo sem haver conexão com a epiderme.

Exames de imagem deverão ser solicitados quando houver suspeita de envolvimento perineural, vascular, ósseo, linfático ou de partes moles. No caso de envolvimento ósseo, é preferível a tomografia computadorizada. Em todos os outros, o mais adequado é a ressonância magnética.[8]

PROGNÓSTICO

O prognóstico na maioria dos casos é excelente, com uma taxa superior a 90% de cura.[3] Somente 1,1% a 2,8% dos pacientes diagnosticados morrem da doença.[6,9,10] A localização do tumor está diretamente ligada à recorrência e ao potencial metastático, sendo cabeça e pescoço áreas de pior prognóstico. Tumores são considerados de alto risco quando maiores que 20 mm na área L, maiores que 10 mm na área M ou de qualquer tamanho na área H.[9]

- Área H (*mask face zone*): compreende a área central da face, assim como as regiões pré-auricular, nasal, pálpebras superiores e inferiores, periorbital, lábios (incluindo o vermelhão), mento, mandíbula, temporal, orelha, genital, mãos e pés (Figura 7).
- Área M: regiões malar, fronte, couro cabeludo, cervical e pré-tibial.
- Área L: tronco e extremidades (excluindo mãos, pés e região pré-tibial).

A imunossupressão está associada a pior prognóstico em pacientes transplantados. Tumores espessos com mais de 6 mm, contando do ponto inferior de invasão do tumor à camada granulosa, têm maior po-

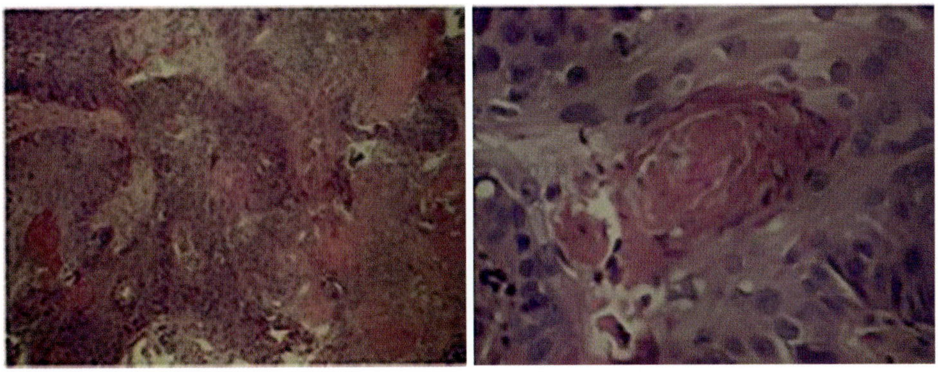

FIGURA 6 Diferenciação escamosa constituída por queratinócitos atípicos de núcleos pleomórficos com perda da polaridade invadindo a derme, a qual exibe infiltrado mononuclear perivascular e intersticial. Fonte: cortesia Dr. Bernard Kac.

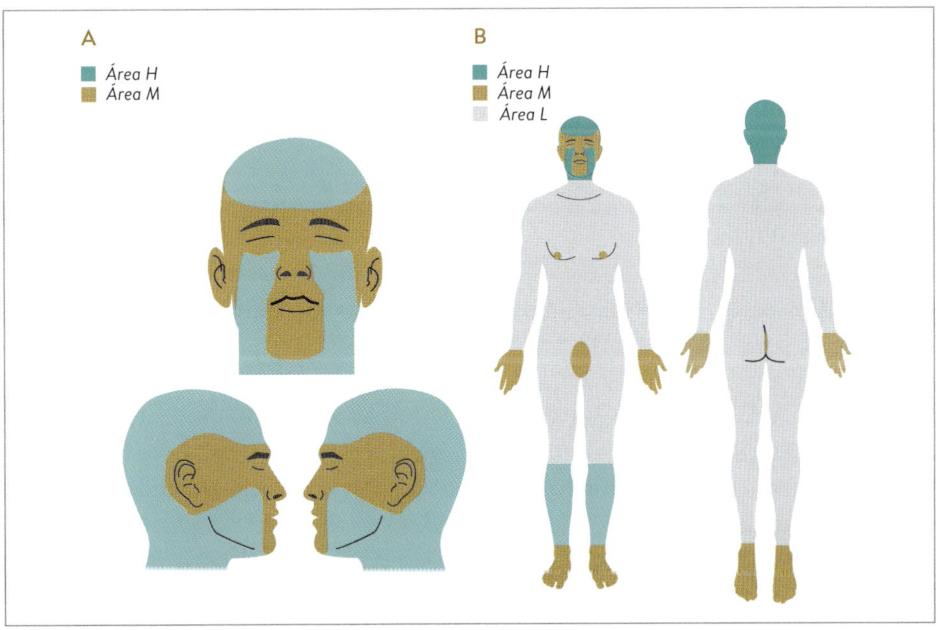

FIGURA 7 Área H ou *mask face zone*.

tencial de recorrência e metástase (16%) se comparados aos tumores finos de 2 mm ou menos com (0%) de metástase (Tabela 1).[11]

CLASSIFICAÇÃO E ESTADIAMENTO

A classificação e o estadiamento do CEC cutâneo tem como base o recente sistema TNM do American Joint Committee on Cancer (AJCC) (Quadros 2 e 3). Até o momento, nenhuma classificação prognóstica satisfatória foi proposta, sendo necessária uma validação adicional por estudos prospectivos multicêntricos maiores, a fim de estratificar melhor os prognósticos do CEC e delinear os pacientes que mais necessitam de tratamento adjuvante.[3]

TRATAMENTO

O objetivo do tratamento do carcinoma espinocelular deverá incluir a remoção completa do tumor, minimizando o risco de recorrência e/ou metástase, preservando a funcionalidade do tecido e o menor dano estético possível.[4]

A completa excisão cirúrgica com avaliação histopatológica das margens de excisão é o tratamento de escolha. Existem duas formas de remoção cirúrgica que podem ser realizadas no caso de CEC primário, a excisão tumoral padrão seguida de

TABELA 1 Fatores de risco para recorrência local ou metástase

	Baixo risco	Alto risco
Localização e tamanho	Área L < 20 mm Área M < 10 mm[4]	Área L ≥ 20 mm Área M ≥ 10 mm Área H[5]
Bordas	Bem delimitado	Mal delimitado
Primário ou recidivado	Primário	Recidivado
Imunossupressão	(-)	(+)
Rt prévia ou inflamação crônica local	(-)	(+)
Crescimento rápido	(-)	(+)
Sintomas neurológicos	(-)	(+)
Patologia		
Grau de diferenciação	Bem ou moderadamente diferenciado (-)	Mal diferenciado
Acantolítico, adenoescamoso (mucina), desmoplásico ou metaplásico	(-)	(+)
Nível de invasão	> 6 mm sem invasão subcutânea	> 6 mm ou com invasão subcutânea
Acometimento neural, linfático ou vascular	(-)	(+)

Fonte: adaptada de NCCN Guideline Squamous Cell Skin Cancer (2019). Disponível em: https://www.nccn.org/guidelines/guidelines-detail?category=1&id=1465.

análise histopatológica pós-operatória das margens e a cirurgia micrográfica de Mohs.[3]

Essa última consiste em uma técnica que permite análise de 100% das margens tumorais no intraoperatório. É considerada padrão-ouro para tratamento de CEC de alto risco ou baixo risco em locais anatômicos em que a excisão convencional pode resultar em comprometimento funcional significativo.[4,12]

Estudos baseados na técnica de cirurgia micrográfica de Mohs demonstraram que lesões menores que 2 cm quando excisados com uma margem operatória de 4 mm tem alta chance de cura histológica (aproximadamente 95% dos casos). Para lesões maiores que 2 cm, porém de baixo risco, o mesmo índice de cura é atingido com 6 mm de margem. E para lesões de alto risco, como as que se localizam em lábios, nariz, orelhas, pálpebras e couro cabeludo, ou outros fatores que indicam risco elevado, é recomendada uma margem de até 9 mm.[13] Vale ressaltar que a taxa de recorrência para técnicas

QUADRO 2 Classificação TNM do CEC baseado no AJCC 2017

T: tumor primário
Tx: tumor primário não pode ser acessado
Tis: carcinoma *in situ*
T1: tumor < 2 cm em maior dimensão
T2: tumor = 2 cm e < 4 cm em maior dimensão
T3: tumor = 4 cm ou erosão óssea ou invasão perineural ou profunda
T4: tumor com invasão óssea

N: linfonodos regionais
Nx: linfonodos não podem ser acessados
N0: sem comprometimento linfonodal
N1: metástase em único nódulo ipsilateral com < 3 cm e ene –
N2: metástase em único nódulo ipsilateral com < 3 cm e < 6 cm em sua maior dimensão e ene – ou metástase em múltiplos nódulos ipsilateral < 6 cm e ene –
N3: metástase em linfonodo > 6 cm

(Nota: ene – extensão extranodal)

M: metástase a distância
M0: sem metástase
M1: metástase

QUADRO 3 Estadiamento clínico

Estágio 0	Tis	N0	M0
Estágio 1	T1	N0	M0
Estágio 2	T2	N0	M0
Estágio 3	T3	N0	M0
	T1	N1	M0
	T2	N1	M0
	T3	N1	M0
Estágio 4	T1	N2	M0
	T2	N2	M0
	T3	N2	M0
	Tx	N3	M0
	T4	Nx	M0
	Tx	Nx	M1

x = qualquer classificação

não Mohs é de 5,4-18,7% contra 1,2-3,9% quando realizado o método de Mohs.[6,9,10]

A radioterapia é uma opção de tratamento para pacientes que têm contraindicação cirúrgica ou se recusam a fazê-la. Essa opção terapêutica pode causar efeitos adversos como discromia, fibrose e telangiectasias. Além de alterações de sensibilidade, úlceras de difícil cicatrização e necrose.[14]

As terapias superficiais devem ser reservadas apenas a pacientes em que a cirurgia ou a radiação é impraticável, em virtude da taxa de cura limitada. Entre elas estão 5-fluorouracil ou imiquimode, terapia fotodinâmica (PDT) e crioterapia.[7]

É evidenciada uma associação entre baixo nível socioeconômico e tumores maiores. Por isso devem ser estimuladas consultas médicas regulares e observação de lesões suspeitas entre pacientes transplantados e população geral. A fotoproteção é imprescindível, pois reduz o surgimento de ceratoses actínicas e, portanto, o potencial de malignidade. A educação do paciente é indispensável, especialmente em pacientes com alto risco de CEC. O autoexame para avaliar a superfície cutânea e palpação de linfonodos deve ser ensinado aos pacientes e estimulado. Dessa forma lesões podem ser detectadas precocemente e tratadas com menor comorbidade e mortalidade.[15]

CONSIDERAÇÕES FINAIS

A incidência do carcinoma espinocelular tem aumentado, e com isso torna-se cada vez mais imprescindível a conscientização da população a respeito do seu principal fator causal (exposição solar cumulativa) e da adoção de medidas preventivas. Assim como a conscientização da avaliação da superfície corporal frequente, a fim de obter um diagnóstico precoce desse tumor para maior chance de cura com menor comorbidade ao tratamento. Este que é preferencialmente cirúrgico com margens de segurança, tem uma taxa de recorrência menor no método de Mohs se comparado à técnica não Mohs. É necessário fazer um acompanhamento regular de pacientes que tiveram CEC em virtude do risco de 30-50% de ter um novo câncer de pele não melanoma, principalmente nos três anos subsequentes.

REFERÊNCIAS

1. Murphy GF, Beer TW, Cerio R, Kao GF, Nagore E, Pulitzer MP. Squamous cell carcinoma. In: Elder DE, Massi D, Scolyver RA, Willemze R. WHO classification of skin tumours. 4. ed. Lyon: IARC; 2018. p. 35-45.
2. Alam M, Armstrong A, Baum C, Bordeaux JS, Brown M, Busaum KJ, et al. Guidelines of care for the management of cutaneous squamous cell carcinoma. J Ad Acad Dermatol. 2018;78(3):560-78.
3. Stratigos A, Garbe C, Lebbe C, Malvehy J, del Marmol V, Pehamberger H, et al. Diagnosis and treatment of invasive squamous cell carcinoma of the skin: European consensus-based interdisciplinary guideline. Eur J Cancer. 2015 Sep;51(14):1989-2007.
4. Axibal EL, Brown MR. Squamous cell carcinoma. In: Hanlon A. A practical guide to skin cancer. Nashville: Springer; 2018. P. 69-96.
5. Eroglu A, Berberoglu U, Berreroglu S. Risk factors related to locoregional recurrence in squamous cell carcinoma of the skin. J Surg Oncol. 1996;61:124-30.
6. Callens J, Van Eycken L, Henau K, Garmyn M. Epidemiology of basal and squamous cell carcinoma in Belgium: the need for a uniform and compulsory registration. J Eur Acad Dermatol Venereol. 2016;30:1912-8.
7. Miller JS, Alam M, Andersen J, Berg D, Bichakijan CK, Bowen G, et al. Basal cell and squamous cell skin cancers. Journal of the National Comprehensive Cancer Network. 2010 Aug;8(8):836-64.
8. Gandhi MR, Panizza B, Kennedy D. Detecting and defining the anatomic extent of large nerve perineural spread of malignancy: comparing "targeted" MRI with the histologic findings following surgery. Head Neck. 2011;33:469-75.
9. Suen JK, Bressler L, Shord SS, Warso M, Villano JL. Cutaneous squamous cell carcinoma responding

serially to single-agent cetuximab. Anticancer Drugs. 2007;18:827-9.

10. Schmults CD, Karia PS, Carter JB, Han J, Qureshi AA. Factors predictive of recurrence and death from cutaneous squamous cell carcinoma: a 10-year, single institution cohort study. JAMA Dermatol. 2013 May;149(5):541-7.
11. Carneiro BA, Watkin WG, Mehta UK, Brockstein BE. Metastatic basal cell carcinoma: complete response to chemotherapy and associated pure red cell aplasia. Cancer Invest. 2006;24:396-400.
12. van der Eerden PA, Prins ME, Lohuis PJ, Balm FA, Vuyk HD. Eighteen years of experience in Mohs micrographic surgery and conventional excision for nonmelanoma skin cancer treated by a single facial plastic surgeon and pathologist. Laryngoscope. 2010 Dec;120(12):2378-84.
13. Batra RS, Kelley LC. Predictors of extensive subclinical spread in nonmelanoma skin cancer treated with Mohs micrographic surgery. Arch Dermatol. 2002;138:1043-51.
14. Cox NH, Dyson P. Wound healing on the lower leg after radiotherapy or cryotherapy of Bowen's disease and other malignant skin lesions. Br J Dermatol. 1995;133:60-5.
15. Janda M, Youl P, Neale R, Aitken J, Whiteman D, Gordon L, et al. Clinical skin examination outcomes after a video-based behavioral intervention: analysis from a randomized clinical trial. JAMA Dermatol. 2014 Apr;150(4):372-9.

CAPÍTULO 10

MELANOMA CUTÂNEO

Carlos Baptista Barcaui
Elisa de Oliveira Barcaui
Juan Piñeiro-Maceira

PONTOS-CHAVE

- O melanoma representa 2-4% dos cânceres da pele, entretanto é responsável por 75-90% dos óbitos decorrentes do câncer da pele.
- Anualmente, no mundo, ocorrem aproximadamente 300 mil novos casos e 60 mil mortes decorrentes do melanoma.
- O melhor entendimento sobre a biologia molecular do melanócito e seu papel na patogênese do melanoma permitiu o desenvolvimento de novas terapias sistêmicas como a terapia-alvo por meio da inibição dos genes BRAF (vemurafenibe, dabrafenibe) e/ou MEK (trametinibe, cobimetinibe) e a imunoterapia usando anticorpos monoclonais antimorte celular programada-1 (anti-PD1-pembrolizumabe e nivolumabe) ou anticorpos antiproteína 4 associada a linfócito T citotóxico (anti-CTLA4-ipilimumabe).
- Os tipos mais frequentes do melanoma cutâneo primário são extensivo superficial, nodular, acral e lentigo maligno. Outras variantes menos frequentes também podem ocorrer.
- A maioria dos melanomas são diagnosticados pelo próprio paciente, por um de seus familiares ou amigos.
- O prognóstico do paciente com melanoma está diretamente relacionado com o estádio em que a doença é diagnosticada e tratada. A espessura tumoral medida em milímetros (Breslow) é o principal fator prognóstico do melanoma cutâneo primário.
- A correta abordagem cirúrgica do melanoma primário é útil para o diagnóstico, estadiamento e tratamento desse tumor.

INTRODUÇÃO

O melanoma é uma neoplasia maligna que tem sua origem no melanócito, célula responsável pela produção de melanina. Pode acometer a pele, mucosas (p. ex., oral, conjuntival e genital), úvea e leptomeninges. Representa 2-4% dos cânceres de pele, entretanto é responsável por 75-90% dos óbitos decorrentes do câncer de pele. O principal fator prognóstico é a sua espessura. Quando tratado precocemente apresenta altos índices de cura. Anualmente, no mundo, ocorrem aproximadamente 300 mil novos casos e 60 mil mortes decorrentes do melanoma.[1-3]

PATOGÊNESE

Como todo câncer, o melanoma é resultante de um processo multifatorial que, em última análise, leva à ativação de oncogenes e/ou à supressão de genes supressores tumorais através de vias de sinalização moleculares. As mais envolvidas são vias relacionadas diretamente com o comportamento biológico do melanócito, célula originária da crista neural: via da proteína-quinase ativada por mitógenos (MAPK), via da 3-quinase fosfoinositídeo 3-quinase (PI3K) como o BRAF, NRAS e KIT, via da WNT e via do receptor de melanocortina 1 e do fator de transcrição associado à microftalmia (MC1R-MITF). Embora a via MAPK esteja ativada em quase todos os melanomas, diferentes alterações estão associadas com subtipos específicos de melanoma, como, por exemplo, BRAF e NRAS no melanoma cutâneo e da conjuntiva; KIT nos melanomas de mucosa e acrais; e, ainda, GNAQ e GNA11 no melanoma uveal.[4]

O melhor entendimento sobre a biologia molecular do melanócito e seu papel na patogênese do melanoma permitiu o desenvolvimento de novas terapias sistêmicas como a terapia-alvo por meio da inibição dos genes BRAF (vemurafenibe, dabrafenibe) e/ou MEK (trametinibe, cobimetinibe) e a imunoterapia usando anticorpos monoclonais antimorte celular programada-1 (anti-PD1-pembrolizumabe e nivolumabe) ou anticorpos antiproteína 4 associada a linfócito T citotóxico (anti-CTLA4-ipilimumabe) (Figura 1).

ASPECTOS EPIDEMIOLÓGICOS

A incidência mundial do melanoma vem aumentando principalmente em indivíduos de pele clara. As taxas mundiais de incidência ajustadas para idade, em 1990, eram de 2,3 homens e 2,2 mulheres para cada 100 mil habitantes. Em 2008, foram de 3,1 e 2,8 homens e mulheres respectivamente para cada 100 mil habitantes. Em 2015, o número global de novos casos de melanoma foi de 351.880, com uma incidência ajustada por idade de cinco casos para cada 100 mil habitantes por ano. Nos Estados Unidos é o quinto tipo de câncer mais frequente, tendo sido diagnosticados 96.480 novos casos em 2019, o que representa 27 novos casos para cada 100 mil em indivíduos brancos não hispânicos; 5:100 mil entre os hispânicos e 1:100 mil entre os negros e asiáticos. O país com a maior incidência mundial de melanoma é a Austrália, com 72 novos casos para cada 100 mil habitantes por ano. No Brasil, segundo a estimativa de 2020 do Instituto Nacional do Câncer, o número de casos novos será de 4.200 em homens e 4.250 em mulheres por ano. Esses valores correspondem a um risco estimado de 4,03 casos novos a cada 100 mil homens e 3,94 para cada 100 mil mulheres. As regiões Sul e Sudeste apresentam uma maior incidência do que as demais (Figura 2).[1-3,5]

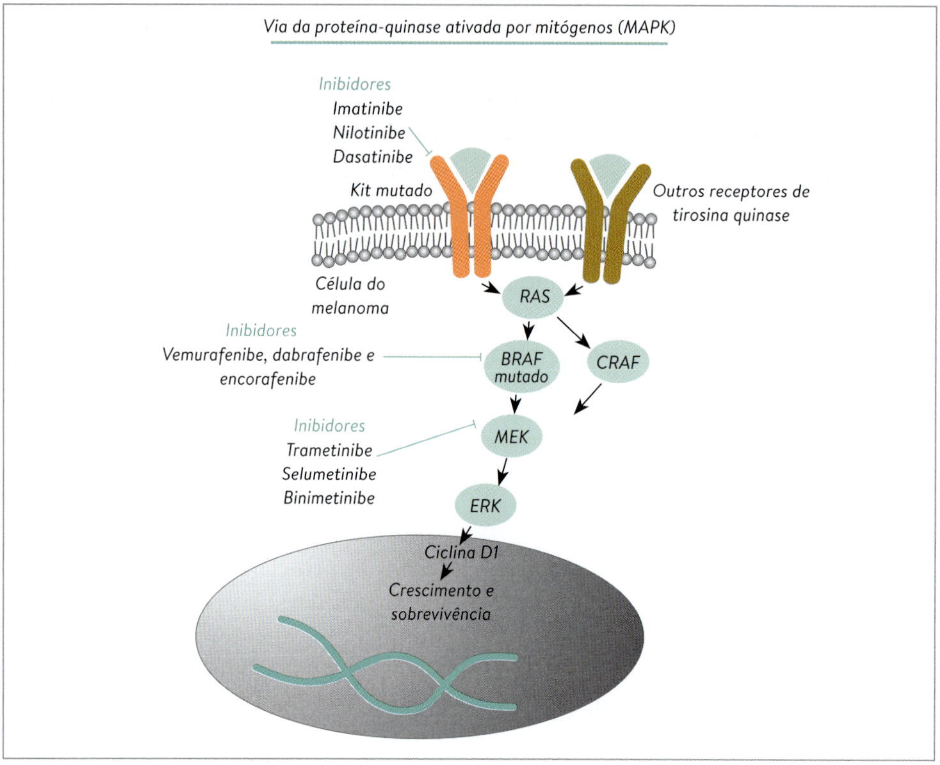

FIGURA 1 Via da proteína-quinase ativada por mitógenos e os respectivos locais de atuação da terapia-alvo.

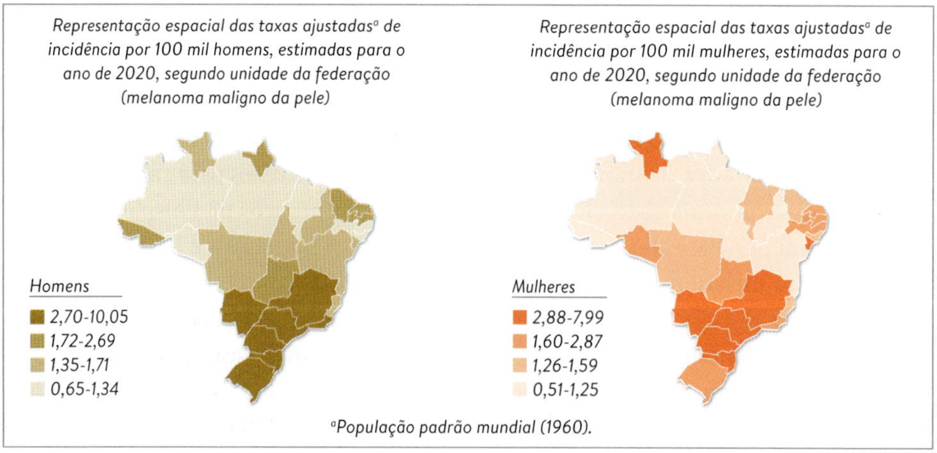

FIGURA 2 Incidência do melanoma no Brasil.
Fonte: adaptado de Inca, 2019.[6]

Nos EUA, as taxas de mortalidade permaneceram estáveis da década de 1980 até 2011, com 9.000 óbitos por ano. De 2007 a 2016 houve uma diminuição de 2% ao ano em indivíduos acima de 50 anos e de 4% ao ano em indivíduos com menos de 50 anos, o que pode refletir os efeitos das campanhas educativas e esforços para aumentar a detecção precoce dessa neoplasia. Anualmente, no mundo, ocorrem 60 mil mortes relacionadas ao melanoma. No Brasil, são estimadas 1.794 mortes em 2020, sendo 1.012 homens e 782 mulheres.[6]

FATORES DE RISCO

São considerados fatores de risco para o desenvolvimento do melanoma:

- pele e olhos claros, cabelos loiros ou ruivos;
- presença de mais de 50 nevos melanocíticos comuns;
- presença de mais de cinco nevos atípicos – síndrome do nevo atípico;
- presença de efélides e lentigos solares;
- história prévia de exposição solar intensa e intermitente;
- episódios de queimadura solar principalmente na infância e adolescência;
- história prévia ou familiar de melanoma;
- história prévia de outros tipos de câncer de pele;
- pacientes portadores de síndromes associadas ao aumento de neoplasias, como, por exemplo, a síndrome Li-Fraumeni e o xeroderma pigmentoso;
- pacientes portadores de mutações genéticas e polimorfismos associados ao melanoma familial – CDKN2A, CDK4, BAP1 e MC1R;
- pacientes imunodeprimidos ou imunossuprimidos.

Pacientes que já tiveram melanoma apresentam uma maior chance de desenvolver outro tumor primário. O risco relativo é superior a 10, porém esse risco diminui com o tempo. O segundo melanoma primário ocorre mais frequentemente nos dois primeiros anos após o tumor primário, o que, provavelmente, reflete um maior nível de vigilância sobre esses pacientes. A probabilidade de desenvolver um segundo tumor primário é maior em pacientes portadores da síndrome do nevo atípico e/ou com história familiar de melanoma.[7] Pacientes com história prévia de câncer da pele não melanoma e ceratoses actínicas também apresentam um risco relativo de aproximadamente 4, o que está diretamente relacionado com o grau de exposição do paciente aos raios ultravioleta.

Os fatores que levam membros de uma mesma família a desenvolverem melanoma podem ser genéticos, ambientais, comportamentais ou simplesmente de origem aleatória. Independentemente da causa, a história familiar de melanoma em um parente de primeiro grau confere um risco relativo de 1,7. O melanoma familial, de origem genética, está relacionado com mutações e polimorfismos em genes como CDKN2A, CDK4, BAP1 e MC1R. A ocorrência dessas alterações é mais preditiva em locais com baixa incidência do tumor. Em famílias portadoras de mutação no gene CDKN2A há associação a uma maior incidência do câncer de pâncreas.[8] Maiores detalhes sobre as recomendações atualizadas sobre as indicações para pesquisa genética em famílias com melanoma podem ser encontrados no endereço www.genomel.org. Como todo exame laboratorial, os prós e contras dessa pesquisa devem ser avaliados e, principalmente, o seu impacto na condução desses pacientes. Atualmente, de acordo com Genomel, o aconselhamento genético está indicado nas seguintes situações:

- história familiar de melanoma cutâneo invasivo ou câncer de pâncreas (≥ 3 membros acometidos em um lado da família);
- ≥ 3 melanomas cutâneos primários invasivos, incluindo o primeiro com início antes dos 45 anos de idade;
- ≥ 1 tumor melanocítico intradérmico com mutação no BAP-1 e história familiar de mesotelioma, meningioma e/ou melanoma uveal;
- ≥ 2 tumores melanocíticos intradérmicos com mutação no BAP-1.

Importante ressaltar que, apesar da presença de uma grande quantidade de nevos melanocíticos ser um fator de risco para melanoma, a maioria (70%) dos melanomas são *de novo*, que tem origem na pele sã. Aproximadamente 30% dos melanomas são associados a nevos melanocíticos independentemente do fato de serem atípicos ou comuns. Os nevos atípicos são, portanto, marcadores de risco e não lesões precursoras do melanoma.[9]

A exposição solar está relacionada com uma maior incidência de melanoma, principalmente a do tipo intensa intermitente e durante a infância e a adolescência. A presença de sinais de dano actínico, que é uma forma subjetiva de avaliar a exposição solar prévia, assim como a história prévia de queimadura solar, estão relacionadas com risco relativo de 2,0.[8]

TIPOS DE MELANOMA CUTÂNEO PRIMÁRIO

Existem basicamente quatro tipos principais de melanoma cutâneo: extensivo superficial, nodular, lentigo maligno e acral. Todos têm origem na epiderme, onde estão situados os melanócitos, e apresentam uma fase de crescimento radial intraepitelial e, depois, vertical. O tempo dessas fases varia de acordo com o tipo histopatológico. O melanoma é denominado invasivo quando invade a derme. A ocorrência de metástases está diretamente relacionada com a espessura do tumor, a presença de ulceração e a quantidade de mitoses/mm^2 encontradas na derme. Todas as apresentações clínicas podem, em sua evolução, apresentar áreas hipo/amelanóticas e/ou ulcerar.

Cabe salientar que na literatura norte-americana utiliza-se o termo "melanoma maligno", o que é uma redundância na língua portuguesa. Outra distinção relevante em relação à nomenclatura na língua inglesa é quanto ao termo "lentigo maligno" (melanoma tipo lentigo maligno *in situ*) e "lentigo maligno melanoma" (melanoma tipo lentigo maligno invasivo).

Uma nova classificação baseada na correlação entre as alterações genéticas observadas nos diferentes tipos de melanoma vem ganhando relevância na literatura: melanomas associados a fotodano crônico, melanomas não associados a fotodano crônico e melanomas acrais. Os melanomas associados a fotodano crônico apresentam mais mutações no BRAF (56%) em relação aos demais; já os melanomas acrais e de mucosa apresentam mais mutações do KIT.

MELANOMA EXTENSIVO SUPERFICIAL

Representa aproximadamente 70% dos melanomas e é mais frequente na faixa etária entre 40-60 anos. Historicamente, é descrito como sendo encontrado no tronco em homens e nas pernas em mulheres, mas pode ocorrer na pele em qualquer região do corpo, em ambos os sexos. Por esse motivo, é importante o exame cutâneo total independentemente do motivo da consulta. A apresentação clínica clássica desse tipo de neoplasia é de uma mácula, que evolui para uma placa assintomática, enegrecida, assimétrica ("A"), com bordas irregulares ("B"), coloração variada (+ de 3 cores) ("C"), diâmetro acima de 6 mm ("D"). Isso deu origem à criação da regra do ABCD, na década de 1980, por um grupo da Universidade de Nova York. A queixa principal é a mudança/crescimento de uma "pinta" relatada pelo paciente ou um de seus familiares. Acrescente-se ao ABCD o "E" de evolução (Figuras 3A-C e Figura 4A-C).

MELANOMA NODULAR

É a segunda forma mais frequente em indivíduos de pele clara, representa 15-30% dos melanomas e é a mais frequente em faixas etárias acima de 60 anos. Diferentemente das outras formas, sua incidência não vem aumentando. Acomete homens e

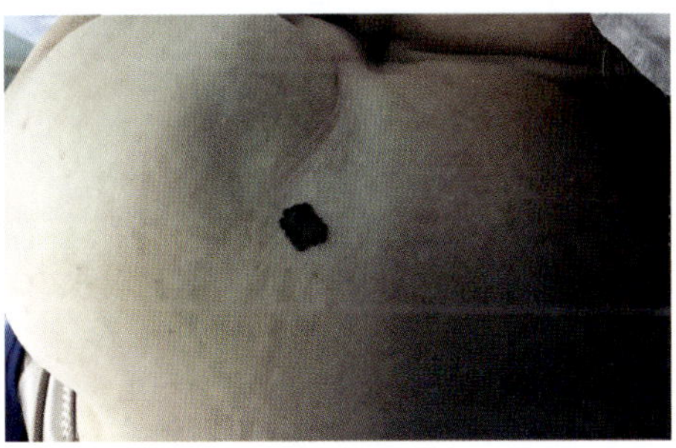

FIGURA 3A Melanoma extensivo superficial em paciente do sexo feminino, 55 anos, na região escapular esquerda. Placa enegrecida com bordas irregulares, coloração enegrecida. Sinal do patinho feio – a lesão se destaca em meio ao restante da pele ou em relação a outras lesões pigmentadas.

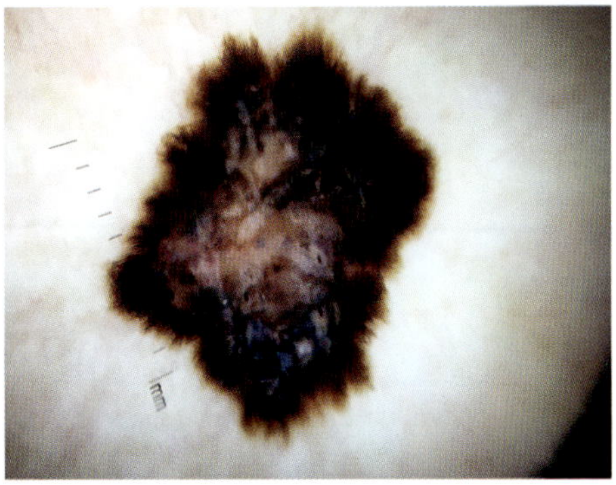

FIGURA 3B Melanoma extensivo superficial. Dermatoscopia exibindo padrão global de multicomponentes, rede pigmentada irregular, áreas amorfas enegrecidas, áreas brancas cicatriciais, múltiplos pontos cinza-azulados e estrias brancas brilhosas.

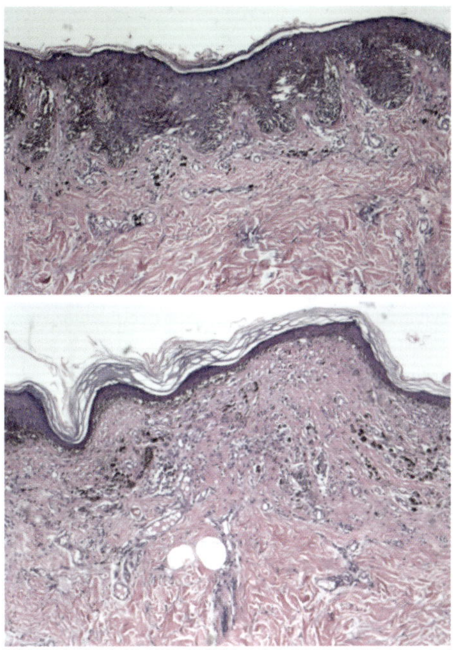

FIGURA 3C Melanoma extensivo superficial (Clark II, Breslow 0,5 mm). Nota-se proliferação de células de melanoma ocupando a epiderme, com fusionamento de cones interpapilares (à esquerda, H&E 100x) e invadindo a derme, na qual se observa zona de fibrose com reação inflamatória contendo melanófagos, correspondendo a um fenômeno de regressão parcial da lesão (à direita H&E 40X).

mulheres, porém é mais frequente em homens. Suas localizações mais comuns são o tronco, a cabeça e o pescoço. Apresenta-se, clinicamente, como uma pápula que evolui para nódulo de coloração castanha, preta ou rósea. É a forma que apresenta a fase de crescimento vertical mais rápida, sendo por isso diagnosticada frequentemente de maneira tardia (Figuras 5A, B).

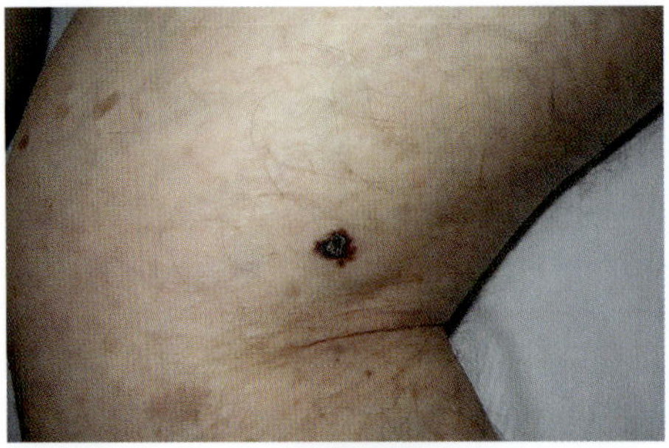

FIGURA 4A Melanoma extensivo superficial, na região poplítea de paciente do sexo masculino com 63 anos de idade.

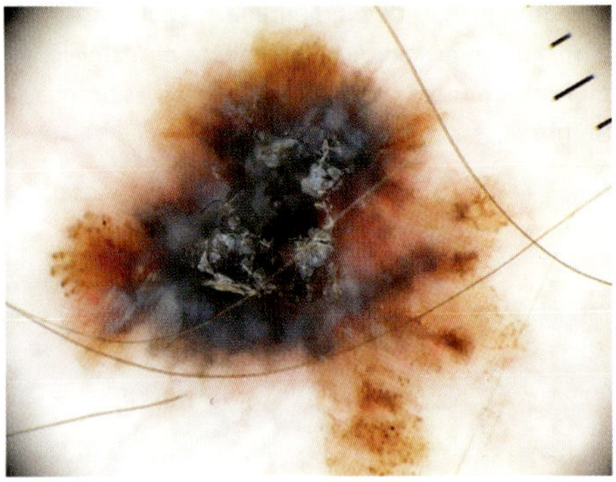

FIGURA 4B Melanoma extensivo superficial. Dermatoscopia – padrão global de multicomponentes. Lesão assimétrica, de coloração marrom-clara, escura, preta, vermelha e cinza-azulada, exibindo estrias periféricas, rede irregular, áreas amorfas, véu azul-esbranquiçado e estrias brancas brilhosas.

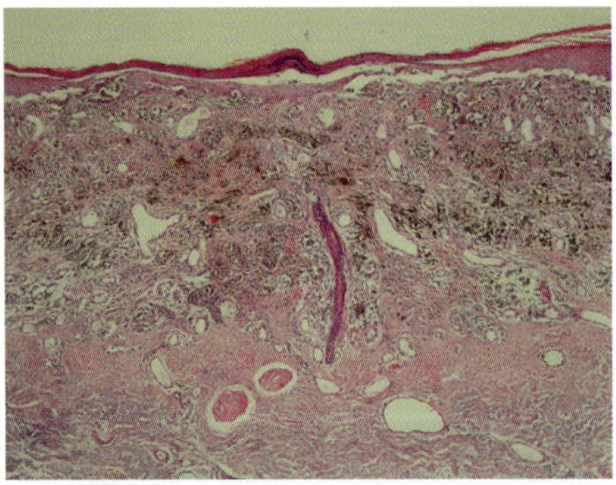

FIGURA 4C Melanoma extensivo superficial (Clark IV, Breslow 0,78 mm). Histopatologia evidenciando extenso acometimento dérmico e comprometimento do epitélio de um ducto sudoríparo na porção central da foto (H&E40x).

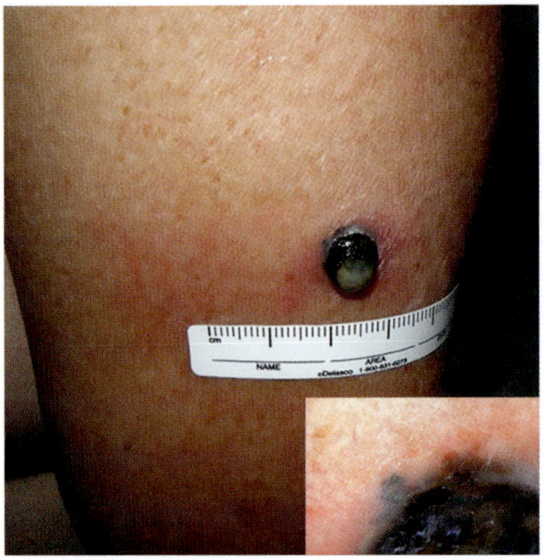

FIGURA 5A Melanoma nodular no braço esquerdo de paciente do sexo masculino com 65 anos. Lesão recoberta por pústula. Na imagem menor observa-se o derrame de pigmento na periferia da lesão.

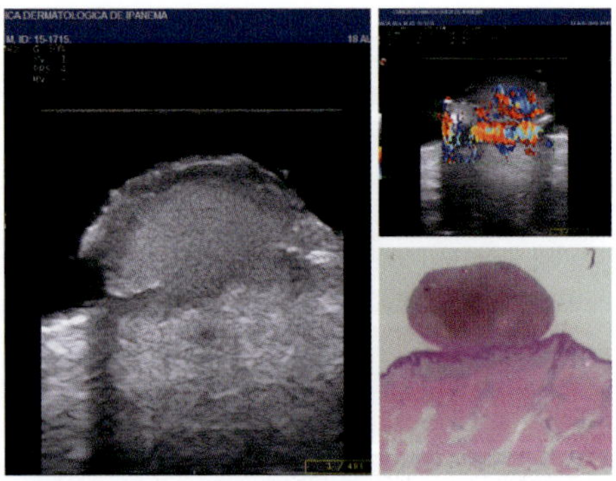

FIGURA 5B Ultrassonografia de alta frequência (22 MHz) exibindo mapeamento doppler positivo intra e perilesional. Correlação perfeita da imagem ultrassonográfica com o pequeno aumento da histopatologia no H&E. Melanoma Nodular Breslow 3,7 mm; 2 mitoses/mm^2.

MELANOMA TIPO LENTIGO MALIGNO

Representa 10-15% dos melanomas e é mais frequente em indivíduos acima de 70 anos com fotodano intenso. Acomete, preferencialmente, a região cefálica, principalmente o nariz e a região malar. Possui uma fase de crescimento radial prolongada, permanecendo intraepitelial (*in situ*) por um longo período antes de progredir para a fase vertical invasiva, o que ocorre em aproximadamente 5% dos casos. Clinicamente, apresenta-se como uma mácula acastanhada enegrecida, com bordas irregulares que evoluem para placa e, eventualmente, para nódulo (fase invasiva) (Figuras 6A, B).

MELANOMA ACRAL

Representa aproximadamente 5% dos melanomas. Entretanto, em virtude da baixa ocorrência de melanomas relacionados à exposição solar em negros e asiáticos, representa 70% e 45% dos melanomas nesses grupos étnicos, respectivamente. Esse fato é relevante no Brasil em decorrência da grande miscigenação. Ocorre na região palmoplantar, dígitos e no aparelho ungueal. O acometimento dos pés é três vezes mais frequente do que das mãos, nas quais prevalece o acometimento do aparelho ungueal e, raramente, da região palmar. É mais frequente em indivíduos com mais de 60 anos de idade e incide tanto em homens quanto em mulheres, com discreta predominância no sexo feminino (1,8:1,0). As lesões palmo-plantares apresentam-se como uma mácula de formato irregular, com coloração que varia do castanho ao negro, que evolui para placa ou nódulo e que pode ulcerar. O seu diagnóstico é frequentemente tardio, o que resulta em mau prognóstico. Também pode apresentar-se na forma hipo/amelanótica, o que torna seu diagnóstico ainda mais difícil, podendo ser confundido com verruga plantar, úlceras traumáticas ou granuloma piogênico. Em trabalho recente, realizado no Instituto Nacional do Câncer (RJ) envolvendo 529 pacientes com melanoma acral, a mediana do índice de Breslow

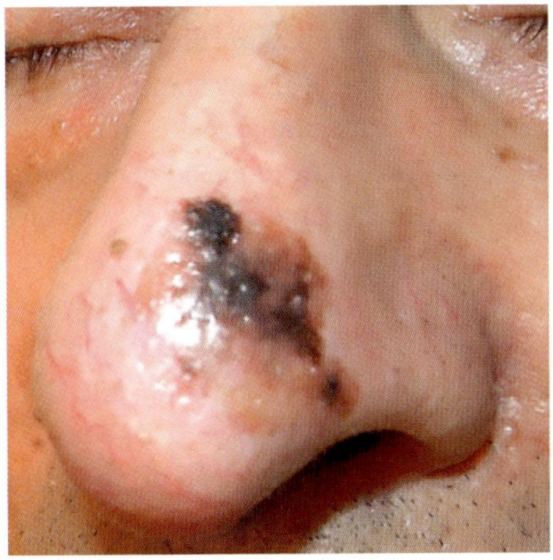

FIGURA 6A Melanoma tipo lentigo maligno *in situ*. Lesão extensa, com fase de crescimento radial de longa duração, sem invadir a derme.

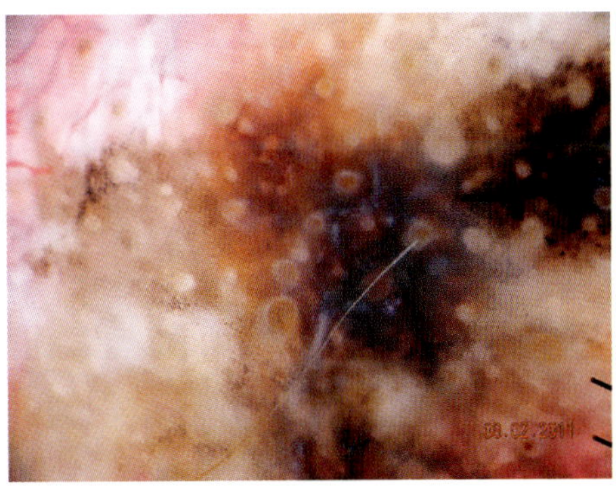

FIGURA 6B Lentigo maligno. Dermatoscopia – observam-se as colorações marrom-clara, escura, preta, vermelha e cinza-azulada. Do ponto de vista estrutural notam-se múltiplos pontos cinza-azulados formando um padrão anular-granular, aberturas foliculares assimetricamente pigmentada, áreas amorfas e estrias brancas brilhosas.

foi de 5 mm, no momento do diagnóstico.[10] O papel do traumatismo repetido na etiologia do melanoma nas regiões palmo-plantares é controverso na literatura. Do ponto de vista biológico molecular, caracteriza-se por apresentar um número maior de alterações genéticas e mutações do KIT (Figuras 7A-C e Figura 8).

O melanoma do aparelho ungueal corresponde a 0,3-1,4% dos melanomas. A porção mais acometida é a matriz ungueal onde está situada a maioria dos melanócitos no aparelho ungueal, mas também pode ocorrer no leito subungueal e no epitélio adjacente à lâmina. Frequentemente, apresenta-se clinicamente como uma faixa irregular de pigmentação castanho-enegrecida – melanoníquia, em geral com mais de 3 mm. Pode, eventualmente, acometer a prega proximal da unha – sinal de Hutchinson. Em sua fase mais tardia, pode ocasionar distrofia e destruição do aparelho ungueal. O epônimo em inglês ABCDEF foi criado para destacar os achados clínicos mais frequentes do melanoma ungueal: A: *age, african-americans* ; B: *brown to black band* ; C: *change in the nail band*; D: *dominant digit*; E: *extension (sinal de Hutchinson)*; F: *family or personal history of melanoma* (Figuras 9A-E e Figura 10).

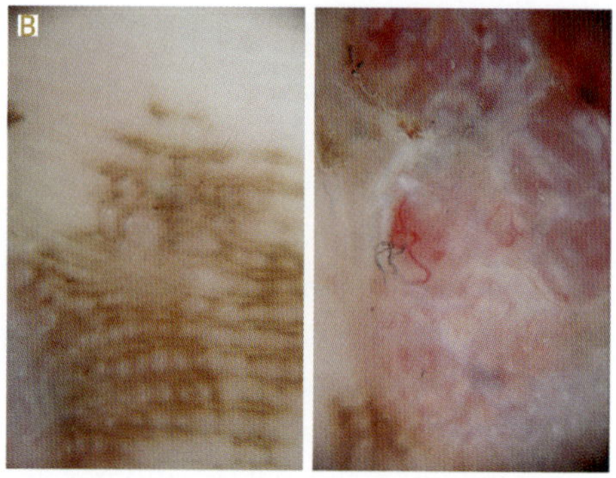

FIGURA 7B Dermatoscopia de melanoma acral. À esquerda observa-se um padrão em sulcos paralelos com dupla linha sugestivo de benignidade, provavelmente relacionado com nevo congênito presente antes do melanoma. À direita, destaque para o padrão vascular exibindo vasos lineares irregulares no componente hipomelanótico do tumor.

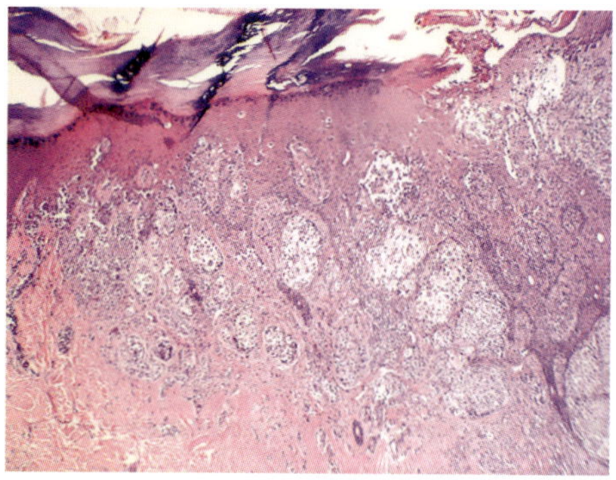

FIGURA 7C Melanoma da região plantar ulcerado (Clark IV, Breslow 8 mm). Nota-se extensa ocupação da derme pelas massas de células tumorais, assim como ascensão pagetoide na epiderme.

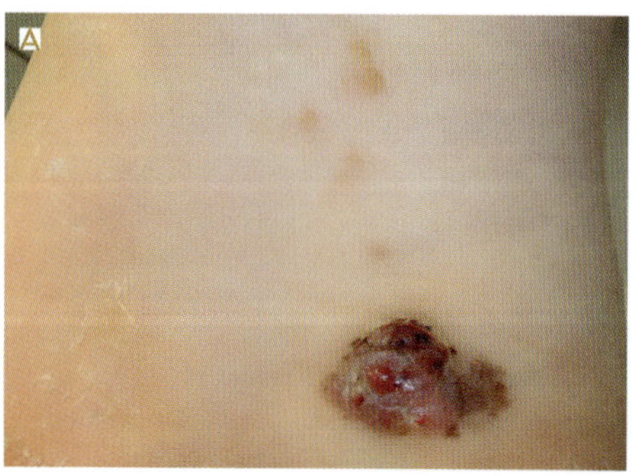

FIGURA 7A Melanoma na região plantar associado a nevo melanocítico congênito, em paciente caucasiano de 53 anos.

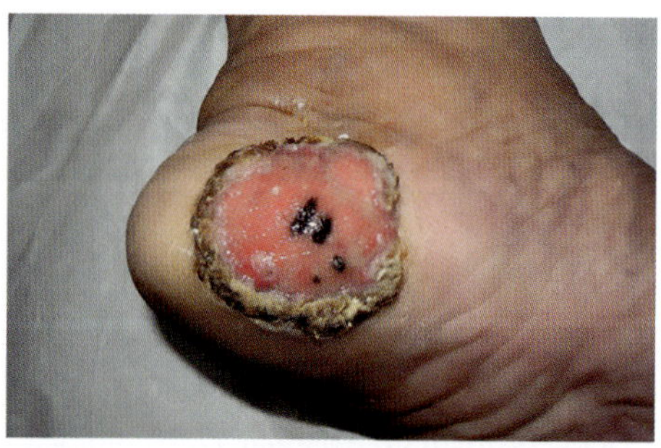

FIGURA 8 Melanoma na região plantar hipo/amelanótico. A lesão foi tratada durante mais de 1 ano como uma úlcera de estase em razão do aspecto pouco pigmentado da lesão.

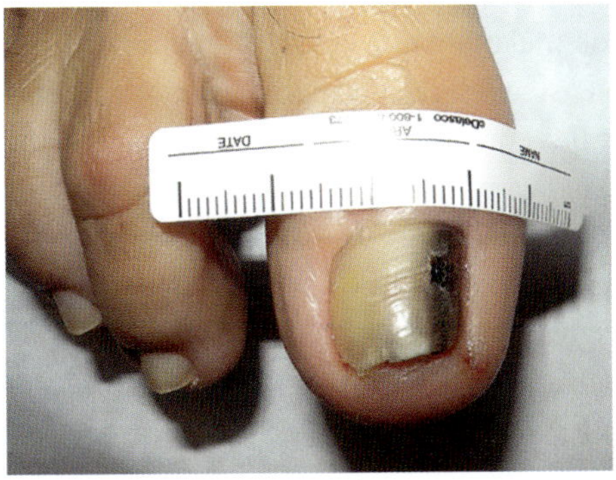

FIGURA 9A Melanoníquia com aproximadamente 3 mm de espessura e fratura na lâmina ungueal. Melanoma *in situ*.

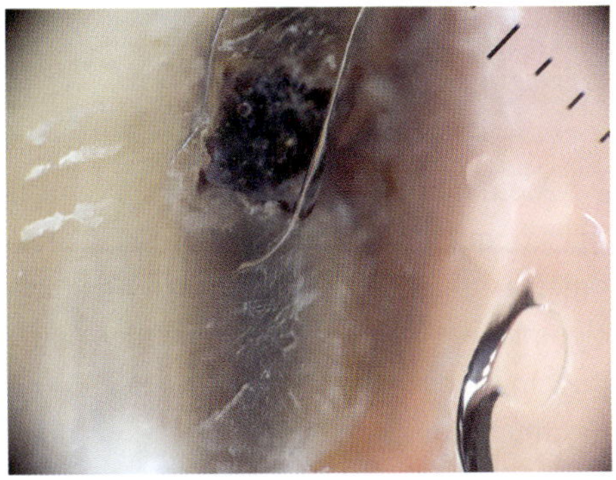

FIGURA 9B Dermatoscopia da lâmina ungueal evidenciando pigmento melânico e hemático sendo extruído através da lâmina ungueal.

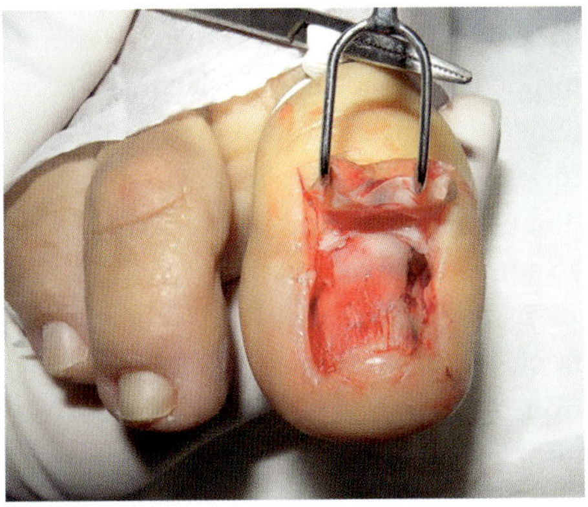

FIGURA 9C Após a ablação da lâmina ungueal e o rebatimento da prega proximal, observa-se a lesão pigmentada acometendo a matriz e o leito ungueais.

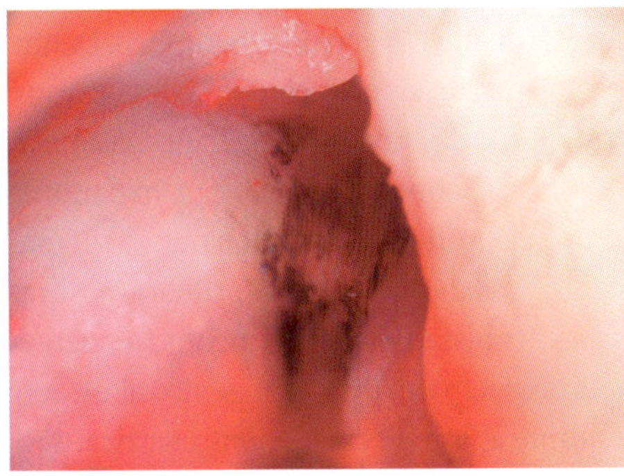

FIGURA 9D Dermatoscopia per-operatória da matriz ungueal exibindo pigmento melânico distribuído em linhas irregulares e formando estrias.

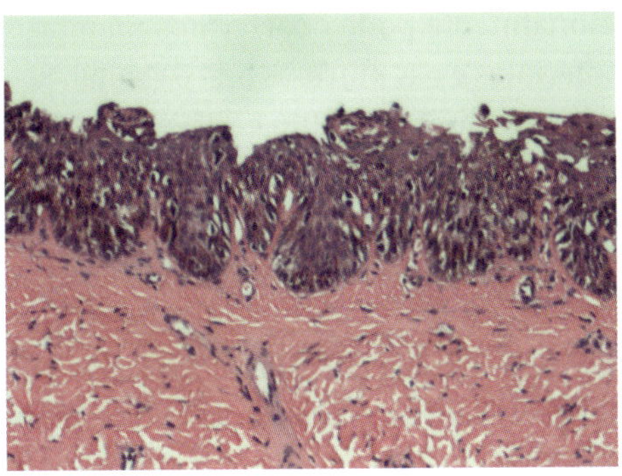

FIGURA 9E Melanoma ***in situ***. Nota-se a ocupação de todo a espessura do epitélio subungueal por melanócitos atípicos, sem acometimento do tecido conjuntivo subungueal (H&E 100x)

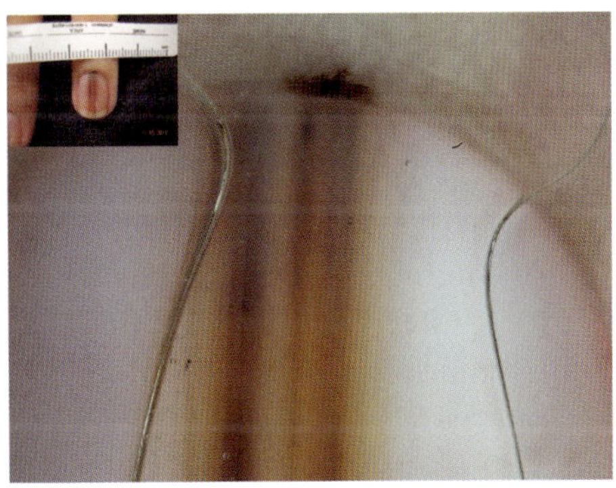

FIGURA 10 Melanoma do subungueal. Na dermatoscopia notam-se faixas de tamanhos irregulares de pigmento marrom claro e escuro e derrame de pigmento na prega ungueal proximal – sinal de Hutchinson.

VARIANTES MENOS FREQUENTES

Além das variantes clínico-patológicas mais frequentes (extensivo superficial, nodular, acral-lentiginoso e lentigo maligno), algumas formas menos usuais do melanoma podem ser encontradas tanto na pele como nas mucosas. De maneira geral, esses tipos especiais de melanoma possuem uma apresentação clínica atípica ou estão situados em sítios anatômicos peculiares, o que ocasiona um retardo no diagnóstico e, consequentemente, o agravamento do prognóstico. Dentre os tipos especiais de melanoma destacamos: melanoma desmoplásico, melanoma amelanótico, melanoma de mucosas, melanoma de desvio mínimo (nevoide), nevo azul maligno e melanoma dérmico primário. Outras variantes histopatológicas menos frequentes que possuem um perfil antigênico aberrante durante a fase de crescimento vertical são: melanoma spitzoide, melanoma verrucoso, melanoma de células balonizantes, melanoma com células em "anel de sinete", melanoma mixoide e o melanoma polipoide.

MELANOMA DESMOPLÁSICO

Variante rara descrita por Conley et al., em 1971.[11] Representa 1-5% de todas as formas de melanoma. Geralmente, acomete pacientes de faixa etária elevada, em torno da sexta e sétima décadas de vida. Acomete com maior frequência o sexo masculino, dado controverso na literatura.

O termo desmoplásico é derivado do aspecto histopatológico de células alongadas e amelanóticas envoltas por estroma hialinizado (desmoplasia), o que torna difícil a distinção entre os fibroblastos e as células de melanoma na coloração hematoxilina-eosina (H&E). Avaliação imuno-histoquímica com a proteína S100 pode ser grande auxílio para a interpretação dos achados histopatológicos. Apesar de apresentar pouca atipia citológica, apresenta comportamento agressivo, com tendência à recorrência local (Breslow < 4,0 mm – 19,5% e Breslow > 4,0 mm – 40,2%) e, por vezes, neurotropismo. A recorrência local está associada a um aumento no risco de metástases sistêmicas. Nestas, quando ocorrem, o sítio mais acometido é o pulmão. As metástases linfonodais são menos frequentes do que nas outras formas convencionais de melanoma. Recentemente foi sugerido que, em pacientes com melanomas espessos e invasivos, o achado de áreas desmoplásicas pode estar associado ao aumento da sobrevida.

Esse subtipo de melanoma acomete mais frequentemente a região cefálica seguida do tronco e membros superiores. Existem proposições de que a exposição solar possa ter papel na gênese tumoral, uma vez que é mais encontrado em áreas fotoexpostas e, eventualmente, observa-se sua associação ao melanoma tipo lentigo maligno. Excepcionalmente pode ocorrer nos membros inferiores e nas mucosas oral e genital. Seu aspecto clínico é muito variável. Mais comumente apresenta-se como uma pápula endurada, placa ou nódulo não pigmentado, de aparência inócua. A impressão clínica inicial é a de um carcinoma basocelular, dermatofibroma, sarcoma, cisto ou cicatriz hipertrófica. Em virtude de suas características clínicas inespecíficas, o diagnóstico muitas vezes é tardio, o que explica a grande maioria dos casos apresentarem níveis de Clark IV/V e Breslow > 4,0 mm.

Histopatologicamente, o melanoma desmoplásico apresenta baixa densidade celular. Quando pelo menos 90% do seu componente dérmico é desmoplásico, podemos classificá-lo como desmoplásico puro. Caso o tumor apresente 10% ou mais de componente não desmoplásico, ele é considerado misto ou combinado. Aproximadamente 2/3 dos melanomas desmoplásicos estão associados a uma lesão precursora intraepitelial, geralmente um lentigo maligno. Alguns casos também podem estar associados a melanomas extensivos superficiais ou acral lentiginosos. Focos de infiltração inflamatória linfocítica podem, ocasionalmente, ser encontrados.[12-14]

Existem na literatura alguns relatos do uso da dermatoscopia no diagnóstico do melanoma desmoplásico. Quando eventualmente recoberto por um melanoma tipo lentigo maligno, critérios para lesão melanocítica podem ser evidenciados, o que facilita a sua identificação. Outras estruturas dermatoscópicas descritas são: áreas de regressão (áreas brancas de aspecto cicatricial e múltiplos pontos cinza-azulados) e estruturas vasculares, como áreas vermelho-leitosas e vasos lineares irregulares.[15,16]

A ressecção cirúrgica ampla é o tratamento de escolha. Em razão dos altos índices de recorrência local, as margens cirúrgicas aplicadas às outras variantes de melanoma parecem ser inadequadas para o tratamento. Dessa forma, a margem mínima de segurança é de 1,0 cm. O prognóstico do melanoma desmoplásico, assim como nas formas convencionais de apresentação do melanoma, está diretamente relacionado com a espessura tumoral (índice de Breslow)[17] (Figuras 11A-G).

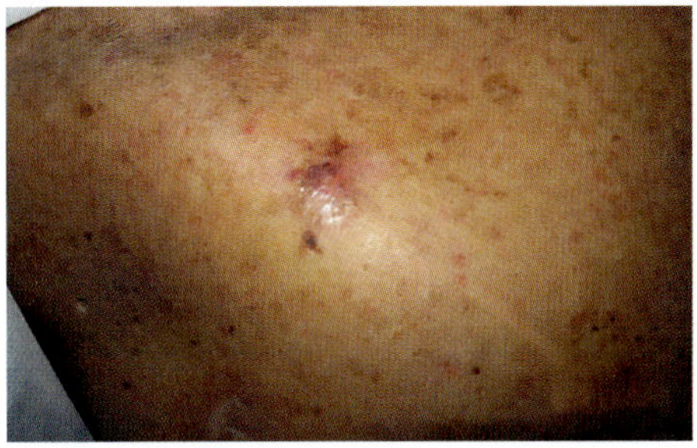

FIGURA 11A Melanoma desmoplásico associado a lentigo maligno. Lesão em placa de aspecto queloideforme, mal delimitada, com pigmento irregular na superfície, em paciente do sexo masculino de 76 anos de idade com fotodano extenso.

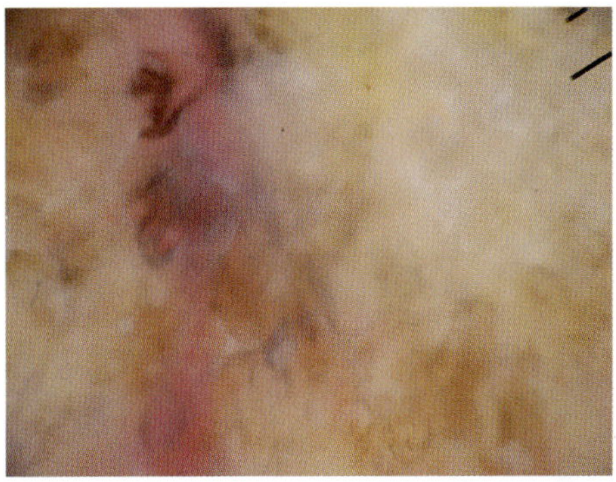

FIGURA 11B Melanoma desmoplásico associado a lentigo maligno. Nota-se rede pigmentada irregular, eritema e estrias brancas brilhosas.

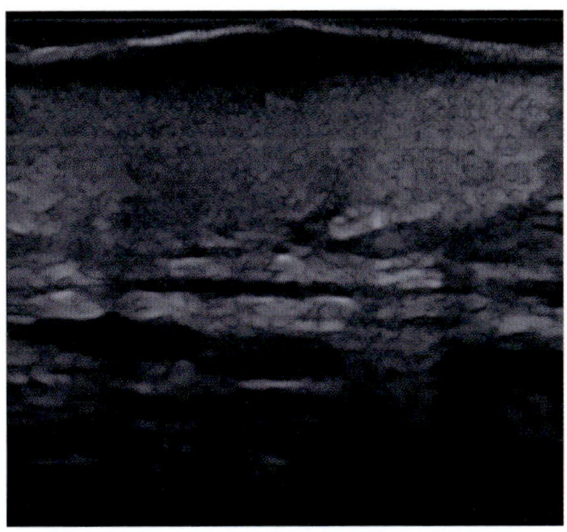

FIGURA 11C Melanoma desmoplásico associado a lentigo maligno. Ultrassonografia de alta frequência (22 MHz) exibindo imagem hipoecogênica com formato irregular, não circunscrita, acometendo a derme até o subcutâneo.

MELANOMA AMELANÓTICO

Tumor caracterizado pela pequena (hipomelanótico) ou nula (amelanótico) pro-

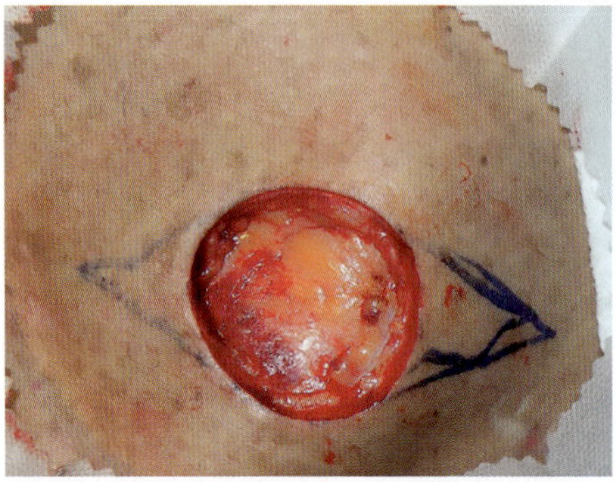

FIGURA 11D Melanoma desmoplásico associado a lentigo maligno. Biópsia excisional da lesão.

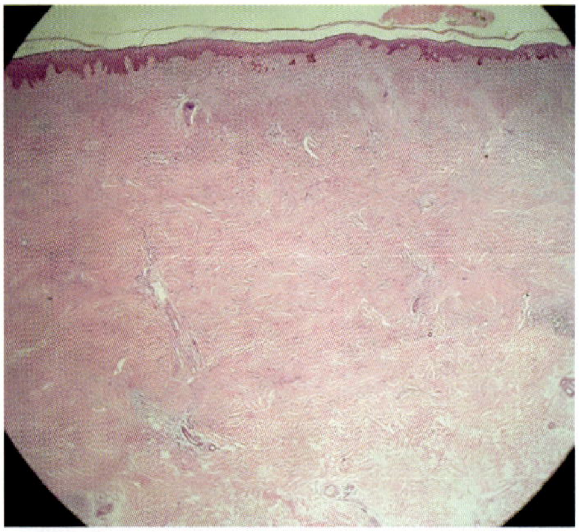

FIGURA 11E Melanoma desmoplásico associado a lentigo maligno. Histopatologia evidenciou neoplasia maligna de células fusiformes acometendo toda extensão da derme. No detalhe do maior aumento nota-se o aspecto fusiforme das células.

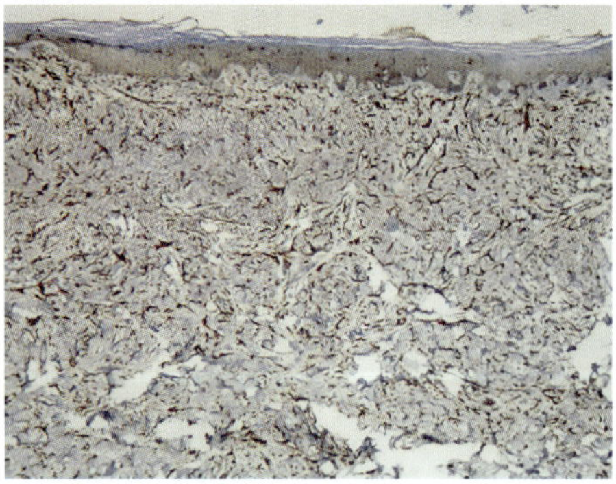

FIGURA 11F Melanoma desmoplásico associado a lentigo maligno. Imuno-histoquímica positiva para S100 no componente dérmico do tumor e em células de Langerhans na epiderme.

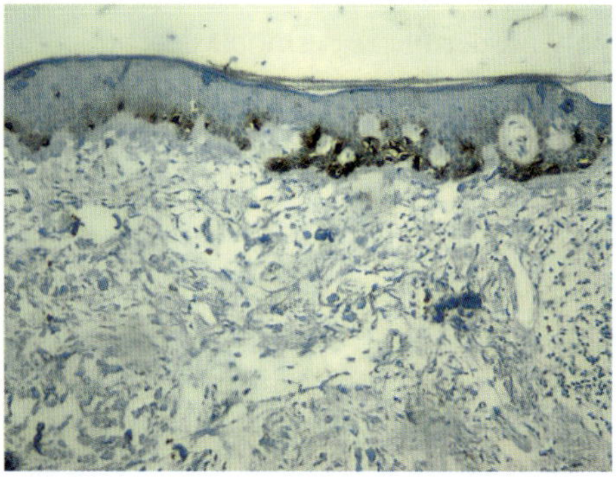

FIGURA 11G Melanoma desmoplásico associado a lentigo maligno. Imuno-histoquímica positiva para Melan A evidenciando melanócitos atípicos em distribuição confluente na epiderme hiperplasiada na metade direita da foto.

dução de melanina. Todos os quatro tipos clássicos de melanoma podem apresentar-se sob a forma amelanótica. O melanoma verdadeiramente amelanótico é um tumor raro e representa 2-8% de todos os melanomas. A pouca quantidade de pigmento se deve à deficiência da enzima tirosina ou à perda funcional na capacidade de produção e armazenamento de melanina ocasionada pela rápida diferenciação celular.

Esse subtipo de melanoma possui uma grande gama de apresentações clínicas. Ocorre mais frequentemente na pele em áreas expostas ao sol de pacientes acima de 60 anos com foto-envelhecimento acentuado. Incide com maior frequência no sexo feminino (5:1). Apresenta-se como uma mácula, pápula ou placa com bordas irregulares, eritematosa, por vezes descamativa, simulando um carcinoma basocelular superficial, ceratose actínica, doença de Bowen ou dermatoses inflamatórias como a psoríase. Também pode se manifestar como um nódulo exofítico, geralmente erosado, semelhante a um granuloma piogênico ou hemangioma.

Prurido e/ou sangramento pós-traumático podem estar presentes. Todas as apresentações clínico-patológicas do melanoma, inclusive o tipo lentigo maligno podem, em algum momento, apresentar áreas hipo ou acrômicas. A maioria dos melanomas desmoplásicos é amelanótico, suas características clínicas já foram descritas.

Nos melanomas verdadeiramente amelanóticos o único critério dermatoscópico relevante para o diagnóstico é o padrão vascular. As estruturas vasculares mais frequentemente observadas são: glóbulos/áreas vermelho leitosas (valor preditivo positivo 78,8% para melanoma), vasos puntiformes (valor preditivo positivo de 90% para lesão melanocítica), vasos "em grampo de cabelo", vasos lineares irregulares (valor preditivo positivo de 68% para melanoma) e a associação de vasos puntiformes e lineares irregulares. Para obtermos uma boa qualidade técnica do exame dermatoscópico devemos dar preferência ao uso de líquidos de interface viscosos como o gel de ultrassonografia e não exercer pressão em demasia com o aparelho, para que não ocorra o colabamento dos vasos.[18-22]

Assim como na clínica e na dermatoscopia, o diagnóstico histopatológico do melanoma amelanótico impõe dificuldades ao patologista, geralmente demandando o uso de técnicas de colorações especiais e imuno-histoquímicas.

Em virtude de seu fenótipo atípico, desprovido de pigmento, a média de atraso no diagnóstico é de 13 meses, o que ocasiona a excisão de lesões mais espessas – níveis de Clark IV/V. Apesar da ausência de pigmento sugerir um grau maior de indiferenciação celular, o prognóstico desse subtipo tumoral parece ser o mesmo que outras variantes clássicas do melanoma com espessura equivalente (Figura 8 e Figuras 12A-C).

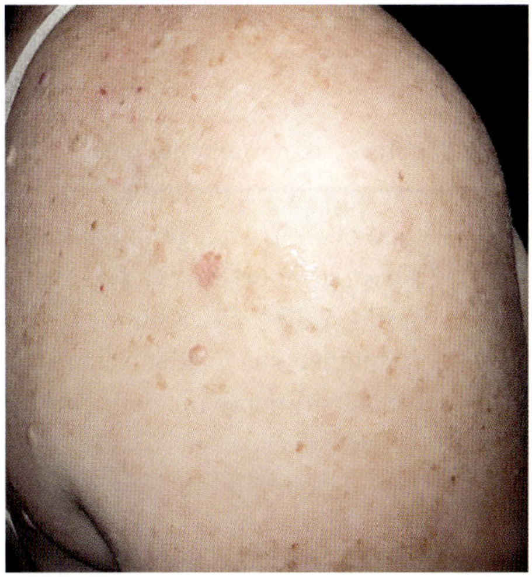

FIGURA 12A Melanoma amelanótico associado a nevo melanocítico, lesão rósea em paciente do sexo feminino, de 56 anos, com história prévia e familiar de melanoma.

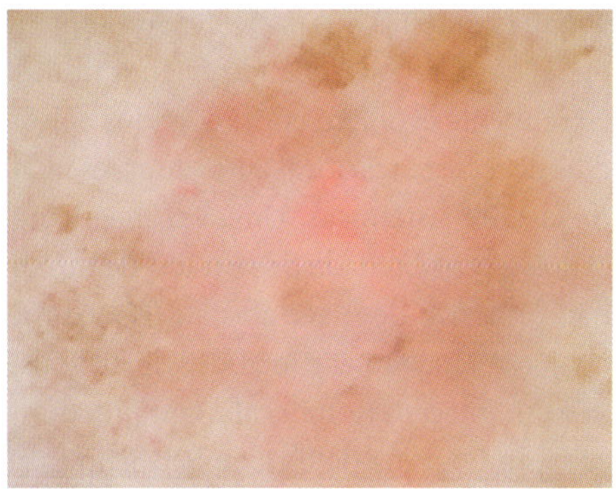

FIGURA 12B Melanoma amelanótico associado a nevo melanocítico. Dermatoscopia evidenciando vasos puntiformes, eritema e resquícios de rede pigmentada na periferia.

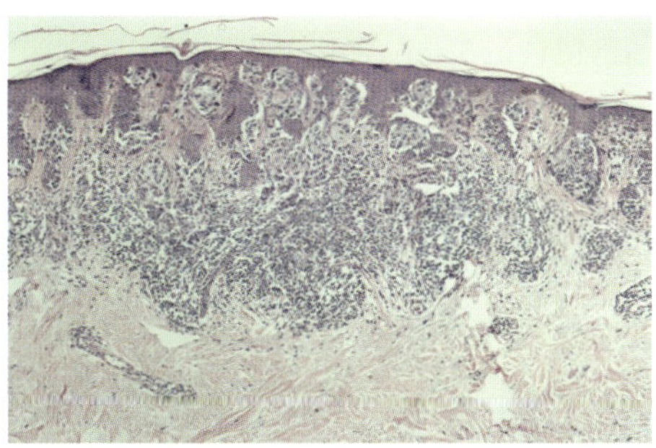

FIGURA 12C Melanoma amelanótico (Clark II, Breslow 0,55 mm) associado a nevo melanocítico.

MELANOMAS PRIMÁRIOS DE MUCOSAS

São tumores extremamente raros e biologicamente agressivos. Podem ocorrer na cabeça e pescoço (55,4%), genitália feminina (18%), região anorretal (23,8%) e aparelho urinário (2,8%). Diferentemente do melanoma cutâneo, sua incidência permanece estável. Geralmente incidem em pacientes na sétima década de vida e são mais frequentes no sexo feminino. Originam-se dos melanócitos presentes nos epitélios que revestem a cavidade nasal, orofaringe, ânus, vagina e trato urinário.[23]

Em virtude de sua localização peculiar, o diagnóstico na maioria das vezes é tardio com a presença de micrometástases. Aproximadamente 1/3 dos pacientes apresentam metástase linfonodal quando diagnosticados. Geralmente evoluem com repetidos episódios de recorrência local antes de apresentar metástases sistêmicas. Uma vez diagnosticados, a possibilidade de se tratar de tumor não primário deve ser afastada. O exame clínico cutâneo total e métodos de diagnóstico por imagem (tomografia computadorizada, radiografia de tórax e Pet-Scan) são fundamentais para investigação de possíveis sítios cutâneos primários e eventuais metástases. A despeito do tratamento cirúrgico agressivo e de múltiplas terapias adjuvantes o prognóstico é grave e a taxa média de sobrevida em 5 anos é de 25%.

A distinção entre o melanoma primário das mucosas de uma metástase mucosa de melanoma cutâneo com sítio primário desconhecido pode ser difícil. A presença de lesão precursora como um melanoma *in situ* pode auxiliar nessa tarefa. Portanto, é recomendável que a área selecionada para biópsia contenha, na amostra, tecido adjacente clinicamente sadio.

Histopatologicamente, os melanomas de mucosa costumam ser multicêntricos e invadir vasos sanguíneos. Esses fatores justificam seu comportamento agressivo, a precoce produção de metástases e a tendência à recorrência local. A rica trama de vasos linfáticos e sanguíneos dessas regiões contribui para disseminação tumoral. Frequentemente, a recorrência local não ocorre isoladamente e representa um marcador de doença a distância.[24]

Na região cefálica o sítio mais acometido é a cavidade nasal, seguida da mucosa oral. A incidência é discretamente maior no sexo masculino. O melanoma da cavidade oral, diferentemente dos outros melanomas de mucosa, costuma ocorrer em pacientes mais jovens, em torno da quarta década de vida. As localizações mais frequentes são o palato duro e o alvéolo maxilar. Pode se apresentar como lesão oral pigmentada friável com ulceração e/ou sangramento ou é assintomático, sendo descoberto no exame odontológico de rotina. Aproximadamente 1/3 dos melanomas de mucosa oral é amelanótico, o que ocasiona um retardo médio de 9 meses no diagnóstico. Os melanomas da cavidade nasal apresentam um prognóstico discretamente melhor do que os melanomas orais. Oitenta por cento dos casos se localizam na mucosa nasal (principalmente parede lateral) e 20% nos seios paranasais (principalmente maxilar). As queixas mais frequentes são epistaxe, obstrução nasal unilateral, acompanhadas de dor e abaulamento da região. A sobrevida média para os melanomas da região cefálica é de 10-25% em cinco anos. O tratamento de escolha é a ressecção cirúrgica completa e radioterapia. O melanoma primário de laringe e faringe é raríssimo. A região mais acometida é a supraglótica e a sobrevida é de apenas 13% em cinco anos.

O melanoma do aparelho genital feminino representa 18% de todos os melanomas de mucosa e 3% dos melanomas diagnosticados em pacientes do sexo feminino. Geralmente acomete mulheres pós-menopausadas acima de 60 anos. Incidem mais frequentemente na vulva (pequenos e grandes lábios), seguida da vagina e, raramente, no útero. Os sintomas mais frequentes são sangramento, prurido e presença de massa polipoide. A sobrevida média em cinco anos é de menos de 10%.

Na região anorretal, o melanoma representa menos de 1% dos tumores encontrados nesse sítio anatômico. Os sintomas mais frequentes são dor, sangramento e presença de massa polipoide. Trinta por cento desses tumores pode ser amelanótico e acredita-se que a maioria se origina da zona de transição anorretal, rica em melanócitos. Aproximadamente 80% dos pacientes se apresentam com doença em estágio I, 10% em estágio II e 10% em estágio III. A sobrevida em cinco anos é de 6%.

No aparelho urinário, o melanoma pode ocorrer na mucosa uretral e pênis. Sua incidência é raríssima. Os sintomas mais comuns são hematúria e disúria. O melanoma de bexiga é extremamente raro.

MELANOMA DE DESVIO MÍNIMO (MELANOMA NEVOIDE)

Foi descrito por Mühlbauer et al. em 1983. O termo "desvio mínimo" não é uma unanimidade na literatura mundial. São tumores que exibem pouca atipia citológica durante a sua fase de crescimento vertical, quando comparados com outros tipos de melanoma. Geralmente acometem o tronco ou parte proximal dos membros de adultos jovens. Manifestam-se clinicamente como um nódulo expansivo ou tumor verrucoso cujas células, que podem ser epitelioides ou spitzoides alongadas, tendem a estar distribuídas de maneira uniforme. Alguns tumores desse tipo não apresentam marcação pelo HMB-45. Seu comportamento biológico é menos agressivo, muito embora possa ocorrer recorrência local e metástases.

NEVO AZUL MALIGNO E MELANOMA DÉRMICO PRIMÁRIO

O nevo azul maligno é forma extremamente rara e agressiva de melanoma que se origina de um nevo azul celular, nevo de Ota ou que surge *de novo*. Localiza-se mais frequentemente no couro cabeludo seguido dos pés e do tronco. Clinicamente, assemelha-se a um nevo azul benigno com aumento de tamanho e geralmente com mais de 3,0 cm de diâmetro. Quando localizado na derme superficial pode ulcerar. Suas células se caracterizam por possuir um alto grau de atipia nuclear e atividade mitótica, com mitoses atípicas, áreas de necrose e ausência de comprometimento juncional. A presença de células dendríticas é o principal critério para diferenciá-lo do melanoma metastático. Invariavelmente, metastatiza para linfonodos e seu prognóstico é grave. Seu tratamento consiste na ressecção ampla da lesão primária.[25-28]

O melanoma dérmico primário é outra variante raríssima que geralmente simula uma lesão cística, vascular ou outras formas de câncer da pele não melanoma. Acomete mais frequentemente pacientes acima dos 60 anos de idade, de ambos os sexos, sem predileção por sítios anatômicos. Seu diagnóstico diferencial deve ser feito com tumor

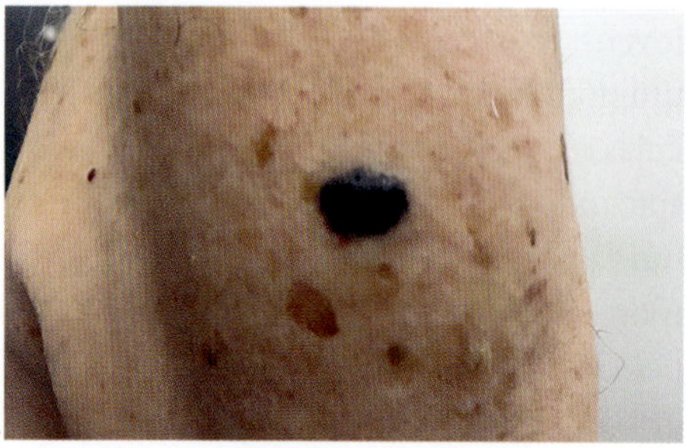

FIGURA 13A Melanoma dérmico primário, variante rica em melanófagos, Clark IV, Breslow 3,3 mm, 1 mitose/mm^2. Lesão em placa enegrecida de tonalidade azulada.

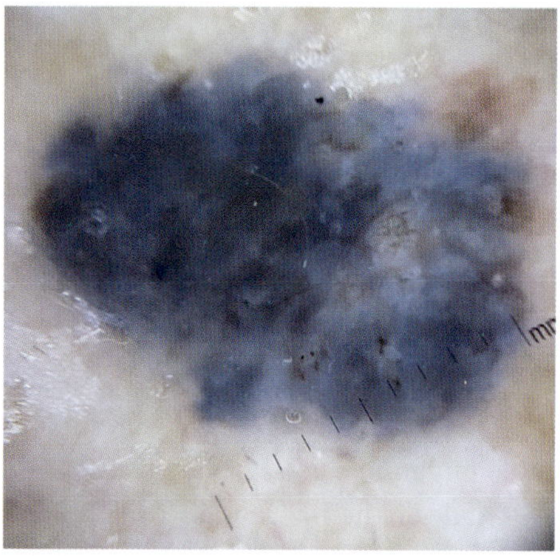

FIGURA 13B Melanoma dérmico primário, variante rica em melanófagos, Clark IV, Breslow 3,3 mm, 1 mitose/mm^2. Dermatoscopia – padrão homogêneo difuso, diagnóstico diferencial com nevo azul.

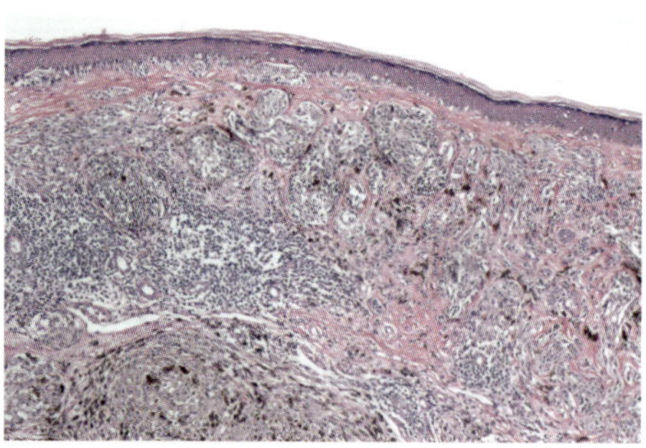

FIGURA 13C Melanoma rico em melanófagos (Clark IV, Breslow 3,3 mm, índice mitótico 1/mm^2). Histopatologia – extensa ocupação da derme por maciços de células melanocíticas atípicas, foco de inflamação linfocitária e numerosos melanófagos. Há pequeno componente neoplásico na porção inferior da epiderme (H&E 40x).

maligno de bainha neural periférico, nevo azul celular, melanoma nodular, sarcoma de células claras, nevo azul maligno e com melanoma metastático do qual, comparativamente, possui um melhor prognóstico. [29]

O termo melanocitoma epitelioide pigmentado representa um grupo de tumores melanocíticos densamente pigmentados, diagnosticados inicialmente como nevo azul celular ou melanoma rico em melanófagos. Geralmente se encontram localizados na derme, são compostos por células fusiformes e epitelioides densamente pigmentadas e apresentam grande tendência a metastatizar[30] (Figuras 13a-c).

MELANOMA SPITZOIDE

Variante de melanoma formada por células fusiformes ou epitelioides, geralmente acompanhadas de espessamento da epiderme e, algumas vezes, de hiperplasia pseudoepiteliomatosa, com grande pleomorfismo celular e alta atividade mitótica. Histopatologicamente, sua distinção de uma neoplasia spitzoide atípica pode ser difícil. A correlação clínico-patológica é fundamental para elucidação diagnóstica. Lesões situadas nos membros inferiores de pacientes com menos de 40 anos de idade têm uma probabilidade oito vezes maior de serem um nevo de Spitz. Contudo, lesões no tronco de pacientes acima de 40 anos têm uma chance de 7,4:1 de serem um melanoma[31] (Figura 14).

MELANOMA E GRAVIDEZ

É fato que, por motivos diversos, as mulheres estão postergando cada vez mais a gestação. É fato também que o melanoma

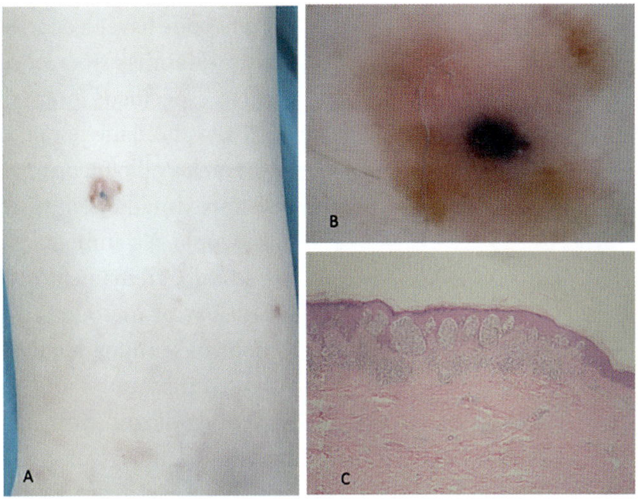

FIGURA 14 Melanoma spitzoide (Clark II, Breslow 0,35 mm). **A**, placa mal delimitada rósea com centro mais enegrecido. **B**, dermatoscopia – padrão vascular puntiforme, rede irregular na periferia e área amorfa enegrecida central. **C**, histopatologia – epiderme acantótica contendo ninhos de células atípicas, grandes e alongados, na junção dermoepidérmica, com extensão à derme papilar; presença de inflamação linfo-histiocitária sob a neoplasia (H&E 40x).

vem incidindo em indivíduos cada vez mais jovens. Somando-se essas duas constatações, o melanoma é a neoplasia maligna mais frequentemente diagnosticada durante a gravidez.[32]

O melanócito possui receptores de estrogênio de baixa afinidade e são bem conhecidos os distúrbios pigmentares observados durante a gravidez, como melasma, linha nigra, escurecimento da aréola mamária e modificação dos nevos melanocíticos. Entretanto, é importante ressaltar que não há um aumento da incidência do melanoma ou um agravamento do diagnóstico em decorrência da gravidez, do uso de anticoncepcionais e da terapia de reposição hormonal.

O tratamento do melanoma estádio I e II durante a gravidez é cirúrgico, obedecendo as diretrizes normais. As lesões suspeitas de melanoma devem ser biopsiadas com anestesia local da mesma forma que em mulheres não grávidas. Em pacientes nos estádios III e IV, o tratamento deve ser individualizado e discutido com a paciente levando em consideração o prognóstico da doença e a possibilidade de interrupção da gravidez para a realização do tratamento sistêmico. Em pacientes que tiveram melanomas estádios III e IV durante a gravidez é muito importante o exame histopatológico da placenta para detecção de possíveis implantes metastáticos. A presença de metástases placentárias está associada com 20% de risco de metastatização para o feto, que deve ser monitorado por pelo menos um ano no pós-parto.

No aconselhamento de pacientes que tiveram melanoma e desejam engravidar, devem-se levar em consideração três variáveis: espessura do melanoma (prognóstico), idade e desejo de engravidar. De maneira geral, para o melanoma *in situ* não há restrições quanto à gravidez. Nos casos inva-

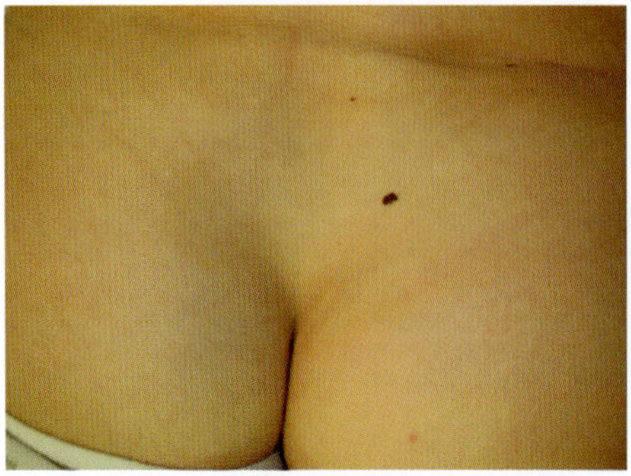

FIGURA 15 Importância do exame cutâneo total. Melanoma *in situ* detectado em paciente cujo motivo da consulta era acne. No detalhe, a dermatoscopia exibindo rede pigmentada alargada.

sivos o recomendado, apesar de não haver uma diretriz ou consenso, é aguardar o período de dois anos, período no qual ocorre a maioria das metástases.

DIAGNÓSTICO

A maioria dos melanomas são diagnosticados pelo próprio paciente, por um de seus familiares ou amigos, que referem o surgimento ou mudança de uma "pinta".[33]

O exame físico dermatológico de toda superfície corporal é o primeiro passo para não deixar de diagnosticar um melanoma, principalmente em pacientes com fatores de risco. Nesses pacientes, a orientação para o autoexame cutâneo mensal deve ser enfatizada. É muito importante que o exame cutâneo total seja padronizado e sistematicamente realizado para que não sejam esquecidos sítios como pés, nádegas, couro cabeludo e região genital (Figura 15). Durante o exame, mesmo que à primeira vista haja uma lesão que se sobressaia em relação às outras, o chamado sinal do "patinho feio", todas as lesões devem ser examinadas uma vez que pode haver a ocorrência de dois ou mais melanomas sincrônicos. Os achados clínicos específicos foram discutidos.

A sensibilidade para o diagnóstico do melanoma a olho nu de um dermatologista é de aproximadamente 70%. Com a dermatoscopia, ela aumenta para 90%, desde que se tenha treinamento adequado na técnica.[34] Vários métodos analíticos dermatoscópicos semiquantitativos foram desenvolvidos para que não especialistas não deixem de diagnosticar o melanoma com a dermatoscopia. Dentre eles, destacamos o método de Menzies, a regra dos sete pontos e a regra dos três pontos. Entretanto, a análise de padrões é o método mais amplamente utilizado e que melhor reflete a maneira de categorizar uma imagem.[35] Esta consiste na descrição do padrão global predominante na lesão (reticular, globular, homogêneo, pedra de calçamento, explosão de estrelas, paralelo, multicomponentes ou inespecífico) e na descrição dos achados locais (rede pigmentada, estrias, glóbulos, véu cinza-azulado, áreas amorfas, estruturas de regressão, padrão vascular e estruturas de sítios peculiares). No melanoma, o padrão global mais característico é o de multicomponentes. E os achados locais mais observados são: múltiplas cores, rede pigmentada atípica, estrias radiadas, pseudópodos, áreas amorfas irregulares, véu azul-esbranquiçado, vasos lineares irregulares, padrão vascular atípico ou polimórfico, estruturas de regressão (múltiplos pontos cinza-azulados e área brancas cicatriciais) e estrias brancas brilhosas ou crisálidas. O entendimento da correlação histopatológica dos achados dermatoscópicos nos permite interpretar com muito mais clareza o que está sendo observado à dermatoscopia. No Quadro 1 estão descritos os principais achados dermatoscópicos encontrados no melanoma e suas correlações histopatológicas. De forma geral, as estruturas dermatoscópicas no melanoma costumam estar distribuídas de maneira assimétrica e irregular (Figuras 3 a 15).

No caso de lesões suspeitas de melanoma do aparelho ungueal, a dermatoscopia é de grande auxílio e pode ser realizada na lâmina, na matriz/leito, no tecido periungueal proximal e na borda distal da lâmina. Basicamente, na lâmina ungueal, o melanoma se apresenta como uma faixa com linhas irregulares de coloração castanho-enegrecida. Na borda livre da unha, a dermatoscopia permite avaliar se o pigmento se encontra na parte inferior ou superior da unha, o que indica a localização da lesão na matriz distal ou proximal, respectivamente. Na prega ungueal proximal, com o dermatoscópio, pode-se observar a presença de pigmento (sinal de micro-Hutchinson) antes de ele se tornar clinicamente aparente (sinal de Hutchinson) (Figura 10). A dermatoscopia do leito/matriz ungueal, descrita originalmente no Brasil, é

QUADRO 1 Principais critérios dermatoscópicos observados no melanoma e sua correlação histopatológica

Critério dermatoscópico	Descrição	Correlação histopatológica
Cores	Geralmente são observadas mais de três cores	Presença de melanina em vários níveis da pele: epiderme (preto e marrom-escuro), derme papilar (marrom-claro) e derme reticular (cinza-azulado). Também pode ser observada a cor vermelha relativa ao padrão vascular ou eritema e a cor branca relacionada à fibrose
Rede pigmentada atípica	Trama de aspecto reticular apresentando irregularidade na sua espessura, no espaçamento entre linhas e na sua coloração	É formada pela presença de pigmento na camada basal da epiderme, seja nos melanócitos ou nos queratinócitos basais. As cristas epidérmicas, observadas verticalmente, produzem áreas de pigmentação densa, enquanto as áreas sobre as papilas têm relativamente menor quantidade de pigmento, formando os "furos" da rede, como os favos ou alvéolos de uma colmeia
Rede invertida	Trama de linhas brancas sinuosas interconectadas em meio a glóbulos acastanhados	A trama da rede é representada por cones epidérmicos alongados e menos pigmentados que os ninhos de células melanocíticas que ocupam a derme papilar (buracos da rede) entre os cones
Estrias radiadas	São estruturas lineares-tubulares, de espessura variável, de coloração marrom-enegrecida, que não apresentam relação com a rede pigmentada. São mais aparentes quando situadas na periferia da lesão	Representam ninhos de melanócitos juncionais que, agregados, assumem uma conformação linear-tubular em relação à superfície da pele

(continua)

QUADRO 1 Principais critérios dermatoscópicos observados no melanoma e sua correlação histopatológica *(continuação)*

Critério dermatoscópico	Descrição	Correlação histopatológica
Pseudópodos	São projeções nodulares encontradas nas margens da lesão, diretamente conectadas ao corpo tumoral ou à rede pigmentada. Não podem ser vistos distribuídos regular ou simetricamente ao redor da lesão. Quando conectados diretamente ao corpo tumoral, formam um ângulo agudo com as margens tumorais ou nascem de extensões lineares ou curvilíneas. Quando conectados à rede pigmentar, a espessura da terminação bulbar tem de ser maior do que a espessura de qualquer parte da rede pigmentar circunjacente e, pelo menos, o dobro da espessura da projeção da rede com a qual ela está conectada	Histopatologicamente têm a mesma representação que as estrias
Pontos/glóbulos irregulares	São estruturas ovais, arredondadas ou anguladas, de tamanho variável (ponto < 0,01 mm e glóbulo > 0,01 mm) e de coloração preta, marrom ou azul-acinzentada, distribuídos de maneira irregular	Representam agregados de melanócitos pigmentados, melanófagos ou melanina livre na camada córnea, epiderme, junção dermoepidérmica ou derme papilar
Áreas amorfas irregulares	Áreas sombreadas de coloração variável, marrom, cinza ou preta, nas quais não é possível o reconhecimento de nenhum outro critério dermatoscópico, distribuídas de maneira irregular	Histopalogicamente são resultantes da ocupação da epiderme ou derme papilar pelo pigmento melânico
Véu azul esbranquiçado	Pigmentação opaca difusa, com aspecto de "fundo de garrafa", de cor azul-acinzentada ou azul-esbranquiçada, associada a alterações da rede pigmentar, pontos/glóbulos e/ou estrias. É altamente indicativa do melanoma	Histopatologicamente representa acantose epidérmica com ortoceratose compacta e hipergranulose focal, geralmente sobre uma área rica em pigmento melânico, como ninhos confluentes de melanócitos na derme papilar
Padrão vascular atípico	Associação de dois ou mais tipos de vasos; mais frequentemente de vasos puntiformes e lineares irregulares	Representam as estruturas vasculares encontradas em meio ao tumor. Sua exuberância está diretamente relacionada com o volume tumoral

(continua)

QUADRO 1 Principais critérios dermatoscópicos observados no melanoma e sua correlação histopatológica *(continuação)*

Critério dermatoscópico	Descrição	Correlação histopatológica
Vasos lineares irregulares	Vasos de diâmetro e formato variados distribuídos de maneira irregular na lesão	Representam as estruturas vasculares encontradas em meio ao tumor. Sua exuberância está diretamente relacionada com o volume tumoral
Áreas brancas cicatriciais	São áreas delimitadas de coloração branca encontradas mais frequentemente no melanoma, mas que também podem ocorrer em lesões melanocíticas benignas	Correspondem, histopatologicamente, à fibrose encontrada no fenômeno de regressão
Múltiplos pontos cinza-azulados	Pequenos pontos salpicados de coloração cinza-azulada distribuídos de maneira irregular na lesão	Representam, histopatologicamente, melanófagos na derme papilar, encontrados no fenômeno de regressão
Estrias brancas brilhosas	Estruturas brancas brilhosas dispostas de maneira entremeada e perpendiculares entre si, que só podem ser observadas com a luz polarizada. Podem estar presentes em melanoma, carcinomas basocelulares, dermatofibroma e outros tumores. Quando observadas em uma lesão melanocítica, sugerem melanoma	Correspondem a uma remodelação do colágeno em decorrência da presença da neoplasia; essa alteração do colágeno compõe a resposta inflamatória contra a neoplasia, cuja porção mais visível na coloração H&E é o infiltrado linfo-histiocitário
Padrão em cristas paralelas (melanoma acral)	Presença de pigmento distribuído ao longo das cristas dos dermatóglifos na região palmoplantar	Presença de pigmento dentro de células tumorais nas cristas intermédias onde estão situados os acrossiríngeos
Aberturas foliculares assimetricamente pigmentadas e estruturas romboidais (lentigo maligno na face)	Presença de aberturas foliculares com diâmetros variados e formação de estruturas com formato romboidal ao redor dos folículos	Ocupação pelas células tumorais do epitélio folicular de maneira irregular
Padrão anular granular (lentigo maligno na face)	Múltiplos pontos cinza-azulados distribuídos ao redor das aberturas foliculares e formato anular	Pigmento de melanina distribuído de maneira irregular na derme superior

um exame invasivo realizado após a retirada da lâmina ungueal, com dermatoscopia de luz polarizada sem contato. O padrão homogêneo indica benignidade e o irregular, melanoma. Sua principal contribuição é a melhor observação e delimitação da lesão.[36,37]

A dermatoscopia digital consiste na captura e no armazenamento de imagens digitais de dermatoscopia. A aquisição das

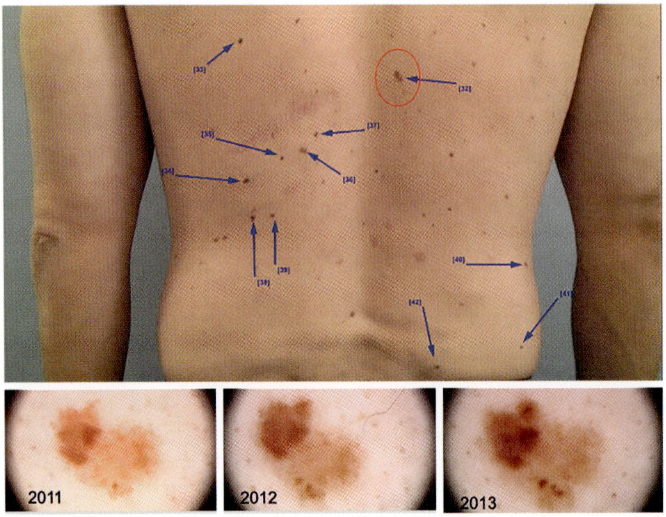

FIGURA 16 Mapeamento corporal total. O seguimento dermatoscópico permitiu o diagnóstico desse melanoma *in situ* (*slow grower*) após 3 anos de seguimento em decorrência de alterações observadas na rede pigmentada.

imagens pode ser realizada por meio de qualquer equipamento que possua uma câmera digital acoplada a um dermatoscópio (por exemplo, máquina fotográfica, smartphone, tablet ou videodermatoscópio). O armazenamento das imagens possibilita a criação de um banco de dados que pode ser usado para comparação da evolução da lesão ao longo do tempo, para a teledermatoscopia e, mais recentemente, para inteligência artificial por meio da utilização de redes neurais convolucionais (CNN).

O mapeamento corporal total (MCT), também chamado de seguimento digital (*digital follow up*), compreende a documentação fotográfica de toda superfície corporal (fotografia corporal total) seguida da dermatoscopia digital das lesões selecionadas. Esse método, realizado em duas etapas, quando aplicado em pacientes de alto risco, permite a detecção precoce do melanoma e diminui o número de biópsias desnecessárias de lesões benignas. Quanto maior for o tempo de seguimento, maiores serão as chances do diagnóstico precoce do melanoma (Figura 16). Mais recentemente, equipamentos de mapeamento corporal total em três dimensões estão sendo utilizados em alguns centros de referência nos Estados Unidos e na Austrália. São equipamentos que trabalham com 96 câmeras simultâneas que constroem uma imagem de um avatar do paciente com alta resolução. Uma das vantagens desse aparelho é a rapidez na obtenção das imagens.

A microscopia confocal por reflectância a laser é um método no qual imagens de nível quase histológico são obtidas por meio da reflexão dos feixes de laser de diiodo (830 nm) sobre as estruturas celulares, que possuem índices refrativos diferentes. Ao serem refletidos de volta, esses feixes são captados por um software capaz de gerar imagens estáticas ou dinâmicas (vídeos) de alta resolução. Essa característica física torna esse método particularmente interessante para o diagnóstico do melanoma uma vez que a estrutura que possui maior índice de refração na pele é a melanina. É um exame realizado *in vivo*, não invasivo, que permite a observação de toda superfície da lesão em cortes horizontais (a mesma orientação da dermatoscopia e diferente da histopatologia que, em geral, é feita em cortes verticais). Suas desvantagens são o alto custo do equipamento, a curva de aprendizado longa e o fato de as imagens serem observadas em escala de cinza. Com essa técnica é possível observarmos estruturas situadas até 250-350 µm, aproximadamente até o limite derme papilar-reticular. Ela se presta, portanto, mais para lesões superficiais. Suas principais aplicações no diagnóstico do melanoma são: lesões duvidosas na dermatoscopia (principalmente em crianças e pacientes resistentes à realização da biópsia), lesões situadas na face (principalmente lentigo maligno) tanto para diagnóstico quanto para delimitação de margens cirúrgicas e lesões hipo ou acrômicas. Quando utilizada por médicos experientes, sua sensibilidade e especificidade para o diagnóstico do melanoma são de 86-100% e 72-91%, respectivamente[38,39] (Figura 17).

A ultrassonografia é um método de diagnóstico por imagem não invasivo, não radioativo, que se baseia na reflexão de ondas sonoras através do tecido. O recente desenvolvimento de transdutores de alta frequência (USAF > 18 MHz) e alta resolução possibilitou uma melhor avaliação de estruturas cutâneas. Nas neoplasias melanocíticas cutâneas, o método permite delimitar a margem da lesão pela diferença de refração entre a área tumoral, hipoecoica, e a região perilesional, hiperecogênica. Dessa forma, no melanoma, a USAF é utilizada para estabelecer a espessura, as margens e a vascularização tumoral. Na imagem ultrassonográfica, o melanoma geralmente se apresenta como uma imagem sólida, hipoecogênica homogênea e, dependendo do

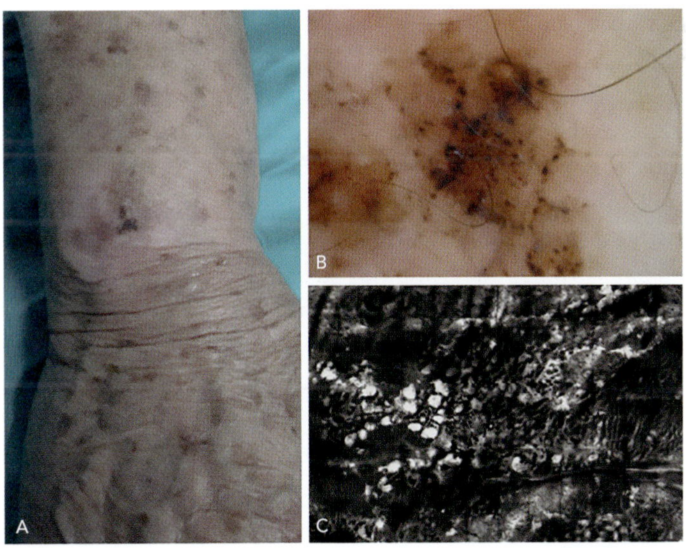

FIGURA 17 Melanoma tipo lentigo maligno (Clark II, Breslow 0,26 mm). **A**, clínica – lesão maculosa no antebraço de paciente do sexo feminino de 73 anos. **B**, dermatoscopia padrão global globular (mais frequente na infância); notam-se pontos e glóbulos irregulares. **C**, microscopia confocal a laser (Vivascope 1500); notam-se o desarranjo arquitetural e o polimorfismo celular. As células mais claras e irregulares são melanócitos atípicos.

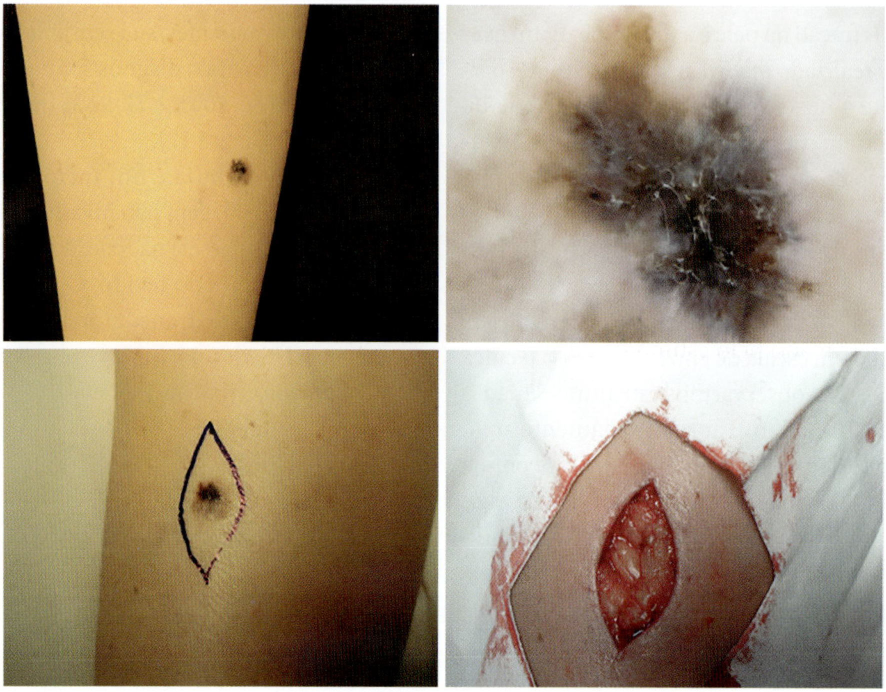

FIGURA 18A Lesão pigmentada suspeita na perna de uma paciente do sexo feminino, de 42 anos. Realizada marcação no sentido vertical do membro para não prejudicar a futura ampliação e eventual pesquisa do linfonodo sentinela. Margens laterais de 1-3 mm até o tecido gorduroso.

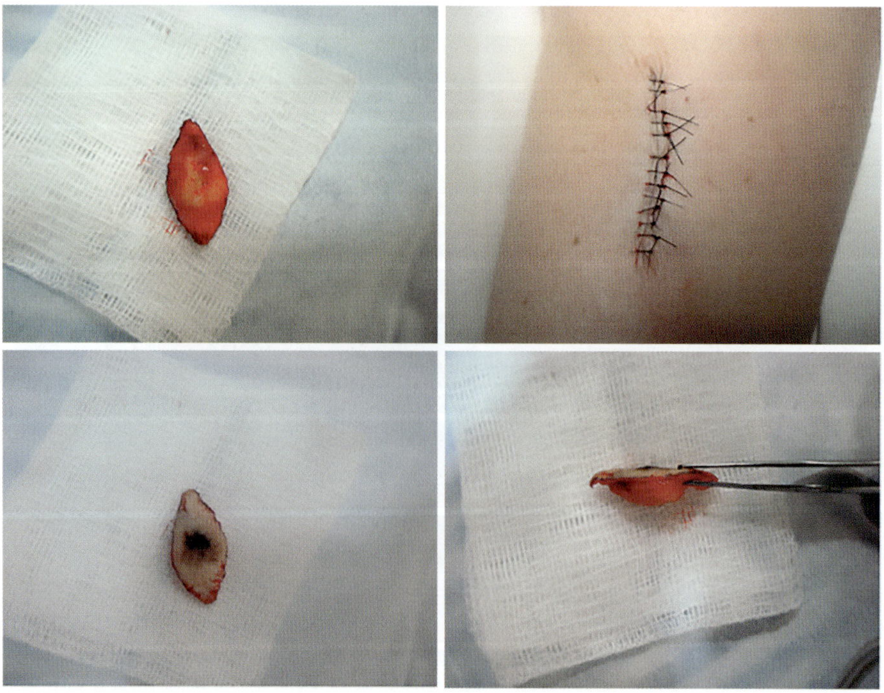

FIGURA 18B Toda a lesão está contida na peça cirúrgica e o fechamento primário é o mais desejável.

subtipo histológico, de formato oval, fusiforme ou irregular. Paralelamente, o mapeamento com Doppler colorido ou power Doppler permite avaliar os vasos tumorais, sua natureza e distribuição. O mapeamento das lesões melanocíticas demonstra que, no melanoma, a vascularização é mais intensa do que nas lesões benignas e que o potencial metastático dessas lesões pode ser estimado pelo estudo da angiogênese tumoral. A associação nevo-melanoma e a presença de infiltrado inflamatório perilesional podem superestimar a medida da espessura tumoral, enquanto a presença de ulceração, subestimá-lo. A avaliação com USAF para detecção de metástases de melanoma em linfonodos regionais apresenta maior sensibilidade e especificidade quando comparada ao exame clínico, o que pode ser relevante em virtude da utilização de drogas para o tratamento dos melanomas metastáticos. Os linfonodos metastáticos, à ultrassonografia, são redondos, com bordas nítidas e centro hipoecogênico ou ecolucente (necrose), enquanto nas linfadenopatias reacionais apresentam aspecto elíptico com centro hiperecoico e vascularização central[40] (Figuras 5b e 11c).

A tomografia por coerência óptica (OCT) é outro método não invasivo que fornece imagens horizontais e verticais da pele com uma penetração de até 1,5 mm e resolução de 3-15 μm. Caracteristicamente, o melanoma se apresenta com desarranjo arquitetural, com a junção dermoepidérmica mal definida e estruturas semelhantes ao sincelo (pedaços de gelo pendurados nas árvores). Mais recentemente com o modo dinâmico (D-OCT), no qual é possível observar a vascularização tumoral em três níveis diferentes (15, 300 e 500 μm), demonstrou-se que o padrão vascular observado se correlaciona com a capacidade de metastatização tumoral.[41]

Vários outros métodos de imagem como a análise multiespectral e a espectroscopia por impedância elétrica também são utilizados, principalmente, para o diagnóstico do melanoma precoce.

BIÓPSIA DA LESÃO SUSPEITA

Diante de uma lesão suspeita de melanoma, deve-se proceder à biópsia excisional com margens de 1-3 mm incluindo toda a pele até o subcutâneo. É fundamental que todo o tumor esteja representado para evitar a subavaliação da espessura de Breslow. Quando a lesão está situada nos membros, a biópsia deve, preferencialmente, ser realizada no sentido vertical (ao longo do trajeto dos vasos linfáticos), mesmo esse não sendo o sentido das linhas de tensão da pele, a fim de não prejudicar uma futura eventual pesquisa do linfonodo sentinela e dificultar a ampliação de margens cirúrgicas. O procedimento deve ser realizado respeitando os princípios oncológicos, atentando-se para durante a anestesia não perfurar o tumor. O fechamento primário ou cicatrização por secunda intenção são preferíveis e retalhos ou enxertos devem ser evitados (Figuras 11d e 18a, b). Excepcionalmente, a biópsia incisional pode ser realizada no caso de lesões extensas, com baixo índice de suspeição ou situadas em sítios peculiares como face, região palmoplantar, pavilhão auricular ou região genital. Estatisticamente, já foi demonstrado que esse procedimento não altera o prognóstico do paciente, mas pode ocasionar uma subestimativa do índice de

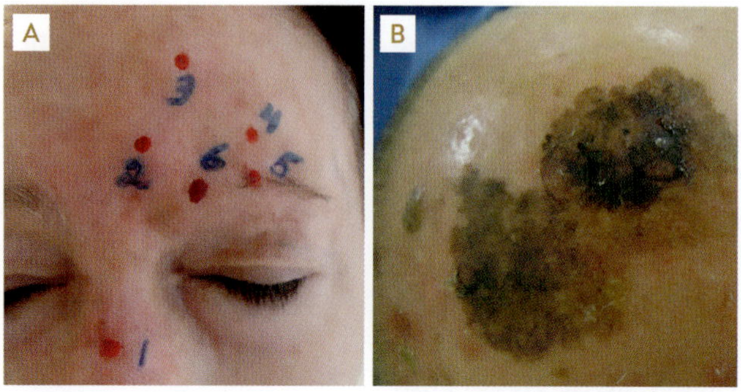

FIGURA 19 A biópsia incisional é aceitável no caso de lesões extensas, situadas na face. O procedimento não altera o prognóstico e deve ser guiado pela dermatoscopia. **A**, observa-se extenso melanoma tipo lentigo maligno hipomelanótico ocupando quase a hemiface esquerda da paciente. **B**, melanoma tipo lentigo maligno extenso no couro cabeludo.

Breslow. Cabe ressaltar que o tecido amostrado pode não ser representativo do processo patológico como um todo, levando a uma interpretação errônea da lesão e/ou atraso no diagnóstico (Figura 19).

A biópsia por *shaving* é contraindicada no caso suspeito de melanoma. A saucerização ou *shaving* profundo (*scoop biopsy*), que pode atingir até a derme reticular, incluindo toda a lesão, é eventualmente aceitável de acordo com as diretrizes da American Academy of Dermatology (AAD) e o National Coprehensive Cancer Network (NCCN). Optamos por esse tipo de biópsia guiada pela dermatoscopia particularmente nos casos de melanoma do aparelho ungueal com acometimento do leito e/ou da matriz ungueal já descrita.

Tão importante quanto a realização adequada da biópsia é a correta identificação, fixação e solicitação do exame histopatológico. O material obtido deve ser colocado em solução tamponada de formalina a 10%. O uso de formol não tamponado pode prejudicar a pesquisa futura de mutações como a do BRAF, por exemplo, o que pode ter impacto direto na terapêutica sistêmica a ser utilizada. O frasco deve ser identificado com o nome do paciente, a localização da lesão e a data do procedimento. Na solicitação do exame histopatológico as informações mínimas que devem estar contidas são:

- Nome do paciente;
- Idade do paciente;
- Sexo do paciente;
- Data;
- Localização da lesão;
- Tipo de biópsia – excisional ou incisional;
- História clínica – muito importante relatar se houve algum procedimento prévio para o diagnóstico diferencial de nevo recorrente;
- História familiar ou prévia de melanoma;
- Descrição clínica e dermatoscópica com, preferencialmente, o envio de fotos;
- Hipóteses diagnósticas.

A interação do cirurgião e do patologista é muito importante e pode ser fundamental em casos difíceis, o que não é raro no manejo de lesões melanocíticas, principalmente as mais incipientes. Quanto mais informações forem trocadas maior será o benefício para todos, principalmente para o paciente.

Vale ressaltar que a abordagem ideal da lesão suspeita de melanoma se dá em duas etapas, sendo a primeira a biópsia excisional e a segunda, quando confirmado diagnóstico de melanoma, a ressecção ampla, cuja extensão das margens laterais depende da espessura tumoral. É muito importante que o paciente seja informado e entenda essa dinâmica antes do procedimento. Dessa forma, evita-se o não retorno do paciente após a biópsia por achar que o "problema" está resolvido ou a impressão de que a ampliação cirúrgica está indicada porque a primeira cirurgia foi realizada de maneira inadequada.

HISTOPATOLOGIA – INFORMAÇÕES RELEVANTES DO LAUDO HISTOPATOLÓGICO

Em tumores avançados, de maneira geral, o diagnóstico não costuma ser difícil. Porém, em lesões incipientes, o índice de concordância entre patologistas é baixo.[42] É muito importante que o patologista tenha experiência em lesões melanocíticas. Os diferentes tipos clínicos do melanoma apresentam as suas respectivas peculiaridades histológicas, mas o diagnóstico histopatológico do melanoma é baseado na combinação de achados arquiteturais, citológicos e da resposta do hospedeiro ao tumor.

Assim como o clínico/cirurgião deve fornecer a maior quantidade de informações possível para ajudar a correlação clínico-dermatoscópica e histopatológica, o patologista deve fazer constar em seu laudo as informações indispensáveis que norteiam o microestadiamento e a conduta a ser adotada. Segundo as recomendações do NCCN as informações mínimas são:

- índice de Breslow;
- presença ou não de ulceração;
- índice mitótico – avaliado em mitoses/mm^2 na derme;
- estado das margens laterais e profunda – positivo ou negativo;
- presença ou ausência de microssatelitose;
- desmoplasia pura quando presente;
- nível de Clark para lesões ≤ 1mm não ulceradas, nas quais o índice mitótico não foi determinado.

Outros critérios que podem ser incluídos e que podem ser relevantes são: tamanho da peça, invasão angiolinfática, subtipo histológico, neurotropismo/invasão perineural, regressão, categoria para estadiamento, linfócitos infiltrando o tumor, fase de crescimento vertical e nível de Clark.

Na aferição da espessura de Breslow deve-se considerar apenas uma casa decimal. Exemplificando, tumores medindo 0,75 mm devem ser arredondados para 0,8 mm e, medindo 0,74 mm, arredondados para 0,7 mm. A espessura de Breslow deve ser aferida na porção mais espessa da lesão, para evitar o subdestadiamento. Mede-se da camada granulosa ou do topo da lesão em caso de ulceração até ao ponto mais profundo onde seja observada a presença de células tumorais.

Ulceração é definida como ausência de epitélio íntegro sobre o melanoma e sua presença é um indicador de pior prognóstico. O índice mitótico é aferido em número de mitoses/mm^2 avaliado na área em que haja maior número de mitoses (*hot spot*) e deve ser reportado em todos os melanomas T1-T4. Esse dado não é mais levado em consideração para subclassificação dos tumores T1.

Com relação ao comprometimento das margens laterais e profunda, vale ressaltar, conforme enfatizado nas últimas diretrizes da AAD, que o seu estado deve ser reportado como positivo ou negativo em vez de ser colocada a sua medida. No caso de margens estreitas, o patologista pode alertar o clínico/cirurgião no laudo. As margens cirúrgicas da ampliação são definidas pelo exame clínico/dermatoscópico por meio da cicatriz da biópsia.

A imuno-histoquímica é de grande auxílio para definir a linhagem celular, principalmente de lesões com poucos achados morfológicos característicos das lesões melanocíticas como a formação de ninhos, pigmentação e disseminação pagetoide. Os anticorpos mais utilizados são: Sox-10, S-100 (mais sensíveis e pouco específicos) e Melan-A/MART-1, HMB-45 e tirosinase, que são mais específicos para diferenciação melanocítica (Figuras 11f, g). Eventualmente, também pode ser utilizada para verificar a invasão da derme papilar no caso de melanomas microinvasivos. Marcadores de proliferação celular como o Ki-67 também são usados principalmente na tentativa da diferenciação entre os nevos melanocíticos e o melanoma.

Em lesões melanocíticas de difícil caracterização quanto ao caráter benigno ou maligno, como no caso de lesões spitzoides, a utilização de técnicas de biologia molecular como hibridização por fluorescência *in situ* (FISH), hibridização genômica comparativa (CGH) e perfil de expressão genético (GEP) também podem ser utilizadas, mas não fazem parte da rotina na maioria dos serviços de patologia no Brasil.

ESTADIAMENTO

O objetivo do estadiamento é refletir de maneira clara o prognóstico do paciente de forma a orientar a conduta a ser adotada. No melanoma, o estadiamento leva em consideração critérios clínicos e histopatológicos e é baseado no sistema T (tumor), N (gânglios linfáticos-linfonodos) e M (metástase a distância). O modelo mais adotado mundialmente é o do American Joint Committee on Cancer (AJCC) em colaboração com a Union for International Cancer Control (UICC) e que se encontra em sua oitava edição, de 2017. Ele leva em consideração os critérios TNM nos quais, quando combinados, o paciente é classificado em quatro estádios: I, II, III e IV. Nos estádios I e II a doença é localizada, no estádio III há o acometimento linfonodal sem metástase a distância e, no estádio IV, o paciente apresenta metástases a distância.[43,44]

- Tumor primário (T) – leva em consideração basicamente a espessura tumoral medida em milímetros (espessura de Breslow) e a presença ou não de ulceração (Quadro 2).
- Acometimento dos gânglios linfáticos/linfonodos (N) – é classificado como clinicamente oculto (microscópico diagnosticado com base na pesquisa do linfonodo sentinela) ou clinicamente detectável pelo exame clínico ou exames de imagem. Para fins de estadiamento, todos os pacientes com acometimento linfonodal, incluindo microssatelitose, satelitose, metástases cutâneas ou subcutâneas em trânsito sem evidência de metástase a distância, são considerados estádio III, independentemente do volume de doença linfonodal (Quadro 3).
- Metástases microscópicas – são detectadas pela pesquisa do linfonodo sentinela (PLNS).
- Satélites – são ninhos tumorais ou nódulos (micro ou macroscópicos) situados a até 5 cm do tumor primário.

QUADRO 2 Classificação do tumor primário (T) de acordo com a oitava edição do AJCC (2017)[43]

Categoria do T	Espessura (Breslow)	Ulceração
Tx: espessura não pode ser aferida (p. ex., curetagem)	Não se aplica	Não se aplica
T0: sem evidência de tumor primário (p. ex., sítio primário desconhecido ou regressão completa)	Não se aplica	Não se aplica
Tis: melanoma *in situ*	Não se aplica	Não se aplica
T1	≤ 1,0 mm	
T1a	< 0,8 mm	Sem ulceração
T1b	< 0,8 mm 0,8-1,0 mm	Com ulceração Com ou sem ulceração
T2	> 1 até 2 mm	Desconhecido ou não especificado
T2a	> 1 até 2 mm	Sem ulceração
T2b	> 1 até 2 mm	Com ulceração
T3	> 2 até 4 mm	Desconhecido ou não especificado
T3a	> 2 até 4 mm	Sem ulceração
T3b	> 2 até 4 mm	Com ulceração
T4	> 4 mm	Desconhecido ou não especificado
T4a	> 4 mm	Sem ulceração
T4b	> 4 mm	Com ulceração

QUADRO 3 Classificação do acometimento linfonodal (N) de acordo com a oitava edição do AJCC (2017)[43]

Categoria do N	Número de linfonodos acometidos	Presença de metástases em trânsito, satélites ou microssatélites
Nx	Linfonodos não avaliados (p. ex., PLNS não realizada ou linfonodos removidos por outra cirurgia prévia) Exceção – T1 não é necessário estadiamento histopatológico do N	
N0	Ausência de metástases detectadas	Não
N1	Um linfonodo acometido ou metástase em trânsito, satélite e/ou microssatélite sem acometimento linfonodal	
N1a	Um clinicamente oculto (detectado pela PLNS)	Não
N1b	Um clinicamente detectável	Não
N1c	Sem acometimento linfonodal	Sim
N2	Dois ou três linfonodos acometidos ou metástase em trânsito, satélite e/ou microssatélite com um linfonodo acometido	

(continua)

QUADRO 3 Classificação do acometimento linfonodal (N) de acordo com a oitava edição do AJCC (2017)43 *(continuação)*

Categoria do N	Número de linfonodos acometidos	Presença de metástases em trânsito, satélites ou microssatélites
N2a	Dois ou três clinicamente ocultos (detectados pela PLNS)	Não
N2b	Dois ou três com pelo menos um clinicamente detectável	Não
N2c	Um clinicamente oculto ou clinicamente detectável	Sim
N3	Quatro ou mais linfonodos acometidos ou metástase em trânsito, satélite e/ou microssatélite com dois ou mais linfonodos acometidos ou qualquer número de linfonodos coalescentes ou metástases em trânsito, satélites e/ou microssatélites	
N3a	Quatro ou mais clinicamente ocultos (detectados pela PLNS)	Não
N3b	Quatro ou mais, pelo menos um clinicamente detectável ou presença de qualquer número de linfonodos coalescentes	Não
N3c	Dois ou mais clinicamente ocultas ou clinicamente detectáveis e/ou presença de linfonodos coalescentes	Sim

- Metástases em trânsito – envolvem a pele ou subcutâneo com distância superior a 5 cm do tumor primário, mas não além dos linfonodos regionais.
- Metástases a distância (M) – leva em consideração o sítio de acometimento de metástases à distância e o nível sérico da desidrogenase láctica (LDH) que, quando elevado em pacientes com doença a distância, é um fator de pior prognóstico (Quadro 4).

Segundo a oitava edição do AJCC os pacientes podem ser classificados em quatro estádios clínicos (cTNM) e histopatológicos (pTNM) (Quadros 5 e 6).

O estadiamento patológico engloba o microestadiamento do tumor primário, incluindo informações adicionais do tecido obtido com a excisão ampla e a informação histopatológica dos linfonodos após a pesquisa do linfonodo sentinela ou linfadenectomia no caso de doença clinicamente evidente (Quadro 6).

Mais detalhes sobre o estadiamento do melanoma podem sem encontrados nos endereços eletrônicos do Grupo Brasileiro de Melanoma (gbm.org.br), do American Joint Committe on Cancer (cancerstaging.org) e do National Comprehensive Cancer Network (nccn.org).

PESQUISA DO LINFONODO SENTINELA (PLNS)

É uma técnica utilizada para estadiamento patológico (pTNM) de pacientes com melanoma sem evidência clínica ou radiológica de acometimento linfonodal – estádios I e II. Compreende a pesquisa

QUADRO 4 Classificação das metástases a distância (M) de acordo com a oitava edição do AJCC (2017)[43]

Categoria do M	Sítio anatômico	Nível de LDH
M0	Sem evidência de metástase a distância	Não se aplica
M1	Evidência de metástase a distância	
M1a	Metástase a distância para pele, tecido conjuntivo incluindo músculo e/ou linfonodos não regionais	Desconhecida ou não especificada
M1a(0)		Não elevada
M1a(1)		Elevada
M1b	Metástase para os pulmões com ou sem o acometimento dos sítios do M1a	Desconhecida ou não especificada
M1b(0)		Não elevada
M1b(1)		Elevada
M1c	Metástase para vísceras sem incluir o SNC com ou sem o acometimento dos sítios M1b	Desconhecida ou não especificada
M1c(0)		Não elevada
M1c(1)		Elevada
M1d	Metástase para SNC com ou sem o acometimento dos sítios M1a, 1b e 1c	Desconhecida ou não especificada
M1d(0)		Não elevada
M1d(1)		Elevada

QUADRO 5 Estadiamento clínico (cTNM) inclui o microestadiamento do tumor primário e a avaliação clínica/radiológica/histopatológica da metástase

Quando o T é:	Quando o N é:	Quando o M é:	O grupo de estádio é:
Tis	N0	M0	0
T1a	N0	M0	IA
T1b	N0	M0	IB
T2a	N0	M0	IB
T2b	N0	M0	IIA
T3a	N0	M0	IIA
T3b	N0	M0	IIB
T4a	N0	M0	IIB
T4b	N0	M0	IIC
Qualquer T, Tis	≥ N1	M0	III
Qualquer T	Qualquer N	M1	IV

da primeira (sentinela) cadeia ganglionar linfática relacionada com o tumor primário, por meio de um procedimento cirúrgico, que envolve uma equipe multidisciplinar – medicina nuclear, cirurgião e patologista. O objetivo é avaliar o acometimento linfonodal microscópico, o que tem fundamental importância para o estadiamento, prognóstico, abordagem cirúrgica e escolha do tipo de tratamento sistêmico a ser utilizado. É importante frisar que não se trata de procedimento terapêutico. O estado do linfo-

QUADRO 6 Estadiamento patológico (pTNM) inclui o microestadiamento do tumor primário e a avaliação clínica/radiológica/histopatológica da metástase

Quando o T é:	Quando o N é:	Quando o M é:	O grupo de estádio é:
Tis	N0	M0	0
T1a	N0	M0	IA
T1b	N0	M0	IA
T2a	N0	M0	IB
T2b	N0	M0	IIA
T3a	N0	M0	IIA
T3b	N0	M0	IIB
T4a	N0	M0	IIB
T4b	N0	M0	IIC
T0	N1b, N1c	M0	IIIB
T0	N2b, N2c, N3b ou N3c	M0	IIIC
T1a/b-T2a	N1a ou N2a	M0	IIIA
T1a/b-T2a	N1b/c ou N2b	M0	IIIB
T2b/T3a	N1a-N2b	M0	IIIB
T1a-T3a	N2c ou N3a/b/c	M0	IIIC
T3b/T4a	Qualquer N ≥ N1	M0	IIIC
T4b	N1a-N2c	M0	IIIC
T4b	N3a/b/c	M0	IIID
Qualquer T, Tis	Qualquer N	M1	IV

nodo sentinela (positivo ou negativo) é o principal fator prognóstico no que diz respeito às chances de recorrência e o melhor fator preditivo da sobrevida de pacientes com melanoma estádio I e II. De acordo com NCCN, AJCC, AAD, GBM e PLNS esse procedimento não está indicado para pacientes com melanoma *in situ* e no estádio 1A (T1a < 0,8mm sem ulceração) porque as chances de positividade são < 5%. Deve ser discutido e considerado em pacientes com melanomas com espessura de 0,8-1,0 mm com ou sem ulceração e melanomas, < 0,8 mm com ulceração, apesar dos baixos índices de positividade (≤ 10%), principalmente se houver outros indicadores de mau prognóstico como alto índice mitótico (> 2/mm^2 principalmente em jovens, invasão linfovascular ou margem profunda acometida na biópsia). Deve ser discutido e indicado em pacientes com melanoma estádio IB (T2a) ou II (> 1 mm, N0), nos quais a probabilidade de positividade é > 10%[44-45] (Quadro 7).

QUADRO 7 Conduta em relação à pesquisa do linfonodo sentinela segundo AJCC 2017 e NCCN[43,44]

Espessura de Breslow	Conduta	% de positividade
In situ/< 0,8 mm (T1a)	Não está indicado	< 5%
0,8-1,0 mm com ou sem ulceração < 0,8 mm com ulceração	Discutir e considerar principalmente se índice mitótico ≥ 2/mm^2 ou invasão linfovascular	5-10%
> 1,0 mm, N0	Discutir e oferecer	> 10%

O procedimento da PLNS é, em geral, realizado no mesmo tempo cirúrgico da ampliação de margens, o que favorece a retirada do tecido pericicatricial marcado com azul patente e evitando-se, dessa maneira, tatuagens iatrogênicas. É considerado um procedimento com baixa morbidade, aproximadamente 5%. E as principais complicações são infecção, linfedema, hematoma, seroma e lesão neural sensorial. A taxa de falso-negativos é de 12,5% segundo uma metanálise envolvendo 25.000 pacientes em 71 estudos.

PROGNÓSTICO

O prognóstico do paciente com melanoma está diretamente relacionado com o estádio em que a doença é diagnosticada e tratada. Naturalmente, quanto mais precoce, melhor o prognóstico. O estádio IA apresenta uma taxa de sobrevida em 10 anos de 95%. O estádio IIC (T4b) apresenta uma taxa de sobrevida em 10 anos de, aproximadamente, 50%.

Os principais fatores prognósticos independentes do melanoma estádio I e II, segundo análise multivariadas, podem ser observados no Quadro 8.

Outros fatores que influenciam o prognóstico do melanoma são:

- Melanomas associados a nevos parecem ter melhor prognóstico do que melanomas de novo.
- A presença de infiltrado tumoral linfocítico parece estar associada com melhor prognóstico.
- A presença de regressão parece estar associada a um melhor prognóstico, porém é controverso na literatura.
- Níveis séricos da proteína S-100 – apesar de não ser dosado em nosso meio, seus níveis se correlacionam com o estádio clínico dos pacientes com melanoma.

Pacientes com melanoma no estádio III representam um grupo bastante heterogêneo com taxas de sobrevida em cinco anos variando de 40-70%. O grupo de pacientes estádio IV, que até 2011 apresentavam uma taxa de sobrevida em cinco anos de 10%,

QUADRO 8 Principais fatores prognósticos independentes do melanoma estádio I e II, segundo análises multivariadas

Fator prognóstico	Achados/significância
Espessura de Breslow	≤ 1 mm – baixo risco; > 1 mm – alto risco
Ulceração	Quando presente – pior prognóstico
Índice mitótico	≥ 1/mm² – pior prognóstico
Idade	Idade avançada – pior prognóstico
Sexo	Homens têm pior prognóstico (apenas na doença localizada)
Sítio anatômico	Tronco, cabeça e pescoço – pior prognóstico do que nos membros
Número de linfonodos acometidos	Quanto maior, pior o prognóstico
Volume tumoral nos linfonodos	Quando clinicamente palpável, tem pior prognóstico do que quando apenas microscópico
Sítio das metástases a distância	Quando visceral, tem pior prognóstico

após o advento da imunoterapia e da terapia-alvo vem progressivamente aumentando a sua expectativa de vida, tendo como principais fatores independentes de prognóstico o sítio da metástase, o tempo livre de doença e o estadiamento realizado antes da presença da metástase a distância (Figura 20).

TRATAMENTO

O diagnóstico de melanoma traz consigo uma carga psicológica que não pode ser desprezada. Um atendimento humanizado ao paciente com câncer é de suma importância. Além do conhecimento técnico, o médico tem de ter empatia – capacidade de tentar entender o que outro sente. Assim como o paciente, o médico que lida com melanoma na sua prática diária está sujeito a uma carga de estresse muito grande e, não raro, observamos colegas com nítidos sinais de esgotamento (*burn out*). O trabalho em equipe ajuda muito nesse sentido.

Temos sempre que ter em mente que o melanoma é uma doença que demanda uma abordagem multidisciplinar: dermatologista, cirurgião oncológico, oncologista clínico, cirurgião plástico, médico nuclear, oftalmologista, geneticista, patologista, radiologista, psicólogo e assistente social. A interação entre os profissionais é de suma importância para que o doente se sinta seguro e que as condutas estejam alinhadas em uma só direção: o bem-estar do paciente.

Abordagem do tumor primário (estádio I e II)

A correta abordagem cirúrgica do melanoma primário é útil para o diagnóstico, estadiamento e tratamento desse tumor. Após o resultado do exame histopatológico confirmando o diagnóstico e fornecendo as informações básicas adequadas, deve-se proceder à ampliação das margens cirúrgicas e indicar ou não a pesquisa do linfonodo

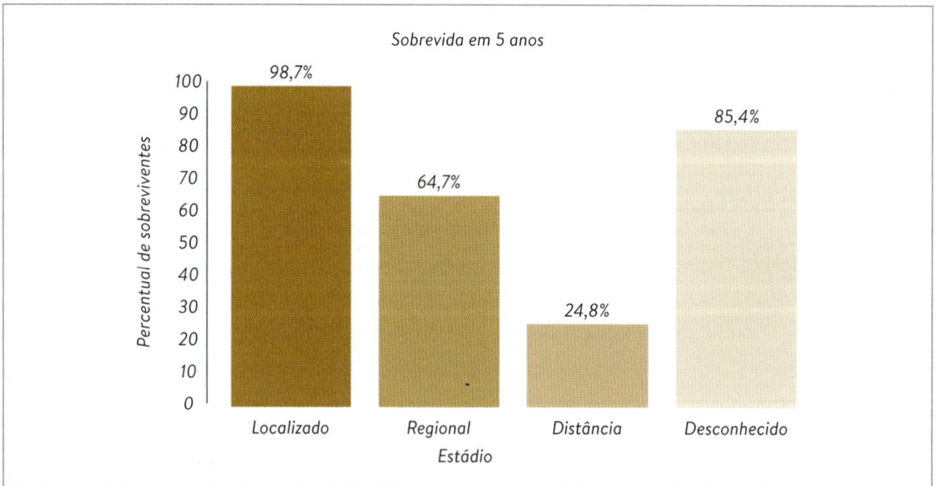

FIGURA 20 Sobrevida em 5 anos incluindo todas as raças e ambos os sexos, de acordo com estádio do melanoma (2009-15).
Fonte: seer.cancer.org.

sentinela conforme as indicações recomendadas no Quadro 7. Na ampliação, a margem profunda vai até o limite com a fáscia muscular, sem incluí-la. A extensão das margens laterais deve ser medida pelo cirurgião a partir da cicatriz (ou bordas da lesão residual) e varia em função da espessura de Breslow de acordo com o exposto no Quadro 9 (Figura 21).

QUADRO 9 Extensão das margens laterais em função do índice de Breslow

Espessura de Breslow	Extensão das margens laterais
In situ	0,5-1,0 cm*
< 1,0 mm	1,0 cm
1,0-2,0 mm	2,0 cm
> 2,0 mm	2,0 cm

*Exceção no lentigo maligno cujas margens devem, quando possível, ser de 1,0 cm.

O melanoma tipo lentigo maligno *in situ* frequentemente se apresenta como um desafio terapêutico em virtude de sua extensão radial subclínica, o que leva a altos índices de recorrência local quando as margens de 0,5 cm são aplicadas. É consenso na literatura que quanto maior o diâmetro do tumor, maiores deverão ser as margens laterais. O tamanho ideal a ser buscado é o de 1 cm, o que nem sempre é possível por se tratar de lesão que incide com maior frequência em área nobre como a face, de pessoas idosas, muitas vezes com comorbidades, em uso de diversos medicamentos. Uma outra dificuldade é o exame histopatológico dessas lesões porque na coloração H&E a diferenciação entre células melanocíticas neoplásicas e ceratinócitos fotodanificados ou melanócitos hiperplasiados na epiderme adjacente à neoplasia é muito difícil.

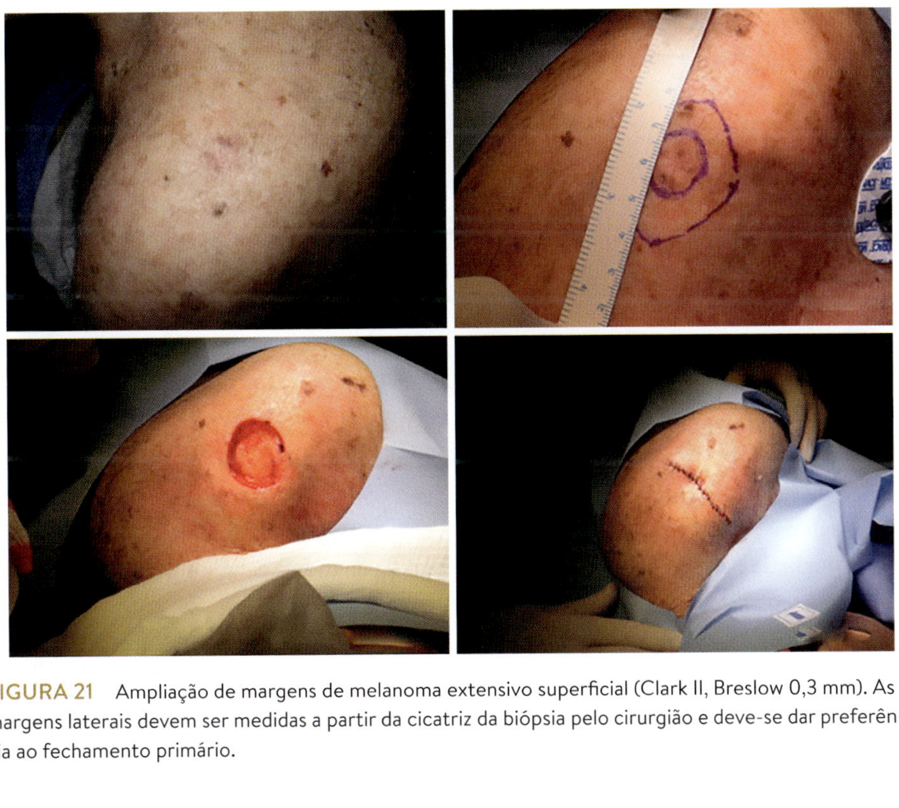

FIGURA 21 Ampliação de margens de melanoma extensivo superficial (Clark II, Breslow 0,3 mm). As margens laterais devem ser medidas a partir da cicatriz da biópsia pelo cirurgião e deve-se dar preferência ao fechamento primário.

Essa situação é ainda mais complicada no tecido congelado. Como maneira de solucionar essa problemática, são descritas na literatura e nas diretrizes do NCCN e AAD técnicas como a excisão em estágios ("cerquinha"), *slow* Mohs e a cirurgia micrográfica de Mohs. Essa última pode ser realizada com auxílio da imuno-histoquímica no tecido congelado com altos índices de cura relatados. Cabe ressaltar a importância de métodos auxiliares como a lâmpada de Wood, dermatoscopia e a microscopia confocal para melhor delimitação das margens tumorais.[46-49]

A cirurgia recomendada para o melanoma do aparelho ungueal invasivo é a desarticulação da falange distal, porém, para lesões *in situ* foi descrita a cirurgia funcional, na qual todo o aparelho ungueal é removido e a falange é preservada. Essa técnica traz vantagens funcionais, porém ainda não possui evidências robustas na literatura e seus prós e contras devem ser discutidos com o paciente.[49,50]

Tratamento não cirúrgico do melanoma tipo lentigo maligno *in situ*

Em pacientes inoperáveis (por causa de idade, extensão da lesão ou comorbidades) ou que se recusem a operar, as terapias alternativas são imiquimode creme 5%, radioterapia, crioterapia e laser.

O imiquimode 5% é um agente modificador da resposta imune inata que atua nos receptores *toll-like* e induz uma resposta imune mediada pelos linfócitos T citotóxicos contra o tumor. As taxas de resposta e os protocolos utilizados na literatura são variados. Uma revisão sistemática envolvendo 40 estudos observacionais e um estudo controlado com 509 pacientes encontrou uma taxa de resposta de 78,3% dos casos com protocolos de uso de 4-7 vezes por semana por 4-36 semanas. A biópsia de controle pós-tratamento foi realizada em 370 pacientes e 77% deles não apresentaram tumor residual. Taxa de recorrência de 2,2% após 18,6 meses de seguimento. Nove pacientes (1,8%) progrediram para a forma invasiva do tumor.[51]

A radioterapia também pode ser utilizada em pacientes inoperáveis ou como terapia adjuvante em pacientes com margens comprometidas que, por alguma razão, não podem ser reoperados. Em uma revisão sistemática de dez estudos retrospectivos (n = 454), as taxas de resposta completa foram de 80-100%, com uma taxa de recorrência de 11,5%.[52]

Abordagem de pacientes com metástase linfonodal sem evidência de metástases a distância (estádio III)

A linfadenectomia é o tratamento padrão de pacientes estádio III com doença clínica ou radiologicamente detectável e está associada a uma sobrevida em cinco anos de 30-50%, dependendo do número de linfonodos, da extensão extracapsular e dos fatores de risco histopatológicos do tumor primário (Breslow e presença de ulceração).

Em pacientes estádio III com PLNS+ sem evidência clínica de doença, de acordo com as diretrizes do NCNN, os prós e contras da linfadenectomia devem ser discutidos com o paciente e deve-se optar entre a cirurgia ou o seguimento com ultrassonografia da cadeia ganglionar. Outra indicação do segmento linfonodal com ultrassonografia é o acompanhamento de pacientes com indicação da PLNS e não o fizeram.[44]

Em pacientes estádio III, geralmente, a terapia adjuvante com nivolumabe (anti-

-PD1) está indicada. Para pacientes com a mutação do BRAF V600 positiva a combinação de dabrafenibe e trametinibe pode ser uma alternativa, principalmente em pacientes IIIA e IIIB.

Tratamento do melanoma avançado (estádio III irressecável ou IV)

Em pacientes com doença avançada deve-se considerar a metastatectomia, imunoterapia, terapia-alvo e radioterapia.

A metastatectomia é recomendada principalmente para pacientes com um ou poucos sítios metastáticos e pode ocasionalmente trazer benefício duradouro para o paciente. Costuma ser considerada no caso de metástases cerebrais e no caso de doença residual após boa resposta a terapêuticas sistêmicas. A imunoterapia adjuvante com nivolumabe deve ser avaliada nesses pacientes.

A imunoterapia compreende a utilização de drogas que visam a aumentar a imunidade contra as células tumorais. Atualmente, as drogas mais utilizadas são anticorpos monoclonais contra os inibidores de *checkpoint* que atuam no antígeno-4 do linfócitos T citotóxicos (CTLA-4- ipilimumabe) e na proteína-1 da morte celular programada (PD-1- pembrolizumabe e nivolumabe) que inibem a cascata que ativa os linfócitos T. Em outras palavras, esses medicamentos bloqueiam a inibição dos linfócitos T, retirando o "freio" do sistema imune. Os descobridores dessas drogas, James Allison e Tasuku Honjo, receberam (nada menos que) o prêmio Nobel de Medicina, em 2018. O uso combinado do nivolumabe ou pembrolizumabe com o ipilimumabe parece ter eficácia melhor do que o uso dessas drogas isoladas. O tratamento com ipilimumabe e, em menor escala, os bloqueadores anti-PD1 apresentam diversos efeitos colaterais principalmente relacionados a reações autoimunes.

Metade dos melanomas apresenta a mutação V 600 no gene BRAF, e 15 a 20% dos melanomas, a mutação no gene NRAS. Essas mutações ativam a via de sinalização MAPK, resultando na oncogênese. O uso de drogas inibidoras do BRAF (vemurafenibe, dabrafenibe, encorafenibe) nos tumores mutados leva a uma rápida, entretanto não sustentada, regressão dessas lesões. A associação de inibidores do BRAF com inibidores do MEK (trametinibe, cobimetinibe) aumentam as taxas de resposta e sobrevida dos pacientes. Assim sendo, na terapia-alvo atualmente não são utilizadas drogas de forma isolada, mas sim combinações dos medicamentos supracitados como, por exemplo, dabrafenibe e trametinibe, vemurafenibe e cobimetinime ou, ainda, encorafenibe e binimetinibe.

Aproximadamente 10% dos melanomas palmo-plantares e 5% dos melanomas de mucosa apresentam mutação no gene do BRAF e outros 15% apresentam mutação ou amplificação no gene KIT. Dos que apresentam a mutação no KIT, 1/3 responde à terapia-alvo com imatinibe.

A escolha e a sequência da terapia a ser adotada (imunoterapia e/ou terapia-alvo) vai depender da quantidade de metástases, da presença ou não das mutações e do tipo de terapia adjuvante realizada previamente.

A radioterapia pode ser recomendada em pacientes com doença irressecável com resultados favoráveis e de maneira paliativa em pacientes fora de possibilidade terapêutica para aliviar os sintomas da neoplasia. As indicações específicas incluem: controle da dor, estabilização de ossos com doença metastática, compressão medular, controle da doença cutânea local e nas metástases cerebrais, as quais vêm sendo utilizadas mais recentemente na forma de radiocirurgia estereotática (com auxílio de acelerador linear) com bons resultados.

A quimioterapia (dacarbazina, temozolomida, carboplatina/paclitaxel e fotemustine) não aumenta a sobrevida global dos pacientes com melanoma. As taxas de resposta, em geral, são menores que 20% e duram em média 4-6 meses. Consequentemente, o seu uso fica restrito aos pacientes que não obtiveram resposta (progressão da doença) com as drogas de primeira linha. Infelizmente, são essas as únicas drogas que estão disponíveis na maioria das instituições que atendem pelo Sistema Único de Saúde no Brasil.

Exames de laboratório, de imagem e seguimento de pacientes com melanoma

Os sítios mais frequentes de metástase do melanoma são pele, subcutâneo, linfonodos, pulmões, fígado, ossos, cérebro e órgãos viscerais. Antes do tratamento definitivo é importante ter certeza do estádio em que o paciente se encontra e a solicitação de exames de laboratório ou de imagem podem ser necessários. Todavia, principalmente os exames de imagem (radiografia, ultrassonografia, tomografia computadorizada e PET-CT) podem gerar uma grande ansiedade para o paciente e podem resultar na solicitação de outros exames de imagem e, eventualmente, em biópsias desnecessárias. A solicitação desses exames deve, portanto, ser criteriosamente avaliada. Vários trabalhos demostraram a ineficiência da radiografia de tórax para pacientes assintomáticos, com altas taxas de falso-positividade, além da ansiedade gerada no paciente. O mesmo vale para tomografia computadorizada e PET-CT.[53-56]

A maioria das recorrências locais, metástases satélites, em trânsito e linfonodais é diagnosticada pelo próprio paciente ou durante o exame clínico da pele e linfonodos na consulta de retorno. O exame clínico do paciente que teve melanoma deve ser minucioso, com especial atenção para o local da cicatriz da cirurgia, pele ao redor da cicatriz, palpação das cadeias ganglionares, exame cutâneo total e exame clínico. A frequência do acompanhamento deve ser determinada caso a caso e levar em consideração estadiamento (chances de metástase), grau de ansiedade do paciente, probabilidade de segundo tumor primário. Não há consenso na literatura e os protocolos são variados em diferentes países. De maneira geral, para pacientes estádios I e II o seguimento é semestral por pelo menos dois anos e, depois, passa a ser anual indefinidamente. A maioria das metástases ocorre no período de 1-3 anos após o tratamento e, por isso, há maior vigilância nesse período. O risco de um segundo melanoma primário é maior em pacientes com múltiplos nevos, síndrome do nevo atípico, história familiar de melanoma, sinais de fotodano intenso e no sexo masculino[57] (Figura 22).

O mapeamento corporal total (fotografia corporal total seguida da dermatoscopia digital) está indicado para todos os pacientes com história prévia de melanoma e comprovadamente aumenta as chances de detecção de um segundo melanoma primário quando comparada com exame clínico. A frequência do exame deve ser determinada caso a caso, em geral a cada 6-12 meses.

Em pacientes estádio I e II, nenhum exame de imagem ou laboratorial está formalmente indicado, a não ser para investigação de algum sinal ou sintoma sugestivo de doença metastática.

O objetivo dos exames de imagem é detectar metástases clinicamente ocultas, que sejam passíveis de tratamento cirúrgico ou clínico. Quem se beneficia desse tipo de exame são pacientes com maior risco de metastatização, geralmente nos estádios acima de IIB. Segundo uma metanálise, a ultrassonografia é o melhor exame de imagem para detecção de metástases linfonodais e o PET-CT para detecção de metástases a distância.

Os níveis séricos da desidrogenase láctica (LDH) têm valor prognóstico em pacientes estádio IV. Quando elevados indicam uma sobrevida menor e podem predizer as chances de reposta às terapêuticas sistêmicas. A dosagem da LDH não é um exame de triagem para detecção de metástases e não tem valor para pacientes nos estádios I-III. A dosagem dos níveis séricos da proteína S-100B é realizada em grande parte dos países europeus para avaliar progressão de doença em pacientes estádio III-IV. Serve como um biomarcador terapêutico, porém, não é utilizada em nosso meio.

CONSIDERAÇÕES FINAIS

A abordagem de uma lesão suspeita de melanoma se dá em duas etapas. A primeira é a biópsia excisional com margens de 1-3 mm, seguida da ampliação das margens e a indicação ou não da pesquisa do linfonodo sentinela.

A extensão da ampliação das margens laterais depende da espessura de Breslow. Para tumores *in situ* é de 0,5-1,0 cm (exceto

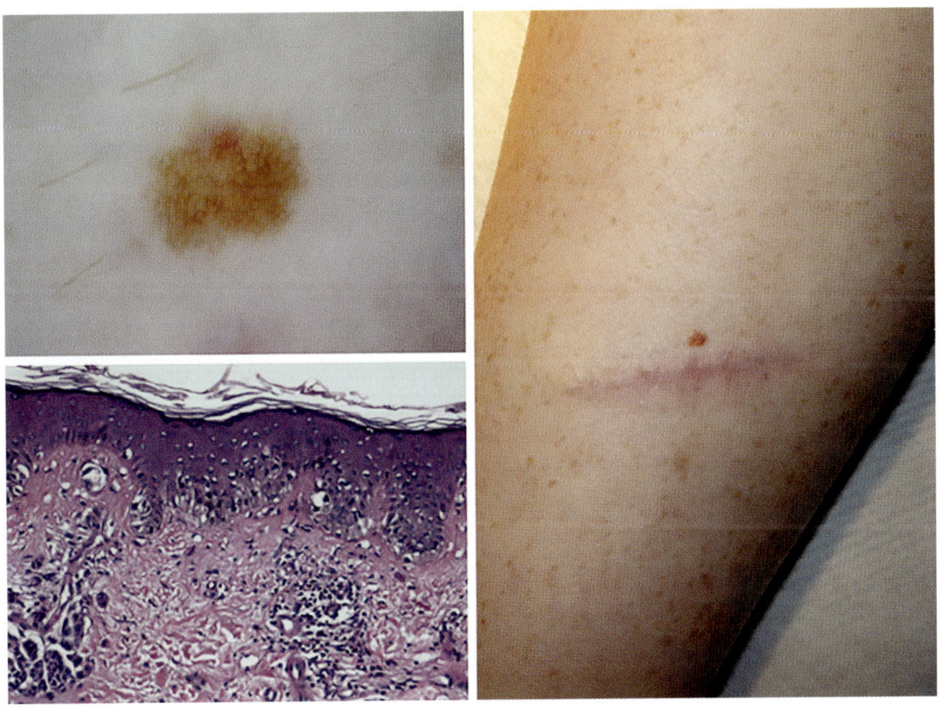

FIGURA 22 Segundo melanoma primário *in situ*, detectado seis meses após a cirurgia, ao lado da cicatriz do tumor primário. Na dermatoscopia evidencia-se basicamente uma rede pigmentada alargada. Histopatologia – proliferação melanocítica contínua e confluente nas camadas inferiores da epiderme; presença de componente névico residual na derme, ao lado de inflamação linfocítica perivascular (H&E 100x).

o lentigo maligno que é de 1,0 cm); para tumores até 1,0 mm de espessura é de 1,0 cm e acima de 1,0 mm de espessura é de 2,0 cm. A margem profunda é até a fáscia muscular, preservando-a.

A pesquisa do linfonodo sentinela está indicada em melanomas sem evidência de metástases linfonodais ou a distância, quando a espessura tumoral for > 0,8 mm com ou sem ulceração. Em tumores < 0,8 com ulceração e entre 0,8 e 1,0 mm de espessura devem-se considerar os prós e contras e discutir com o paciente o papel dessa técnica no microestadiamento.

A escolha e a sequência da terapia sistêmica (imunoterapia e/ou terapia-alvo) a serem adotadas em pacientes estádio III irressecável ou estádio IV vai depender da quantidade de metástases, da presença ou não das mutações e do tipo de terapia adjuvante realizada previamente.

Para pacientes estádio I e II, nenhum exame de imagem ou laboratorial está formalmente indicado, a não ser para investigação de algum sinal ou sintoma sugestivo de doença metastática.

REFERÊNCIAS

1. Ferlay J, Shin HR, Bray F, Forman D, Mathers C, Parkin DM. Estimates of worldwide burden of cancer in 2008: GLOBOCAN 2008. Int J Cancer. 2010;127(12):2893.
2. Parkin DM, Pisani P, Ferlay J. Estimates of the worldwide incidence of 25 major cancers in 1990. Int J Cancer. 1999;80(6):827.
3. Karimkhani C, Green AC, Nijsten T, Weinstock MA, Dellavalle RP, Naghavi M, Fitzmaurice C. The global burden of melanoma: results from the Global Burden of Disease Study 2015. Br J Dermatol. 2017;177(1):134.
4. Omholt K, Platz A, Kanter L, Ringborg U, Hansson J. NRAS and BRAF mutations arise early during melanoma pathogenesis and are preserved throughout tumor progression. Clin Cancer Res. 2003;9(17):6483.
5. Aitken JF, Youlden DR, Baade PD, Soyer HP, Green AC, Smithers BM. Generational shift in melanoma incidence and mortality in Queensland, Australia, 1995-2014. Int J Cancer. 2018;142(8):1528.
6. Instituto Nacional de Câncer José Alencar Gomes da Silva. Estimativa 2020: incidência de câncer no Brasil. Rio de Janeiro: INCA; 2019. p. 50.
7. Doubrovsky A, Menzies SW. Enhanced survival in patients with multiple primary melanomas. Arch Dermatol. 2003 Aug;139(8):1013-8.
8. Gandini S, Sera F, Cattaruzza MS, Pasquini P, Zanetti R, Masini C, et al. Meta-analysis of risk factors for cutaneous melanoma: III. Family history, actinic damage and phenotypic factors. Eur J Cancer. 2005 Sep;41(14):2040-59.
9. Pampena R, Kyrgidis A, Lallas A, Moscarella E, Argenziano G, Longo C. A meta-analysis of nevus-associated melanoma: Prevalence and practical implications. J Am Acad Dermatol. 2017;77(5):938. Epub 2017 Aug 29.
10. Nunes LF, Quintella Mendes GL, Koifman RJ. Acral melanoma: a retrospective cohort from the Brazilian National Cancer Institute (INCA). Melanoma Research. 2018; 28:458-64.
11. Conley J. Desmoplastic malignant melanoma (a rare variant of spindle cell melanoma). Cancer. 1971;28:914-36.
12. Busam KJ, Zhao H, Coit DG, Kucukgol D, Jungbluth AA, et al. Distinction of desmoplastic melanoma from non-desmolastic melanoma by gene expression profiling. J Invest Dermato. 2005;124:412-9.
13. Lens MB. Desmoplastic melanoma: a systematic review. Br J Dermatol. 2005;152:673-8.
14. Almeida LS, Requena L, Rutten A, Kutzner H, Garbe C, et al. Desmoplatic malignant melanoma: a clinicopathologic analysis of 113 cases. Am J Dermatopathol. 2008;30:207-15.
15. Debarbieux S. Dermoscopy of desmoplastic melanoma: report of six cases. Br J Dermatol. 2008;159:360-3.
16. Ferreira CM, Barcaui CB, Piñeiro-Maceira J. Atlas de Dermatoscopia – Aplicação clínica e correlação histopatológica. 1. ed. Rio de Janeiro: Di Livros; 2011. p. 129-75.
17. Livestro DP. Biology of desmoplastic melanoma: a case-control comparison with other melanomas. J Clin Oncol. 2005;23:6739-46.
18. Bono A, Maurichi A, Moglia D, Camerini T, Tragni G, et al. Clinical and dermoscopic diagnosis of early amelanotic melanoma. Melanoma Res. 2001;11:491-4.
19. Pizzichetta MA, Talamini R, Stanganelli I, Puddu P, Bono R, et al. Amelanotic/hypomelanotic mela-

noma: clinical and dermoscopic features. Br J Dermatol. 2004; 150:1117-24.
20. Giorgi V. Dermoscopy for "true" amelanotic melanoma: A clinical dermoscopic-pathologic case study. J Am Acad Dermatol. 2006; 54:341-4.
21. Menzies SW, Kreusch J, Byth K, Pizzichetta MA, Marghoob A, et al. Dermoscopic evaluation of amelanotic and hypomelanotic melanoma. Arch Dermatol. 2008;144:1120-27.
22. Stoecher WV. Dermoscopy and the diagnostic challenge of amelanotic and hypomelanotic melanoma. Arch Dermatol. 2008;144:1207-10.
23. Chang AE. The national cancer data base report on cutaneous and noncutaneous melanoma: a summary of 84,836 cases from the past decade. The American College of Surgeons commission on cancer and the American Cancer Society. Cancer. 1998;83:1664-78.
24. Patrick RJ. Primary mucosal melanoma. J Am Acad Dermatol. 2007; 56:828-34.
25. Mühlbauer JE. Minimal deviation melanoma: A histologic variant of cutaneous malignant melanoma in its vertical growth phase. J Invest Dermaol. 1985; 80:63-5.
26. Conneli J. Malignat Blue nevus. Cancer. 1991;67:2653-7.
27. Goldenhersh MS. Malignant blue nevus. A case report and review of the literature. J Am Acad Dermatol. 1988;19:712-22.
28. Krishman SGS. Malignant blue nevus. Ind J Dermatol Ven Lep. 1997;63:183-5.
29. Swetter S. Primary dermal melanoma. Arch Dermatol. 2004;140:99-103.
30. Zembowicz A. Pigmented epithelioid melanocytoma: A low grade melanocytic tumor with metastatic potential indistinguishable from animal type melanoma and epithelioid blue nevus. Am J Surg Pathol. 2004; 28:31.
31. Schmoeckel C. Spitz nevus versus malignant melanoma: Spitz nevi predominate on the tights in patients younger than forty years of age, melanomas on the trunk in patients forty years of age or older. J Am Acad Dermatol. 2007;56:753.
32. Barber HRK. Malignant disease in pregnancy. J Perinat Med. 2001;29(2):97-111.
33. Sharon CE, Sinnamon AJ, Ming ME, Chu EY, Fraker DL, Karakousis GC. Association of marital status with t stage at presentation and management of early-stage melanoma. JAMA Dermatol. 2018;154(5):574-580. doi:10.1001/jamadermatol.2018.0233
34. Vestergaard ME, Macaskill P, Holt PE, Menzies SW. Dermoscopy compared with naked eye examination for the diagnosis of primary melanoma: a meta-analysis of studies performed in a clinical setting. Br J Dermatol. 2008;159:669.
35. Pehamberger H, Steiner A, Wolff K. In vivo epiluminescence microscopy of pigmented skin lesions: I, pattern analysis of pigmented skin lesions. J Am Acad Dermatol. 1987;17:571-83.
36. Hirata SH, Yamada S, Almeida FA, Enokihara MY, Rosa IP, Enokihara MM, et al. Dermoscopic examination of the nail bed and matrix. Int J Dermatol. 2006;45:28-30.
37. Hirata SH, Yamada S, Almeida FA, Tomomori-Yamashita J, Enokihara MY, Paschoal FM, et al. Dermoscopy of the nail bed and matrix to assess melanonychia striata. J Am Acad Dermatol. 2005;53:884-6.
38. Farnetani F, Scope A, Braun RP, Gonzalez S, Guitera P, Malvehy J, et al. Skin cancer diagnosis with reflectance confocal microscopy: Reproducibility of feature recognition and accuracy of diagnosis. JAMA Dermatol. 2015;151(10):1075.
39. Waldman RA, Grant-Kels JM, Curiel CN, Curtis J, Rodríguez SG, Hu S, et al. Consensus Recommendations for the Use of Non-Invasive Melanoma Detection Techniques Based on Results of an International DELPHI Process. J Am Acad Dermatol. 2019 Sep 26. pii: S0190-9622(19)32794-X. doi: 10.1016/j.jaad.2019.09.046. [Epub ahead of print]
40. Barcaui EB, Piñeiro-Maceira J, Valeante P, Carvalho ACP, Barcaui CB. Journal of Ultrasound in Medicine. 2019:(38):S1-S214. doi:10.1002/jum.15027
41. De Carvalho N, Welzel J, Schuh S, Themstrup L, Ulrich M, Jemec GBE, et al. The vascular morphology of melanoma is related to Breslow index: An in vivo study with dynamic optical coherence tomography. Exp Dermatol. 2018 Nov;27(11):1280-6. doi: 10.1111/exd.13783. Epub 2018 Oct 9.
42. Piepkorn MW, Longton GM, Reisch LM, Elder DE, Pepe MS, Kerr KF, et al. Assessment of second-opinion strategies for diagnoses of cutaneous melanocytic lesions. JAMA Netw Open. 2019;2(10):e1912597. Epub 2019 Oct 2.
43. Gershenwald JE, Scolyer RA, Hess KR, et al. Melanoma of the skin. In: Amin MB, editor. AJCC Cancer Staging Manual. 8. ed. Chicago: American Joint Committee on Cancer, 2017. p. 563.
44. NCCN Clinical Practice Guidelines in Oncology (NCCN Guidelines®) Cutaneous Melanoma. Version 1.2020. Disponível em: http://nccn.org.
45. Swetter SM, Tsao H, Bichakjian CK, Curiel-Lewandrowski C, Elder DE, Gershenwald JE, et al. Guidelines of care for the management of primary

cutaneous melanoma. J Am Acad Dermatol. 2019;80:208-50.

46. Walling HW, Scupham RK, Bean AK, Ceilley RI. Staged excision versus Mohs micrographic surgery for lentigo maligna and lentigo maligna melanoma. J Am Acad Dermatol. 2007;57:659-64.
47. de Vries K, Greveling K, Prens LM, Munte K. Recurrence rate of lentigo maligna after micrographically controlled staged surgical excision. Br J Dermatol. 2016;174:588-93.
48. Hou JL, Reed KB, Knudson RM, Mirzoyev SA, Lohse CM, Frohm ML, et al. Five-year outcomes of wide excision and Mohs micrographic surgery for primary lentigo maligna in an academic practice cohort. Dermatol Surg. 2015;41:211-8.
49. Sinno S, Wilson S, Billig J, Shapiro R, Choi M. Primary melanoma of the hand: an algorithmic approach to surgical management. J Plast Surg Hand Surg. 2015;49:339-45.
50. Terushkin V, Brodland DG, Sharon DJ, Zitelli JA. Digit-sparing Mohs surgery for melanoma. Dermatol Surg. 2016;42:83-93.
51. Tio D, van der Woude J, Prinsen CAC, Jansma EP, Hoekzema R, van Montfrans C. A systematic review on the role of imiquimod in lentigo maligna and lentigo maligna melanoma: Need for standardization of treatment schedule and outcome measures. J Eur Acad Dermatol Venereol. 2017;31(4):616. Epub 2017 Jan 23.
52. Read T, Noonan C, David M, Wagels M, Foote M, Schaider H, et al. A systematic review of non-surgical treatments for lentigo maligna. J Eur Acad Dermatol Venereol. 2016;30(5):748.
53. Xing Y, Bronstein Y, Ross MI, Askew RL, Lee JE, Gershenwald JE, et al. Contemporary diagnostic imaging modalities for the staging and surveillance of melanoma patients: a meta-analysis. J Natl Cancer Inst. 2011;103:129-42.
54. Hafner J, Schmid MH, Kempf W, Burg G, Künzi W, Meuli-Simmen C, et al. Baseline staging in cutaneous malignant melanoma. Br J Dermatol. 2004;150:677-86.
55. Vermeeren L, van der Ent FW, Hulsewe KW. Is there an indication for routine chest X-ray in initial staging of melanoma? J Surg Res. 2011;166:114-9.
56. Morton RL, Craig JC, Thompson JF. The role of surveillance chest X-rays in the follow-up of high-risk melanoma patients. Ann Surg Oncol. 2009;16:571-7.
57. Siskind V, Hughes MC, Palmer JM, Symmons JM, Aitken JF, Martin NG, et al. Nevi, family history, and fair skin increase the risk of second primary melanoma. J Invest Dermatol. 2011;131:461-7.

CAPÍTULO 11

SARCOMAS CUTÂNEOS

Frederico H. Sanchez

PONTOS-CHAVE

- Sarcomas são neoplasias malignas raras de partes moles, que são classificados e denominados de acordo com o tecido com que se assemelham histologicamente.
- Podem ter comportamento agressivo localmente e até metastático. Os tumores localizados geralmente são tratados cirurgicamente, enquanto os tumores disseminados, avançados ou metastáticos normalmente necessitam de quimioterapia.
- O dermatofibrossarcoma protuberans (DFSP) é um sarcoma com maior importância clínica para o dermatologista. Apresenta-se como lesão de aparência queloidiana endurecida e faz diagnóstico diferencial com dermatofibroma.
- O DFSP apresenta baixo índice de mortalidade, mas muita morbidade, com tendência à invasão subclínica dos tecidos e múltiplas recidivas. Seu tratamento é cirúrgico, e a cirurgia micrográfica de Mohs é considerada o tratamento padrão-ouro, assegurando maiores taxas de cura com menores índices de recidiva.
- Fibroxantoma atípico, tumor de baixo potencial metastático mais comum em áreas fotoexpostas de cabeça e pescoço em pacientes idosos, e alguns tipos de leiomiossarcomas também podem ser tratados cirurgicamente com sucesso. A cirurgia micrográfica de Mohs parece ser superior à cirurgia convencional nesses casos, ainda que se careça de estudos comparativos mais robustos por se tratar de neoplasias raras.

(continua)

PONTOS-CHAVE (CONTINUAÇÃO)

- O angiossarcoma primário é um tumor vascular que acomete principalmente a região frontal e o couro cabeludo de pacientes idosos. Existe uma forma clínica associada a linfedema crônico, principalmente em membro superior de mulheres mastectomizadas. Esse tipo é denominado síndrome de Stewart e Treves.
- Lipossarcoma superficial tem apresentação clínica semelhante ao lipoma, e os dermatologistas devem estar atentos a esse diagnóstico diferencial.
- O sarcoma de Kaposi é cada vez mais incomum no nosso meio após o advento dos tratamentos antirretrovirais para HIV. No entanto a forma iatrogênica aumentou nos últimos anos relacionada à imunossupressão causada pelo aumento do número de transplantes de órgãos.

INTRODUÇÃO

Os tumores de partes moles são usualmente divididos em benignos e malignos. Os primeiros se parecem muito com o tecido normal do qual se originam, e são bem mais frequentes, com pouca tendência à invasão de tecidos profundos. Entretanto os tumores malignos denominados sarcomas são raros, têm tendência a invadir tecidos profundos e capacidade metastática. Sarcomas são tumores malignos de partes moles, que constituem um grupo muito heterogêneo de neoplasias, classificadas histologicamente de acordo com o tipo de tecido com que se assemelham.

Os sarcomas podem acometer a pele e o tecido subcutâneo, apresentando-se como lesão superficial ou nódulo subcutâneo. Esses tumores podem ocasionar lesões cutâneas por três maneiras distintas: originando-se primariamente na pele e no tecido subcutâneo; por extensão direta de lesões profundas; por envolvimento metastático da pele, fenômeno extremamente raro.[1]

Considera-se sarcoma superficial aquele originado acima da fáscia muscular, embora não exista na literatura uma classificação padronizada sobre sarcomas cutâneos. Há dezenas de sarcomas descritos de acordo com seu padrão clínico e histológico, no entanto não é objetivo deste capítulo citar todos os sarcomas, mas caracterizar os de maior importância clínica para o dermatologista.[2]

Via de regra os tumores localizados podem ser ressecados cirurgicamente seja por meio de cirurgia convencional ou preferencialmente cirurgia micrográfica de Mohs, como no caso do dermatofibrossarcoma protuberans, enquanto tumores disseminados como o sarcoma de Kaposi têm seu tratamento baseado na quimioterapia sistêmica.[2,3]

DERMATOFIBROSSARCOMA PROTUBERANS

O dermatofibrossarcoma protuberans (DFSP) é provavelmente o sarcoma de maior importância clínica para o dermatologista. Trata-se de um sarcoma fibroblástico superficial que apresenta propensão para recidivas locais, com baixo potencial metastático (metástases ocorrem em cerca de 1% dos casos para DFSP clássicos de baixo grau).[4] É um tumor de partes moles que invade localmente os tecidos, podendo se estender para tecidos mais profundos e causar grandes mutilações. Aproximadamente 85 a 90% dos DFSP são sarcomas de baixo grau, com o restante dos casos apresentando algum componente de alto grau geralmente fibrossarcomatoso (forma fibrossarcomatosa do DFSP). Com a progressão histológica, o risco de metástase aumenta para 10-15% dos casos.[5]

Metástases linfonodais e hematogênicas são raras e costumam ocorrer em pacientes com múltiplas recidivas locais após ressecção cirúrgica inadequada. Tumores recorrentes apresentam risco aumentado de transformação para a forma fibrossarcomatosa. Quando há metástase, o órgão mais frequentemente acometido é o pulmão.

É relativamente raro, com incidência estimada de 0,8-4,5 casos/milhão de pessoas/ano. Representa entre 1 e 6% de todos os sarcomas de partes moles e cerca de 18% dos sarcomas cutâneos. Acomete principalmente adultos na terceira década de vida, podendo mais raramente ocorrer em crianças e em idosos. A forma fibrossarcomatosa habitualmente ocorre em pacientes mais idosos.[6,7]

Clinicamente apresenta-se no início como uma placa endurada assintomática que cresce lentamente no decorrer de meses a anos, ocorrendo mais comumente em tronco e extremidades proximais. Pode ocorrer em cabeça, pescoço, tronco e, mais raramente, em extremidades distais. Posteriormente a lesão se torna elevada, endurecida, elevada, com aspecto queloidiano, podendo ulcerar e tornar-se dolorosa (Figura 1).

Histologicamente, via de regra é composto por células fusiformes monomórficas, com atipia celular e nuclear discretas, formando um padrão celular estoriforme, infiltrando difusamente derme e hipoderme (Figura 2). Tipicamente forma projeções tumorais que se estendem pelos septos e lóbulos adiposos.[7]

Mitoses são habitualmente esparsas e o estroma pode apresentar degeneração mixoide. Nas formas fibrossarcomatosas, apresenta maior celularidade, com atipia citológica mais acentuada, com maior atividade mitótica e com formação de feixes celulares. Uma forma incomum do DFSP é o tumor de Bednar, que apresenta deposição de pigmento melânico em células dendríticas intratumorais. Outras variantes histológicas raras incluem DFSP esclerosante e o tipo atrófico de DFSP.[7,8]

O marcador CD34 é a característica imuno-histoquímica principal dessa entidade, justificando a utilização de exame imuno-histoquímico intraoperatório para avaliação de margens. Outros anticorpos podem ser usados visando ao auxílio diagnóstico diferencial. Nos tumores com componente fibrossarcomatoso, a expressão de CD34 pode estar reduzida ou mesmo ausente nessas áreas de alto grau histológico.[1,8]

O diagnóstico diferencial principal é o dermatofibroma. No entanto clinicamente pode ser confundido também com queloides, cistos epidérmicos, e até com carcinoma espinocelular. Histologicamente pode ter diagnóstico diferencial com dermatofibroma, neurofibroma difuso, perineurioma, dermatomiofibroma, fibrossarcoma e melanoma maligno desmoplásico.

O tratamento do DFSP consiste na ressecção cirúrgica completa com margens de ressecção livres de neoplasia. Para tanto, pode-se optar pela ressecção da lesão com margens amplas ou preferencialmente pela cirurgia micrográfica de Mohs (CMM), já que essa última permite um controle histológico mais rigoroso das margens cirúrgicas que minimizam as taxas de recidiva (Figura 3).[1,7]

O risco de recidiva local chega a 50% dos casos com a realização de cirurgia convencional da lesão, com margens cirúrgicas conservadoras, e ainda maior em casos recidivados com margens cirúrgicas comprometidas. Ainda com relação à cirurgia convencional, a margem de ressecção mínima necessária para se atingir o controle da doença não é claramente definida. Estudos com cirurgia de Mohs evidenciam que o tumor pode emitir projeções tumorais que se estendem por mais de 3 cm além da neoplasia clinicamente identificada.[9-11] Um estudo descritivo mostrou que, em procedimentos convencionais, quando as margens de ressecção eram menores de 3,0 cm, a taxa de recidiva local era de 47%. Para margens de 3 a 5 cm, a taxa de recidiva era reduzida a 7%, e para menos de 5% dos casos quando as margens eram maiores que 5 cm.[10] Por esse motivo, advento da CMM mudou a história natural da doença, permitindo um índice de cura bastante superior já que permite um mapeamento histológico intraoperatório bastante rigoroso das margens cirúrgicas, minimizando margens cirúrgicas excessivamente grandes e potenciais mutilações, obtendo-se um resultado cosmético e funcional superior, principalmente em áreas críticas, como em lesões de cabeça e pescoço.[7]

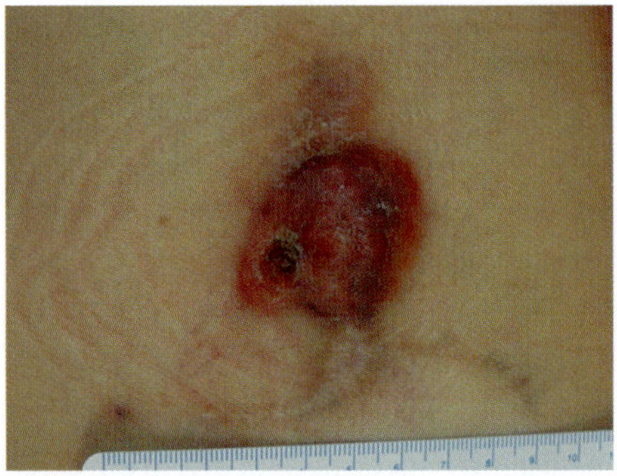

FIGURA 1 Lesão tumoral endurecida, em área de cicatriz prévia em região lombar. Trata-se de um dermatofibrossarcoma protuberans recidivado. Fonte: fotografia do arquivo pessoal do Dr. Frederico H. Sanchez.

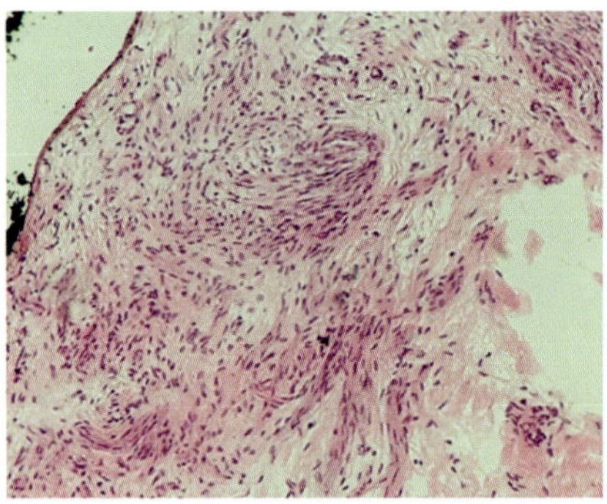

FIGURA 2 Tumor da Figura 1 visto a microscópio durante cirurgia micrográfica de Mohs. Notar as células fusiformes em padrão estoriforme. Fonte: fotomicrografia do arquivo pessoal do Dr. Frederico H. Sanchez.

A análise de dados de estudos que buscaram comparar risco de recidiva entre a cirurgia convencional e a CMM evidenciou que a CMM possibilita menor índice de recidiva local. Uma revisão sistemática mostrou risco de recidiva de 1,11% (intervalo de confiança 95%: 0,02-6,03%) dos pacientes tratados com CMM, enquanto evidenciou risco de recidiva de 6,32% (intervalo de confiança 95%: 3,19-11,02%) no grupo submetido à cirurgia convencional com margens amplas.[12]

Um estudo comparativo retrospectivo entre a técnica convencional e a CMM demonstrou que, para lesões de tamanhos semelhantes em cada grupo (5,3 cm no grupo de tratamento convencional *versus* 6,2 cm no grupo submetido a CMM; p = 0,29), o defeito cirúrgico foi 2 cm menor no grupo tratado com CMM (10,7 cm *versus* 8,8 cm; p = 0,004) com maior chance de fechamento primário para os pacientes tratados com CMM (73% *versus* 48%; p = 0,006), diminuindo a necessidade de utilização de retalhos ou enxertos.[13] Isso mostra que além de propiciar maiores taxas de cura, a CMM também ajuda a preservar o tecido sadio ao redor do tumor, vantagem especialmente útil em tumores na cabeça e pescoço.

O advento de kits de imuno-histoquímica rápida permite que marcadores específicos sejam usados no intraoperatório, aumentando ainda mais a acurácia da cirurgia de Mohs.[14]

Segundo a versão 1.2019 do NCCN, a indicação para CMM em DFSP é categoria 2A, ou seja, é uniformemente recomendado pelo NCCN para o tratamento do DFSP primário, e tem objetivo de propiciar controle histológico de margens.[15]

Quando se tem dúvidas quanto ao controle histológico das margens em tumores muito avançados, ou metastáticos, existe a possibilidade de terapia guiada molecularmente, por meio da utilização de inibidores da tirosina quinase, como o imatinibe (Glivec®). A maioria dos casos de DFSP apresenta translocação cromossômica característica que resulta na disposição do fator beta de crescimento derivado de plaquetas (PDGFB) sob o controle do promotor COL1A1, causando a ativação constitutiva do receptor do PDGFB, uma tirosina quinase.[7] O conhecimento de biologia molecular dos sarcomas tem avançado no sentido do desenvolvimento de drogas imunobiológicas capazes de inibir o crescimento tumoral.

FIBROXANTOMA ATÍPICO

O fibroxantoma atípico é um tumor fibro-histiocítico maligno e agressivo localmente, porém raramente metastático. Clinicamente apresenta-se como nódulo em área fotoexposta principalmente na cabeça ou pescoço, em especial pavilhão auricular de pacientes idosos, com taxa alta de recidiva, porém com baixas taxas de metástases. Alguns autores acreditam que o fibroxantoma atípico represente forma superficial do fibro-histiocitoma maligno que acomete estruturas mais profundas, no entanto seus perfis imuno-histoquímicos distintos e suas

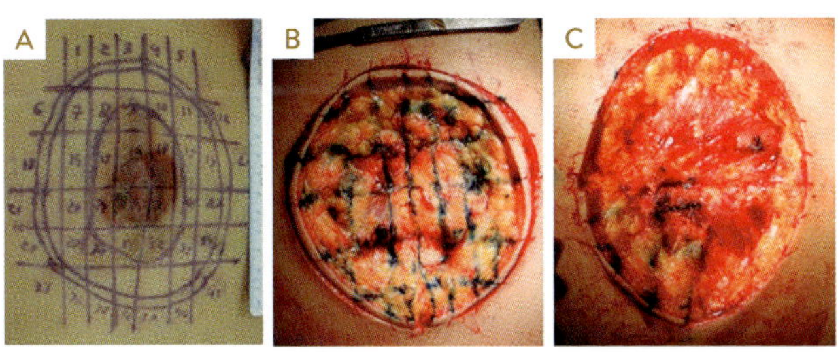

FIGURA 3 Cirurgia micrográfica de Mohs do mesmo caso das figuras 1 e 2. **A**, marcação das margens cirúrgicas; **B**, marcação dos quadrantes na primeira fase; **C**, defeito cirúrgico até a fáscia muscular.
Fonte: fotografias do arquivo pessoal do Dr. Frederico H. Sanchez.

apresentações clínicas diferentes justificam a distinção entre essas duas entidades.[1] O fibroxantoma atípico é habitualmente negativo para citoqueratinas, diferenciando-se do carcinoma espinocelular fusiforme, e negativo para proteína S100, diferenciando-se do melanoma fusocelular.[16]

É composto por células fusiformes atípicas que aparentam células epitelioides com figuras de mitoses atípicas e numerosas. O seu pleomorfismo e alto índice mitótico o confundem com o carcinoma espinocelular e melanomas com células fusiformes. Sua histologia é idêntica ao fibro-histiocitoma maligno.[16]

O fibroxantoma atípico pode ser tratado pela CMM, enquanto o fibro-histicitoma maligno normalmente exige tratamento multidisciplinar e cirurgias geralmente radicais com margens amplas, tendo prognóstico mais sombrio por acometer tecidos mais profundos.

Um trabalho apresentou 22 casos de fibroxantoma atípico tratados por CMM e seguidos por 3,7 anos com recorrências de 2,5% dos casos.[17] Outro estudo comparativo com 45 pacientes comparou o tratamento com CMM *versus* cirurgia convencional com margens amplas, e teve 0% de recidiva com CMM e seguimento de 29,6 meses, enquanto com cirurgia convencional obteve-se 12% de recidiva com tempo de seguimento de 73,6 meses.[18]

O tratamento do fibroxantoma atípico é cirúrgico, preferencialmente com rigoroso controle histológico de margens cirúrgicas.[1,16]

LEIOMIOSSARCOMAS

São classificados de acordo com sua localização em profundos ou superficiais. Os profundos ocorrem principalmente em região intra-abdominal ou retroperitoneal, enquanto os leiomiossarcomas superficiais são mais raros, manifestando-se na derme com origem no músculo eretor do pelo e glândulas sudoríparas, ou mais profundamente no subcutâneo partindo de músculos que compõem a parede vascular dos vasos sanguíneos, com comportamento biológico distinto.[1]

O leiomiossarcoma cutâneo ou superficial (LMS) é neoplasia rara que corresponde a dois ou 3% dos sarcomas de partes moles.[1] A forma subcutânea se apresenta como nódulo recoberto por pele normal, apresentando maior recorrência (até 70%) e alto risco de metástases, enquanto o LMS cutâneo primário (dérmico) tem comportamento relativamente indolente. O índice de recidiva é de cerca de 30%, podendo haver dor à compressão, exulceração e sangramento. Acomete principalmente áreas com grande densidade pilosa das coxas e região da cabeça e pescoço e baixo potencial metastático.[16,19]

O diagnóstico diferencial deve ser feito com o dermatofibroma, lipoma, neurofibroma, cisto epidermoide, carcinoma basocelular, carcinoma espinocelular e papiloma benigno.

São compostos classicamente por feixes de músculo liso com células fusiformes apresentando núcleo volumoso e alongado. As áreas bem diferenciadas do tumor mostram maior concentração dessas células, enquanto áreas menos diferenciadas mostram células com núcleos irregulares, anaplásicas e células gigantes atípicas com núcleos bizarros. As formas subcutâneas são geralmente mais circunscritas e bem delimitadas por anel de fibras colágenas comprimidas. As bandas de músculo liso podem ser identificadas com a coloração de tricromo de Masson.[20,21] Os leiomiossarcomas expressam no exame imuno-histoquímico a desmina e vimentina, e frequentemente actina muscular. As formas cutâneas apresentam expressão difusa da proteína S100. A actina de músculo liso é tida por alguns autores como o marcador imuno-histoquímico mais sensível para diferenciação muscular lisa.[1,21]

O tratamento do leiomiossarcoma superficial é a excisão ampla, com margens laterais variando de 3 a 5 cm, e profunda, incluindo tecido subcutâneo até a fáscia.[1,21] A cirurgia micrográfica de Mohs tem sido usada com sucesso para o tratamento de casos de leiomiossarcoma, obtendo menores taxas de recorrência com maior preservação tecidual, no entanto casos avançados e disseminados podem se beneficiar de quimioterapia.[16,22]

ANGIOSSARCOMA

É um tumor maligno de células morfologicamente e funcionalmente semelhantes ao endotélio vascular. Constituem um amplo espectro clinico-histológico, desde tumores bem diferenciados mais insidiosos até tumores pouco diferenciados com alto grau de anaplasia, e comportamento agressivo.

Cerca de metade dos angiossarcomas cutâneos ocorre na cabeça e no pescoço, principalmente no couro cabeludo de pacientes idosos, mais comumente do sexo masculino. Via de regra são tumores agressivos, de difícil determinação de margens cirúrgicas, alta tendência à recorrência local e metástase a distância.[23]

Pode ocorrer associado a linfedema crônico (também chamado de linfangiossarcoma), pode estar associado à radiação prévia, denominando-se angiossarcoma cutâneo induzido por radiação, e existe também o angiossarcoma cutâneo propriamente dito (não associado a linfedema ou radioterapia).[23]

O angiossarcoma originado sobre linfedema crônico ocorre predominantemente nos braços de mulheres submetidas à mastectomia radical com esvaziamento axilar, denominando-se síndrome de Stewart-Treves. Pode ocorrer também em pacientes com linfedema congênito, traumático ou infeccioso.[1] Quando ocorre pós-radioterapia também é encontrado com maior frequência em mulheres submetidas à radioterapia para tratamento do carcinoma mamário. Entretanto a radioterapia parece ser uma causa bem mais rara.

O angiossarcoma primário comum, não relacionado à radiação prévia ou linfedema, ocorre mais comumente em idosos, preponderantemente no couro cabeludo. São lesões violáceas ou avermelhadas, que muitas vezes podem sangrar ativamente.

O diagnóstico é basicamente clínico e histológico, já que a imuno-histoquímica é na maioria das vezes comum a outras neoplasias vasculares. Faz diagnóstico diferencial com sarcoma de Kaposi, hemangiomas benignos, carcinoma de Merkel, carcinoma espinocelular e melanoma.[1]

O tratamento é comumente multidisciplinar, e a cirurgia com margens amplas pode ser utilizada em um primeiro momento, associada ou não à radioterapia. A quimioterapia é utilizada nos casos mais avançados, no entanto, apesar do tratamento, é um tumor com alta capacidade metastática e o prognóstico é muitas vezes sombrio.[23]

SARCOMA DE KAPOSI

O sarcoma de Kaposi (SK) é uma neoplasia de pele rara, descrita por Moritz Kaposi como doença benigna de pessoas idosas, em decorrência de seu comportamento indolente na época em que foi descrito. Posteriormente, outras formas mais agressivas foram descritas, caracterizando seu potencial maligno. Atualmente, há controvérsias sobre sua natureza reativa ou neoplásica, induzida pelo herpes vírus humano tipo 8. São reconhecidas quatro formas clínicas: clássica, endêmica da África, iatrogênica e epidêmica relacionada ao HIV. Apesar de apresentarem evoluções distintas, as diferentes formas têm características fenotípicas semelhantes.

É uma doença sistêmica que parece ter origem nas células endoteliais linfáticas induzida pelo herpes vírus humano tipo 8. Até a década de 1970 era considerada uma doença rara, mas que veio a se tornar mais conhecida após o surgimento do HIV, com os inúmeros casos de SK epidêmico, relacionados a Aids.

O SK clássico é mais comum em idosos do sexo masculino, HIV negativos, descendentes de judeus, europeus ou da região do Mediterrâneo. Caracteriza-se por sua evolução indolente, cujas lesões são máculas violáceas na porção distal dos membros, que, com a evolução, podem adquirir características nódulo-tumorais. A disseminação para órgãos internos pode ocorrer nas formas mais avançadas, ocorrendo síndromes compressivas e hemorragias.[24]

A forma endêmica africana ocorre em populações da África equatorial, região com grande circulação do herpes vírus tipo 8, e acomete principalmente mulheres e crianças, sendo prevalente em pessoas jovens menores de 40 anos, causando doença linfática, pulmonar e afetando também o sistema digestivo. Nessas pessoas mais jovens, costuma ter curso agressivo e até fatal, enquanto em adultos mais velhos costuma se assemelhar ao SK clássico. O tratamento é baseado em quimioterapia sistêmica.

O SK epidêmico relacionado ao paciente HIV positivo é atualmente a forma mais comum de SK, e é a neoplasia mais comum nas pessoas portadoras de HIV. É mais comum em homens homossexuais ou bissexuais, e cursa de forma mais agressiva que o SK clássico. Ocorrem múltiplas lesões cutâneas em placa ou lesões tumorais violáceas na face (incluindo mucosas) e tronco, causando linfonodomegalias e afetando o sistema gastrointestinal. Algumas vezes o SK é a primeira manifestação da Aids. Desde a introdução da terapia antirretroviral a incidência do SK epidêmico vem caindo vertiginosamente. Há uma forma grave que pode ocorrer no início da administração de antirretrovirais, desencadeada pela síndrome de reconstituição imunológica, no entanto, passados os seis meses iniciais da terapia, torna-se muito infrequente o surgimento do SK epidêmico.[23,24]

A forma iatrogênica está relacionada a pacientes imunodeprimidos, principalmente transplantados em uso de imunossupressores como ciclosporina, azatioprina, corticosteroides etc. Esses casos costumam ser autolimitados após interrupção do tratamento imunossupressor.

A expressão clínica da doença, nos vários tipos clínicos, revela acentuado polimorfismo e grande variabilidade clínico-evolutiva. As lesões cutâneas tipicamente desenvolvem-se em fases, incluindo manchas, placas ou nódulos, que correspondem às fases histológicas de mancha, placa e nódulo, respectivamente.[25]

Histologicamente, na fase inicial é caracterizado pela presença de fendas na derme superior e pelo sinal do promontório (os anexos e os vasos preexistentes fazem protrusão nos vasos sanguíneos recém-formados). À medida que a lesão fica nodular, ocorre proliferação de células fusiformes na derme e extravasão abundante de eritrócitos. Os glóbulos hialinos são predominantemente presentes na variante nodular, localizando-se entre as células fusiformes ou intracelularmente, representando provavelmente eritrócitos degenerados.[25]

O tratamento se baseia em melhorar a condição imunológica dos pacientes e em quimioterapia sistêmica.

LIPOSSARCOMA

É o sarcoma de partes moles mais comum do adulto, entretanto sua apresentação superficialmente é bastante incomum.

A classificação mais recente da OMS para tumores de partes moles reconhece cinco categorias de lipossarcoma: bem diferenciado (lipoma atípico), indiferenciado, mixoide, de células redondas e pleomórfico.[26,27]

Apresenta-se como nódulo com consistência e densidade de gordura, semelhante a um lipoma. Geralmente não é aderido aos planos profundos.

Histologicamente são compostos principalmente por adipócitos maduros, com variação de forma e tamanho dessas células e presença de estroma com células de núcleos hipercromáticos e atípicos com ou sem presença de lipoblastos.[28]

Os casos bem diferenciados são também chamados de lipoma atípico. A OMS preconiza que a denominação lipoma atípico seja usada apenas para tumores subcutâneos, que exibem baixa morbidade e potencial de indiferenciação quase inexistente, mas recomenda a manutenção da expressão lipossarcoma bem diferenciado para lesões profundas.[27]

O tratamento das lesões subcutâneas é cirúrgico e geralmente curativo, com excelente prognóstico. Mesmo nos casos de lipossarcoma profundo o índice de metástases é bastante baixo. Nas lesões profundas ou inoperáveis a radioterapia pode ser utilizada.

TUMOR MALIGNO DA BAINHA DE NERVO PERIFÉRICO

É uma entidade bastante rara, de comportamento agressivo, mais comumente ocorrendo em pacientes com neurofibromatose tipo 1, ou vários anos após tratamento radioterápico. Antigamente era chamado de schwannoma maligno, neurofibrossarcoma, neurilemoma maligno e neurofibroma maligno. Ainda que seja mais comum em pacientes com neurofibromas, somente cerca de 1% dos pacientes com neurofibromatose tipo 1 apresentarão um tumor maligno da bainha de nervo periférico (TMBNP).[28]

Clinicamente cresce como nódulo indolor em extremidades distais de adultos jovens, ou mais raramente em crianças e idosos. Apesar do crescimento lento e aparentemente inocente, tem comportamento agressivo com tendência a recidivas locais e grande potencial metastático principalmente para linfonodos e pulmões.[1]

O tratamento é com cirurgia radical com margens amplas, associada ou não à radioterapia e quimioterapia adjuvante. No entanto o índice de mortalidade estimado de 50% ainda é muito alto.[1,28]

CONSIDERAÇÕES FINAIS

Os sarcomas são neoplasias raras, e muitas vezes o primeiro médico a se deparar com a lesão é o dermatologista. Posto isso, é fundamental que os dermatologistas estejam atentos a esse diagnóstico diferencial, haja vista que muitas lesões iniciais parecem benignas. O diagnóstico histopatológico pode ser difícil, sendo necessário exame imuno-histoquímico. É fundamental o entrosamento entre o dermatologista e o patologista, para que se chegue a um diagnóstico preciso. O correto estadiamento e indicação precoce do tratamento adequado pode fazer grande diferença no desfecho final.

É importante também observar que a cirurgia micrográfica de Mohs pode ter papel fundamental em alguns tipos de sarcoma, principalmente no dermatofibrossarcoma protuberans, e a indicação precoce pode evitar possíveis complicações. Casos de tumores avançados ou com grande potencial metastático devem ser abordados desde o início em equipe multidisciplinar.

REFERÊNCIAS

1. Fleury Jr LFF, Sanches Jr JA. Sarcomas cutâneos primários. An. Bras. Dermatol. 2006;81(3):207-22.
2. Enzinger FM, Weiss SW. General considerations. In: Soft tissue tumors. 4. ed. St Louis, Missouri: Mosby; 2001. p. 1-16.
3. Guillén DR, Cockerell CJ. Cutaneous and subcutaneous sarcomas. Clin Dermatol. 2001;9:262-8.
4. Thway K, Noujaim J, Jones RL, Fisher C. Dermatofibrosarcoma protuberans: pathology, genetics, and potential therapeutic strategies. Ann Diagn Pathol. 2016;25:64-71.
5. Mentzel T, Beham A, Katenkamp D, Dei Tos AP, Fletcher CD. Fibrosarcomatous ("high-grade") dermatofibrosarcoma protuberans: clinicopathologic and immunohistochemical study of a series of 41 cases with emphasis on prognostic significance. Am J Surg Pathol. 1998;22(5):576-87.
6. Kreicher KL, Kurlander DE, Gittleman HR, Barnholtz-Sloan JS, Bordeaux JS. Incidence and Survival of Primary Dermatofibrosarcoma Protuberans in the United States. Dermatol Surg. 2016;42 Suppl 1:S24-31.
7. Lellis RF, Catania M, Marques HS, Sanchez FH. Dermatofibrosarcoma protuberans. In: Sanchez FH, Marques HS, editores. Cirurgia micrográfica de Mohs: manual prático e atlas. Rio de Janeiro: Di Livros; 2019. p. 245-53.
8. Yagi Y, Ueda K, Maruyama S, Noborio R. Bednar tumor: a report of two cases. J Dermatol. 2004;31(6):484-7.
9. Mullen JT. Dermatofibrosarcoma protuberans: Wide local excision versus mohs micrographic surgery. Surg Oncol Clin N Am. 2016;25(4):827-39.
10. Saiag P, Grob JJ, Lebbe C, Malvehy J, del Marmol V, Pehamberger H, et al. Diagnosis and treatment of dermatofibrosarcoma protuberans. European consensus-based interdisciplinary guideline. Eur J Cancer. 2015;51(17):2604-8.
11. Akram J, Wooler G, Lock-Andersen J. Dermatofibrosarcoma protuberans: Clinical series, national Danish incidence data and suggested guidelines. J Plast Surg Hand Surg. 2014;48(1):67-73.
12. Foroozan M, Sei JF, Amini M, Beauchet A, Saiag P. Efficacy of Mohs micrographic surgery for the treatment of dermatofibrosarcoma protuberans: systematic review. Arch Dermatol. 2012;148(9):1055-63.
13. Lowe GC, Onajin O, Baum CL, Otley CC, Arpey CJ, Roenigk RK, et al. A Comparison of Mohs Micrographic Surgery and Wide Local Excision for Treatment of Dermatofibrosarcoma Protuberans With Long-Term Follow-up: The Mayo Clinic Experience. Dermatol Surg. 2017;43(1):98-106.
14. Sanchez FH, Marques HS. Cirurgia de Mohs: manual prático e atlas. Rio de Janeiro (RJ): Dilivros; 2019.
15. National Comprehensive Cancer Network. Dermatofibrosarcoma protuberans (Version 1.2019). Disponível em: http://www.nccn.org/professionals/physician_gls/pdf/bone.pdf.
16. Pimentel E, Ferrari N. Tumores raros. In: Sanchez FH, Marques HS, editors. Cirurgia micrográfica de Mohs: manual prático e atlas. Rio de Janeiro: Dilivros; 2019. p. 255-68.
17. Flohil SC, van Lee CB, Beisenherz J, Mureau MAM, Overbeek LIH, Nijsten T, et.al. Mohs micrographic

surgery of rare cutaneous tumours. J Eur Acad Dermatol Venereol. 2017;31(8):1285-8.

18. Davis JL, Randle HW, Zalla MJ, Roenigk RK, Brodland DG. A comparison of Mohs micrographic surgery and wide excision for the treatment of atypical fibroxanthoma. Dermatol Surg. 1997;23(2):105-10.
19. Salgado LMR, Caetano LV. Leiomiossarcoma cutâneo: relato de caso. Surg Cosmet Dermatol. 2015;7(1):84-7.
20. Kaddu S, Beham A, Cerroni L, Humer-Fuchs U, Salmhofer W, Kerl H, et al. Cutaneous leiomyossarcoma. Am J Surg Pathol. 1997;21:979-87.
21. Fields JP, Helwig EB. Leiomyosarcoma of the skin and subcutaneous tissue. Cancer. 1989;47:156-69.
22. Fish FS. Soft tissue sarcomas in dermatology. Dermatol Surg. 1996;22:268-73.
23. Enzinger FM, Weiss SW. Malignant vascular tumors. In: Soft tissue tumors. 4. ed. St Louis, Missouri: Mosby; 2001. p. 641-58.
24. Schwartz RA, Micali G, Nasca MR, Scuderi L. Kaposi sarcoma: A continuing conundrum. J Am Acad Dermatol. 2008;59:179-206; quiz 207-8.
25. Cristina Resende T, Azevedo A, Henriques Z, Calima P, Oliveira E, Vale I, et al. Sarcoma de Kaposi. Revista SPDV. 2014;72(4).
26. Fletcher CDM, Unni KK, Mertens F, editors. Adipcytic tumours. In: World Health Organization Classification of Tumours. Pathology and genetics of tumours of soft tissue and bone. Lyon: IARC Press; 2002. p. 19-41.
27. Dei Tos AP, Mentzel T, Fletcher DM. Primary lipossarcoma of the skin: a rare neoplasm with unusual high grade features. Am J Dermatopathol. 1998;20:332-8.
28. Cappione AJ, French BL, Skuse GR. A potential role for NF1 mRNA editing in the pathogenesis of NFI tumors. Am J Hum Genet. 1997;60:305-12.

CAPÍTULO 12

TUMORES MALIGNOS DE ANEXOS CUTÂNEOS COM DIFERENCIAÇÃO ÉCRINA E APÓCRINA

Inácio R. Faver
Lismary A. Mesquita
Hugo M. Faver

PONTOS-CHAVE

- Tumores de anexos são um grupo extenso de neoplasias benignas e malignas que exibem morfologia de diferenciação de acordo com suas estruturas anexiais presentes na pele normal.
- Podem ocorrer esporadicamente ou podem aparecer como marcadores cutâneos de síndromes genéticas raras.
- Muitas vezes têm aspectos clínicos semelhantes, sendo o diagnóstico fechado por histopatológico, necessitando em geral de patologista experiente com formação adequada em Dermatopatologia.
- Tratamento adequado das lesões malignas se faz por cirurgia, muitas vezes com controle micrográfico.

INTRODUÇÃO AOS TUMORES DE ANEXOS CUTÂNEOS

Os tumores de anexos cutâneos são um amplo grupo de neoplasias benignas e malignas, que exibem morfologia de diferenciação de acordo com as estruturas anexiais presentes na pele normal: folículos pilosos, glândulas sebáceas, glândulas apócrinas e glândulas écrinas.[1,2] Eles podem ocorrer esporadicamente ou podem aparecer como marcadores cutâneos de síndromes genéticas raras, incluindo a síndrome de Brooke-Spiegler, síndrome Birt-Hogg-Dubé, síndrome de Cowden, síndrome Muir-Torre e outras.[3]

Classificação

Os tumores de anexo cutâneo mostram estruturas baseadas nas origens dos seus apêndices primários. Alguns tumores podem apresentar células de mais de uma linhagem de diferenciação, tornando a classificação, por vezes, difícil. Assim, é importante lembrar que os folículos pilosos, glândulas sebáceas e glândulas apócrinas derivam do mesmo botão (*bud*) epidérmico, no desenvolvimento fetal, o que explica por que alguns tumores anexiais mostram diferentes origens na mesma neoplasia. As glândulas écrinas evidenciam o desenvolvimento a partir de um botão epidérmico distinto.

Histopatologia

Na avaliação histológica inicial dos tumores anexiais se faz necessária a busca de critérios para definição da sua diferenciação, quer seja folículo-sebácea-apócrina ou écrina, bem como a definição de seu possível comportamento biológico, benigno ou maligno. As principais características que os definem como malignos podem ser divididas em arquiteturais e citológicas. Já para diferenciação da linhagem neoplásica, neste capítulo especificamente glândulas sudoríparas, alguns achados também são úteis (Tabela 1).

TABELA 1 Características para identificação de malignidade

Alterações arquiteturais	Alterações citológicas (atipias)
Falta de simetria	Alteração relação núcleo/citoplasma ("núcleos maiores")
Delimitação imprecisa, com bordas de padrão espiculado	Membrana nuclear irregular

(continua)

TABELA 1 Características para identificação de malignidade *(continuação)*

Alterações arquiteturais	Alterações citológicas (atipias)
Comprometimento dérmico profundo ou de outras estruturas adjacentes	Cromatina grosseira em "sal com pimenta"
Grupos tumorais pleomórficos, com formação de cordões celulares, sem preservação da estrutura anexial	Macronucléolos
Necrose em massa	Anaplasia – perda da diferenciação
Predomínio de estroma	
Invasão vascular e perineural	
Alterações que sugerem diferenciação para glândula sudorípara	
Formação de ductos	
Material eosinofílico no lúmen	
"Lúmen intracitoplasmático" – formação de vacúolos com bordas bem definidas no citoplasma das células, representando diferenciação ductal abortiva	
Secreção por decapitação (apócrina)	
Estroma hialinizado – cutícula eosinofílica envolvendo grupos celulares	

CARCINOMA DUCTAL DE GLÂNDULAS SUDORÍPARAS

O carcinoma ductal de glândulas sudoríparas (CDGS), ou adenocarcinoma anexial sem outra especificação (SOE), é uma neoplasia maligna primária cutânea com diferenciação ductal, mas sem apresentar alguma característica histológica específica que permita classificá-la em outro grupo.

Achados clínicos

Pode ser encontrado em qualquer localização, sendo mais comum em cabeça e pescoço. Surgem como placas ou nódulos solitários assintomáticos, de crescimento lento e tamanho variável.[4]

Epidemiologia

O adenocarcinoma ductal écrino acomete ambos os sexos de forma semelhante e é mais comum em indivíduos entre 50 e 80 anos de idade.[4]

Histopatologia

Apresenta-se como uma lesão assimétrica, mal delimitada e envolvendo estruturas profundas. As células são arranjadas em túbulos, cordões e grupos sólidos. Atipias celulares e mitoses estão presentes. Ausência de células mioepiteliais. Pode haver diferenciação escamosa. Estroma fibroso frouxo (Figuras 1 a 4).

No diagnóstico diferencial devem-se considerar principalmente as metástases cutâneas.[5,6]

Imuno-histoquímica

Os principais marcadores úteis para diferenciação entre o carcinoma anexial primário e as metástases cutâneas são p40, p63 e citoqueratina 5/6, que são positivos na maioria dos carcinomas anexiais primários e somente em poucos casos de metástases cutâneas.[5-8]

Prognóstico

O adenocarcinoma anexial pode recorrer e metastatizar. Apresenta metástases em cerca de 57% dos casos para linfonodos regionais, pele, pulmão e ossos, e recorrência em 70% dos casos. A taxa de sobrevida em 10 anos varia de acordo com positivi-

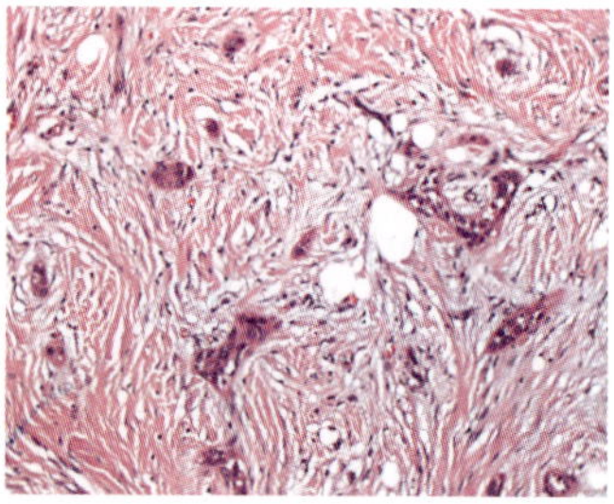

FIGURA 1 Carcinoma ductal de glândulas sudoríparas. Pequenos grupos celulares espiculados e com formação de ductos, infiltrando profundamente a derme.

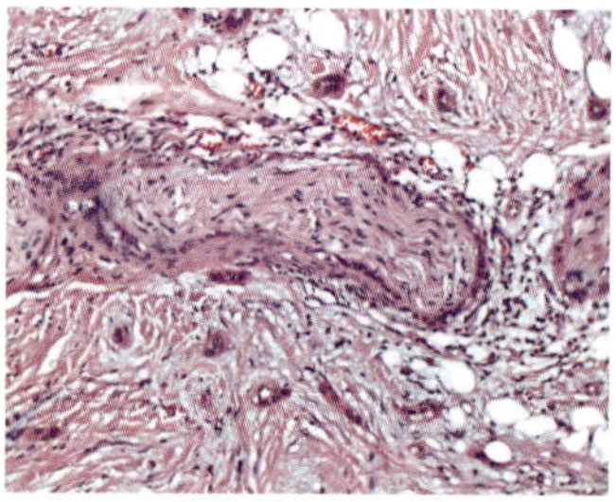

FIGURA 2 Infiltração perineural por cordões celulares neoplásicos.

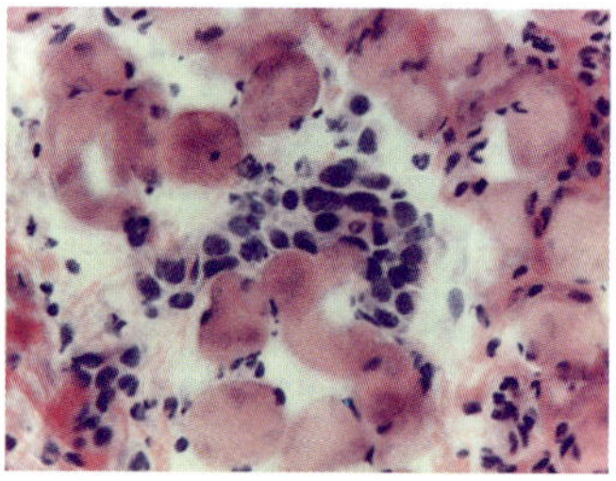

FIGURA 3 Grupos celulares infiltrando profundamente fibras musculares esqueléticas.

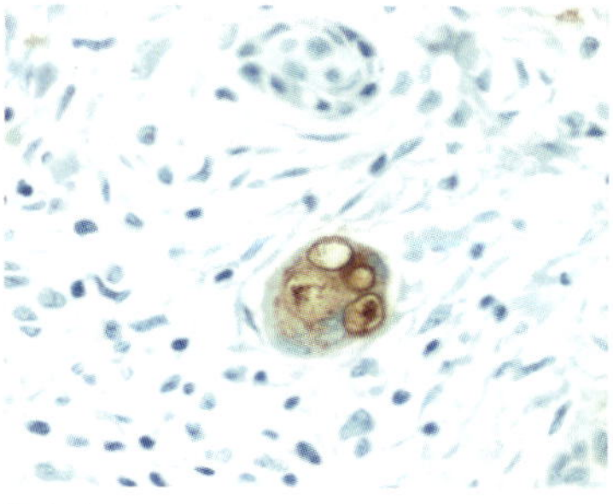

FIGURA 4 Diferenciação ductal demonstrada pela marcação positiva do CEA.

dade ou não de linfonodos, respectivamente entre 9 e 56%.[4]

Tratamento

Para o tratamento, é descrita a exérese com margem ampla. Apresentam como diagnósticos diferenciais os carcinomas espinocelular, basocelular e de Merkel.

A confirmação muitas vezes só é possível com correlação de dados clínicos, histológicos e imuno-histoquímicos. Pela característica invasiva e, eventualmente, metastática, a cirurgia micrográfica de Mohs (CMM) é uma indicação adequada, uma vez que delimita com precisão as margens laterais e profundas do tumor, aumentando a chance de cura do paciente.[4]

CARCINOMA MICROCÍSTICO ANEXIAL

O carcinoma microcístico anexial (MAC) é um tumor com diferenciação folicular e também de glândulas écrinas, com achados histopatológicos em linha geral benignos, entretanto, evidencia comportamento biológico agressivo.[9]

Achados clínicos

O MAC é um tumor incomum que se apresenta como placa de crescimento lento, de consistência endurecida, da cor da pele ou amarelada. Ou ainda como nódulo cístico na região central da face. O tumor habitualmente apresenta na ocasião do diagnóstico cerca de 2 cm. O couro cabeludo, axilas, nádegas e genitálias são outros locais de ocorrência rara.

Epidemiologia

Os pacientes de idade média ou mais idosos são preferencialmente afetados (idade média de 68 anos). Crianças são raramente acometidas. Mulheres apresentam uma predominância de 57% contra 43% de homens. O tumor é mais frequente em brancos (90%), o que leva alguns autores a postularem o possível papel da radiação ultravioleta na patogênese da dermatose, assim como a imunossupressão em determinados casos.[10]

Comportamento biológico

O MAC apresenta um crescimento lento, mas com agressividade local importante. Geralmente o tumor é confinado às estruturas da pele, entretanto invasões para músculo e partes ósseas são possíveis. Em função da sua apresentação clínica sutil, o MAC é frequentemente diagnosticado num estágio avançado, já apresentando invasão para a derme profunda ou tecido celular subcutâneo.

O MAC é usualmente assintomático, mas se houver envolvimento perineural, o paciente pode apresentar disestesia, parestesia ou formigamento. Foi relatado o acometimento linfonodal em 1% dos pacientes e evolução para metástase em uma proporção mínima.[11]

Assim, embora o MAC cause importante morbidade, pela sua agressividade local, em linha geral a taxa de sobrevivência é boa e o óbito secundário ao MAC é improvável.

Histopatológico

Como descrito no início, acreditou-se que o MAC se originava de um queratinócito anexial capaz de se diferenciar para o lado folicular ou para o lado de glândulas écrinas. Recentemente há descrições de casos de MAC com diferenciação sebácea ou apócrina.[9-11]

O histopatológico é caracterizado por lesão infiltrativa frequentemente envolvendo tecidos profundos. Apresenta três áreas distintas, superficialmente contendo cistos córneos que podem romper e gerar reação do tipo corpo estranho. Na porção média há grupos celulares epiteliais sólidos e cordões, e na porção profunda há formação de pequenos ductos revestidos por camada dupla de células cuboides. O estroma é geralmente fibroso e a invasão perineural e muscular é comum. As células tumorais têm aparência benigna, sem a presença de atipia citológica, e as figuras mitóticas são raras, quando ocorrem[12] (Figuras 5 a 7).

O diagnóstico diferencial deve ser feito principalmente com carcinoma basocelular esclerodermiforme, tricoepitelioma desmoplásico, siringoma e tricoadenoma, e ainda com carcinoma espinocelular e carcinoma de mama metastático.

Imuno-histoquímica

Os anticorpos anticitoqueratinas (AE1/AE3) coram fortemente as células epiteliais no MAC. O EMA e o CEA são expressos nas estruturas ductais.[12] Outros anticorpos também úteis na diferenciação do MAC do tricoepitelioma desmoplásico e do carcinoma basocelular esclerodermiforme e suas expressões podem ser observados na Tabela 2.

Tratamento

A modalidade de escolha para o tratamento é a cirúrgica. A cirurgia convencional de exérese tem uma faixa de recorrência importante de até 47% (nos primeiros três anos). A cirurgia micrográfica de Mohs apresenta uma taxa de recorrência de 0 a 22% (em cinco anos). O uso de imuno-his-

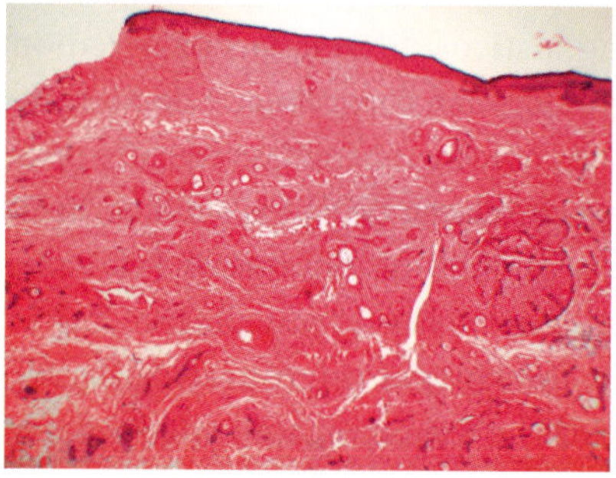

FIGURA 5 Carcinoma anexial microscístico: cordões de células epiteliais atípicas e pequenos e numerosos cistos córneos infiltrando toda a derme.
Fonte: cortesia da Dra. Mayra Rochael; acervo pessoal.

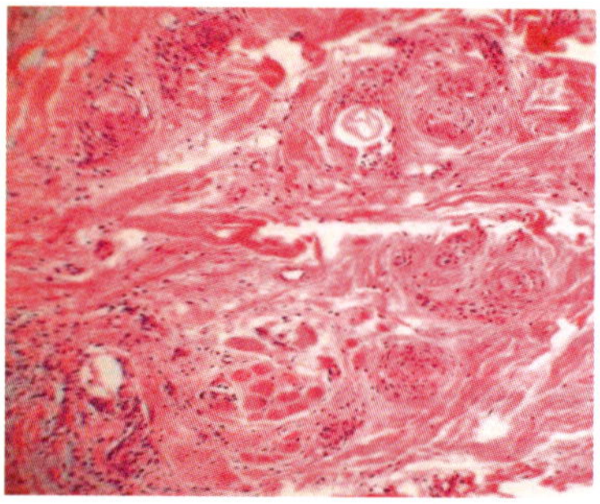

FIGURA 6 Invasão até o músculo estriado.
Fonte: cortesia da Dra. Mayra Rochael, acervo pessoal.

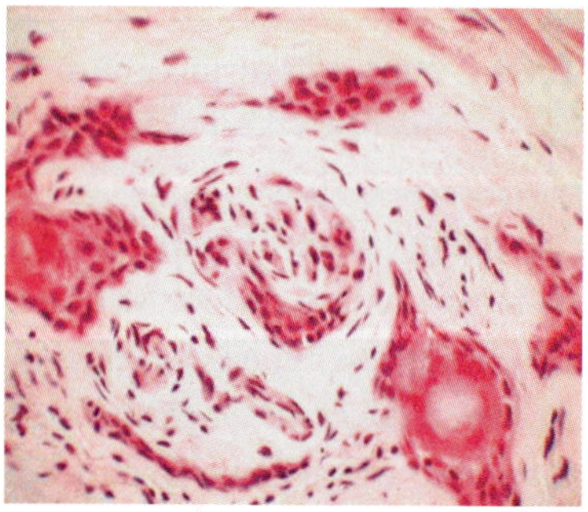

FIGURA 7 Infiltração perineural.
Fonte: cortesia da Dra. Mayra Rochael, acervo pessoal.

TABELA 2 Anticorpos na diferenciação do MAC do tricoepitelioma desmoplásico e do carcinoma basocelular esclerodermiforme

	CAM	Tricoepitelioma desmoplásico	CBC esclerodermiforme
CK 15	+	+	-/+
CK 19	+	-	-
BerEP4	-/+	-/+	+

toquímica facilita a observação das células tumorais, especialmente se houver infiltrado inflamatório.

O "*slow* Mohs" (cortes com fixação em parafina) pode ser utilizado para melhorar a interpretação da leitura das lâminas e aumentar as chances de cura. Especialmente usado para aumentar a acurácia da última camada retirada. O uso do azul de toluidina também facilita a interpretação durante a congelação, pela metacromasia do estroma, em função dos mucopolissacarídeos presentes, que mostram o estroma mais eosinofílico ao redor das massas tumorais e onde houver envolvimento perineural.[12]

Radioterapia pode ser perigosa, pode converter o tumor em uma lesão mais agressiva e indiferenciada.[13]

Considerações finais

MAC é uma neoplasia rara com propensão a crescimento lento e extensa invasão tumoral local. A cirurgia de Mohs permite uma maior taxa de cura por período mais longo e conservação tecidual. É especialmente indicada para tumores recorrentes com invasão perineural.[12]

POROCARCINOMA

O porocarcinoma é o mais frequente dos tumores anexiais écrinos malignos.[14]

Epidemiologia

O tumor demonstra uma leve predileção por mulheres (3:1) e evidencia maior propensão em pacientes idosos, com a faixa média de 73 a 91 anos. Excepcionalmente crianças são afetadas.[14,15]

Achados clínicos

As lesões clínicas não são habitualmente muito distintas, sendo descritas como placas verrucosas, polipoides, erosadas ou ulceradas, com tamanho entre 0,4-20,0 cm de diâmetro (média de 2,0 cm), frequentemente confundidas com carcinoma de células escamosas (CEC), doença de Bowen, ceratose seborreica ou granuloma piogênico.[14,15] Geralmente presente nos membros inferiores (planta do pé), tronco, cabeça e membros superiores (Figura 8); nessa ordem decrescente de frequência. Pode ainda acometer genitália e leito subungueal. Frequentemente o tumor pode estar presente por um longo período sem diagnóstico, o que sugere uma transformação maligna do seu correspondente benigno (poroma). O tumor geralmente sangra e ulcera na presença de traumatismos.[14,15]

Comportamento biológico

O porocarcinoma é passível de recorrência local (17%) e algumas vezes há metástase linfonodal (19%). Alguns tumores apresen-

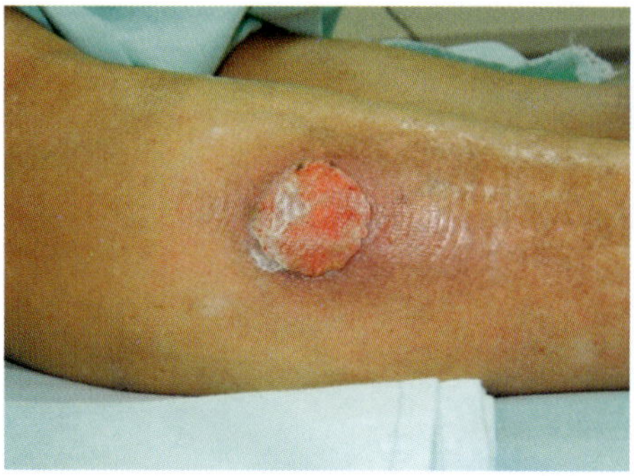

FIGURA 8 Porocarcinoma em membro inferior.
Fonte: cortesia do Dr. Curt Treu.

tam características muito agressivas com disseminação local e ocasionalmente metástases cutâneas epidermotrópicas são observadas. Disseminação sistêmica é rara (11%). Embora haja relatos documentando óbitos, é um desfecho incomum.[16]

Patogênese

Em geral, a patogênese tumoral é desconhecida. Alguns tumores parecem ter uma relação com radioterapia prévia e poucos casos podem ter surgido de nevo organoide preexistente, assim como a coexistência de poroma écrino benigno prévio em até 11% dos casos. Há casos isolados de relatos de porocarcinomas se apresentando em áreas de trauma e linfedema.

Histopatologia

Pode ser *in situ* ou invasivo. Na forma restrita à epiderme os critérios histológicos se restringem às atipias celulares e mitoses. Na forma invasiva apresenta-se como lesão infiltrativa, contendo cordões irregulares e lóbulos de células basaloides, poligonais, que se proliferam dentro da derme de maneira assimétrica. O pleomorfismo citológico e nuclear, assim como as figuras mitóticas, também estão presentes no porocarcinoma, embora esses aspectos possam ocorrer somente de forma focal. Há também relatos de colonização melanocítica dentro do tumor, o que refletiria na clínica como variante pigmentado. Necrose *en-masse* e comedo necrosis têm sido apontadas em até 64% das lesões. O estroma ao redor é usualmente escasso e pode ser fibrótico, mixoide ou hialinizado[16,17] (Figuras 9 a 12).

Imuno-histoquímica

As estruturas semelhantes a ductos, quando presentes, expressam o antígeno carcinoembrionário (CEA) e o antígeno de membrana epitelial (EMA) pela imuno-histoquímica. A citoqueratina 19 (CK19) tem sido também demonstrada nas estruturas semelhantes aos ductos. O uso desses marcadores é particularmente importante para o diagnóstico dos porocarcinomas pouco diferenciados.[17]

Enquanto ambos, poroma e porocarcinoma, usualmente expressam a proteína P53, a proteína P16 (imuno-histoquímica) teve expressão aumentada em oito de

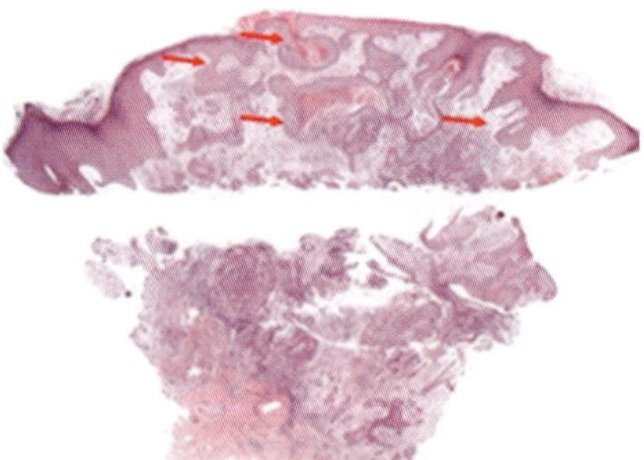

FIGURA 9 Porocarcinoma – grupos irregulares de células epiteliais poroides e cuticulares, conectadas à epiderme e se estendendo pela derme. Os grupos são irregulares em tamanho e formato (setas vermelhas).
Fonte: cortesia do Dr. Curt Treu.

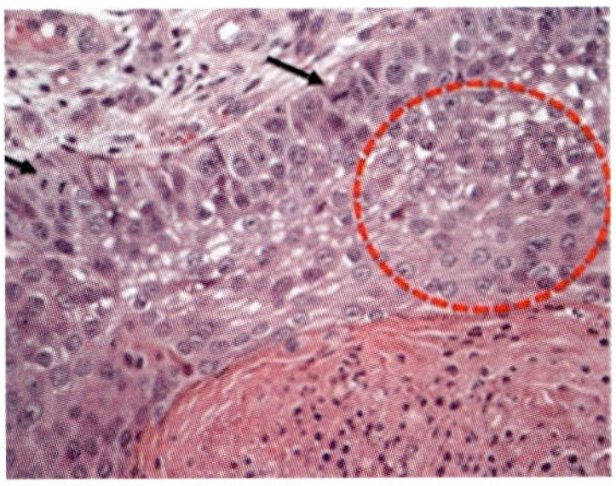

FIGURA 10 Necrose em massa, alta atividade mitótica (setas pretas) e células pleomórficas com núcleos grandes e hipercromáticos e pouco citoplasma (círculo vermelho).
Fonte: cortesia do Dr. Curt Treu.

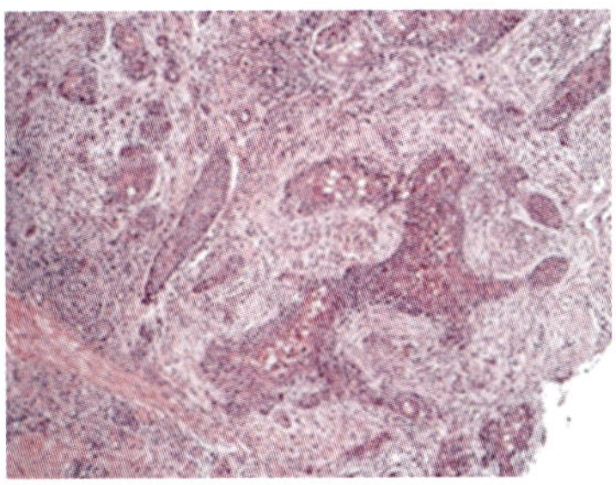

FIGURA 11 Células cuticulares grandes e eosinofílicas.
Fonte: cortesia do Dr. Curt Treu.

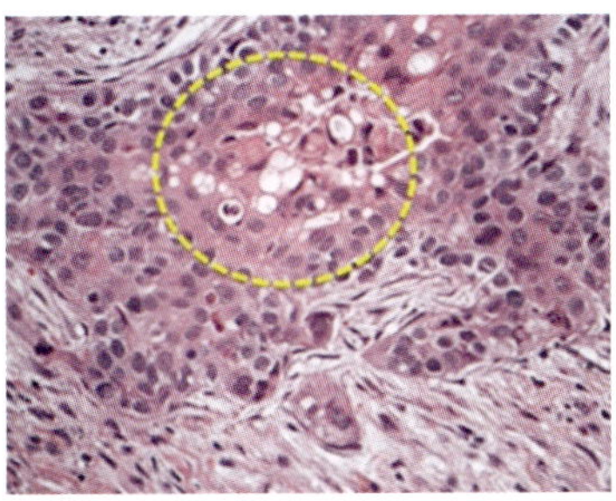

FIGURA 12 Detalhe do padrão infiltrativo e evidência de diferenciação écrina com formação de raras estruturas tubulares (círculo amarelo), circundado por células cuticulares grandes e eosinofílicas.
Fonte: cortesia do Dr. Curt Treu.

nove casos de porocarcinoma e não aparece no poroma.[17,18]

O principal diagnóstico diferencial é com o CEC, e os marcadores que se mostram mais úteis nessa diferenciação são as citoqueratinas 19 e 7 (Tabela 3). Marcadores com CEA, EMA, citoqueratina 5/6, citoqueratina 15, CD10, CAM5.2, p63 podem ser encontrados tanto no CEC como no porocarcinoma. Um estudo recente mostrou que juntamente com o CEA, o CD117 se expressa mais no porocarcinoma do que no CEC.[18,19]

Prognóstico

O diagnóstico de porocarcinoma pode ter um prognóstico sombrio, se forem observadas recorrência e metástase. A recorrência local pode acontecer em até 20% das lesões de porocarcinomas excisadas, principalmente se o tumor exibe um padrão infiltrativo histologicamente.

Metástase linfonodal é encontrada em 20% de novos casos de porocarcinomas diagnosticados e está associada à mortalidade em 67% dos casos. Órgãos sólidos com metástase, incluindo fígado, pulmão e ossos, podem ser notados em 10% dos casos.

Estudos recentes têm definido critérios clínicos e histológicos, que podem predizer um prognóstico ruim: a presença de epidermotropismo, invasão linfovascular, invasão perineural, envolvimento linfonodal e profundidade do tumor maior que 7,0 mm e número de mitoses maior que 14 por campo em *high-power*. E em contraste ao melano-

TABELA 3 Marcadores para diagnóstico diferencial com CEC

Marcadores	Porocarcinoma	CEC
Citoqueratina 7	+ (sensibilidade de 67%)	- / +
Citoqueratina 19	+	- / +

ma, a presença de infiltrado inflamatório linfocitário não parece ser um fator indicador no prognóstico de porocarcinoma.[19]

Tratamento

As opções de tratamento estão sumarizadas na Tabela 4.

OTIMIZAÇÃO DA ABORDAGEM TERAPÊUTICA PARA O TUMOR

Enquanto muitas modalidades de tratamento, incluindo eletrocauterização, eletrofulguração, radioterapia, quimioterapia locorregional e isotretinoína (1-3 mg/kg/dia por até dez meses, frequentemente combinada à outra quimioterapia) têm sido utilizadas para porocarcinomas primários, a maioria dos autores concorda que a retirada da lesão completa, com excisão com margens livres de tumor, é necessária para controlar a progressão da doença.[20] A excisão com margens amplas tem demonstrado uma taxa de cura de 70-80% no tratamento do porocarcinoma.

A margem cirúrgica exata não foi definida ainda, mas margens amplas são recomendadas para tumores infiltrativos histologicamente.[21]

Em razão da alta incidência de recorrência local, cirurgia micrográfica de Mohs está se tornando o padrão-ouro para melhor definir margem livre de tumor. E diversos estudos têm demonstrado a necessidade de várias etapas da técnica de Mohs.[19]

A biópsia do linfonodo sentinela também é justificada para tumores primários, com profundidade maior do que 7,0 mm ou com índice mitótico maior do que 14 por campo de grande aumento.[19]

Para doenças metastáticas, não há protocolos padrões, mas a quimioterapia é realizada utilizando a combinação de ciclofosfamida, bleomicina, cisplatina ou 5-fluoruracil.[18]

A radioterapia tem sido usada, mas reservada a casos de cuidados paliativos, uma vez que a resposta é parcial e inconsistente. A taxa de resposta para qualquer modalidade de tratamento é pobre para doença metastática e a sobrevivência relatada ocorre entre 5 e 24 meses do tempo de diagnóstico.[21]

Considerações finais

O tratamento do porocarcinoma é um desafio. A detecção precoce e a excisão cirúrgica definitiva são a única maneira de minimizar a mortalidade.[21] O monitoramento clínico inclui exames de linfonodos, levando em consideração a alta taxa de recorrência local e metástase linfonodal. Na doença metastática o prognóstico é muito sombrio, e os dados limitados das opções de tratamento, junto com os riscos, devem ser discutidos em detalhes com o paciente.

As formas de comportamento biológico mais agressivas têm sido relatadas em associação com doença hematológica maligna

TABELA 4 Tipos de tratamento para porocarcinoma

Tratamento médico	Procedimentos cirúrgicos	Modalidade física
Quimioterapia locorregional	Excisão cirúrgica	Radioterapia
Isotretinoína	Cirurgia micrográfica de Mohs	Eletrofulguração
-	Linfonodo sentinela	Eletrocauterização

e imunossupressão. O diagnóstico do tumor nesses cenários deve alertar o médico para alta suspeição de metástase e para o esforço para realizar excisão completa como primeira linha de tratamento.

CARCINOMA MUCINOSO

O carcinoma mucinoso (CM) é um tumor raro, que cresce a partir da porção profunda do ducto sudoríparo écrino.[22]

Achados clínicos

A lesão elementar do CM é em geral um nódulo exofítico único, com aspecto translúcido pela distensão da pele suprajacente, mas há variações pediculadas, crostosas e semelhantes a cogumelos. O tumor é mais frequentemente observado na área periorbital, com crescimento lento e assintomático. Outras localizações menos frequentes são pálpebra, face, couro cabeludo e axila.[22,23]

Histopatologia

A biópsia da lesão mostra na histopatologia um tumor expansivo localizado na derme média e profunda, podendo se estender até o tecido celular subcutâneo. A massa tumoral parece estar suspensa num oceano de mucina com coloração pálida. As ilhas com aglomeração de células epiteliais apresentam núcleos pequenos, uniformes e hipercromáticos, podendo haver formação de túbulos (Figuras 13 e 14). Células isoladas ou áreas cribriformes podem também ser visualizadas. As figuras mitóticas são raras.[23,24] Componente *in situ*, se detectado, confirma natureza primária da lesão.

As colorações histoquímicas que podem auxiliar no diagnóstico são as que evidenciam o estroma (PAS/Alcian blue, mucicarmina, ferro coloidal e sialadase lábil).

Imuno-histoquímica

Os anticorpos característicos do carcinoma mucinoso écrino são listados abaixo:

- Células tumorais (CEA, EMA, GCDFP-15, citoqueratina de baixo peso molecular, proteína S100. Receptor de estrogênio (ER) e receptor de progesterona (PR) também se expressam.[24]
- Calponina, p63 e SMA marcam as células mioepiteliais.

Os anticorpos monoclonais para citoqueratinas de alto peso molecular são tipicamente não reativos.

A diferenciação entre CM cutâneo primário e outro carcinoma de glândulas écrinas pode se dar pela presença de mucina dentro das ilhas epiteliais, na maioria dos outros tumores écrinos, enquanto no CM as ilhas de células parecem flutuar num mar de mucina.[24] A clássica combinação de citoqueratina 7 e 20 na avaliação de diferenciais com carcinoma metastático se mostra importante, sendo o carcinoma mucinoso primário cutâneo CK7 + e CK20.

Epidemiologia

A idade média de início do CM ocorre por volta dos 63 anos e há uma leve predisposição masculina 2:1. A distribuição étnica é de 62% brancos para 32% afro-americanos e 4% asiáticos.[22,23]

Etiologia

O traumatismo pode preceder em alguns casos o aparecimento do CM. Não foram identificados possíveis fatores carci-

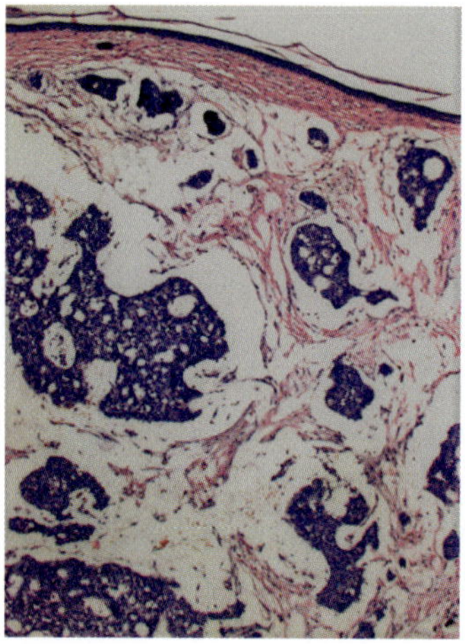

FIGURA 13 Carcinoma mucinoso – grupos celulares na derme suspensos em grande quantidade de mucina.

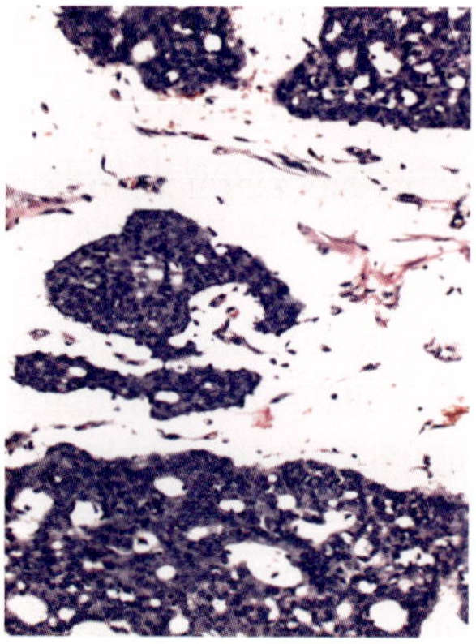

FIGURA 14 Células monomórficas com arranjo cribriforme e estroma rico em mucina.

nogênicos no aparecimento do tumor e não parece ter componente familiar.[22]

Implicações sistêmicas

Pacientes que apresentem CM devem ser investigados para adenocarcinoma metastático (mama, cólon, próstata, pulmões, glândulas salivares, ovários, pâncreas e rins), a não ser que a lesão apareça nos seus típicos locais de incidência (periorbital, face e couro cabeludo).[24]

Um exame clínico completo, com avaliação cutânea e pesquisa de linfonodos deve ser realizado para descartar metástase a partir do local de origem do tumor.[20-22]

A taxa de recorrência local após excisão convencional varia de 13% nas axilas para 34% nos olhos e para 36% no couro cabeludo.

Tratamento

O único tratamento efetivo para o CM écrino é a remoção cirúrgica, que pode ser realizada utilizando a excisão padrão de 1 cm de margem, se possível. A cirurgia micrográfica de Mohs tem sido utilizada para tratamento do CM, guiada pela imuno-histoquímica (citoqueratina de baixo peso molecular).[25]

Paciente submetido à cirurgia para CM primário, com uma taxa de recorrência que pode chegar a 36%, deve ser examinado duas vezes por ano.[25]

DOENÇA DE PAGET MAMÁRIA E EXTRAMAMÁRIA

A doença de Paget mamária (DPM) e a doença de Paget extramamária (DPEM) têm início insidioso e podem mimetizar diversas dermatoses inflamatórias e infecciosas, tais como eczema, psoríase, intertrigo, dermatofitose, entre outras.[26]

Epidemiologia

A DPM é observada em torno de 0,7 a 4,3% dos carcinomas de mama. É geralmente vista em mulheres pós-menopausadas. A DPEM é menos comum do que a DPM, embora a incidência correta dessa doença não seja conhecida. É mais frequentemente encontrada em mulheres caucasianas entre 50 e 80 anos de idade, embora no Japão haja uma predominância masculina.[26,27]

Fisiopatologia

Acredita-se que a DPM seja originada de um carcinoma ductal subjacente da mama, embora alguns autores acreditem que as células Toker (células desenvolvidas a partir das glândulas sebáceas) possam dar origem a DPM sem carcinoma ductal subjacente. As células Toker se apresentam com citoplasma abundante e com habilidade de se organizarem individualmente ou agrupadas, podendo espelhar a aparência das células de Paget na histopatologia, e até haver sobreposição na imuno-histoquímica. Entretanto, o pleomorfismo e atipia nuclear é maior nas células de Paget.[27]

Em contraste, acredita-se que a DPEM tenha origem em uma das duas maneiras, conhecidas como forma primária e secundária. A DPEM primária parece se originar do ducto intraepidérmico da glândula apócrina ou de células tronco de queratinócitos pluripotentes. A forma secundária, observada em aproximadamente 25% dos casos de DPEM, resulta da contiguidade de uma glândula dérmica anexial neoplásica subjacente ou de um órgão da proximidade, especialmente do trato urogenital e gastrointestinal.[27,28]

Achados clínicos

Habitualmente se apresentam como placa eritematosa única, de crescimento lento, bem demarcada, com presença de descamação, crosta e ulceração, refratária a várias tentativas de tratamento. Na DPEM o prurido é substancial, o que leva, em geral, o paciente à consulta.[28]

A DPM sempre acomete o complexo mamilo/areolar e algumas vezes a pele ao redor. A maioria dos casos representa uma extensão cutânea de células tumorais, oriundas de carcinomas mamários ductais. Um nódulo mamário palpável pode ser apreciado no exame da mama, o que sugere presença de carcinoma ductal invasivo.

A DPEM tipicamente afeta áreas de distribuição de glândulas apócrinas. A área mais afetada em mulheres é a vulva e representa cerca de 2% dos tumores vulvares. Outras áreas comumente afetadas pela DPEM são pênis, bolsa escrotal, ânus, região perianal, axilar e pele umbilical. Por vezes, ocorre erupção multifocal em áreas não usuais, incluindo nádegas, coxas, pálpebras e canal auditivo externo. A palpação das áreas ao redor da DPEM pode auxiliar na identificação de possíveis neoplasias malignas associadas à dermatose, tais como tumores do sistema urogenital e do sistema gastrointestinal.[28]

Histopatologia

Os achados histológicos são semelhantes na forma mamária e extramamária, e se caracterizam pela infiltração da epiderme por células epiteliais com diferenciação glandular, as chamadas células de Paget, que se mostram como células basofílicas ou anfofílicas, dispostas de forma isolada ou agrupadas ao longo da epiderme (disposição pagetoide). Na parte proximal da epiderme, as células tumorais frequentemente comprimem ou achatam as células da camada basal (essa característica é importante para diferenciar células de Paget de células de melanoma, com aspecto pagetoide). As células de Paget apresentam citoplasma vacuolado, finamente granular, com núcleos pleomórficos e aumentados. Mucina é encontrada em cerca de 40% das células tumorais da DPM e na vasta maioria das células tumorais da DPEM (90%), corando-se pela *mucicarmin, alcian blue* e PAS-cd. Pode haver formação de estruturas ductais intraepidérmicas. Há envolvimento de estruturas anexiais. Mitoses são frequentes (Figuras 15 a 18).[29,30]

Outras dermatoses a serem diferenciadas histopatologicamente incluem: carcinoma epidermoide, micose fungoide, histiocitose de células de Langerhans e nevo de Spitz.[30]

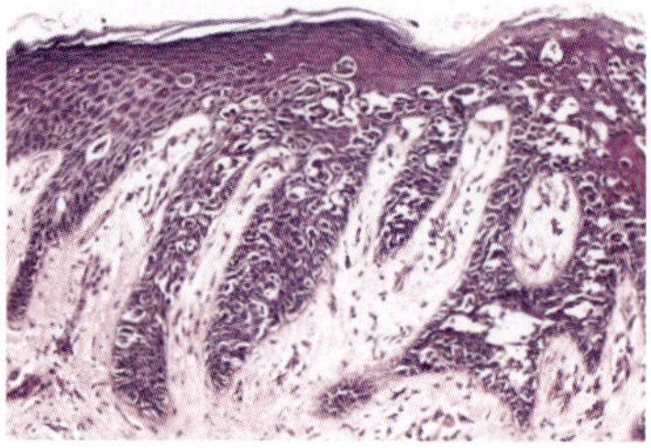

FIGURA 15 Doença de Paget mamária. Epiderme infiltrada por células epiteliais isoladas ou em ninhos.

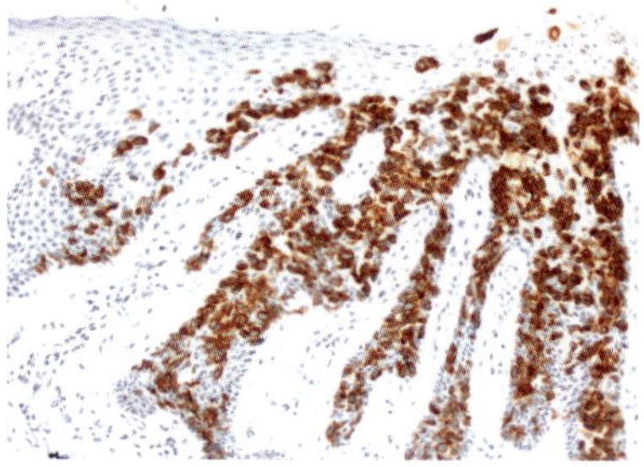

FIGURA 16 Imuno-histoquímica demonstrando marcação positiva para citoqueratina.[7]

Imuno-histoquímica

Marcadores imunológicos para citoqueratina usualmente são utilizados para diferenciar células de Paget das células epiteliais ao redor.[29]

Citoqueratinas 7 e 20 (CK7 e CK20) são anticorpos que auxiliam no diagnóstico por marcarem as células de Paget. A Ck7 é positiva na DPM e também glândulas sudoríparas, células de Merkel e células de Toker. Portanto, é um marcador sensível, mas não específico. A citoqueratina 20, por outro lado, é frequentemente positiva para DPEM, especialmente quando há carcinoma oculto.[29]

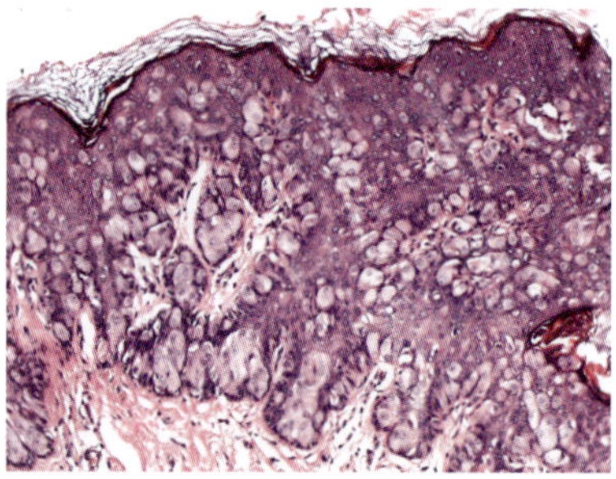

FIGURA 17 Doença de Paget vulvar. Grande quantidade de células epiteliais anfofílicas, dispostas de forma isolada ou agrupadas ao longo da epiderme (disposição pagetoide).

Cam5.2 são anticorpos que se ligam a citoqueratinas de baixo peso molecular encontradas na DPM e na DPEM, enquanto as células adjacentes se ligam a citoqueratina de alto peso molecular. Há relatos de diversos outros marcadores utilizando imuno-histoquímica, como a proteína bruta do (GCDFP-15 ou BR-2), que é um marcador de epitélio apócrino e sugere, quando positivo, doença vulvar e perianal primária (Tabela 5).

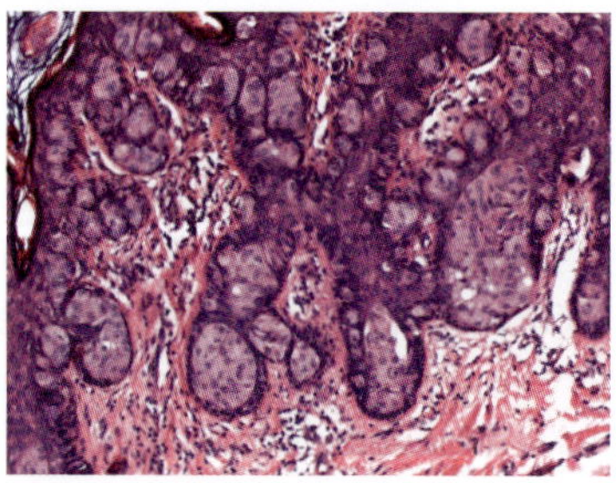

FIGURA 18 Células tumorais comprimindo e achatando as células da camada basal.

O antígeno de membrana epitelial (EMA)/antígeno de membrana do glóbulo gordo do leite humano (HMFG) marca a maioria dos casos de DPM e DPEM, mas não marca epitélio escamoso. O antígeno carcinoembrionário (CEA) é um marcador de adenocarcinoma e cora a maioria dos casos primários de DPEM.[29,30]

Os marcadores para receptores de estrogênio e progesterona (ER e PR) geralmente são positivos para DPM, mas não os tumores de glândulas écrinas da pele. O c-erb-B2 é um oncogene, que produz uma proteína encontrada na maioria dos casos de DPM, mas somente ocasionalmente na DPEM.[29,30]

INVESTIGAÇÃO SISTÊMICA

A extensão da DPM é investigada pela mamografia, ultrassom e ressonância magnética. A biópsia pode ser via aspiração por agulha fina e pelo exame anatomopatológico do espécime excisado.[30]

Embora a DPEM seja bem menos associada com neoplasias malignas subjacentes, o uso da medicina de imagem e algumas vezes o uso de testes são utilizados baseados na localização da erupção cutânea. Os exames de colonoscopia, cistoscopia, mamografia, urografia endovenosa, ultrassom abdominal e pélvico ou tomografia computadorizada são realizados com base na proximidade da lesão de DPEM a essas áreas. Alguns autores recomendam dosagem de PSA e papanicolau.[30]

Abordagem otimizada

A primeira linha de tratamento para DPM é cirúrgica, podendo variar de mastectomia radical à cirurgia conservadora. Quando há linfonodos axilares ou o carcinoma ductal subjacente é invasivo, o esvaziamento ganglionar é importante, juntamente com terapias adjuvantes. Em algumas instituições a biópsia do linfonodo sentinela tem substituído a linfadenectomia axilar.[30,31]

TABELA 5 Marcadores imunológicos: DPM × DPEM

	DPM	DPEM primária	DPEM secundária
CK7	+ (raros casos negativos mas GATA3 +)	+	+
CK20	-	-	+
GCDFP-15	- /+	+	-
CDX2			+ colorretal
Uroplaquina III			+ urotelial
PSA e NKX3-1			+ próstata

TABELA 6 Investigação sistêmica: DPM × DPEM[29,32]

DPM	DPEM
Referenciar ao oncologista Quimioterapia adjuvante e terapia farmacológica (tamoxifeno)	Quimioterapia tópica (5-FU bleomicina e imiquimode)
Mastectomia radical com linfadenectomia/ cirurgia excional conservadora (excisão cônica do mamilo/aréola)	Cirurgia de Mohs/excisão radical (vulvectomia radical)
Radioterapia	Radioterapia/terapia Fotodinâmica/laser

Quimioterapia adjuvante e terapia farmacológica podem ser utilizadas de forma integrada, baseadas na característica do tumor (invasivo e com positividade para receptores hormonais) subjacente à DPM.

Radioterapia é realizada tipicamente como terapia adjuvante, nas ocasiões de procedimento conservador de mama.

Na DPEM também se recorre à cirurgia como procedimento padrão. Na excisão sem avaliação de margens laterais e profundas, a recorrência local é alta, em função de sua extensão subclínica irregular e multicentricidade, com frequente acometimento de áreas clínicas aparentemente normais.[31]

Diversos artigos endossam a cirurgia de Mohs como o melhor procedimento para o paciente. Um estudo demonstrou taxa de recorrência de 8% utilizando a cirurgia de Mohs e cerca de 22% com excisão de margens amplas.[31]

Manejo do paciente

O *follow-up* é recomendado para ambas formas de doença de Paget e vai depender da natureza da doença subjacente.

Na DPM o *follow-up* depende do carcinoma ductal subjacente. Entretanto, todos os pacientes serão submetidos ao exame da mama regularmente e mamografia com ou sem outro exame de imagem.[31]

Para DPEM não invasiva, o exame bianual é recomendado por três anos e depois anualmente até dez anos. Para DPEM invasiva o *follow-up* é recomendado mais frequentemente, três a quatro vezes por ano, especialmente nos primeiros anos. Alguns autores recomendam o *follow-up* de acordo com a doença subjacente.[30,31]

HIDRADENOCARCINOMA

O hidradenocarcinoma, também conhecido como hidradenoma nodular maligno ou acrospiroma maligno, é um tumor raro, com alto índice de recorrência e potencialmente metastático. A neoplasia cutânea evidencia pouca documentação científica, o que dificulta a produção de dados epidemiológicos.[32]

Achados clínicos

O tumor apresenta topografia preferencial pela cabeça (30%), membros superiores (25%) e tronco (20%). A lesão se mostra como nódulo de 0,2 a 5,0 cm de diâmetro, com pele suprajacente de aparência normal ou rósea, podendo ocorrer ulceração e dor à pressão.[32]

Histopatologia

O exame anatomopatológico evidencia lesão tumoral que pode se estender até a derme profunda e ainda tecido celular subcutâneo. Podem se apresentar com lesões de baixo e alto grau. Nos de baixo grau geralmente se nota um componente de hidroadenoma associado. Nos de alto grau há atipias de graus variados até um padrão anaplásico com padrão infiltrativo, numerosas mitoses, necrose e infiltração vascular e perineural. O padrão celular assim como na variante benigna é bem variável, se destacando os padrões de células claras e escamoso. O estroma geralmente tem padrão hialinizado. Nota-se ainda necrose do tipo "comedo carcinoma"[33,34] (Figura 19).

Imuno-histoquímica

O exame imuno-histoquímico mostra positividade para citoqueratina (AE1/AE3), antígeno carcinoembrionário (CEA) e vimentina de maneira focal, entretanto o EMA e PTN S 100 geralmente são negativos.[33,34]

O Ki-67 e o PHH3 são úteis na diferenciação com o hidradenoma atípico, um tumor com Ki67 maior que 11% e/ou PHH3 maior que 0,7% favorecem o diagnóstico de hidradenocarcinoma.

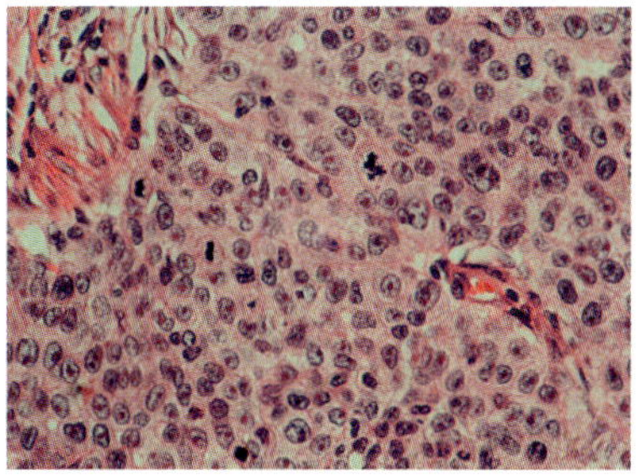

FIGURA 19 Células epiteliais atípicas de citoplasma claro com numerosas mitoses atípicas. Fonte: cortesia do Setor de Dermatopatologia do HUAP – UFF.

Tratamento

O hidradenocarcinoma é um tumor agressivo, caracterizado pela alta frequência de recorrência local e com tendência à disseminação a distância. O tratamento de escolha é a cirurgia e atualmente a cirurgia micrográfica de Mohs é utilizada para diminuir a taxa de recorrência. A radioterapia é controversa e futuras terapias quimioterápicas, terapia-alvo, terapia hormonal, ini bidores da via PI3k/Akt/mTOR, inibidores EGFR e terapia genética molecular estão em curso e requerem mais estudos para inclusão no arsenal terapêutico.[35,36]

ESPIRADENOCARCINOMA

Espiradenocarcinoma, também conhecido como espiradenoma maligno e carcinoma de glândulas sudoríparas, é um tumor maligno, extremamente raro, com diferenciação ductal. Alguns autores o consideram uma neoplasia de origem écrina e outros são favoráveis à diferenciação apócrina. Virtualmente todos os casos de espiradenocarcinoma estão associados com espiradenoma benigno, como lesão precursora de longa data. A maioria desses tumores aparece no tronco ou extremidades.[36]

Achados clínicos

As lesões do espiradenocarcinoma são de crescimento lento e habitualmente se mostram como nódulos firmes, irregulares, solitários, com tonalidade opalescente e formação de telangiectasias, medindo de 2 mm a 12 cm de diâmetro, lembrando o carcinoma basocelular.[36-38] Podem apresentar sensibilidade ou dor local.

Epidemiologia

Homens e mulheres são igualmente afetados e a maior parte dos casos ocorre em pacientes acima de 50 anos. A recorrência local é frequente, assim como metástases linfonodais e a distância.[37]

Histopatologia

Geralmente associado a um espiroadenoma (grupos de células basaloides, formando ocasionalmente ductos, envolvidas por estroma hialinizado e com componente linfocitário intratumoral associado). Lesão com aspecto lobulado envolvendo estruturas profundas. Nas áreas malignas há grupos celulares com aspecto mais infiltrativo, atipias e mitoses e perda dos linfócitos intratumorais. As atipias podem variar de moderadas até um padrão sarcomatoide. Focos de necrose podem ser encontrados[39,40] (Figuras 20 a 22).

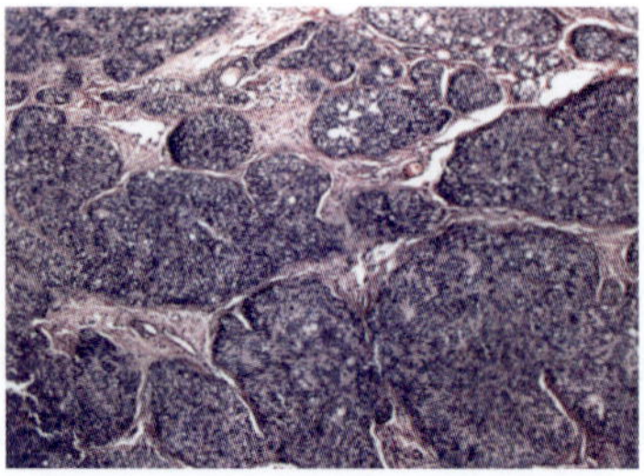

FIGURA 20 Espiroadenocarcinoma. Lesão com aspecto lobulado envolvendo estruturas profundas.

Imuno-histoquímica

O uso da imuno-histoquímica pode auxiliar o diagnóstico, mas o achado histopatológico de características de espiradenoma dispensa uma investigação extensa.[39] Marca citoqueratinas e realça as áreas ductais com CEA e EMA. Há perda da expressão do MYB nas áreas malignas bem como Ki67 alto e p53 com expressão variável.

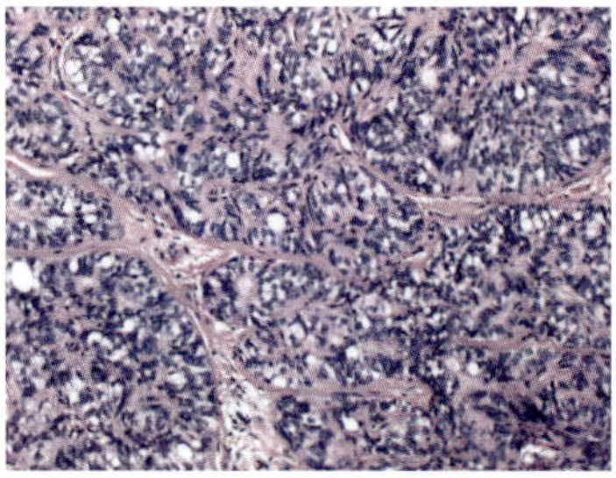

FIGURA 21 Componente benigno associado com formação de ductos e cutícula eosinofílica envolvendo os grupos.

Manejo do paciente

O uso do linfonodo sentinela é preconizado por alguns, juntamente com a cirurgia micrográfica de Mohs, para melhor examinar as margens profundas e laterais do espécime.

O monitoramento de perto da lesão é imperativo para observação de recorrências ou metástase.

O raio X de tórax e o hepatograma também são realizados de rotina segundo alguns artigos.[40]

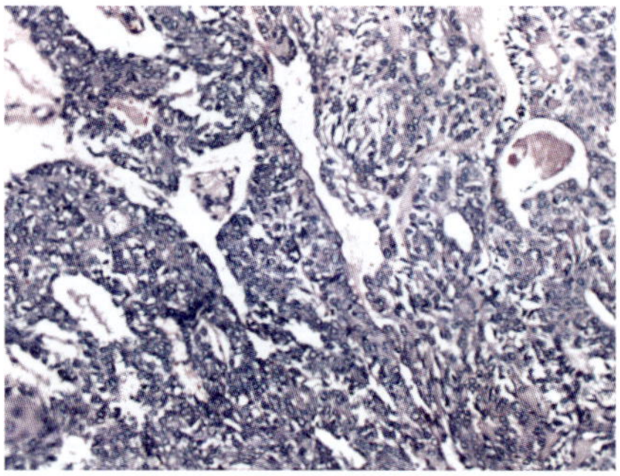

FIGURA 22 Grupos celulares com atipias e mitoses e perda dos linfócitos intratumorais.

CARCINOMA PAPILAR DIGITAL

O carcinoma papilar digital (DPC) é um tumor maligno raro, de crescimento lento, com diferenciação écrina, que ocorre predominantemente nos dígitos. Esse tumor foi inicialmente classificado como um neoplasma benigno, com o nome de adenoma papilar digital e posteriormente como adenocarcinoma papilar digital agressivo, baseado nas diferenças dos seus achados histológicos.[41-43] Entretanto, estudos recentes evidenciaram que nem os achados histológicos ou clínicos podem predizer a recorrência ou aparecimento de metástase, uma vez que lesões com características histopatológicas benignas podem também apresentar recorrência ou metástase.[42]

Achados clínicos

O DPC se apresenta clinicamente como uma massa solitária, não dolorosa, que cresce nos quirodáctilos ou pododáctilos, e/ou áreas adjacentes da pele, das regiões palmares ou plantares. A porção distal dos dedos das mãos ou polegares é o local de predileção com arquiteturas glandulares consecutivas fortemente agregadas, alinhadas por epitélios cuboidais ou colunares, cercados por uma camada celular mioepitelial basal. As lesões elementares incluem cistos, lesões vasculares e tumores de células gigantes. O tamanho pode variar de 10 a 40 mm, com durações variáveis.[42,43]

Histopatologia

Os achados histopatológicos mostram lesão geralmente com aspecto multinodular envolvendo derme profunda e tecido adiposo, com componente cístico e sólido. A lesão evidencia tumor multilobular com projeções sólidas ou papilares para dentro da área cística. Além disso, ainda na porção cística, há debris necróticos ou material secretório eosinofílico. Já na porção sólida do tumor, as estruturas são glandulares e papilares, com material secretório eosinofílico, revelando também leve atipia e frequentes mitoses.[44,45] Estroma fibroso frouxo podendo conter áreas hialinizadas e mixomatosas (Figuras 23 e 24).

Imuno-histoquímica

Na imuno-histoquímica, as células tumorais basais reagem positivamente para pancitoqueratina e citoqueratina 7. As células que revestem o lúmen reagem para CEA e EMA. As células mioepiteliais são marcadas pelo p63, calponina e SMA. O tumor também se cora difusamente para p53 e Ki-67. O Ki-67, um marcador de proliferação nuclear, demonstrou ter valor prognóstico.[46]

Manejo do paciente

Segundo os autores pesquisados, a cirurgia com excisão completa da lesão é a modalidade de escolha para o tratamento. A cirurgia micrográfica de Mohs é a melhor opção para avaliação das margens laterais

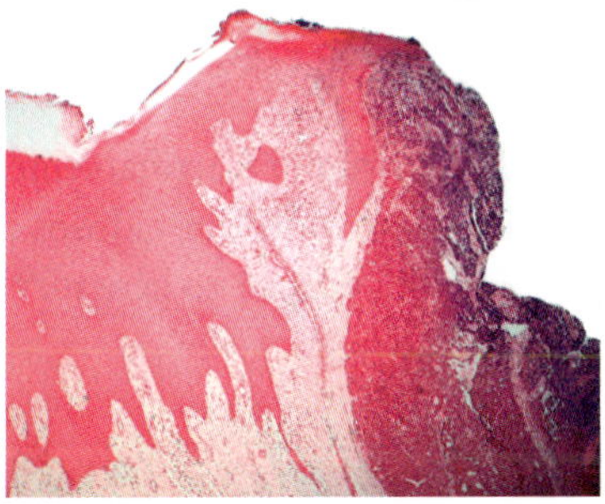

FIGURA 23 Carcinoma papilar digital: pele acral com neoplasia epitelial papilomatosa.
Fonte: cortesia do Setor de Dermatopatologia do Hospital Universitário Antônio Pedro (UFF).

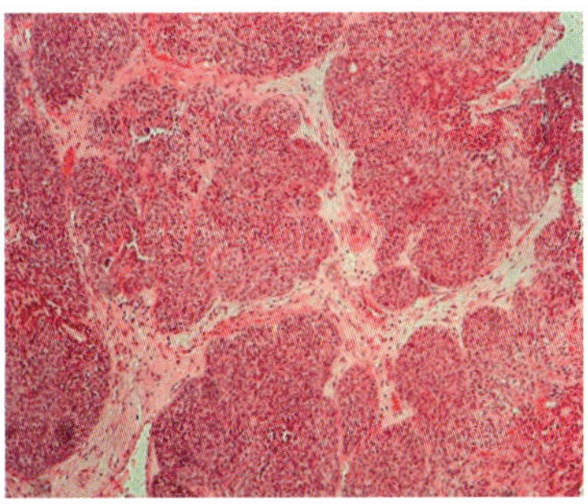

FIGURA 24 Componente sólido demonstrando leve atipias e mitoses.
Fonte: cortesia do Setor de Dermatopatologia do Hospital Universitário Antônio Pedro (UFF).

e profundas do tumor com menor taxa de recorrência. Após o procedimento cirúrgico, deve ser feito monitoramento do paciente para observação de recorrência local e metástase. Além disso, de acordo com alguns autores, também há indicação da pesquisa do linfonodo sentinela.[47]

TUMOR MISTO MALIGNO

O tumor maligno misto (TMM), também chamado de siringoma condroide maligno, é um tumor maligno bifásico com componente carcinomatoso e sarcomatoso. Pode surgir a partir de um tumor misto benigno ou *de novo*.[48]

Epidemiologia

O TMM é um tumor extremamente raro predominando em indivíduos idosos e não há predileção em relação ao gênero.[48]

Etiologia

Não há etiologia conhecida, mas nos TMM de glândulas salivares, bem mais frequentes que na pele, existem teorias quanto à sua origem. A principal convergente sugere que células-tronco multiclonais dos componentes epiteliais e mesenquimais apresentam um papel etiológico. A hipótese divergente postula a origem monoclonal de uma única célula tronco totipotente com diferenciação divergente.[49,50] Gotte et al. hipotetizam que o tumor se originaria de células mioepiteliais precursoras.[51] Outros investigadores têm sugerido que o tumor surge de células internas ductais ou, ainda, de uma célula primitiva pluripotente.

Aspectos clínicos

Apesar de alguns trabalhos não definirem local de predileção, outros colocam tronco e membros como áreas mais afetadas. Geralmente se apresenta como um nódulo solitário que pode aumentar rapidamente podendo atingir vários centímetros em diâmetro.[48]

Histopatologia

A maioria dos TMM estão associados a um tumor misto benigno geralmente com componente apócrino. Pode se apresentar desde um padrão de adenocarcinoma apócrino ou quando o componente apócrino não é evidente como um adenocarcinoma, SOE, até um carcinoma sarcomatoide com células fusiformes atípicas ou com padrão de condrossarcoma. Pode ter um componente mioepitelial predominante (carcinoma mioepitelial) com células de citoplasma amplo e núcleo excêntrico. Atipias e mitoses podem ser acentuadas.[51-54]

Imuno-histoquímica

No estudo imuno-histoquímico há uma diminuição da sensibilidade do PLAG1 em relação ao tumor misto benigno que é de 100%.[51]

Prognóstico

Há relatos de recorrência local e de metástases linfáticas e hematogênicas.

Tratamento

Em função da raridade do tumor, seja surgindo como *de novo* ou a partir de um adenoma pleomórfico subjacente, não há um consenso de abordagem terapêutica. A combinação de cirurgia seguida de radioterapia parece ser estatisticamente superior à ressecção isolada. O papel da quimioterapia permanece incerto.[56]

CARCINOMA APÓCRINO

O carcinoma cutâneo da glândula apócrina, um subtipo de carcinoma da glândula sudorípara, é uma neoplasia muito rara e poucos casos foram relatados na literatura. Muitos desses carcinomas são indolentes e se desenvolvem lentamente, mas alguns são rapidamente progressivos. O adenocarcinoma apócrino geralmente se desenvolve *de novo*, mas também foi observado o surgimento em associação com outros tumores benignos, como adenoma apócrino e hiperplasia apócrina.[57]

Epidemiologia

O diagnóstico é feito, geralmente, entre a quinta e a sétima década de vida. Não apresenta predileção por sexo ou raça.[57]

Manifestações clínicas

As lesões ocorrem primariamente na axila, mas também podem ocorrer em outro lugar da pele. A maioria dos casos é relativamente indolente e se desenvolve lentamente ao longo de meses a anos, mas alguns são rapidamente progressivos e extremamente agressivos. Apresentam-se principalmente como nódulos ou massas de 2 a 3 cm de tamanho, sem sintomas adicionais.[57,58] Um terço dos pacientes apresenta envolvimento linfonodal regional no diagnóstico. Além disso, alguns pacientes vão a óbito por metástases nos pulmões, fígado, ossos, cérebro e rins.[58]

Histologia hnb

Pode ter aspecto expansivo ou infiltrativo, envolvendo derme profunda e tecido adiposo. O quadro histológico é semelhante a um adenocarcinoma que pode ser bem diferenciado, moderadamente diferenciado ou pouco diferenciado.[58] Contém áreas sólidas, glandulares e papilíferas. As estruturas ductais ou glandulares têm características apócrinas.[59] O citoplasma das células tumorais são amplos e eosinofílicos e contêm grânulos PAS-positivos, resistentes à diástase e frequentemente grânulos positivos ao ferro.[60] Podem ser encontradas secreção por decapitação e formação de vacúolos intracitoplasmáticos. As atipias e mitoses são variáveis. Infiltração vascular e perineural são incomuns (Figuras 25 e 26).

O diagnóstico diferencial de carcinoma de glândula apócrina do adenocarcinoma mamário metastático pode ser extremamente difícil por meios morfológicos exceto em alguns casos, onde se veem glândulas apócrinas em continuidade com um componente *in situ* associado. No estudo imuno-histoquímico as células tumorais expressam citoqueratinas 5-6, citoqueratina 7 e GCDFP-15 e as mioepiteliais p63, calponina e SMA. Alguns marcadores podem ser úteis, como o p63, EGFR (HER1) e a podoplanina (D2-40), que são mais comumente expressos no carcinoma apócrino primário. Marcadores úteis no diagnóstico diferencial com o carcinoma apócrino de mama são mostrados na Tabela 7.[58,59]

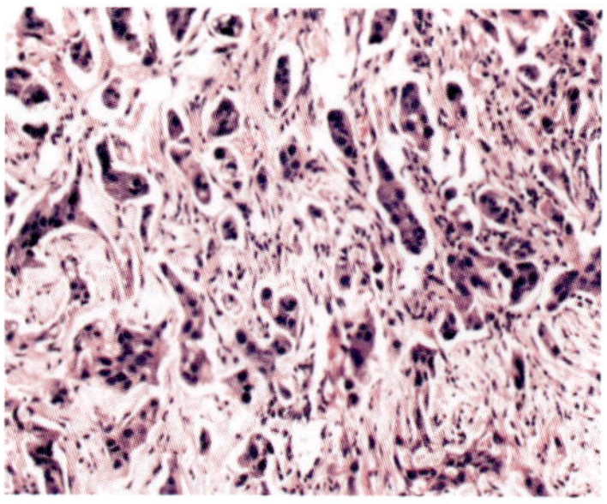

FIGURA 25 Carcinoma mucinoso. Grupos celulares sólidos, ocasionalmente formando ductos com aspecto infiltrativo.

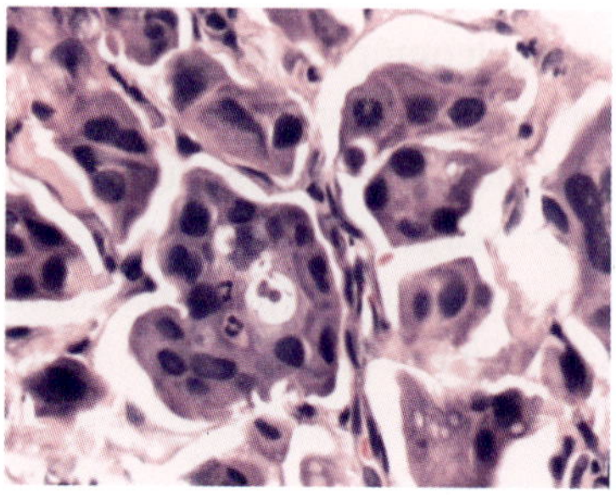

FIGURA 26 Formação de ductos revestidos por células tumorais com citoplasma amplo e eosinofílico.

TABELA 7 Marcadores úteis no diagnóstico diferencial com o carcinoma apócrino de mama

Carcinoma apócrino	Favorece primário cutâneo	Favorece metastático de mama
RE	+	-
RP	+ / -	-
Adipofilina	-	+
Her2	-	3 +
CK 5-6	+ forte e difusa	+ fraca
Mamaglobina	+ forte e difusa	+ fraca

Manejo do paciente

O tratamento por meio da excisão local com margem ampla é tipicamente a terapia de escolha, com margens claras, com ou sem dissecção de linfonodos regionais.[60] Entretanto, a cirurgia micrográfica de Mohs tem sido utilizada com sucessos similares, com margens mais exíguas.[60] Radioterapia e quimioterapia pós-operatórias em pacientes com tumores moderados ou pouco diferenciados têm sido usadas como tratamentos adjuvantes, mas demonstram pouco benefício na mortalidade.[61] Existe uma alta incidência de recorrência local (28% em um relatório) e a dissecção nodal profilática não reduz a incidência de recorrência local.[61]

O carcinoma apócrino primário das glândulas sudoríparas é um tumor muito raro e não há diretrizes para o tratamento de doenças recorrentes ou metastáticas. Portanto, pacientes com progressão metastática têm um prognóstico muito ruim.[62,63]

CARCINOMA ADENOIDE CÍSTICO

O carcinoma adenoide cístico (CAC) cutâneo é uma forma rara de adenocarcinoma, um tipo de câncer que começa nos tecidos glandulares. A origem apócrina ou écrina permanece incerta. Essa forma de neoplasia maligna é mais comum nas glândulas salivares maiores e menores da cabeça e pescoço,[60] e também pode ocorrer em outros locais do corpo.[64,65]

Manifestações clínicas

CAC apresenta-se como uma placa ou nódulo com tamanho médio de 3 cm, crescimento lento e podendo nos tumores avançados causar dor e/ou paralisia nervosa, pois o CAC geralmente se espalha pelos nervos.[64.65] A localização mais comum é couro cabeludo, seguido por tronco e abdome.

Epidemiologia

O CAC é mais prevalente em adultos, na quinta e na sétima década de vida, sendo incomum em jovens. Há uma discreta predileção pelas mulheres.[65]

Etiologia

A causa subjacente do CAC ainda não é conhecida. Foram demonstradas alterações nos cromossomos 6 e 9, com a translocação 6q22-23 e 9p23-24, levando à fusão oncogênica entre o oncogene MYB, que está relacionado ao controle do ciclo celular, reparo do DNA e apoptose, e o gene NFIB. Essa fusão oncogênica MYB/NFIB é tida como uma assinatura genética do CAC.[64,65]

Histopatologia

A lesão compromete derme e tecidos profundos. Apresenta-se como áreas sólidas e cribriformes, e tubulares com formação de ductos contendo camada interna com células luminais cuboides e núcleos redondos, e externa com células mioepiteliais. Há também os chamados pseudocistos (estruturas maiores que os ductos contendo material mucinoso basofílico). Mitoses e pleomorfismo são pouco evidentes. Estroma hialinizado podendo ter áreas mixoides.[66]

Imuno-histoquímica

No exame imuno-histoquímico, as células epiteliais expressam citoqueratinas 5/6 e citoqueratinas 7 e 15, CD117 e SOX 10, e as células mioepiteliais mostram positividade para p63 e SMA.

O diagnóstico diferencial principal é com o carcinoma basocelular adenoide, e o marcador que pode auxiliar nesses casos é o CD117 que se expressa com grande sensibilidade no carcinoma adenoide cístico e é incomum no carcinoma basocelular adenoide. Outro marcador útil é a expressão nuclear do MYB, porém outros tumores anexiais também podem demonstrar essa expressão[66] (Figuras 27 e 28).

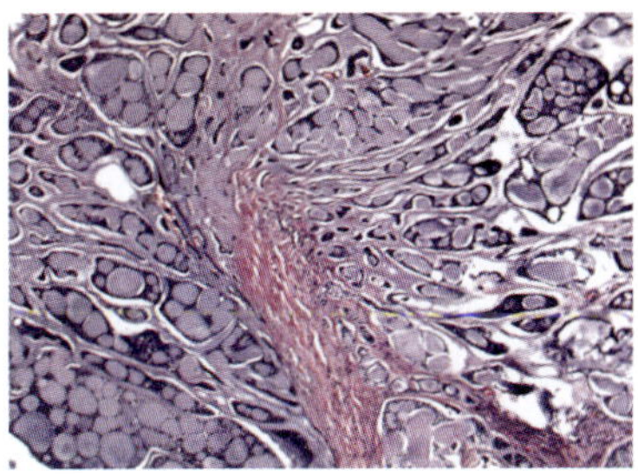

FIGURA 27 Carcinoma adenoide cístico. Proliferação de células basaloides com aspecto cribriforme.

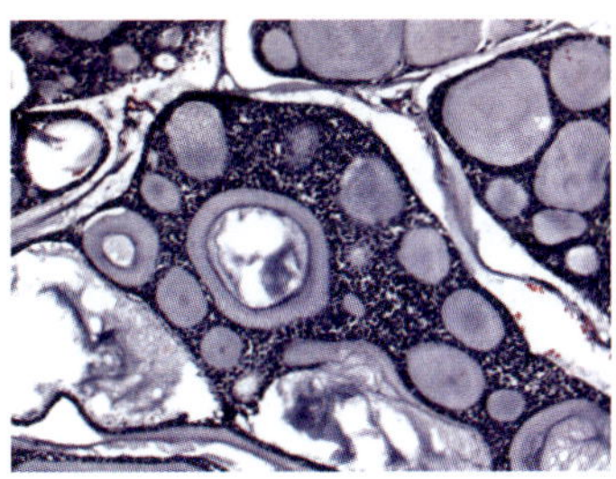

FIGURA 28 Formação de ductos verdadeiros e pseudocistos contendo material mucinoso basofílico.

Manejo do paciente

O tratamento de escolha para o AAC é a excisão cirúrgica da lesão com margens amplas, algumas vezes com radicalidade oncológica. Como o CAC é uma neoplasia radiossensível, há possibilidade de promover terapia radioterápica adjuvante.[67]

Houve, ainda, bons resultados clínicos com o uso de tamoxifeno[68] num caso inoperável de AAC recorrente, embora não haja outro relato na literatura dessa mesma terapêutica para o tratamento do AAC.

CONSIDERAÇÕES FINAIS

Os tumores anexiais cutâneos são um grupo de neoplasias benignas e malignas que exibem diferenciação morfológica em relação a uma das quatro estruturas anexiais primárias presentes na pele normal: folículos pilosos, glândulas sebáceas, glândulas apócrinas e glândulas écrinas.

Os tumores anexiais geralmente apresentam-se como pápulas ou nódulos róseos, cor da pele ou levemente azulados, variando em tamanho de alguns milímetros a vários centímetros, geralmente localizados na cabeça e pescoço. As lesões são tipicamente assintomáticas e de crescimento lento ao longo de vários anos. Os tumores anexiais malignos têm aparência clínica semelhante, mas apresentam crescimento rápido e podem ulcerar.

Em virtude da extensa sobreposição das características clínicas dos tumores anexiais cutâneos, a biópsia é essencial para o diagnóstico. As colorações de imuno-histoquímicas podem ser úteis para o diagnóstico de tumores com características histopatológicas ambíguas.

O tratamento de escolha para tumores anexiais benignos é a excisão simples. Em pacientes com síndromes genéticas associadas a múltiplos tumores anexiais, a excisão de todas as lesões pode não ser viável. Para esses pacientes, modalidades alternativas de tratamento incluem remoção superficial por *shaving*, eletrocauterização e ablação a laser.

Para pacientes com tumores anexiais malignos, sugerimos tratamento com cirurgia micrográfica de Mohs. A excisão local ampla com avaliação da margem patológica é uma alternativa razoável se a cirurgia de Mohs não estiver disponível. Em razão da raridade desses tumores, a amplitude das margens de segurança não foi ainda avaliada em estudos de alta qualidade. Em geral, são utilizadas margens clínicas de 1 a 2 cm.

REFERÊNCIAS

1. Alsaad KO, Obaidat NA, Ghazarian D. Skin adnexal neoplasms – part 1: an approach to tumours of the pilosebaceous unit. J Clin Pathol. 2007 Feb;60(2):129-44. Epub 2006 Aug 1.
2. Obaidat NA, Alsaad KO, Ghazarian D. Skin adnexal neoplasms – part 2: an approach to tumours of cutaneous sweat glands. J Clin Pathol. 2007 Feb;60(2):145-59. Epub 2006 Aug 1.
3. Lee DA, Grossman ME, Schneiderman P, Celebi JT. Genetics of skin appendage neoplasms and related syndromes. J Med Genet. 2005;42(11):811.
4. Tavares GT, Ledsham CM. Carcinoma ductal de glândulas sudoríparas écrinas – desafio diagnóstico. Hospital das Clínicas da Universidade Federal de Minas Gerais, Belo Horizonte (MG), Brasil. Faculdade de Ciências Médicas de Minas Gerais, Belo Horizonte (MG), Brasil. Surgical & Cosmetic Dermatology (Sociedade Brasileira de Dermatologia), 2019.
5. Rollins-Raval M, Chivukula M, Tseng GC, Jukic D, Dabbs DJ. An immunohistochemical panel to differentiate metastatic breast carcinoma to skin from primary sweat gland carcinomas with a review of the literature. Arch Pathol Lab Med. 2011;135(8):975-83.

6. Li CI, Uribe DJ, Daling JR. Clinical characteristics of different histologic types of breast cancer. Br J Cancer. 2005;93(9):1046.
7. Leonhardt FD, Zanoni A, Ponce F, Haddad L, Scapulatempo Neto C, Cervantes O, Abrahao M. Carcinoma de glândula sudorípara écrino. Rev Bras Otorrinolaringol. 2007;73(2):286-7.
8. McAlvany JP, Stonecipher MR, Leshin B, et al. Sclerosing sweat duct carcinoma in an 11-year-old boy. J Dermatol Surg Oncol. 1994;20(11):767-8.
9. Yu JB, Blitzblau RC, Patel SC, Decker RH, Wilson LD. Surveillance, epidemiology, and end results (SEER) database analysis of microcystic adnexal carcinoma (sclerosing sweat duct carcinoma) of the skin. Am J Clin Oncol. 2010;33(2):125-7.
10. Friedman PM, Friedman RH, Jiang SB, Nouri K, Amonette R, Robins P. Microcystic adnexal carcinoma: collaborative series review and update. J Am Acad Dermatol. 1999;41(2 Pt 1):225-31.
11. Chiller K, Passaro D, Scheuller M, Singer M. Microcystic adnexal carcinoma: forty-eight cases, their treatment surgery with horizontal paraffin-embedded sections. Br J Dermatol. 1996;135(6):911-7.
12. Humphreys TR, Nemeth A, McCrevey S, Baer SC, Goldberg LH. A pilot study comparing toluidine blue and hematoxylin and eosin stain in go basal cell and squamous cell carcinoma during Mohs surgery. Dermatol Surg. 1996;22(8):693-7.
13. Stein JM, Ormsby A, Esclamado R, Bailin P. The effect of radiation therapy on microcystic adnexal carcinoma: a case report. Head Neck. 2003;25(3):251-4.
14. Nazemi A, Higgins S, Swift R, In G, Miller K, Wysong A. Eccrine porocarcinoma: New Insights and a Systematic Review of the Literature. Dermatol Surg. 2018;44(10):1247.
15. Salih AM, Kakamad FH, Baba HO, Salih RQ, Hawbash MR, Mohammed SH, et al. Porocarcinoma; presentation and management, a meta-analysis of 453 cases. Ann Med Surg (Lond). 2017;20:74. Epub 2017 Jun 20.
16. Ackerman AB, Boer A. Histopathologic diagnosis of adnexal epithelial neoplasms. Atlas and Text. Ardor Scribendi; 2008:172-3. 209 p.
17. Aslan F, Demirkesen C, Cagatay P, Tuzuner N. Expression of cytokeratin subtypes in intraepidermal malignancies: a guide for differentiation. J Cutan Pathol. 2006;33:531-8. (An immunohistochemical analysis of intraepithelial malignancies including Bowen's disease, Bowenoid actinic keratosis, malignant eccrine poroma, and Paget's disease using antibodies to cytokeratin (CK) 5/8, CK7, CK10, and CK19).
18. Brown CW, Do LC. Eccrine porocarcinoma. Dermatologic Therapy. 2008;21:433-8.
19. Xu YG, Aylward J, Longley BJ. Eccrine porocarcinoma treated by Mohs micrographic surgery: over 6 – year follow-up for 12 cases and literature review. Dermatol Surg. 2015;41:685-92.
20. Behbahani S, Malerba S, Karanfilian KM, Warren CJ, Alhatem A, Samie FH. Demographics and outcomes of eccrine porocarcinoma: results from the National Cancer Database. Br J Dermatol. 2020.
21. Dewan, P, Moir, G, Cerio, R, Harwood, C. Aggressive eccrine porocarcinoma associated with haematological disorders: report of two cases. Clin Exp Dermatol. 2010;35:e207-9.
22. Bellezza GA, Sidoni A, Bucciarelli E. Primary mucinous carcinoma of the skin. Am J Dermatopathol. 2000;22:166-70.
23. Breiting L, Dahlstrøm K, Christensen L, Winther JF, Breiting V. Primary mucinous carcinoma of the skin. Am J Dermatol. 2007;29:595-6.
24. Warycha M, Kamino H, Mobini N, Hale EK. Primary mucinous carcinoma with direct histopathologic evidence of lymphatic invasion. J Drugs Dermatol. 2006;5:655-8.
25. Bertagnoli RD, Cook L, Goldman GD. Bilateral primary mucinous carcinoma of the eyelid treated with Mohs surgery. Dermatol Surg. 1999;25:566-8.
26. Lloyd J, Flanagan AM. Mammary and extramammary Paget's disease. J Clin Pathol. 2000;53:742-9. (A succinct and comprehensive review of MPD and EMPD).
27. Yim JH, Wick MR, Philpott GW, Norton JA, Doherty GM. Underlying pathology in mammary Paget's disease. Ann Surg Oncol. 1997;4:287-92.
28. Kanitakis J. Mammary and extramammary Paget's disease. J Eur Acad Dermatol Venereol. 2007;21:581-90.
29. Smith KJ, Tuur S, Corvette D, Lupton GP, Skelton HG. Cytokeratin 7 staining in mammary and extramammary Paget's disease. Mod Pathol. 1997;10:1069-74.
30. Shepherd V, Davidson EJ, Davies-Humphreys J. Extramammary Paget's disease. BJOG. 2005;112:273-9.
31. O'Connor WJ, Lim KK, Zalla MJ. Comparison of Mohs micrographic surgery and wide excision for extramammary Paget's disease. Dermatol Surg. Jul 2003;29:723-7.
32. Ko CJ, Cochran AJ, Eng W, Binder SW. Hidradenocarcinoma: a histological and immunohistochemical study. J Cutan Pathol. 2006;33(11):726-30. doi: 10.1111/j.1600-0560.2006.00536.x
33. Czernek L, Duechler M. Functions of cancer-derived extracellular vesicles in immunosuppressions.

Arch Immunol Ther Exp. 2017;65(4):311-23. doi: 10.1007/s00005-016- 0453-3.
34. Nazarian RM, Kapur P, Rakheja D, Piris A, Duncan LM, Mihm MC Jr, et al. Atypical and malignant hidroadenomas: A histological and immune-histochemical study. Mod Pathol. 2009;22(4):600-10. doi: 10.1038/modpathol.2009.18
35. Thomas CJ, Wood GC, Marks VJ. Mohs micrographic surgery in the treatment of rare agressive cutaneous tumors: the Geisinger experience Dermatol Surg. 2007;33(3):333-9.
36. Fernández-Aceñero MJ, Manzarbeitia F, de Juan MJM, Requena L. Malignant spiradenoma: report of two cases and literature review. J Am Acad Dermatol. 2001;44(2):395-8.
37. Granter SR, Seeger K, Calonje E, Busam K, McKee P. Malignant eccrine spiradenoma (spiradenocarcinoma): a clinicopathological study of 12 cases. Am J Dermatopathol. 2000;22(2):97-103.
38. Evans HL, Su WPD, Smith JL, Winkelmann. Carcinoma arising in eccrine spiradenoma. Cancer. 1979;43:1881-4.
39. Biernat W, Wozniak L. Spiradenocarcinoma: a clinicopathological and immunohistochemical study of three cases. Am J Dermatopathol. 1994;16(4):377-82.
40. Beaulieu D, Fathi R, Mir A, Nijhawan RI. Spiradenocarcinoma treated with mohs micrographic surgery. Dermatologic Surgery. 2019 Jan;45(Issue 1):152-4.
41. Helwig EB. Aggressive digital papillary adenoma. In: American Academy of Dermatology and Clinical Pathology Conference. Chicago, IL, USA; 1979 Dec 5.
42. Kao GF, Helwig EB, Graham JH. Aggressive digital papillary adenoma and adenocarcinoma: a clinicopathological study of 57 patients, with histochemical, immunopathological, and ultrastructural observations. J Cutan Pathol. 1987;14:129-46.
43. Duke WH, Sherrod TT, Lupton GP. Aggressive digital papillary adenocarcinoma (aggressive digital papillary adenoma and adenocarcinoma revisited). Am J Surg Pathol. 2000;24:775-84.
44. LeBoit PE, Burg G, Weedon D, Sarasin A. World Health Organization classification of tumours: pathology and genetics of skin tumours. Lyon: IARC Press; 2006. p. 133-4.
45. Hsu HC, Ho CY, Chen CH, Yang CH, Hong HS, Chuang YH. Aggressive digital papillary adenocarcinoma: a review. Clin Exp Dermatol. 2010;35:113-9.
46. Horii T, Sekiya H, Takatoku K, Hoshino Y. Aggressive digital papillary adenocarcinoma 5 years after surgical resection of adenoma on index finger. Eur J Orthop Surg Traumatol. 2010;20:397-9.
47. Knackstedt RW, Knackstedt TJ. Aggressive digital papillary adenocarcinoma: treatment with Mohs micrographic surgery and an update of the literature. Int J Dermatol. 2017 Oct;56(10):1061-4.
48. Thamilselvi R, Subramaniam PM, Shivarudrappa AS, Venugeethan A, Sinha P. Sarcomatoid salivary duct carcinoma of minor salivary gland: a rare case. Indian J Pathol Microbiol. 2010;53(4):808-10.
49. Spraggs PD, Rose DS, Grant HR, Gallimore AP. Post-irradiation carcinosarcoma of the parotid gland. J Laryngol Otol. 1994;108(5):443-5.
50. Vékony H, Leemans CR, Ylstra B, Meijer GA, van der Waal I, Bloemena E. Salivary gland carcinosarcoma: oligonucleotide array CGH reveals similar genomic profiles in epithelial and mesenchymal components. Oral Oncol. 2009;45(3):259-65.
51. Götte K, Riedel F, Coy JF, Spahn V, Hörmann K. Salivary gland carcinosarcoma: immunohistochemical, molecular genetic and electron microscopic findings. Oral Oncol. 2000;36(4):360-4.
52. Mitate E, Kawano S, Kiyoshima T, Kawazu T, Chikui T, Goto Y, et al. Carcinoma ex pleomorphic adenoma of the upper lip: a case of an unusual malignant component of squamous cell carcinoma. World J Surg Oncol. 2013;11:234.
53. Bahrami A, Dalton J, Shivakumar B, Krane J. PLAG1 alteration in carcinoma ex pleomorphic adenoma: Immunohistochemical and fluorescence in situ hybridization studies of 22 cases. Head and neck pathology. 2012;6:328-35. 10.1007/s12105-012-0353-8.
54. Gnepp DR. Malignant mixed tumors of the salivary glands: a review. Pathol Annu. 1993; 28 Pt 1:279-328.
55. Alterio D, Jereczek-Fossa BA, Griseri M, D'Onofrio A, Giugliano G, Fiore MR,et al. Three-dimensional conformal postoperative radiotherapy in patients with parotid tumors: 10 years' experience at the European Institute of Oncology. Tumori. 2011 May--Jun;97(3):328-34.
56. Nishikawa Y, Tokusashi Y, Saito Y, Ogawa K, Miyokawa N, Katagiri M. A case of apocrine adenocarcinoma associated with hamartomatous apocrine gland hyperplasia of both axillae. Am J Surg Pathol. 1994;18:832-6.
57. Miyamoto T, Hayari Y, Inone S, Watanabe T, Yoshino T. Axillary apocrine carcinoma with benign apocrine tumours: a case report involving a pathological and immunohistochemical study and review of the literature. J Clin Pathol. 2005;58:757-61.
58. Pucevich B, Catinchi-Jaime S, Ho J, Jukic MD. Invasive primary ductal apocrine adenocarcinoma of axilla: a case report with immunohistochemical profiling and a review of literature. Dermatol Online J. 2008;14:54.

59. Robson A, Lasar AJ, Ben Nagi J, Hanby A, Grayson W, Feinmesser M, et al. Primary cutaneous apocrine carcinoma: a clinico-pathologic analysis of 24 cases. Am J Surg Pathol. 2009;33:155-7.
60. Chintamani SR, Badran R, Singhal V, Saxena S, Bansal A. Metastatic sweat gland adenocarcinoma: a clinico-pathological dilemma. World J Surg Oncol. 2003;1:13.
61. Elder DE, Elenitsas R, Johnson BL Jr, Murphy GF, Xu G. Carcinoma of apocrine glands; in: Lever's Histopathology of the Skin. 10 ed. Philadelphia: Lippincott Williams & Wilkins; 2008. p 895-6.
62. Hall BJ, Florell SR, Sklow B, Liu T. Anal apocrine carcinoma: a case report and literature review. Am J Dermatopathol. 2012 Jun;34(4):438-41.
63. Adenoid Cystic Carcinoma. Cancer.Net (American Society of Clinical Oncology). Jan 2016. Disponível em: http://www.cancer.net/cancer-types/adenoid-cystic-carcinoma/overview.
64. Adenoid Cystic Carcinoma. Oral Cancer Foundation. Disponível em: https://oralcancerfoundation.org/facts/rare/adenoid-cystic-carcinoma/.
65. McFall MR, Irvine GH, Eveson JW. Adenoid cystic carcinoma of the sublingual salivary gland in a 16-year-old female: report of a case and review of the literature. J Laryngol Otol. May 1997;111(5):485-8.
66. Brookstone MS, Huvos AG, Spiro RH. Central adenoid cystic carcinoma of the mandible. J Oral Maxillofac Surg. Dec 1990;48(12):1329-33.
67. Shabada A, Gaze MN, Grant HR. The response of adenoid cystic carcinoma to tamoxifen. J Laryngol Otol. Dec. 1997;111(12):1186-9.
68. Jones DCE, Baiton R. Adenoid cystic carcinoma of the palate in a 9-year-old boy. Oral Surg Oral Med Oral Pathol. Apr 1990;69(4):483-6.

CAPÍTULO 13

TUMORES VASCULARES MALIGNOS

Paula Gurfinkel

PONTOS-CHAVE

- As neoplasias vasculares malignas são divididas em localmente agressivas ou *borderline* e malignas.
- Hemangioendoteliomas são tumores *borderline* com comportamento biológico entre benigno e maligno.
- O hemangioendotelioma kaposiforme apresenta forte associação com o fenômeno de Kasabach-Merritt.
- O hemangioendotelioma epitelioide apresenta comportamento agressivo e com alto índice de metástase.
- Angiossarcoma é um tumor vascular agressivo com grande tendência a recidiva local e metástase.

INTRODUÇÃO

A classificação dos tumores vasculares vem sofrendo constante evolução desde o século XIX.[1] A classificação da sociedade internacional para estudo de anomalias vasculares divide esses tumores em benignos, localmente agressivos ou *borderlines* e malignos (Quadro 1).[2,3] Os hemangioendoteliomas são os tumores endoteliais de baixo ou intermediário grau de malignidade, ou tumores *borderline*, e representam menos de 1% das neoplasias vasculares.[4] Essas lesões apresentam comportamento biológico intermediário entre benignos e malignos.[4-6] Já os angiossarcomas são os tumores endoteliais de alto grau de malignidade, independentemente da presença de diferenciação linfática ou vascular. A exceção a essa regra é o sarcoma de Kaposi.[6]

NEOPLASIAS VASCULARES MALIGNAS DE BAIXO GRAU OU *BORDERLINE*

Hemangioendotelioma kaposiforme

Descrita em 1993 por Zuckerberg et al., o HK é um tumor vascular localmente invasivo raro que acomete principalmente recém-nascidos e crianças e apresenta forte associação com o fenômeno de Kasabach-Merritt.[1,3,7,8] Apresenta essa nomenclatura por sua semelhança com o sarcoma de Kaposi. Apesar disso essas duas entidades acometem grupos epidemiológicos diferentes e o HK é negativo para HHV-8.[1]

A dificuldade de diferenciação clínica e histopatológica entre HK e hemangioma em tufos aparece em diversos artigos da literatura.[7] Histopatologicamente há uma sobreposição de achados entra as duas entidades e alguns acreditam que essas doenças façam parte de um mesmo espectro, sendo os angiomas em tufos a forma benigna e mais suave.[3,8]

Epidemiologia

Apesar de ser o mais comum entre os tumores *borderline*,[2] é um tumor raro com incidência estimada menor de 1/100.000 crianças nos EUA.[1] Acomete principalmente crianças menores de 2 anos, podendo ser congênito.[6,8]

Etiopatogenia

A etiopatogenia do HK ainda não foi completamente elucidada.[3,8] Acredita-se que sua associação com o fenômeno de Kasabach-Merritt seja explicada pela arquitetura desse tumor que favorece o fluxo sanguíneo turbulento com ativação de plaquetas.[3]

Histopatologia

Histopatologicamente, o HK é composto por nódulos de células endoteliais fusiformes, confluentes, envolvendo múltiplos planos. Os blocos podem exibir um padrão glomeruloide característico. Nos blocos de células fusiformes observamos canais vasculares em fenda, similares aos do angioma em tufos. A células endoteliais são positivas para marcadores linfáticos e musculares.[1,3,7]

Clínica

O HK envolve principalmente extremidades[1,2,8] e em 1/3 dos casos aparece na região de cabeça e pescoço.[2] Menos frequentemente pode acometer vísceras como, por exemplo, baço e timo.[3] As lesões cutâneas se apresentam como placas infiltradas, mal delimitadas, que podem acometer planos profundos como subcutâneo,

QUADRO 1 Classificação dos tumores vasculares
Neoplasias vasculares malignas de baixo grau ou *borderline*
▪ Hemangioendotelioma kaposiforme
▪ Hemangioendotelioma tipo Dabska
▪ Hemangioendotelioma retiforme
▪ Hemangioendotelioma epitelioide
▪ Sarcoma de Kaposi
Neoplasia vascular maligna
▪ Angiossarcoma

fáscia, músculos e ossos. Podem ocorrer ainda plaquetopenia e disfunção musculoesquelética. As lesões têm crescimento rápido e estabilizam, não tendendo a involução espontânea.[1,3,6,7]

As lesões de HK podem estar associadas ao fenômeno de Kasabach-Merritt, síndrome de aprisionamento de plaquetas que pode levar a óbito. Nesses casos o paciente passa a apresentar também lesões purpúricas e equimoses.[6]

A doença é localmente agressiva e não foram reportadas metástases.[3,6]

A ressonância magnética mostra lesão de bordas mal definidas, com envolvimento de múltiplos tecidos, espessamento da pele, vasos superficiais menos proeminentes e destruição óssea.[3]

Tratamento

Não existe tratamento padrão-ouro. O tratamento inicial mais comum é a associação de corticoterapia seguido de vincristina.[8] Quando possível deve-se realizar exérese cirúrgica. Outras opções terapêuticas são quimioterapia, radioterapia, propranolol, terapia antifibrinolítica e sirulimo.[3,8]

Hemangioendotelioma retiforme

O hemangioendotelioma retiforme foi descrito em 1994 por Calonje et al.[9-11] Trata-se de uma neoplasia vascular rara classificada como um angiossarcoma de baixo grau. Apresenta alta taxa de recidiva local, mas raramente metastatiza.[9,11] Apenas 35 casos foram descritos na literatura até hoje.[11]

Epidemiologia

Acomete principalmente adultos jovens e de meia idade,[9-11] com preferência para o acometimento de mulheres, com uma relação de 2:1.[9,10] Raramente ocorre em crianças.[8]

Clínica

O tumor se apresenta como uma placa, nódulo ou massa mal definida de crescimento lento, envolvendo pele e subcutâneo, principalmente das extremidades. A lesão pode se estender para músculo.[8-11] Geralmente a lesão é única.[9] Localizações mais raras são couro cabeludo, pescoço, tronco e pênis.[10]

Histopatologia

Histopatologicamente é caracterizado por canais vasculares alongados que se anastomosam entre os feixes de colágeno. Esses canais são revestidos por células endoteliais com núcleo proeminente e apicais de aspecto "hobnail".[9-11] Ao contrário do observado no angiossarcoma, no HR os grupos de células endoteliais não infiltram os feixes de colágeno. Há pouca atipia citológica e rara ou nenhuma mitose atípica. Algumas áreas do tumor são sólidas e formadas por células epitelioides ou fusiformes.[9,10]

Na imuno-histoquímica as células neoplásicas são positivas para CD31, CD34, UEA e antígeno relacionado ao fator VIII.[9]

Tratamento

O tratamento de escolha é a exérese cirúrgica com margens livres na avalição histopatológica. A radioterapia pode ser utilizada em tumores inoperáveis e tumores recidivantes ou como terapia adjuvante.[8,9]

Angioendotelioma papilar endovascular ou tumor de Dabska

Esse raro tumor foi descrito pela primeira vez em 1969 por Maria Dabska, como um hemangioendotelioma localmente agressivo caracterizado pela presença de proliferações papilares intravasculares de células endoteliais atípicas.[12-4] Inicialmente chamado de tumor de Dabska, passou a ser nomeado, mais recentemente, como angioendotelioma papilar endovascular.[11] Trata-se de um angiossarcoma de baixo grau.[12-4]

Caracteriza-se por projeções papilares para o interior do lúmen dos vasos com o centro hialino envolto por células endoteliais atípicas e canais vasculares que se anastomosam na derme. Observa-se infiltrado inflamatório de linfócitos intravascular e perivascular.[11-14]

Epidemiologia

Apesar de ter sido inicialmente descrito apenas em crianças, a doença também acomete adultos.[11,13]

Clínica

Pode se manifestar clinicamente de diversas formas: massa mal delimitada, placa ou nódulo acometendo tecidos profundos. A pele pode ser rósea, violácea, azulada, atrófica. As lesões podem ser dolorosas e sangrar.[12] Apresenta crescimento lento, podendo chegar a 40 cm. Sem predileção por localização específica.[13] Pode estar associado à degeneração de malformação vascular subjacente[14] e acometer pele, subcutâneo, músculo, osso e língua.

Tratamento

Excisão com margens amplas é o tratamento de escolha.[8,14] Na maioria dos casos não há recidiva. Entretanto é importante manter o acompanhamento regular desses pacientes, já que esses tumores têm grande poder de invasão local.[14]

Hemangioendotelioma epitelioide

Introdução

Em 1982 Weiss e Enzinger publicaram a primeira descrição de hemangioendotelioma epitelioide.[1,2] Naquela época os autores reconheceram que o comportamento clínico desse tumor não era totalmente benigno ou inteiramente maligno e usaram o termo hemangioendotelioma para classificar essa lesão entre hemangioma e angiossarcomas.[5] Atualmente é considerado pela classificação de tumores de tecido mole da Organização Mundial de Saúde, como um tumor de baixo grau, porém maligno pelo seu alto índice de metástase e comportamento mais agressivo quando comparado a outros hemangioendoteliomas. A frequência de metástase varia entre 20-40%, dependendo do sítio primário e a taxa de mortalidade chega a 15-45%.[1,15]

Manifestação clínica

O HE não possui característica clínica típica, sendo rara a suspeição desse diagnóstico no momento da biópsia. Tipicamente as lesões cutâneas são únicas e acomete extremidades.[1,15]

Epidemiologia

Afeta principalmente adultos jovens e de meia idade.[1,15]

Histopatologicamente o HE é caracterizado por cordões, trabéculas ou massas de células com características epitelioides em um estroma mixo-hialino. Células fusiformes ou dendríticas podem estar presentes.[1,15] Algumas células possuem vacúolo citoplasmático, como um sinal de diferenciação endotelial e pode ser uma dica para o diagnóstico.[11] Pode haver obliteração da luz do vaso. O HEE pode ser positivo para citoceratinas de baixo peso molecular em 25-50% dos casos. O principal diagnóstico diferencial se faz com adenocarcinoma metastático, porém o HEE é positivo para os marcadores vasculares como CD31 e ERG. Alguns HEE podem apresentar células com muita atipia e nesses casos pode ser difícil de diferenciar do angiossarcoma epitelioide. Essas lesões com células atípicas, necrose e altas taxas de atividade mitótica devem ser referidas como HEE de alto risco, e não malignas.[1]

Fatores genéticos

Oitenta e cinco por cento dos HEE apresentam uma translocação que resulta em fusão dos WWTR1 (3q23–24) com CAMTA1 (1p36).[1,15] A presença dessa fusão pode diferenciar o HHE do angiossarcoma epitelioide.[1]

Tratamento

O tratamento de escolha é a exérese cirúrgica com margens amplas.

Sarcoma de Kaposi

Introdução

É um tumor angioproliferativo associado à infecção pelo herpes vírus humano 8[2,3,8,16] descrito pela primeira vez em 1872. Ganhou importância mundialmente na década de 1980 pela sua associação com a síndrome da imunodeficiência adquirida.[2]

Manifestação clínica

Existem quatro apresentações clínicas:[2,3,16]

- Sarcoma de Kaposi clássico: raro, acomete homens do Mediterrâneo e centro da Europa. Tem predileção por homens com angioedema de MMII, DM e usuários de corticoide. Sua incidência varia entre 0,18-13,2 casos/10^6.[16] As manifestações clínicas incluem o estágio inicial em máculas, placas ou nódulos eritemato-violáceos, múltiplos ou únicos de crescimento lento. Pode haver linfedema associado e acometimento gastrointestinal e ganglionar.[2,3,16] A doença é indolente, mas existe uma mortalidade de 2% associada à doença disseminada.[16]
- Sarcoma de Kaposi endêmico: ocorre na região da África equatorial e acomete principalmente pré-púberes e adultos jovens. Nos adultos segue curso indolente ou agressivo, podendo disseminar para subcutâneo e osso. Já em crianças apresenta comportamento agressivo principalmente com acometimento visceral e ganglionar. É o tipo mais comum de sarcoma de Kaposi em crianças.[3,16]
- Sarcoma de Kaposi associado a imunossupressão: acomete principalmente transplantados.[16] Essa variante vem aumentando sua frequência em virtude do aumento do número de transplantados, tratamento com biológicos e terapias longas com imunossupressores.[2]
- Sarcoma de Kaposi associado ao HIV ou epidêmico: descrito inicialmente em homens que têm relação sexual com homens. Pode acometer pele, subcutâneo, linfonodos, sistema gastrointestinal, pulmão, baço e fígado. Ape-

QUADRO 2 Hemangioendoteliomas

Hemangioendotelioma kaposiforme	Localmente agressiva Acredita-se não metastatizar	Principalmente infância
Hemangioendotelioma tipo Dabska	Baixo potencial metastático	Principalmente infância
Hemangioendotelioma retiforme	Baixo potencial metastático	Principalmente adultos
Hemangioendotelioma epitelioide	Metástase em 30% dos casos	Principalmente adultos

sar de sua frequência ter diminuído em todo mundo com o advento da TARV potente, a doença continua sendo impactante na morbidade e mortalidade dos pacientes com HIV em áreas onde sua frequência ainda é alta (Figura 1).[16,17]

Não existe um estadiamento definido para o sarcoma de Kaposi epidêmico. Recomenda-se realização de raio X de tórax e, caso haja achados compatíveis de comprometimento pulmonar, realizar broncoscopia e tomografia computadorizada de tórax. Recomenda-se ainda pesquisa de sangue oculto nas fezes.[16]

Histopatologia

Na histopatologia se observam em toda a derme células fusiformes, proliferação de vasos irregulares com fendas vasculares, extravasamento de hemácias e infiltrado leucocitoclástico e glóbulos hialinos intra e extracitoplasmáticos. PCR e imuno-histoquímica para detecção de antígeno nuclear associado à latência do vírus HHV-8 são positivos (Figuras 2 e 3).[16]

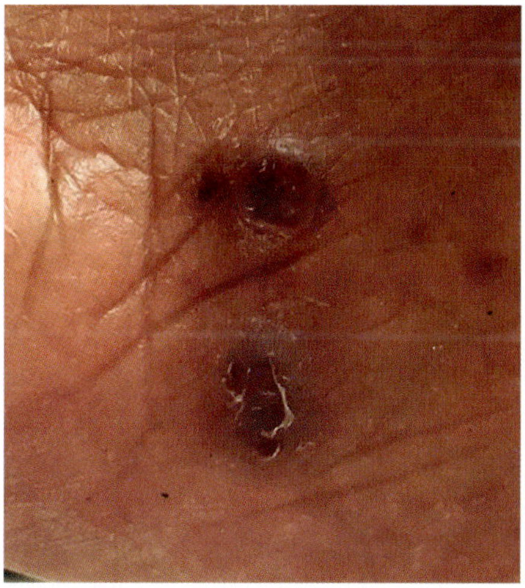

FIGURA 1 Sarcoma de Kaposi epidêmico em lateral do pé de paciente HIV positivo em uso de TARV.

Tratamento

SK clássico

Para lesões únicas ou poucas lesões pode-se optar apenas pelo acompanhamento clínico. Opções terapêuticas são: exérese cirúrgica, com tempo médio sem recidiva de 15 meses, radioterapia de baixa voltagem local, crioterapia em lesões menores de 1 cm ou terapia intralesional com vimblastina, vincristina, interferon alfa. Apesar de pouca experiência relatada na literatura, pode-se também tentar o tratamento com imiquimode 5%.[16]

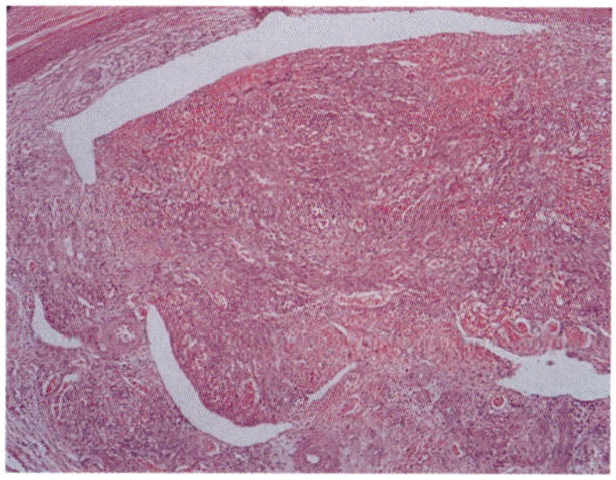

FIGURA 2 Lesão nodular na derme superior e média composta por canais vasculares de luzes estreitas, padrão fusiforme (H.E - 100x).
Fonte: cortesia Daniel Lago Obadia.

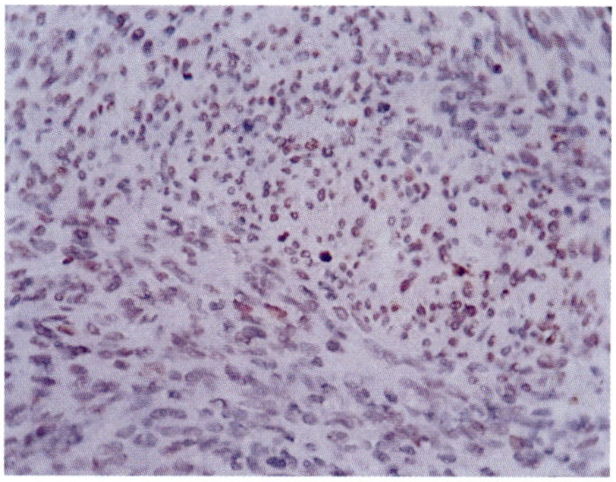

FIGURA 3 Detalhe da imunomarcação pelo HHV-8 (200x).
Fonte: cortesia Daniel Lago Obadia.

No caso de doença disseminada, está indicado o tratamento sistêmico com doxorrubicina peguilada lipossomal (DPL), que é a droga de eleição, vimblastina ou outros medicamentos como paclitaxel, bleomicina e etoposídeo.[16]

SK epidêmico

Para as lesões únicas ou limitadas deve-se iniciar a TARV,[16,17] já que a reconstituição imunológica pode levar à redução ou ao desaparecimento das lesões. Caso haja lesões sintomáticas ou inestéticas pode-se optar pelo tratamento local, com exérese cirúrgica, radioterapia, crioterapia e infiltração intralesional.[16]

É consenso que nos casos avançados de sarcoma de Kaposi deve-se associar a TARV ao tratamento sistêmico. Nesses casos as drogas de escolha são doxorrubicina peguilada lipossomal (DPL) e paclitaxel.[17]

SK associado a imunossupressão

Nesses casos o tratamento de escolha é a suspensão ou redução da dose da droga imunossupressora que por si só pode levar à remissão espontânea. Caso isso não ocorra, seguem-se as mesmas orientações que no caso do SK associado ao HIV.[16]

Neoplasia vascular maligna

Angiossarcoma

O angiossarcoma cutâneo é um sarcoma de tecidos moles, raro, representando apenas 2% dos casos desse grupo.[18] Dentre os sarcomas cutâneos, é o quarto em frequência, atrás do sarcoma de Kaposi, dermatofibrossarcoma e leiomiossarcoma.[18] Apresenta prognóstico reservado e grande tendência à metástase e à recidiva local.[18-20] O tratamento do angiossarcoma é um grande desafio e as opções terapêuticas são limitadas.[5,18] O angiossarcoma pode ser dividido em três subtipos clínicos: (1) forma primária esporádica, que ocorre principalmente na região de cabeça e pescoço de idosos (angiossarcoma de Wilson Jones); (2) pós-radioterapia; e (3) associado à linfedema (síndrome Stewart-Treves).[1,2,18-20] Muitos angiossarcomas apresentam diferenciação vascular e linfática no mesmo tumor, o que faz com que os termos hemangiossarcoma e linfangiossarcoma não sejam mais aplicados.[15]

Epidemiologia

A incidência dos angiossarcoma é de 2 a 5 casos por cada 1 milhão de habitantes nos EUA.[18] Predomina em paciente idosos com média de idade entre 60-71 anos.[2] A forma primária predomina em homens, e a forma secundária à radioterapia, em mulheres.

Patogênese

Apesar do acometimento mais comum na pele fotodanificada, ainda se discute o papel da radiação ultravioleta no aparecimento dessas neoplasias, já que não foi detectada a presença da mutação TERT (*ultraviolet light-signature mutation*) em um estudo recente.[15]

Clínica

A forma clássica de angiossarcoma se caracteriza por uma lesão contusiforme, edematosa e mal definida, pouco característica e que pode ser difícil de se diferenciar de equimose ou hematoma.[15,16,19] Além dessa apresentação, o AS pode também se apresentar como placa violácea, simular lesões de rosácea, eczema, hemangioma, celulite, angioedema de pálpebra e outras neoplasias malignas da pele.[20] As lesões tendem a ter componente subclínico importante, sendo difícil determinar sua extensão. Para melhor visualização da extensão desses tumores, pode-se colocar a cabeça do paciente abaixo do nível do coração, tornando a lesão mais evidente.[16,20] AS apresenta evolução rápida e é o sarcoma de tecido mole de face e pescoço mais associado à metástase.[20] Aproximadamente metade dos pacientes apresentam múltiplas lesões satélite, o que dificulta ainda mais a determinação da extensão da lesão. Assim, o mapeamento por biópsia da extensão da lesão é recomendado nesses casos.[15]

Angiossarcoma associado à radiação tem uma incidência de 0,055-0,14%, apresentando período de latência até o aparecimento de 2-30 anos com média de 5 anos.[20] A incidência desses tumores vem aumentando desde que a cirurgia conservadora associada à radioterapia se tornou tratamento de escolha para os pacientes com câncer de mama inicial.[15] Apesar de estar associado principalmente ao CA de mama e cânceres ginecológicos, pode ocorrer em qualquer área de radiodermite.[15,18,20]

Angiossarcoma associado a linfedema representa 5% dos AS e pode aparecer em qualquer área de linfedema, mas está associado principalmente a linfedema de membro superior após mastectomia radical.[20] Essa apresentação vem aparecendo cada vez menos, já que, conforme falado anteriormente, hoje as cirurgias são mais conservadoras.[15] Geralmente a lesão aparece na face interna do braço acometido pelo linfedema. O tempo de aparecimento entre o início do edema pós-mastectomia e o aparecimento de lesões de angiossarcoma é em média de 10 anos.[15]

Histopatologia

Apresentam grande variação do grau de diferenciação das células endoteliais, porém não há diferença histopatológica entre os três diferentes subtipos clínicos de angiossarcoma cutâneo anteriormente abordados. As áreas bem diferenciadas apresentam estruturas vasculares dilatadas revestidas de células endoteliais aplainadas com atípica leve a moderada, irregulares, que se anastomosam. Arquiteturalmente esses vasos dissecam os feixes de colágeno da derme formando uma rede.[19,20] Pode haver células endoteliais pleomórficas de núcleos hipercromáticos que tendem a protruir para a luz dos vasos e criar papilas. Frequentemente as células endoteliais formam múltiplas camadas. As lesões mal diferenciadas as células tumorais são epitelioides ou fusiformes, com marcada atipia e mitoses abundantes, com poucas luzes vasculares e padrão de crescimento mais sólido, podendo ser difícil de diferenciar do melanoma, carcinoma ou fibrossarcomas.[19,20] A presença de vacúolos intracitoplasmáticos como marcador de diferenciação vascular pode ser útil nesses casos. Classicamente os graus de diferenciação dos angiossarcomas não estão relacionados ao prognóstico.

Para o diagnóstico do angiossarcoma deve-se fazer um estudo imuno-histoquímico que inclui o painel para tumores fusocelulares (CD31, pancitoqueratinas, S100, e actina) e marcadores vasculares (CD34, ERG e podoplanina). Na imuno-histoquímica as células tumorais expressam os marcadores endoteliais típicos, CD31, CD34, FLI-1 e ERG, e ocasionalmente marcadores linfáticos como D2-40, VEGF e Prox1.[16]

Os angiossarcomas epitelioides são compostos por células arredondadas com proeminente eosinofilia de núcleo com aparecia epitelioide que em ¼ dos casos podem apresentar positividade para citoqueratinas, porém nesses casos, a positividade para marcadores vasculares vai ajudar a afastar carcinoma indiferenciado (Figura 4).[10]

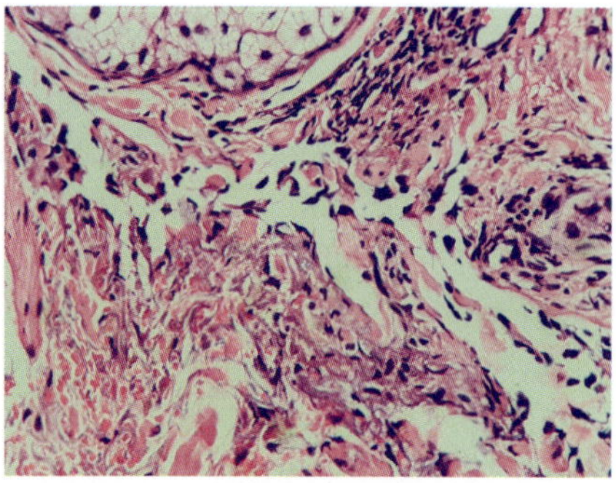

FIGURA 4 Angiossarcoma. Canais vasculares bizarros com células endoteliais atípicas. Coloração: H.E. – aumento de 200x.
Fonte: cortesia Daniel Lago Obadia.

Tratamento e prognóstico

Após o diagnóstico de angiossarcoma cutâneo é geralmente recomendado realizar tomografia toracoabdominal e, se a lesão for de cabeça e pescoço, incluir também a região cervical e da pelve em caso de angiossarcoma pós-radiação para câncer abdômino-pélvico.[16] A disseminação regional ocorre em 30% dos casos e metástase a distância em 10%, principalmente para pulmão.[16] A taxa de sobrevida média é de 3,4-5 anos[20] e a recorrência local é comum em virtude do caráter infiltrativo dessa patologia.

Os melhores resultados são obtidos com a cirurgia; o mais aceito é que a margem cirúrgica seja de 3 cm. Margem profunda não está bem definida, nos casos menos infiltrativos pode-se chegar a fáscia sem retirá-la, porém nos casos infiltrativos pode ser necessário retirar também músculo.[16] Margens comprometidas é fator de mau prognóstico.[16] Em casos inoperáveis a radioterapia é o tratamento de eleição. A quimioterapia tem apenas um papel paliativo nos casos metastáticos ou recidivados.

CONSIDERAÇÕES FINAIS

As neoplasias vasculares malignas são em sua maioria tumores raros e de difícil diagnóstico clínico, tendo todas elas possíveis diagnósticos diferenciais entre si. Entretanto, cada uma apresenta uma característica histopatológica única que permite a sua diferenciação.

REFERÊNCIAS

1. Papke DJ, Hornick JL. What is new in endothelial neoplasia? Virchows Arch. 2020 Jan;476(1):17-28.
2. Brahmbhatt AN, Skalski KA, Bhatt AA. Vascular lesions of the head and neck: an update on classification and imaging review. Insights Imaging. 2020 Dec;11(1).
3. Putra J, Gupta A. Kaposiform haemangioendothelioma: a review with emphasis on histological differential diagnosis. Pathology. 2017 Jun;49(4):356-62.
4. Bislimovski D, Nikolic A, Mustafa E, Milojevic M. Symptomatic primary cardiac haemangioendothelioma during late pregnancy. Interactive CardioVascular and Thoracic Surgery. 2020 Mar 12.
5. Deyrup AT, Tighiouart M, Montag AG, Weiss SW. Epithelioid hemangioendothelioma of soft tissue: A proposal for risk stratification based on 49 cases. The American Journal of Surgical Pathology. 2008 Jun;32(6):924-7.
6. Bolognia J, Schaffer J, Cerroni L, Callen J. Dermatology. 2. ed. Elsevier; 2008. p. 1782-90.
7. Gong X, Ying H, Zhang Z, Wang L, Li J, Ding A, et al. Ultrasonography and magnetic resonance imaging features of kaposiform hemangioendothelioma and tufted angioma. J Dermatol. 2019 Oct;46(10):835-42.
8. Childhood Vascular Tumors Treatment (PDQ®)–Health Professional Version [Internet]. National Cancer Institute. 2020 [cited 15 March 2020]. Disponível em: https://www.cancer.gov/types/soft-tissue-sarcoma/hp/child-vascular-tumors-treatment-pdq.
9. Hirsh AZ, Yan W, Wei L, Wernicke AG, Parashar B. Unresectable Retiform Hemangioendothelioma Treated with External Beam Radiation Therapy and Chemotherapy: A Case Report and Review of the Literature. Sarcoma. 2010;2010:1-3.

10. Saeed N, Quadri S, Vasenwala S, Ansari H. Retiform hemangioendothelioma of the gluteal region: A case report. Saudi J Med Med Sci. 2018;6(3):165.
11. Das M, Mondal A, Chatterjee U, Datta C. Retiform hemangioendothelioma: An uncommon vascular neoplasm. Indian J Pathol Microbiol. 2020;63(1):122.
12. Llamas-Velasco M, Angulo J, Durán R, Fraitag S, Kutzner H, Requena L. Hemangioma with dabskoid features: a rare histopathologic variant of acquired hemangioma. J Cutan Pathol. 2016 Mar;43(3):258-62.
13. Neves RI, Stevenson J, Hancey MJ, Vangelisti G, Miraliakbari R, Mackay D, et al. Endovascular papillary angioendothelioma (Dabska tumor): underrecognized malignant tumor in childhood. Journal of Pediatric Surgery. 2011 Jan;46(1):e25-e28.
14. Schwartz R, Dabski C, Dąbska M. The Dąbska tumor: A thirty-year retrospect. Dermatology. 2000;201(1):1-5.
15. Shon W, Billings SD. Cutaneous Malignant Vascular Neoplasms. Clinics in Laboratory Medicine. 2017 Sep;37(3):633-46.
16. Requena C, Alsina M, Morgado-Carrasco D, Cruz J, Sanmartín O, Serra-Guillén C, et al. Sarcoma de Kaposi y angiosarcoma cutáneo: directrices para el diagnóstico y tratamiento. Actas Dermo-Sifiliográficas. 2018 Dec;109(10):878-87.
17. Krown SE, Moser CB, MacPhail P, Matining RM, Godfrey C, Caruso SR, et al. Treatment of advanced AIDS-associated Kaposi sarcoma in resource-limited settings: a three-arm, open-label, randomised, non-inferiority trial. The Lancet. 2020 Mar.
18. Ishida Y, Otsuka A, Kabashima K. Cutaneous angiosarcoma. Current Opinion in Oncology. 2018 Mar;30(2):107-12.
19. Requena C, Sendra E, Llombart B, Sanmartín O, Guillén C, Lavernia J, et al. Angiosarcoma cutáneo: estudio clínico-patológico de 16 casos. Actas Dermo-Sifiliográficas. 2017 Jun;108(5):457-65.
20. Shustef E, Kazlouskaya V, Prieto VG, Ivan D, Aung PP. Cutaneous angiosarcoma: a current update. J Clin Pathol. 2017 Nov;70(11):917-25.

CAPÍTULO 14

CARCINOMA DE CÉLULAS DE MERKEL

Ayres Cavalcanti da Cunha
Andrea Juliana Zuluaga Parra

PONTOS-CHAVE

- Carcinoma de células de Merkel (CCM) é raro, porém sua incidência e mortalidade estão aumentando.
- A maioria dos tumores de células de Merkel está associada ao poliomavírus de células de Merkel (MCPyV).
- A idade avançada, a exposição à radiação ultravioleta e a imunossupressão são fatores de risco importantes para esse tipo de câncer.
- Lembrar do CCM no diagnóstico diferencial de outros tumores cutâneos da pele.
- Para o diagnóstico é necessário biópsia cutânea com estudos histopatológico e imuno-histoquímico.
- Excisão cirúrgica tem como objetivo estabelecer margens claras sendo a base do tratamento.
- A radioterapia adjuvante pode melhorar localmente a sobrevida nos pacientes com doença localizada.
- A imunoterapia mostrou resultados encorajadores no tratamento do carcinoma de células de Merkel.

INTRODUÇÃO

O carcinoma de células de Merkel (CCM) ou carcinoma neuroendócrino primário da pele é uma neoplasia rara, de rápida evolução e de comportamento agressivo. Geralmente aparece em áreas expostas ao sol, mas também pode aparecer em áreas não fotoexpostas como vulva e pênis. Idade avançada, imunossupressão, fototipos baixos, infecção pelo poliomavírus e exposição à radiação ultravioleta são os principais fatores de risco.[1] O CCM está associado a uma alta taxa de recorrência local, metástase a distância e mortalidade.[2,3]

HISTÓRIA

Descrito por Cyril Toker em 1972 como carcinoma trabecular da pele. Inicialmente, pensava-se que poderia se tratar de uma metástase por causa de suas características clínicas e histológicas.[4]

No final de 1970, com a microscopia eletrônica, foi possível observar as características estruturais, permitindo então incluir essa entidade neoplásica no grupo de tumores endócrinos. Os estudos de imuno-histoquímica, em 1990, facilitaram o diagnóstico e, portanto, sua incidência triplicou nos últimos 20 anos.[2,3] Soma-se a esses fatores o avanço da comunidade médica no entendimento da epidemiologia e da fisiopatologia do CCM.

FATORES DE RISCO

O carcinoma de células de Merkel é uma patologia característica dos idosos, com uma mediana estimada entre 65-80 anos de idade.[2] Geralmente a maioria das pessoas são homens, mas, na literatura, alguns estudos realizados na Finlândia e na China evidenciaram um aumento em mulheres pela maior proporção dessa população na idade avançada.[5,6] O CCM é uma neoplasia quase que exclusiva de caucasianos em 94-98% dos casos.[7,8]

A exposição à radiação ultravioleta é um dos fatores de risco mais estudados. A maioria dos casos apresenta lesões em áreas fotoexpostas.[1,9]

A imunossupressão é um fator de risco importante, já que a maioria de indivíduos imunossuprimidos, como nos casos de portadores do vírus da imunodeficiência humana (HIV), transplantados de órgãos sólidos, pacientes com melanoma, linfoma não Hodgkin, leucemia linfocítica crônica e mieloma múltiplo, tem uma maior incidência de CCM. Nesse grupo, o tumor surge geralmente dez anos antes e com incidência 16 vezes maior do que nos imunocompetentes.[9-12]

Em 2008, um estudo publicado na *Science* verificou associação a um vírus: poliomavírus de célula de Merkel – MCPyV. A maior parte das pessoas são expostas ao vírus na infância. Habitualmente não tem efeito direto no CCM, mas, nesse estudo, em oito em cada dez casos avaliados o MCPyV foi encontrado. Portanto, 80% têm associação direta da incorporação do DNA viral nas células neoplásicas.[13]

EPIDEMIOLOGIA

Até o momento não existem dados estatisticamente significativos do carcinoma de células de Merkel no Brasil. Os dados apresentados são dos EUA. Aproximadamente 2.000 casos por ano, uma taxa 30 vezes menor que o melanoma. Entre 2000-2010 aumentou a incidência do CCM em 95%.

Acredita-se que esse aumento possa estar relacionado a uma maior suspeita clínica, aumento da expectativa de vida da população e melhor acurácia diagnóstica.[14,15]

PATOGÊNESE

Apesar dos múltiplos estudos sobre o carcinoma de células de Merkel, sua origem celular é ainda controversa. Existem várias hipóteses indicando que as células de Merkel seriam as responsáveis. Alguns estudos feitos com microscopia eletrônica descrevem que o CCM e as células de Merkel compartilham aspectos imunofenotípicos. Semelhança também encontrada na expressão de certas proteínas tais como citoqueratina 20, sinaptofisina e CD56 (moléculas de adesão neuronal).[16-18]

O receptor tirosina quinase c-kit (CD117) foi demonstrado no CCM, enquanto nas células de Merkel não foi observado.[19,20]

Considerando que as células de Merkel são similares às células pluripotenciais da camada basal da epiderme, existem características neuroendócrinas no processo de oncogênese.[11,17,21]

POLIOMAVÍRUS PODE OU NÃO ESTAR RELACIONADO COM AS CÉLULAS DE MERKEL?

O poliomavírus de células de Merkel (MCPyV) foi descrito pelo Dr. Patrick Moore e pelo Dr. Yuan Chang em 2008. Eles encontraram o DNA desse vírus em 80% dos tumores de células de Merkel dos pacientes estudados, geralmente, em pacientes imunossuprimidos, acima dos 60 anos de idade e sem causar sintomatologia nos que apresentam positividade. É um vírus muito frequente na pele.[1]

O MCPyV é um vírus de DNA circular em cadeia dupla não capsulado. A maioria das pessoas com carcinoma de células de Merkel apresenta a proteína capsídio que expressa anticorpos contra o poliomavírus (ac-VP1). Essa característica confere uma melhor resposta ao tratamento comparado com quem não produz o anticorpo, demonstrando, assim, a importância do sistema imunológico no combate do CCM.[13,22]

Indivíduos com o vírus têm menos risco de recorrência do que aqueles que não têm. O teste para saber se o MCPyV está presente em um tumor é feito por meio da utilização do anticorpo CM2B4 (proteína altamente específica produzida pelo nosso organismo) que detecta se a oncoproteína de poliomavírus do carcinoma de células de Merkel está presente.[1]

RADIAÇÃO ULTRAVIOLETA

Existe na literatura estudos que referem que os tumores MCPyV negativos apresentam uma alta carga mutacional causada pela radiação ultravioleta. Em alguns casos essa mutação acontece na troca dos aminoácidos citosina por timina no DNA.[23,24]

APRESENTAÇÃO CLÍNICA

O carcinoma de células de Merkel se manifesta como um nódulo elevado, de consistência dura, firme, indolor e de crescimento rápido (Figura 1). Sua tonalidade varia do vermelho-púrpura à cor da pele normal. Ulceração pode estar presente. A lesão geralmente se estende até a derme, podendo atingir gordura subcutânea e músculo esquelético.[25]

Essa neoplasia se apresenta em áreas anatômicas com alta exposição à radiação solar, sendo mais frequente na cabeça, pescoço, membros superiores e inferiores, tronco, ouvido externo, pálpebra e superfície externa do lábio. Há alguns casos descritos em locais extracutâneos como parótida, glândula submandibular, cavidade nasal, mucosa genital, oral e esôfago. Em alguns casos é identificado nos linfonodos sem uma "lesão primária" associada (Figura 2).[26-28]

As cinco características mais comuns do CCM, o **AEIOU**, descritas em 2008, são:[9]

- **A:** assintomático;
- **E:** expansão rápida, igual ou inferior a três meses;
- **I:** imunossupressão;
- **O:** mais de 50 anos (*olther than 50*);
- **U:** local exposto à radiação UV em indivíduos de pele clara.

DERMATOSCOPIA

Essa técnica é de grande utilidade pois aumenta a identificação de características atípicas e estruturas de lesões cutâneas malignas da pele.

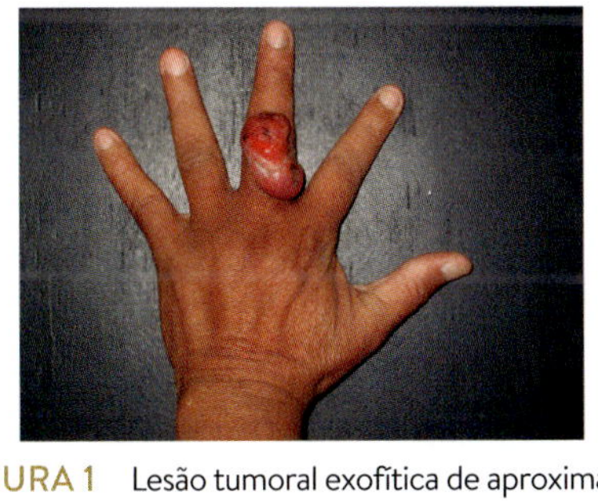

FIGURA 1 Lesão tumoral exofítica de aproximadamente 5,0 cm, localizada no terceiro quirodáctilo da mão esquerda. Caso visto em conjunto com os doutores Dolival Lobão, Jorge Machado, Gabriella Campos do Carmo, Thales Azevedo, Gustavo Verardino e Luiz Fernando Nunes. Instituto Nacional do Câncer José Alencar Gomes da Silva (INCA), Rio de Janeiro, Brasil.

Observa-se uma lesão não melanocítica geralmente com vários padrões associados, mas não específicos (Figura 3). Os padrões geralmente encontrados são: áreas vermelhas leitosas e diferentes padrões vasculares como vasos arboriformes não focados, lineares, em vírgula e glomerulares. Considerar nos diagnósticos diferenciais dermatoscópicos carcinoma basocelular, melanoma amelanótico e doença de Bowen (carcinoma espinocelular *in situ*).[29]

DIAGNÓSTICO

O diagnóstico é feito pela clínica, biópsia incisional da pele, exame histopatológico complementado com imuno-histoquímica.

Clinicamente, o diagnóstico é feito pela história e exame físico. Recomendado ectoscopia global da pele, incluindo avaliação dermatoscópica e pesquisa de adenomegalias.

Considerar nos diagnósticos diferenciais carcinoma basocelular, melanoma amelanótico, carcinoma espinocelular, angiossarcoma, granuloma piogênico, tumores de anexos cutâneo, sarcoma, queratoacantoma, metástase cutânea de carcinoma pulmonar de pequenas células, tireoide, tumores neuroendócrinos, entre outros.

A análise histopatológica deve incluir cortes com colorações de hematoxilina-eosina e marcação imuno-histoquímica, com análise microscópica para diagnósticos diferenciais.

Na análise histológica os três tipos clássicos geralmente encontrados são: intermédio, tipo de células pequenas (Figura 4) e tipo trabecular. Há, muitas vezes, evidência de extensão tumoral desde a derme reticular até o tecido celular subcutâneo, apresentando um padrão pagetoide.[1,2,9] Elevado número

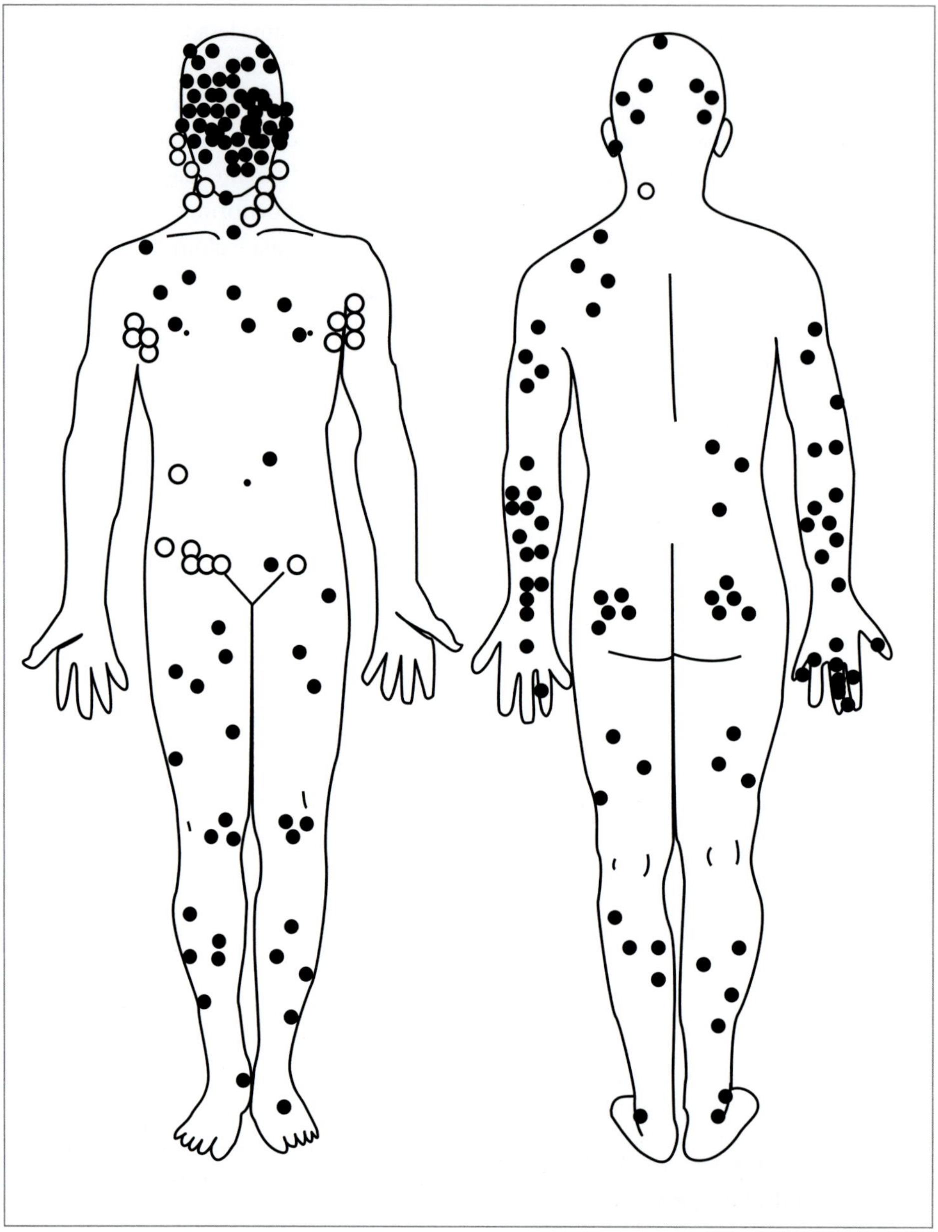

FIGURA 2 Distribuição de carcinomas de células de Merkel na pele de 95 pacientes no momento do diagnóstico. Círculos pretos mostram tumores que surgiram na pele – 86% dos casos. Círculos brancos indicam CCM nos linfonodos sem uma lesão primária associada – 14% dos casos.[9]

de mitoses, invasão perineural, necrose e invasão vascular pelo tumor podem estar presentes. Alguns aspectos menos típicos podem coexistir, como infiltração linfocitária, angiogênese peri e intratumoral e deposição de substância amiloide. Alguns casos se apresentam como nódulos sólidos compostos de células basofílicas dispostas em cordões.[30]

Importante no painel de imuno-histoquímica, a pesquisa de marcadores como

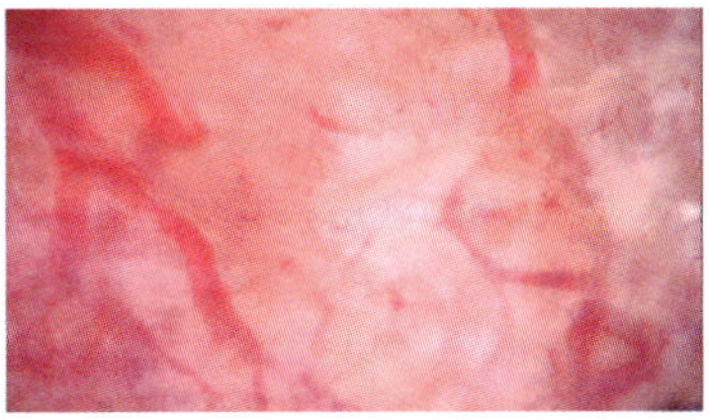

FIGURA 3 Dermatoscopia: vasos lineares irregulares, vasos arboriformes não focados, áreas brancas brilhantes e áreas vermelhas leitosas. Caso visto em conjunto com os doutores Dolival Lobão, Jorge Machado, Gabriella Campos do Carmo, Thales Azevedo, Gustavo Verardino e Luis Fernando Nunes. Instituto Nacional do Câncer José Alencar Gomes da Silva (Inca), Rio de Janeiro, Brasil.

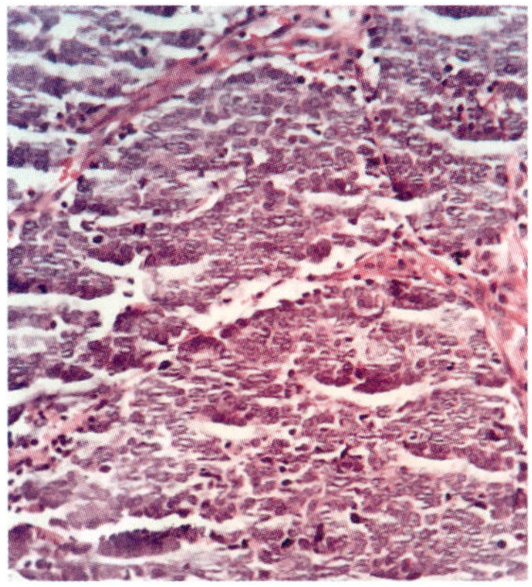

FIGURA 4 Neoplasia de pequenas células redondas e azuis. Caso visto em conjunto com os doutores Dolival Lobão, Jorge Machado, Gabriella Campos do Carmo, Thales Azevedo, Gustavo Verardino e Luiz Fernando Nunes. Instituto Nacional do Câncer José Alencar Gomes da Silva (Inca), Rio de Janeiro, Brasil.

o CK20 (Figura 5), que é indispensável para o diagnóstico. Caso persista dúvida, poderá ser acrescentado o estudo com outros marcadores como cromogranina, citoqueratinas de baixo peso molecular (CAM5.2 ou AE1\AE3), proteínas neurofilamento, enolase neuroespecífica (NSE), sinaptofisina e CD56 juntos com CM2B4. Para diagnóstico diferencial recomenda-se também incluir os marcadores TTF1 e CK7. O CCM é negativo para TTF1 (positivo em 85% nas metástases de pulmão e tireoide) e para CK7 (positivo em 73% dos tumores neuroendócrinos metastáticos).[17]

A pesquisa no MCPyV pode ser feita no tecido por meio de teste imuno-histoquímico ou PCR. Já a sorologia viral é utilizada como marcador prognóstico (teste de anticorpo oncoproteína – AMERK) ainda não disponível no Brasil.[1]

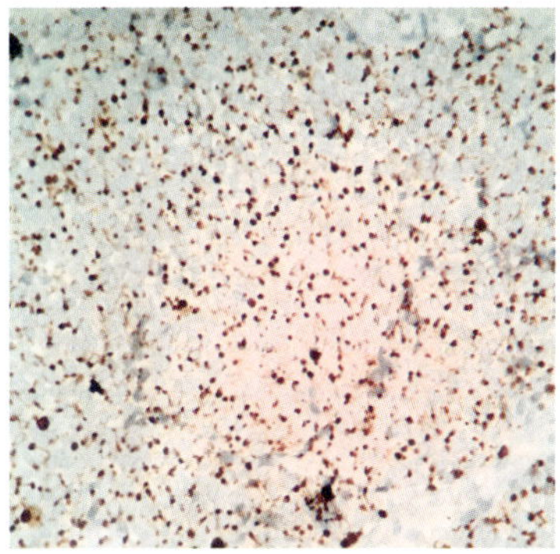

FIGURA 5 Imuno-histoquímica: CK20 – marcação perinuclear em dot. Caso visto em conjunto com os doutores Dolival Lobão, Jorge Machado, Gabriella Campos do Carmo, Thales Azevedo, Gustavo Verardino e Luiz Fernando Nunes. Instituto Nacional do Câncer José Alencar Gomes da Silva (Inca), Rio de Janeiro, Brasil.

ESTADIAMENTO

No momento do diagnóstico, o estadiamento da doença será realizado pela equipe médica. Este é baseado na classificação TNM e em outros fatores como imunossupressão, presença de MCPyV. O estadiamento auxilia na avaliação da menor ou maior chance de recorrência. É o fator principal determinante no tratamento e prognóstico (Tabela 1).

No estadiamento clínico utiliza-se a classificação TNM para carcinoma de células Merkel segundo o Comitê Conjunto Americano sobre Câncer (AJCC), oitava edição de 2017:

- **T Tumor Primário**; **TX** tumor primário não pode ser avaliado (p. ex., curetagem); **T0** não há evidência de tumor primário; **Tis** tumor primário *in situ*; **T1** diâmetro clínico máximo do tumor ≤ 2,0 cm; **T2** diâmetro clínico máximo do tumor > 2,0 e ≤ 5,0 cm; **T3** diâmetro clínico máximo do tumor > 5,0 cm; **T4** tumor primário invade fáscia, músculo, cartilagem ou osso.
- **N Linfonodos regionais**; **NX** linfonodos regionais não podem ser avaliados clinicamente; **N0** não foi detectada metástase de linfonodo regional no exame clínico e/ou radiológico; **N1** metástase no(s) linfonodo(s) regional(ais); **N2** metástase em trânsito, sem metástase linfonodal; **N3** metástase em trânsito, com metástase linfonodal.
- **M Metástase distante**; **M0** não foi detectada metástase distante no exame clínico e/ou radiológico; **M1** metástase distante detectada no exame clínico e/ou radiológico.

TABELA 1 TNM clínico (cTNM) segundo AJCC (2017)

Estadiamento clínico (cTNM)	T	N	M
0	Tis	N0	M0
IA	T1	N0	M0
IIA	T2-T3	N0	M0
IIB	T4	N0	M0
III	T0-T4	N1-3	M0
IV	T0-T4	Qualquer N	M1

TRATAMENTO

Por se tratar de uma neoplasia rara, o tratamento permanece em constante estudo e atualização. Por essa razão, a abordagem terapêutica citada está baseada nos principais *guidelines* internacionais, sendo necessária avaliação por uma equipe multidisciplinar (dermatologia, cirurgia, oncológica, radioterapia e oncologia clínica). Recomendam-se o estadiamento, a expertise e a individualização de cada caso.

O tratamento vai depender se existe disseminação para outros órgãos. Portanto, exame clínico, de imagem e biópsia de linfonodo sentinela determinam a extensão da doença. Outros fatores como tamanho e localização do tumor, presença de invasão linfovascular, idade, imunossupressão e estado geral de saúde do paciente podem também influenciar nas opções terapêuticas.

Após o diagnóstico, realizado por meio de biópsia da lesão tumoral, exame histopatológico e confirmação por imuno-histoquímica o tratamento é realizado.

Recomenda-se a cirurgia com margens amplas. Cirurgia com controle de margens pode ser utilizada, principalmente nos locais de difícil abordagem, como, por exemplo, próximo da região ocular.

Para tumores restritos à pele, menores que 1,0 cm e biópsia de linfonodo sentinela negativa, recomendam-se margens cirúrgicas de 1,0 a 2,0 cm (Figura 6). Após, não havendo outros fatores de risco como margens histologicamente comprometidas ou exíguas menores que 0,5 cm (maior risco de recidiva) e invasão linfovascular no exame histopatológico, não é necessário tratamento complementar.

Caso, mesmo nas lesões menores que 1,0 cm e após a cirurgia com margens amplas, verificar a presença de linfonodo sentinela positivo e/ou os fatores de risco já citados, recomendam-se tratamento complementar: linfadenectomia e radioterapia.

Para tumor localmente avançado que apresenta contraindicação à cirurgia, recomenda-se radioterapia. Se esta também estiver contraindicada, o tratamento sistê-

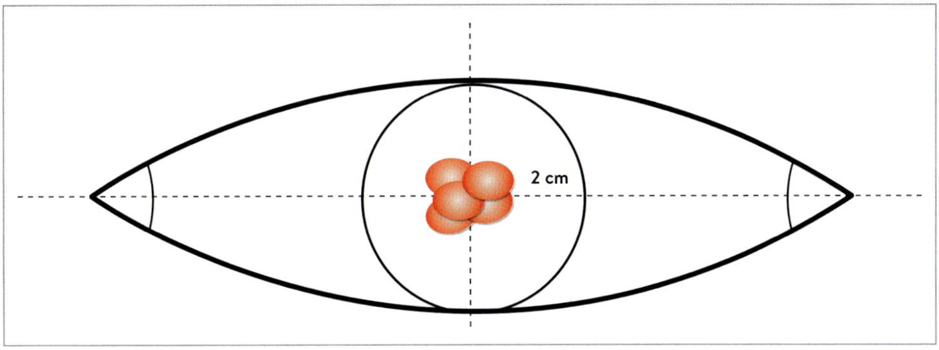

FIGURA 6 Esquema da excisão cirúrgica ampla: uma excisão realizada com margens amplas, no geral aproximadamente 1,0 cm ou mais, na tentativa de remover todo o tumor; CCM representado em vermelho.

mico pode ser realizado com quimioterapia citotóxica e/ou imunoterapia (avelumabe: anti-PDL1 ou pembrolizumabe: anti-PD1; ambos aprovados pelo FDA: 2017 e 2018, respectivamente). O tratamento sistêmico também é recomendado para lesões disseminadas e metastáticas.

Quando ocorre recidiva, a terapêutica de escolha vai depender da análise do cenário clínico anterior assim como dos tratamentos já realizados. Considerar em alguns casos, principalmente naqueles com respostas não satisfatórias às terapias realizadas, a participação do paciente em estudo clínico com novos medicamentos e combinações de diferentes tipos de tratamento.

É recomendado que os pacientes permaneçam, após o tratamento, em seguimento com equipe multidisciplinar (Figura 7).

PROGNÓSTICO E SEGUIMENTO

Vários estudos documentam o desenvolvimento de recorrência em aproximadamente 25-50% de todos os casos de carcinoma de células de Merkel. Pode ocorrer limitada à pele,[3] seguida de envolvimento linfonodal e metástases a distância. A mediana do tempo de recorrência nos pacientes é de oito a nove meses, com 90% ocorrendo dentro de 24 meses. O tempo de recorrência local geralmente é mais curto do que o da recorrência regional. Já o tempo para metástases a distância é maior. Estas podem surgir em uma ampla variedade de localizações anatômicas (outras áreas da pele, pulmão, sistema nervoso central e osso).[3] A detecção de múltiplas metástases distantes de uma só vez não é incomum. Isso se deve à natureza do rápido crescimento da doença.

Existe o risco de desenvolver cânceres secundários durante o acompanhamento. Os pacientes que tiveram o tumor apresentam um risco aumentado para uma segunda neoplasia primária: outro CCM primário, outro câncer de pele não melanoma ou outros tipos de neoplasias não cutâneas. Grandes análises retrospectivas descobriram que 9-19% dos indivíduos diagnosticados desenvolvem subsequentemente outra malignidade.

A educação sobre o autoexame da pele é útil para os pacientes, em razão do risco aumentado de outros tipos de câncer de pele não melanoma.[15]

O painel do NCCN recomenda um seguimento clínico. O exame físico deve incluir um exame completo da pele e dos linfonodos a cada três a seis meses nos

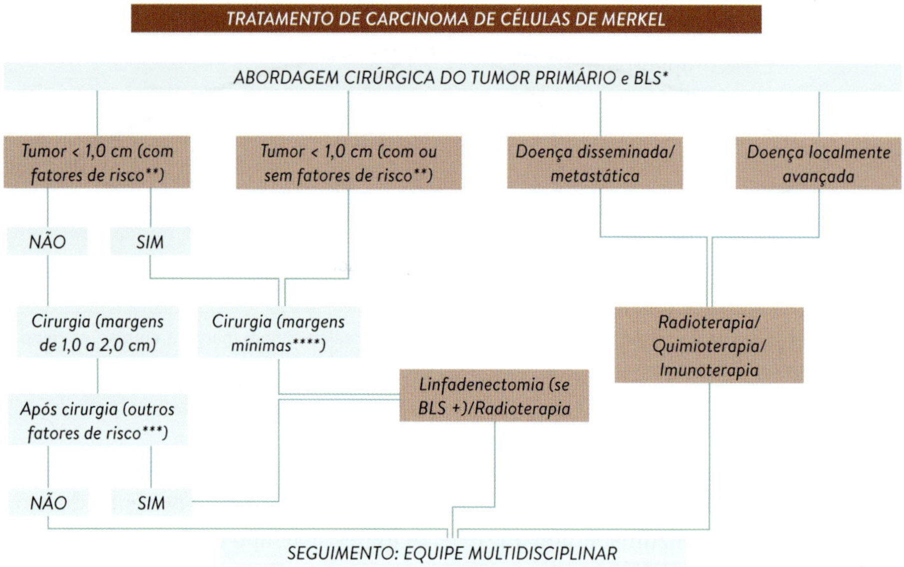

*BLS: biópsia de linfonodosentinela.
**Fatores de risco: tumor > 1,0 cm, imunossupressão, sitio primário região de cabeça e pescoço e/ou BLS +.
***Independente de fatores de risco anteriores: margens histologicamente comprometidas, margens exíguas menores que 0,5 cm e/ou invasão linfovascular.
****Pode exérese do tumor primário com margens mínimas, pois é recomendado radioterapia adjuvante nesses casos.

FIGURA 7 Fluxograma de recomendações para abordagem terapêutica do CCM.[1,15]

primeiros três anos e, posteriormente, a cada 6 a 12 meses. A frequência recomendada de visitas de acompanhamento é propositadamente ampla para permitir um cronograma individualizado com base no risco de recorrência, estádio da doença e outros fatores como ansiedade do paciente e preferência do médico assistente.

As recomendações do painel para exames clínicos frequentes durante os primeiros três anos refletem o fato de que o CCM ocorrerá em até metade dos pacientes e a maioria das recorrências ocorre nos primeiros anos após o diagnóstico.

Os estudos de imagem devem ser realizados conforme indicado clinicamente, nos casos de adenopatia, organomegalia, alterações inexplicáveis nos testes de função hepática ou desenvolvimento de novos sintomas suspeitos. Para pacientes de alto risco (p. ex., estágio IIIB ou superior, imunossupressão), a imagem de rotina deve ser considerada.

As opções de modalidade de imagem recomendadas são as mesmas da investigação clínica inicial em pacientes para os quais há suspeita de metástases regionais ou a distância: ressonância nuclear magnética (RNM) cerebral com contraste e tomografia computadorizada (CT) de pescoço, tórax, abdome e pelve com contraste ou tomografia por emissão de prótons (PET/CT) de corpo inteiro. As varreduras de PET/CT de corpo inteiro podem ser úteis para identificar e quantificar metástases, especialmente o envolvimento ósseo. Se PET/CT não estiver disponível, pode ser usada a CT ou RNM.[15]

Conforme já descrito, o teste sorológico (teste de anticorpo oncoproteína – AMERK) pode ajudar no acompanhamento dos pacientes soropositivos. Os que são soronegativos no diagnóstico podem ter maior risco de recorrência e podem se beneficiar de mais vigilância. Já nos soropositivos, esse teste pode ser um componente útil, pois um título crescente pode ser um indicador precoce de recorrência.[1]

CONSIDERAÇÕES FINAIS

Ainda não existem dados na literatura de um consenso da origem das células do carcinoma de células de Merkel.

O acrônimo AEIOU é uma ferramenta útil na avaliação clínica dos tumores cutâneos com suspeita de carcinoma de células de Merkel (CCM).

Tumor de células de Merkel apresenta um comportamento agressivo, e a disseminação linfonodal é precoce e frequente.

A mortalidade atinge 30% dos casos nos primeiros três meses.

Em relação ao manejo terapêutico, apresenta-se bem definido por meio da ampla ressecção cirúrgica e radioterapia convencional pós-operatória.

Teste sorológico para MCPyV auxilia na detecção precoce de recorrência nos pacientes soropositivos.

REFERÊNCIAS

1. Merkel Cell Carcinoma. Disponível em: https://merkelcell.org/
2. Drew A, Adela R. Updates on Merkel cell carcinoma. Dermatol Clin. 2019;37:489-503.
3. Filho AB, Campos EC, Leal F. Oncologia Cutânea. 1. ed. Rio de Janeiro: Elsevier; 2018. p. 151-6.
4. Toker C. Trabecular Carcinoma of the Skin. Arch Derm. 1972;105:3.
5. Song PI, Liang H, Wei WQ, Jiang YQ, Smith JS, Qiao YL. The clinical profile of Merkel cell carcinoma in mainland China. Int J Dermatol. 2012;51(9):1054-9.
6. Kukko H, Bohling T, Koljonen V, Tukiainen E, Haglund C, Pokhrel A, et al. Merkel cell carcinoma – a population-based epidemiological study in Finland with a clinical series of 181 cases. Eur J Cancer. 2012;48(5):737-42.
7. Stang A, Becker JC, Nghiem P, Ferlay J. The association between geographic location and incidence of Merkel cell carcinoma in comparison to melanoma: An international assessment. Eur J Cancer. 2018;94:47-60.
8. Fitzgerald TL, Dennis S, Kachare SD, Vohra NA, Wong JH, Zervos EE. Dramatic Increase in the Incidence and Mortality from Merkel Cell Carcinoma in the United States. Am Surg. 2015;81(8):802-6.
9. Heath M, Jaimes N, Lemos B, Mostaghimi A, Wang LC, Peñas PF, Nghiem P. Clinical characteristics of Merkel cell carcinoma at diagnosis in 195 patients: the AEIOU features. J Am Acad Dermatol. 2008;58(3):375-81.
10. Howard RA, Dores GM, Curtis RE, Anderson WF, Travis LB. Merkel cell carcinoma and multiple primary cancers. Cancer Epidemiol Biomarkers Prev. 2006;15(8):1545-9.
11. Albores-Saavedra J, Batich K, Chable-Montero F, Sagy N. Merkel cell carcinoma demographics, morphology, and survival based on 3870 cases: A population based study. J Cutan Pathol. 2010;37(1):20-7.
12. Buell JF, Trofe J, Hanaway MJ, et al. Immunosuppression and Merkel cell cancer. Transplant Proc. 2002;34(5):1780-1.
13. Feng H, Shuda M, Chang Y, Moore PS. Clonal integration of a polyomavirus in human Merkel cell carcinoma. Science. 2008;319(5866):1096-100.
14. Azulay L, Hanauer L, Leal F, Azulay DR, Bonalumi A. Atlas de dermatologia: da semiologia ao diagnóstico. 1. ed. Rio de Janeiro: Elsevier; 2013. p. 222-3.
15. NCCN Clinical Practice Guidelines in Oncology. Merkel Cell Carcinoma. Version 1.2020. October 2, 2019.
16. Tang CK, Toker C. Trabecular carcinoma of the skin: An ultrastructural study. Cancer. 1978;42(5):2311-21.
17. Sibley RK, Dehner LP, Rosai J. Primary neuroendocrine (Merkel cell?) carcinoma of the skin. A clinicopathologic and ultrastructural study of 43 cases. Am J Surg Pathol. 1985;9(2):95-108.
18. Foschini MP, Eusebi V. Divergent differentiation in endocrine and nonendocrine tumors of the skin. Semin Diagn Pathol. 2000;17(2):162-8.

19. Moll I, Roessler M, Brandner JM, Eispert AC, Houdek P, Moll R. Human Merkel cells--aspects of cell biology, distribution and functions. Eur J Cell Biol. 2005;84(2-3):259-71.
20. Su LD, Fullen DR, Lowe L, Uherova P, Schnitzer B, Valdez R. CD117 (KIT receptor) expression in Merkel cell carcinoma. Am J Dermatopathol. 2002;24(4):289-93.
21. Calder KB, Smoller BR. New insights into merkel tumour virology. Nat Rev Cancer. 2010;10(12):878-89.
22. Moore PS, Chang Y. Why do viruses cause cancer? Highlights of the first century of human tumour virology. Nat Rev Cancer. 2010;10(12):878-89.
23. Harms PW, Vats P, Verhaegen ME, Robinson DR, Wu YM, Dhanasekaran SM. The distinctive mutational spectra of polyomavirus-negative Merkel cell carcinoma. Cancer Res. 2015;75(18):3720-7.
24. Popp S, Waltering S, Herbst C, Moll I, Boukamp P. UV-B-type mutations and chromosomal imbalances indicate common pathways for the development of Merkel and skin squamous cell carcinomas. Int J Cancer. 2002;99(3):352-60.
25. lbores-Saavedra J, Batich K, Chable-Montero F, Sagy N, Schwartz AM, Henson DE. Merkel cell carcinoma demographics, morphology, and survival based on 3870 cases: A population based study. J Cutan Pathol. 2010;37(1):20-7.
26. Mohit M, Mosallai A, Monabbati A, Mortazavi H. Merkel cell carcinoma of the vulva. Saudi Med J. 2009;30(5):717-8.
27. Kukko H, Bohling T, Koljonen V, Tukiainen E, Haglund C, Pokhrel A, et al. Merkel cell carcinoma – a population-based epidemiological study in Finland with a clinical series of 181 cases. Eur J Cancer. 2012;48(5):737-42.
28. Samuel RJ, Matthews AG, Holme SA. Merkel cell carcinoma in Scotland 2000-10. Br J Dermatol. 2015;173(4):1073-5.
29. Laureano A, Cunha D, Pernandes C, Cardoso J. Dermoscopy in Merkel cell carcinoma: a case report. Dermatol Online J. 2014;20(2).
30. Pulitzer MP, Amin BD, Busam KJ. Merkel cell carcinoma: review. Adv Anat Pathol. 2009;16(3):135-44.

CAPÍTULO 15

LINFOMAS CUTÂNEOS PRIMÁRIOS

Flavia de Freire Cassia

PONTOS-CHAVE

- As classificações dos linfomas cutâneos primários foram se aprimorando ao longo dos anos. A cada atualização, novas entidades são incorporadas, renomeadas ou novos subtipos clínicos ou histopatológicos são descritos, por exemplo.
- Características clínicas, imunopatológicas, prognósticas e terapêuticas são diferentes entre os subtipos de linfomas cutâneos primários.
- A correlação clínico-patológica é enfatizada como o principal recurso para o diagnóstico correto de cada linfoma.
- Novos subtipos incluem o linfoma cutâneo primário de células T CD8+ acral e as formas mucocutâneas de infecções crônicas pelo EBV, assim como as duas formas do linfoma de células B da zona marginal.
- O linfoma de células CD4+ pequenas e médias passou a ser chamado de doença linfoproliferativa, pelo seu comportamento indolente e potencial maligno incerto.
- Novas formas histológicas de papulose linfomatoide foram descritas.
- É importante reconhecer os diferentes tipos de linfoma cutâneo e seus prognósticos a fim de evitar tratamentos agressivos desnecessários.

INTRODUÇÃO

Os linfomas cutâneos primários são um grupo de linfomas não Hodgkin que se apresentam na pele sem doença extracutânea no momento do diagnóstico. Apresentam características clínicas, histológicas, imunofenotípicas e genéticas distintas. Da mesma forma, o prognóstico e tratamento diferem dos linfomas sistêmicos, por isso são classificados separadamente. A classificação OMS-EORTC dos linfomas cutâneos primários foi introduzida em 2005 e serviu de base para todas as atualizações. As definições e a terminologia foram incorporadas na quarta edição da classificação atualizada da OMS-EORTC para tumores cutâneos publicada em 2018 (Quadro 1).

LINFOMAS CUTÂNEOS PRIMÁRIOS DE CÉLULAS T

Micose fungoide

Definição

A micose fungoide é um linfoma cutâneo[1] primário de células T epidermotrópicas

QUADRO 1 Linfomas cutâneos primários (OMS-EORTC 2018)[2]

Linfomas cutâneos de células T
- Micose fungoide[5]
- Variantes da micose fungoide
  - MF foliculotrópica
  - Reticulose pagetoide
  - Cutis laxa granulomatosa
- Síndrome de Sézary[5]
- Doenças cutâneas primárias linfoproliferativas CD30-positivas
  - Papulose linfomatoide
  - Linfoma cutâneo primário de grandes células anaplásicas
- Leucemia/linfoma de células T do adulto
- Linfoma subcutâneo de células T paniculite-símile
- Linfoma extranodal de células NK/T, tipo nasal
- Infecção crônica ativa pelo EBV
- Linfoma cutâneo primário de células T periférico, subtipos raros
  - Linfoma cutâneo primário de células gama-delta
  - Linfoma cutâneo primário agressivo epidermotrópico CD8+ (provisório)
  - Doença linfoproliferativa de células pequenas e médias CD4+ (provisório)
  - Linfoma cutâneo primário acral de células T CD8+ (provisório)
- Linfoma cutâneo primário de células T periférico, SOE

Linfomas cutâneos de células B
- Linfoma cutâneo primário da zona marginal
- Linfoma cutâneo primário centro folicular
- Linfoma cutâneo primário de células B grandes difusos, tipo perna
- Úlcera mucocutânea EBV+
- Linfoma de células B grandes intravascular

caracterizada por infiltrados de linfócitos T pequenos a médios com núcleos cerebriformes. A célula de origem é o linfócito T CD4+ maduro. O termo micose fungoide[4] é usado apenas para casos clássicos, caracterizado pela evolução de lesões eritematoescamosas, placas e tumores ou por variantes com um curso clínico semelhante.

Epidemiologia

Micose fungoide é o tipo mais comum de linfoma cutâneo de células T e representa quase 50% de todos os linfomas cutâneos. Acomete adultos e idosos, mas a doença também pode ser observada em crianças e adolescentes. A proporção entre homens e mulheres é 2:1.

Localização

A doença é geralmente limitada à pele, com distribuição variável, por um período prolongado. Disseminação extracutânea pode ocorrer em estágios avançados, principalmente para os linfonodos, fígado, baço, pulmões e sangue. O envolvimento da medula óssea é raro.

Clínica

A micose fungoide tem um curso clínico indolente, com progressão lenta ao longo de anos ou décadas, de lesões eritematoescamosas (*patches*), que evoluem para placas mais infiltradas e eventualmente tumores. Nos estágios iniciais, as lesões são frequentemente confinadas a áreas protegidas do sol. Pacientes com micose fungoide em estágio tumoral mostram caracteristicamente uma combinação de lesões em *patch*, placas e tumores, que podem ulcerar. Menos frequentemente, os pacientes desenvolvem uma forma eritrodérmica da doença, sem alterações hematológicas que configurem os critérios para a síndrome de Sézary. Variantes clínicas foram descritas, como as formas hiperpigmentada e hipopigmentada.

Microscopia

A histologia das lesões de pele varia com o estágio da doença. Nos estágios iniciais há um infiltrado liquenoide ou em faixa superficial, consistindo principalmente de linfócitos e histiócitos. Linfócitos atípicos, de tamanho pequeno a médio, com núcleos irregulares (cerebriformes) são poucos e confinados principalmente à epiderme, onde caracteristicamente colonizam a camada basal, frequentemente como células envoltas por halo, individualmente ou alinhadas na camada basal. No estágio em placas o epidermotropismo é mais pronunciado. Coleções intraepidérmicas de células atípicas (microabcessos de Pautrier) são altamente características, mas são observadas em apenas uma minoria dos casos. Com progressão para o estágio tumoral, o infiltrado dérmico torna-se difuso e o epidermotropismo diminuído. Transformação histológica, definida pela presença de > 25% de células linfoides grandes, pode ocorrer principalmente no estágio tumoral. Essas células grandes podem ser CD30-negativas ou positivas.

Variantes da micose fungoide

Micose fungoide foliculotrópica

A micose fungoide foliculotrópica é caracterizada por um infiltrado de linfócitos T CD4+ atípicos (cerebriformes) envolvendo o folículo piloso, geralmente poupando a epiderme. Muitos casos mostram degeneração mucinosa dos folículos pilosos (mucinose folicular). Pápulas foliculares agrupadas e placas associadas à alopecia acometem preferencialmente a cabeça e o pescoço. Em virtude da profundidade da localização do infiltrado neoplásico, as lesões são menos acessíveis às terapias direcionadas à pele. A taxa de sobrevida específica da doença em 5 anos é de aproximadamente 70-80%, o que é significativamente pior do que o visto na micose fungoide clássica, estágio de placa.

Reticulose pagetoide

A reticulose pagetoide é caracterizada por *patches* ou placas infiltradas e proliferação de células T neoplásicas intraepidérmicas. Esse termo deve ser usado apenas para o tipo localizado (tipo Woringer-Kolopp) e não para o tipo disseminado (tipo Ketron-Goodman, que na verdade deve ser classificado como linfoma cutâneo primário epidermotrópico agressivo de células T CD8+ citotóxicas ou como linfoma cutâneo primário de células T gama-delta). As células atípicas têm tamanho médio ou grande e núcleos cerebriformes e um fenótipo CD4-/CD8+ ou (menos comumente), CD4+/CD8-. O CD30 é frequentemente expresso. Ao contrário da micose fungoide clássica, não foram relatadas disseminação extracutânea ou mortes relacionadas à doença.

Pele frouxa granulomatosa

A pele frouxa granulomatosa é um subtipo extremamente raro de linfoma cutâneo de células T caracterizado clinicamente pelo desenvolvimento de dobras volumosas e pendentes de pele nas áreas flexurais (axilas, virilhas) e histologicamente por um infiltrado granulomatoso na derme e no subcutâneo, com células T CD4+ clonais, macrófagos, células gigantes multinucleadas e perda das fibras elásticas. A maior parte dos casos está associada com a micose fungoide, mas em alguns casos foi concomitante à doença de Hodgkin. É caracterizada pelo curso clínico indolente.

Imunofenótipo

O fenótipo típico é CD2+, CD3+, TCR beta+, CD5+, CD4+, CD8-, TCR gama-. Casos com fenótipo citotóxico (CD8+ e/ou TCR gama+) são bem reconhecidos. Esses casos têm o mesmo comportamento clínico e prognóstico nos casos de CD4+, e não devem ser considerados uma entidade clínica distinta. Casos CD8+ foram relatados mais comumente na população pediátrica. A falta de CD7 é frequente em todas as fases da doença. O antígeno linfocitário cutâneo (CLA) é expresso na maioria dos casos. Alterações na expressão de antígenos de células T podem ser vistas (fenótipos aberrantes), mas ocorrem principalmente em estágios avançados (tumorais).

Perfil genético

Os genes TCR são reorganizados clonalmente na maioria dos casos.

Estadiamento

É feito por meio da avaliação do tipo e extensão das lesões cutâneas, acometimento de linfonodos, vísceras e sangue periférico (Quadro 2 e Tabela 1), por meio do exame físico (tipo e extensão das lesões cutâneas, linfonodos aumentados, fixos, endurecidos, visceromegalias), exames laboratoriais (hemograma completo, LDH, função hepática e renal, sorologia HTLV-1, imunofenotipagem do sangue periférico) e de imagem (radiografia de tórax, ultrassonografia de abdome e pelve ou tomografias de tórax, abdome e pelve). Linfonodos maiores que 1,5 cm devem ser biopsiados. O acometimento de vísceras deve ter comprovação histopatológica.

Tratamento

Com a doença confinada à pele, as terapias dirigidas à pele, como fototerapia

QUADRO 2 Estadiamento da micose fungoide e síndrome de Sézary (ISCL/EORTC 2007)
TMNB (*tumor-node-metastasis-blood*)
Pele
T1: *Patches*, pápulas ou placas acometendo < 10% da superfície da pele
T2: *Patches*, pápulas ou placas acometendo ≥ 10% da superfície da pele
T3: Um ou mais tumores (≥ 1 cm de diâmetro)
T4: Eritema confluente cobrindo mais que 80% da superfície corporal
Linfonodos
N0: Nenhum linfonodo periférico clinicamente suspeito; biópsia desnecessária
N1: Linfonodo periférico clinicamente alterado; grau histopatológico de Dutch 1 ou NCI LN 0-2
▪ N1a: Clone negativo
▪ N1b: Clone positivo
N2: Linfonodo periférico clinicamente alterado; grau histopatológico de Dutch 2 ou NCI LN 3
▪ N2a: Clone negativo
▪ N2b: Clone positivo
N3: Linfonodo periférico clinicamente alterado; grau histopatológico de Dutch 3 ou NCI LN 4 (clone positivo ou negativo)
Nx: Linfonodo periférico clinicamente alterado; sem confirmação histológica
Vísceras
M1: Nenhum órgão visceral acometido
M2: Acometimento de víscera (deve ter confirmação histopatológica); órgão envolvido deve ser relatado
Sangue periférico
B0: Ausência de envolvimento significativo do sangue; ≤ 5% dos linfócitos são atípicos
▪ B0a: Clone negativo
▪ B0b: Clone positivo
B1: Carga tumoral no sangue baixa; > 5% dos linfócitos são atípicos, mas não preenchem critérios para B2
▪ B1a: Clone negativo
▪ B1b: Clone positivo
B2: Carga tumoral no sangue alta, ≥ 1.000 células de Sézary/μL com clone positivo

TABELA 1 Estadiamento da micose fungoide e da síndrome de Sézary (ISCL-EORTC 2007)

	T	N	M	B
IA	1	0	0	0,1
IB	2	0	0	0,1
IIA	1-2	1-2	0	0,1
IIB	3	0-2	0	0,1
III	4	0-2	0	0,1
IIIA	4	0-2	0	0
IIIB	4	0-2	0	1
IVA1	1-4	0-2	0	2
IVA2	1-4	3	0	0-2
IVB	1-4	0-3	1	0-2

com UVB (banda estreita), fotoquimioterapia com PUVA (psoraleno mais radiação ultravioleta A), mostarda nitrogenada tópica, carmustina tópica (BCNU) ou radioterapia, incluindo a irradiação total da pele por feixe de elétrons, são preferidas. Em pacientes com doença limitada em estágios iniciais, esteroides tópicos ou gel com bexaroteno podem ser usados. Agentes biológicos tais como o interferon-alfa e outras citoquinas, retinoides tais como bexaroteno, acitretina e isotretinoina e proteínas de fusão (p. ex., DAB389IL-2; denileuquina diftitox) devem ser usados isoladamente ou combinados em casos mais avançados ou refratários às terapias iniciais. Nos casos de transformação para um linfoma de grandes células, o brentuximabe é uma indicação. Quimioterapia sistêmica com uma única droga (gencitabina, metotrexato ou doxorrubicina) ou com múltiplas drogas é geralmente utilizada em casos de acometimento linfático ou sistêmico inequívocos, ou em casos em fase tumoral, com lesões difusas refratárias ao tratamento com as terapias dirigidas à pele, mas não deve ser considerada nas fases iniciais da doença.

Prognóstico e fatores preditivos

O fator prognóstico mais importante na micose fungoide é a extensão da doença cutânea e extracutânea, como refletido pelo estágio clínico. Pacientes com doença limitada geralmente têm um excelente prognóstico, com sobrevida semelhante à da população geral. Nos estágios avançados, o prognóstico é ruim, em particular em pacientes com tumores de pele e/ou disseminação extracutânea. Falha em alcançar remissão completa após o primeiro tratamento, a idade acima de 60 anos e o aumento de LDH são parâmetros prognósticos adversos, como é a transformação histológica com aumento de células blásticas acima de 25%.

Síndrome de Sézary

Definição

A síndrome de Sézary (SS) é definida por uma tríade de eritroderma, linfadenopatia generalizada e presença de células T neoplásicas relacionadas clonalmente, com núcleos cerebriformes (células de Sézary), na pele, linfonodos e sangue periférico. A SS e a micose fungoide são neoplasias intimamente relacionadas, mas são consideradas entidades separadas com base nas diferenças do comportamento clínico e da célula de origem (no caso da SS, células T centrais circulantes de memória, e da micose fungoide, células T de memória residentes da pele).

Epidemiologia

Doença rara, responsável por < 5% de todos os linfomas cutâneos de células T. Ocorre em adultos (pacientes com idade> 60 anos) e tem predominância em homens.

Localização

A síndrome de Sézary é, por definição, uma doença generalizada. Qualquer órgão visceral pode estar envolvido em estágios avançados, mas os sítios mais comuns são a orofaringe, pulmões e SNC. O envolvimento da medula óssea é variável.

Características clínicas

Os pacientes apresentam eritrodermia e linfadenopatia generalizada. Outras características são prurido, alopecia, ectrópio, hiperceratose palmar ou plantar e onicodistrofia.

Estadiamento

O estadiamento da micose fungoide e da SS é realizado de acordo com o sistema da Sociedade Internacional de Linfomas Cutâneos (ISCL) e Organização Europeia para Pesquisa e Tratamento do Câncer (EORTC). Os pacientes com SS são eritrodérmicos (T4) e têm envolvimento sanguíneo periférico, o que requer demonstração do rearranjo monoclonal do gene de receptor de células T (TCR), preferencialmente o mesmo clone na pele e no sangue periférico, em combinação com: 1) um total de células Sézary maior ou igual a 1.000/µL; 2) expansão da população de células T CD4+ com uma proporção de CD4:CD8 maior que 10; ou 3) expansão da população de células T CD4+ com imunofenótipo anormal, incluindo perda de CD7 ou CD26. Para determinação da contagem de células, as células Sézary são definidas como linfócitos com núcleos cerebriformes, hiperconvolutos. Os casos de SS são estágio IVA1, IVA2 ou IVB de acordo com o sistema ISCL/EORTC.

Microscopia, imunofenótipo e perfil genético

As características histológicas na SS podem ser semelhantes às da micose fungoide.

Contudo, os infiltrados celulares na SS são mais frequentemente monótonos e o epidermotropismo às vezes pode estar ausente. Em até um terço das biópsias de pacientes com SS clássica, o quadro histológico pode ser inespecífico. Linfonodos envolvidos mostram um infiltrado denso, monótono, de células de Sézary com apagamento da sua arquitetura normal. As células T neoplásicas são CD3+, CD4+, CD8-; perdem o CD7 e o CD26; e expressam PD1 (também conhecido como CD279) em quase todos os casos. A análise por citometria de fluxo dos linfócitos do sangue periférico mostra CD4+/CD7- em mais que 30% ou CD4+/CD26- em mais que 40% da população de células T. Os genes de receptor de células T (TCR) são rearranjados clonalmente.

Tratamento

A fotoférese extracorpórea, quer isoladamente ou em combinação com outras modalidades de tratamento (p. ex., interferon-alfa), foi classificada como um tratamento eficaz na SS e na MF eritrodérmica, com taxa de resposta global de 30-80%, e taxas de resposta completa de 14-25%. Resultados benéficos também podem ser obtidos com interferon-alfa, (isoladamente ou em combinação com o PUVA), com tratamento prolongado com uma combinação de baixas doses de clorambucil e prednisona ou com metotrexato, mas respostas completas são incomuns.

Prognóstico e fatores preditivos

A SS é uma doença agressiva, com média de sobrevida de 32 meses e sobrevida global em cinco anos de 10-30%. A maioria dos pacientes morre de infecções oportunistas. Envolvimento de linfonodos (estágio IVA2) e visceral (estágio IVB) indicam pior prognóstico. O grau de envolvimento do sangue periférico no diagnóstico pode ter um impacto no prognóstico.

Doenças linfoproliferativas cutâneas primárias CD30+

Os distúrbios linfoproliferativos cutâneos primários CD30+ são o segundo grupo mais comum de linfomas cutâneos de células T, representando aproximadamente 30% dos casos. Esse grupo inclui papulose linfomatoide, linfoma cutâneo primário anaplásico de grandes células (LCAGC) e casos *borderline*. Essas doenças formam um espectro e pode haver uma sobreposição de achados histopatológicos, fenotípicos e genéticos. A aparência clínica e o curso da doença são, portanto, cruciais para o diagnóstico definitivo. O termo "*borderline*" refere-se a casos em que, apesar de cuidadosa correlação clínico-patológica, uma distinção entre papulose linfomatoide e LCAGC não pode ser feita. O acompanhamento desses casos ajudará no diagnóstico diferencial entre as duas entidades. A correlação clínico-patológica é também essencial para diferenciar esses distúrbios linfoproliferativos cutâneos primários CD30+ de uma ampla variedade de doenças de pele infecciosas e inflamatórias e de outros tipos de linfomas de células T (em particular, micose fungoide) que contenham quantidades significativas de células CD30+.

Papulose linfomatoide

Definição

A papulose linfomatoide (PL) é uma doença crônica, recorrente, com surtos de lesões autolimitadas, que combina uma clínica geralmente benigna e características histológicas sugestivas de um linfoma cutâneo de células T.

Epidemiologia

A PL ocorre com mais frequência em adultos (idade média de 45 anos), mas as crianças podem também ser afetadas. A proporção de homem para mulher é de 2-3:1.

Localização

A PL é uma doença da pele, limitada, que afeta frequentemente o tronco e as extremidades. Em casos raros, lesões orais podem estar presentes.

Características clínicas

A PL é caracterizada por lesões cutâneas nodulares, papulosas e/ou papulonecróticas em diferentes estágios de desenvolvimento, e podem variar de algumas a mais de 100. Lesões individuais desaparecem dentro de 3-12 semanas e podem deixar cicatrizes superficiais. A duração da doença pode variar de meses a mais de 40 anos. Em 20% dos pacientes a PL pode ser precedida, associada ou seguida de outro tipo de linfoma, como a micose fungoide, o linfoma anaplásico de grandes células ou o linfoma de Hodgkin.

Microscopia

O quadro histológico da PL é extremamente variável e, em parte, correlaciona-se com a idade da lesão cutânea biopsiada. Vários subtipos histológicos de PL têm sido descritos. O tipo A é o tipo mais comum (> 80%) e é caracterizado pela presença de células CD30+ grandes atípicas (às vezes multinucleadas ou tipo Reed-Sternberg), esparsas ou em pequenos grupos, misturadas com células inflamatórias como linfócitos pequenos, neutrófilos e eosinófilos. O tipo B é incomum (< 5%) e é caracterizado por infiltrado epidermotrópico de células atípicas pequenas CD30+ ou CD30- com núcleo cerebriforme, simulando histologicamente o estágio inicial de micose fungoide. Lesões de PL tipo C (10%) demonstram uma população monótona ou camadas coesas de grandes células T CD30+ com relativamente poucas células inflamatórias misturadas, muito semelhante ao linfoma cutâneo de grandes células anaplásicas. Lesões do tipo D (< 5%) são caracterizadas por um infiltrado fortemente epidermotrópico, às vezes pagetoide, de células T CD8+ CD30+ pleomórficas, pequenas a médias, simulando linfoma cutâneo primário epidermotrópico agressivo de células T CD8+ citotóxicas. Alguns casos podem ter um fenótipo de células T gama-delta. O tipo E (< 5%) é caracterizado por infiltrado angiocêntrico e angiodestrutivo de células T CD8+ CD30+ pleomórficas pequenas a médias. Oclusão vascular, hemorragia, necrose extensa e ulceração podem estar presentes. Clinicamente pacientes apresentam lesões papulonodulares que ulceram rapidamente e evoluem para grandes lesões necróticas. Diferentes subtipos de PL podem ocorrer em lesões concomitantes em um mesmo paciente, e uma única lesão de PL pode mostrar características histológicas de múltiplos subtipos. O reconhecimento desses diferentes subtipos de PL é importante, para evitar erros de diagnóstico de linfomas cutâneos geralmente mais agressivos. No entanto, os subtipos histológicos não têm implicações terapêuticas ou prognósticas.

Imunofenótipo e perfil genético

As células atípicas são predominantemente positivas para CD4 nos tipos A-C, e CD8-positivas nos tipos D e E. O rearranjo monoclonal dos genes de TCR foi detectado na maioria dos casos de PL.

Tratamento

Os riscos e benefícios em curto prazo do tratamento devem ser avaliados, uma vez que terapias curativas não estão disponíveis, e não alteram o curso natural da doença. Metotrexato oral em baixas doses (5-20 mg/semana) é a terapêutica mais eficaz para suprimir o desenvolvimento de novas lesões. Efeitos benéficos foram relatados com PUVA e quimioterapia tópica. Contudo, após a descontinuação do tratamento, a doença geralmente recai dentro de semanas ou meses.

Prognóstico e fatores preditivos

A papulose linfomatoide tem um excelente prognóstico. Contudo, como os fatores de risco para o desenvolvimento de um linfoma sistêmico são desconhecidos, o acompanhamento em longo prazo é recomendado.

LINFOMA CUTÂNEO PRIMÁRIO ANAPLÁSICO DE GRANDES CÉLULAS

Definição

Linfoma cutâneo anaplásico de grandes células (LCAGC) é composto por células que expressam na sua maioria (> 75%) o antígeno CD30. Pacientes com LCAGC não devem ter clínica ou história de micose fungoide; se houver, o diagnóstico de micose fungoide com transformação para grandes células (CD30 positivas ou negativas) é mais provável. A doença também deve ser distinguida de linfomas anaplásicos sistêmicos com envolvimento cutâneo.

Epidemiologia

LCAGC é o segundo tipo mais comum de linfoma cutâneo de células T. A idade média dos pacientes é de 60 anos. As crianças são esporadicamente afetadas. A proporção de homens para mulheres é de 2-3:1.

Localização

Doença limitada à pele que afeta frequentemente o tronco, a face e as extremidades.

Características clínicas

A maioria dos pacientes apresenta tumores solitários ou agrupados, e geralmente mostram ulceração. Lesões multifocais são vistas em cerca de 20% dos pacientes. As lesões de pele podem evoluir com regressão espontânea parcial ou completa, como é vista na papulose linfomatoide. A disseminação extracutânea ocorre em cerca de 10% dos pacientes e envolve principalmente linfonodos regionais.

Microscopia

A histologia mostra infiltrados difusos com camadas de células grandes CD30+. Na maioria dos casos, as células tumorais têm a morfologia característica de células anaplásicas, com núcleos redondos, ovais ou irregulares. Lesões ulceradas podem mostrar histologia semelhante à papulose linfomatoide, com infiltrado inflamatório abundante de células T, histiócitos, eosinófilos, neutrófilos e relativamente poucas células CD30+. Nesses casos, a hiperplasia epidérmica pode ser proeminente.

Imunofenótipo e perfil genético

As células neoplásicas mostram um fenótipo de células T CD4+ com perda variável de CD2, CD5 e/ou CD3 e frequente expressão de proteínas citotóxicas (p. ex., granzima B, TIA1 e perforina). Alguns casos podem ter um fenótipo de célula T CD4-/CD8+ ou CD4+/CD8+ ou um fenótipo de célula nula. O CD30 é, por definição, expresso pela maioria (> 75%) das células neoplásicas. Ao contrário dos linfomas anaplásicos sistêmicos de grandes células, a maioria dos LCAGC expressa o antígeno linfocitário cutâneo (CLA), mas não expressa EMA ou ALK. Coexpressão de CD56 é observada em casos raros, mas parece não estar associada a um prognóstico desfavorável. A maioria dos casos mostra rearranjo clonal dos genes de TCR. Ao contrário dos linfomas anaplásicos sistêmicos de grandes células, a grande maioria dos LCAGC não carregam translocações envolvendo o gene ALK no cromossomo 2.

Tratamento

Em pacientes com tumores solitários ou localizados, a radioterapia ou a excisão cirúrgica estão indicadas. Pacientes com pequeno número de lesões cutâneas multifocais podem ser tratados com radioterapia, ou com baixas doses de metotrexato.

Prognóstico e fatores preditivos

O prognóstico é geralmente favorável, com uma taxa de sobrevida específica da doença em dez anos de aproximadamente 90%.

LEUCEMIA/LINFOMA DE CÉLULAS T DO ADULTO

Definição

A leucemia/linfoma de células T[3] do adulto (ATLL) é uma neoplasia de células T maduras. A doença é geralmente disseminada e causada pelo retrovírus HTLV-1. A maior parte dos pacientes com ATLL se apresenta com acometimento generalizado de linfonodos e do sangue periférico. As células leucêmicas têm uma aparência multilobulada, as chamadas "*flower cells*". Células neoplásicas mostram integração monoclonal do HTLV-1 e expressam antígenos associados às células T (CD2, CD3, CD5), mas geralmente não possuem CD7. A maioria dos casos é positiva para CD4 e negativos para CD8. O ATLL ocorre mais frequentemente em regiões endêmicas para o HTLV-1 e a frequência é estimada em 2,5% entre os carreadores de HTLV-1. O ATLL ocorre apenas em adultos, com idade média de 58 anos. A proporção homem/mulher é de 1,5:1. ATLL é uma doença sistêmica; o prognóstico é ruim.

Epidemiologia

ATLL é endêmica em várias regiões do mundo, em particular no sudoeste do Japão, bacia do Caribe e partes da região central da África. A distribuição da doença é intimamente ligada à prevalência de HTLV-1 na população. A doença tem uma longa latência e afeta os indivíduos que geralmente são expostos ao vírus muito cedo na vida. O vírus pode ser transmitido no leite materno, sangue e produtos do sangue contaminados.

Localização

A doença é geralmente sistêmica, envolvendo baço e tecidos extranodais, incluindo pele, pulmões, fígado, trato gastrointestinal e SNC. Existem diferenças epidemiológicas nos padrões de apresentação. Por exemplo, a apresentação clínica leucêmica é muito menos comum em pacientes do Caribe do que em pacientes do Japão.

Características clínicas

Quatro variantes clínicas foram identificadas: aguda (60%), linfomatosa (20%), crônica (15%) e indolente (5%). As lesões de pele podem ser eritema, pápulas e nódulos. Tumores e eritrodermia são mais raros. A variante aguda é a mais comum e é caracterizada por uma fase leucêmica, frequentemente com leucocitose com linfócitos atípicos, erupção cutânea, linfadenopatia generalizada, hipercalcemia, hepatoesplenomegalia, sintomas constitucionais e desidrogenase láctica elevada. A variante linfomatosa é caracterizada por linfadenopatia proeminente, mas sem envolvimento sanguíneo periférico. As lesões de pele e a hipercalcemia são menos frequentes. A variante crônica é frequentemente associada com uma erupção cutânea esfoliativa. A linfocitose absoluta pode estar presente, mas linfócitos atípicos não são numerosos no sangue periférico. Não há hipercalcemia. Na variante indolente, a contagem de leucócitos é normal com > 5% de células neoplásicas circulantes. Pode ser assintomática, ou ter lesões cutâneas. Não há hipercalcemia. Progressão das variantes crônica e indolente para variante aguda ocorre em 25% dos casos, em geral após longa evolução.

Em pacientes com hipercalcemia, pode haver lesões ósseas líticas.

Microscopia, imunofenótipo e perfil genético

ATLL é caracterizada por um amplo espectro de alterações citológicas. As células linfoides neoplásicas têm núcleos pleomórficos. Infiltração epidérmica com coleções de linfócitos são comuns. A infiltração dérmica é principalmente perivascular, mas nódulos tumorais maiores com extensão para a gordura subcutânea podem ser observados. Nas formas crônica e indolente as células neoplásicas são pequenas, e pode haver atipia citológica mínima. Atipia citológica pronunciada é vista nas formas aguda e linfomatosa. A infiltração difusa de vários órgãos é indicativa da natureza sistêmica da doença. A cromatina nuclear é grosseira, com nucléolos às vezes proeminentes. Células gigantes com núcleos convolutos ou multilobulados podem estar presentes. No sangue periférico, a aparência multilobulada das células neoplásicas levou ao termo *flower cells*. Essas células de citoplasma profundamente basofílico são observadas com a coloração Giemsa em esfregaços de sangue periférico. As células tumorais expressam antígenos associados às células T (CD2, CD3, CD5), mas geralmente falta CD7. A maioria dos casos é CD4+ e CD8-, mas alguns são CD4- e positivos para CD8 ou duplo positivos para CD4 e CD8. O CD25 é fortemente expresso em quase todos os casos. As grandes células transformadas podem ser positivas para CD30, mas são negativas para ALK e moléculas citotóxicas. Os genes TCR são rearranjados clonalmente.

Tratamento

O tratamento é baseado no subtipo clínico. Geralmente, somente observação ou tratamento com interferon-alfa (IFN-alfa)/zidovudina (AZT) são reservados aos pacientes com ATLL do tipo indolente, enquanto quimioterapia e transplante alogênico são preferidos para pacientes com ATLL do tipo agressivo. É importante ressaltar que um subconjunto de pacientes com ATLL do tipo indolente apresenta lesões cutâneas que podem ser tratadas com terapia direcionada à pele, como esteroides tópicos, luz ultravioleta ou radioterapia ou com terapia sistêmica, como esteroides, retinoides orais ou quimioterapia com agente único.

Prognóstico e fatores preditivos

O subtipo clínico, a idade do paciente, o cálcio sérico e altos níveis de desidrogenase láctica são importantes fatores prognósticos. A sobrevida para as formas aguda e linfomatosa varia de 2 semanas a > 1 ano. A morte é frequentemente causada por complicações infecciosas, incluindo pneumonia por *P. jirovecii*, meningite criptocócica, herpes zóster disseminado e hipercalcemia. As formas crônica e indolente têm quadro clínico mais prolongado e maior sobrevida, podendo progredir para a forma aguda em aproximadamente 25% dos pacientes.

LINFOMA SUBCUTÂNEO DE CÉLULAS T TIPO PANICULITE

Definição

O linfoma subcutâneo de células T tipo paniculite (LSCTP) é um linfoma de células T citotóxicas que preferencialmente infiltra o tecido subcutâneo. É composto por células linfoides atípicas de tamanho variável, tipicamente com atividade apoptótica proeminente de células tumorais e necrose gordurosa associada. Casos que expressam o receptor de células T gama-delta são excluídos e classificados como linfoma cutâneo primário de células T gama-delta. O linfoma subcutâneo tipo paniculite tem uma ampla distribuição etária, com casos observados em crianças e adultos. O prognóstico é geralmente bom, especialmente em comparação com outras formas de linfomas de células T periféricos.

Epidemiologia

Forma rara de linfoma, correspondendo a < 1% de todos os linfomas não Hodgkin. É um pouco mais comum em mulheres do que nos homens. Aproximadamente 20% dos pacientes têm idade < 20 anos (mediana: 35 anos) e a doença também pode se apresentar na infância. Até 20% dos pacientes podem ter doença autoimune associada, sobretudo o lúpus eritematoso sistêmico. O diagnóstico diferencial com paniculite lúpica pode ser desafiador.

Localização

Pacientes apresentam múltiplas placas ou nódulos subcutâneos, nas extremidades e tronco. Os nódulos variam de 0,5 cm a vários centímetros de diâmetro. Nódulos maiores podem tornar-se necróticos, mas a ulceração é rara.

Características clínicas

Os sintomas clínicos estão relacionados principalmente aos nódulos subcutâneos. Sintomas sistêmicos podem ser observados em 50% dos pacientes. Citopenias e elevação dos testes de função hepática são comuns e a síndrome hematofagocítica é vista em 15-20% dos casos. Nesses casos pode haver hepatoesplenomegalia. Em geral, não há envolvimento de linfonodos. O acometimento da medula óssea é raro, com envolvimento de células adiposas no espaço medular.

Microscopia, imunofenótipo e perfil genético

O infiltrado envolve os lóbulos de gordura, e geralmente poupa os septos. A derme e a epiderme tipicamente não estão envolvidas. O tamanho das células é variável. As células neoplásicas têm núcleo irregular e hipercromático. Uma característica útil para o diagnóstico é o *rimming* de células neoplásicas que rodeiam as células adiposas individualmente. Há histiócitos reativos, vacuolados, em decorrência do material lipídico ingerido, principalmente em áreas de infiltração e destruição de gordura. Plasmócitos e células dendríticas plasmocitoides, que são comuns na paniculite lúpica, estão tipicamente ausentes. Invasão vascular pode ser vista em alguns casos, e necrose e carorrexis são comuns. O linfoma de células T gama-delta pode apresentar alterações tipo paniculite, mas geralmente envolve também a derme e epiderme, e evolui com ulceração da epiderme. As células possuem um fenótipo de célula T alfa-beta madura, geralmente positivo para CD8, com expressão de moléculas citotóxicas incluindo granzima B, perforina e TIA1. Expressam beta F1 e são negativos para CD56, facilitando a distinção com o linfoma cutâneo primário de células T gama-delta. CD123 é geralmente negativo e identifica frequentemente o aumento das células dendríticas plasmocitoides na paniculite lúpica. As células neoplásicas mostram rearranjo monoclonal dos genes TCR e são negativos para EBV.

Tratamento

Não existe uma abordagem terapêutica padrão. Os glicocorticoides (prednisona 30-50 mg/dia) são geralmente utilizados, e pode ser acrescida pequena dose de metotrexato (MTX) em casos resistentes. A associação com a síndrome hemofagocítica exige a implementação das estratégias de tratamento para os linfomas mais agressivos, tais como a quimioterapia (CHOP, ciclofosfamida, doxorrubicina, vincristina, prednisona) e/ou radioterapia.

Prognóstico e fatores preditivos

Disseminação para linfonodos e outros órgãos é rara. A taxa de sobrevida global em cinco anos é de 80%; no entanto, se a síndrome hemofagocítica está presente, o prognóstico é ruim. A distinção com o linfoma cutâneo de células T de gama-delta é importante, porque o linfoma subcutâneo tem um prognóstico muito melhor.

LINFOMA EXTRANODAL DE CÉLULAS NK/T, TIPO NASAL

Definição

Predominantemente extranodal, caracterizado por dano vascular, necrose proeminente, fenótipo citotóxico e associação com EBV. É chamado de linfoma de células NK/T porque, embora a maioria dos casos seja de células NK, alguns casos são de linhagem de células T citotóxicas. A forte associação com EBV, independentemente da origem étnica, sugere um papel patogênico do vírus.

Localização

No linfoma extranodal de células NK/T, o trato aerodigestivo superior (cavidade nasal, nasofaringe, seios paranasais e palato) é mais comumente envolvido; sendo a cavidade nasal o local mais típico. Outros locais incluem a pele, tecidos moles, trato gastrointestinal e testículos. O envolvimento linfonodal pode ser secundário.

Características clínicas

Ocorre obstrução nasal ou epistaxe pela presença de uma massa na cavidade nasal ou de lesões extensas destrutivas no centro da face (granuloma letal da linha média). Extensão para nasofaringe, seios paranasais, órbitas, cavidade oral, palato e orofaringe pode ocorrer. O envolvimento da medula óssea é incomum. A doença pode se disseminar para a pele, trato gastrointestinal, testículos e linfonodos cervicais. Alguns casos podem ser complicados pela síndrome hemofagocítica. Linfomas extranodais de células NK/T fora do trato aerodigestivo superior (geralmente chamados de linfomas de células T/NK extranasais) têm apresentações variáveis, dependendo do principal local de envolvimento. Lesões cutâneas são comumente nodulares, geralmente com ulceração. Lesões intestinais se manifestam como perfuração ou sangramento gastrointestinal. Outros locais envolvidos podem apresentar massas tumorais. Os pacientes geralmente têm doença em estágio avançado no diagnóstico, com envolvimento de múltiplos locais extranodais. Sintomas sistêmicos como febre, mal-estar e perda de peso podem estar presentes. Linfonodos podem ser envolvidos como parte da disseminação da doença, assim como a medula óssea e o sangue periférico.

Microscopia, imunofenótipo e perfil genético

As características histológicas são semelhantes, independentemente do local de envolvimento. As mucosas costumam mostrar ulceração extensa. O infiltrado linfomatoso é difuso. Possui padrão de crescimento angiocêntrico e angiodestrutivo, com alterações fibrinoides nos vasos. Necrose coagulativa e corpos apoptóticos são achados comuns. Estes foram atribuídos à oclusão vascular por células de linfoma, quimiocinas e citocinas. Na maioria dos casos, o linfoma é composto por células de tamanho médio ou uma mistura de células pequenas e grandes. As células geralmente apresentam núcleos irregulares, que podem ser alongados. A cromatina é granular, exceto nas células muito grandes, que podem ter núcleos vesiculosos. Nucléolos geralmente são discretos ou pequenos. Figuras mitóticas são facilmente encontradas. Pode haver hiperplasia pseudoepiteliomatosa do epitélio sobrejacente. O imunofenótipo mais típico de linfoma extranodal de células NK/T é: CD2+, CD5-, CD56+. CD43 e CD45RO são frequentemente positivos, e CD7 tem expressão variável. Outros antígenos associados às células T e às células NK, incluindo CD4, CD8, CD16 e CD57, geralmente são negativos. O subconjunto de casos de linhagem de células T citotóxicas pode expressar CD5, CD8 e receptor de células T (gama-delta ou alfa-beta). Moléculas citotóxicas (granzima B, TIA-1 e perforina) são positivas. Hibridização *in situ* para EBV RNA (EBER) é o método mais confiável para demonstrar a presença de EBV, com praticamente todas as células do linfoma sendo marcadas.

Prognóstico e fatores preditivos

O prognóstico do linfoma nasal de células NK/T é variável, com alguns pacientes respondendo bem à terapia e outros não, apesar da terapia agressiva.

Infecção crônica ativa pelo EBV na infância

A classificação atualizada da WHO-EORTC[4] contém uma nova seção sobre doença linfoproliferativa EBV+ na infância, que inclui a doença linfoproliferativa tipo hidroavaciniforme e reações de hipersensibilidade a picadas de inseto. Ambas são manifestações cutâneas de infecção crônica ativa pelo EBV com risco de progressão para linfoma sistêmico EBV+ de células T ou NK. A maior parte dos casos de doença linfoproliferativa tipo hidroavaciniforme será de células T CD8+, enquanto as reações de hipersensibilidade a picadas de inseto são compostas por células NK. Essas doenças são vistas principalmente em crianças e adolescentes da Ásia ou em populações indígenas do México, América Central e América do Sul. Clinicamente, a hidroavaciniforme clássica apresenta erupção papulovesiculosa em áreas de pele expostas ao sol, em particular na face, lóbulos das orelhas e dorso das mãos, geralmente com atividade sazonal, mas sem sintomas sistêmicos. Em casos mais graves, lesões cutâneas estão localizadas na pele exposta e não exposta ao sol, há edema da face e ulceração extensa. Sintomas sistêmicos, como febre, emagrecimento, linfadenopatia e hepatoesplenomegalia podem estar presentes. Pacientes com hipersensibilidade à picada de inseto desenvolvem lesões ulceronecróticas no local da picada e podem demonstrar sintomas sistêmicos semelhantes aos observados em pacientes com linfoma do tipo hidroavaciniforme. O curso clínico é variável e os pacientes podem apresentar lesões cutâneas recorrentes por muitos anos antes da progressão para um linfoma sistêmico.

LINFOMAS CUTÂNEOS PRIMÁRIOS DE CÉLULAS T PERIFÉRICOS, SUBTIPOS RAROS

Introdução

Linfomas periféricos de células T comumente envolvem a pele, como manifestações primárias ou secundárias de doença. Dentro desse grupo, estão quatro entidades raras: o linfoma cutâneo primário de células T gama-delta, o linfoma cutâneo primário epidermotrópico agressivo de células T CD8+ citotóxicas, o linfoma cutâneo primário acral de células CD8+ e a doença linfoproliferativa de células T pequenas e médias CD4 +. Um diagnóstico de micose fungoide deve ser descartado através de história clínica e exame físico completo.

Linfoma cutâneo primário de células T gama-delta CD8+

Definição

É um linfoma que envolve principalmente a pele, composto por proliferação clonal de células T gama-delta, ativadas, maduras, com um fenótipo citotóxico.

Epidemiologia

Raro, representando aproximadamente 1% de todos os linfomas de células cutâneos. A maior parte dos casos ocorre em adultos. Não há predileção por sexo.

Localização

Esse linfoma frequentemente apresenta lesões cutâneas generalizadas, afetando preferencialmente as extremidades.

Características clínicas

A apresentação clínica de pacientes é variável. Pode haver lesões eritematoescamosas, placas infiltradas, nódulos, tumores, com necrose da epiderme e ulceração. A disseminação para mucosa e outros sítios extranodais é frequentemente observada, mas o envolvimento de linfonodos, baço ou medula óssea é incomum. A síndrome hemofagocítica é comum, particularmente em pacientes com tumores tipo paniculite. Sintomas B, incluindo febre, suores noturnos e perda de peso ocorrem na maioria dos pacientes. Achados anormais de PET e/ou TC são comuns em locais de doença ativa.

Microscopia, imunofenótipo e perfil genético

Três principais padrões histológicos de envolvimento podem estar presentes: epidermotrópico, dérmico e subcutâneo. Muitas vezes, mais de um padrão histológico está presente no mesmo paciente em diferentes amostras de pele ou em uma única biópsia. Pode ocorrer desde leve epidermotropismo até uma infiltração epidérmica marcante tipo reticulose pagetoide. Acometimento do subcutâneo pode cursar com *rimming* de linfócitos nas células adiposas, semelhante ao linfoma subcutâneo paniculite-símile de origem alfa-beta, mas geralmente há envolvimento dérmico e/ou epidérmico adicional. As células neoplásicas são geralmente de tamanho médio a grande, com cromatina grosseira. Apoptose e necrose são comuns, geralmente com angioinvasão. As células tumorais apresentam caracteristicamente TCR gama-delta, beta F1-negativo, CD3+, CD2+, CD5-, CD7+/-, CD56+ com forte expressão de proteínas citotóxicas, incluindo granzima B, perforina e TIA1. A maioria dos casos não possui CD4 ou CD8. As células mostram rearranjo clonal de TCR gama e delta. TCR-beta poderá estar rearranjado ou ausente, mas não é expresso. EBV é negativo.

Tratamento

Os pacientes são tratados com poliquimioterapia.

Prognóstico e fatores preditivos

O linfoma de células T gama-delta é geralmente resistente à quimioterapia multiagente e/ou radiação. Tem prognóstico ruim, com média de sobrevida de aproximadamente 15 meses. Pacientes com envolvimento do subcutâneo tendem a ter um prognóstico mais desfavorável do que pacientes com somente doença epidérmica ou dérmica. Entretanto, casos raros com curso indolente foram relatados.

Linfoma cutâneo primário epidermotrópico agressivo de células T CD8+ citotóxicas

Definição

Essa entidade provisória é caracterizada por uma proliferação de células T CD8+ epidermotrópicas com comportamento clínico agressivo. A diferenciação com outros tipos de linfomas de células T com fenótipo CD8+ é baseada na apresentação e comportamento clínicos, e certas características histológicas, como epidermotropismo acentuado e necrose epidérmica.

Epidemiologia

Essa doença é rara, representando < 1% de todos os linfomas cutâneos de células T. Ocorre principalmente em adultos. Não há fatores predisponentes conhecidos.

Características clínicas

Clinicamente, esses linfomas são caracterizados por pápulas eruptivas disseminadas, placas, nódulos ulcerados ou tumores com ulceração e necrose. Pode haver disseminação para pulmões, testículos, SNC e mucosa oral, mas os linfonodos são frequentemente poupados.

Microscopia, imunofenótipo e perfil genético

A aparência histológica é muito variável, desde um padrão liquenoide com epidermotropismo pagetoide marcante e edema subepidérmico (variante disseminada) até um padrão mais profundo, nodular, menos epidermotrópico (variante localizada). A epiderme pode ser acantótica ou atrófica, geralmente com necrose, ulceração e formação de bolhas. As células tumorais são pequenas, médias ou grandes, com núcleos pleomórficos ou blásticos. Invasão e destruição dos anexos podem ser vistas, assim como angiocentricidade e angioinvasão. As células tumorais apresentam caracteristicamente um fenótipo beta F1+, CD3+, CD8+, CD4-, granzima B+, perforina+, TIA1+, CD45RA+ e CD45RO-. A maioria dos casos não possui CD5, CD2 ou CD30, com expressão variável de CD7. Esse linfoma pode ser histopatológica e fenotipicamente indistinguível de uma variante da papulose linfomatoide (tipo D) O quadro clínico será imprescindível para o diagnóstico diferencial. As células T neoplásicas mostram rearranjo monoclonal de TCR. O EBV é negativo.

Tratamento

Os pacientes são tratados com poliquimioterapia.

Prognóstico e fatores preditivos

Esses linfomas têm curso clínico agressivo, com sobrevida média de 12 meses. Não há diferença na sobrevida entre casos com células pequenas ou grandes, ou entre casos com lesões localizadas ou difusas.

Linfoma cutâneo primário de células T CD8+ acral

Definição

Linfoma cutâneo raro caracterizado por infiltração cutânea de linfócitos atípicos citotóxicos de tamanho médio. O tumor é clinicamente caracterizado por envolvimento preferencial das regiões acrais (em particular as orelhas) e por um bom prognóstico.

Epidemiologia

A doença afeta adultos; casos pediátricos não foram relatados. A média de idade dos pacientes é de 53 anos, e existe predominância masculina, com uma relação homem-mulher 3,2:1

Características clínicas

A lesão cutânea é em geral uma única pápula eritematosa ou nódulo medindo de vários milímetros a 3-4 cm, com uma história de crescimento lento ao longo de várias semanas ou meses. O local mais acometido é o pavilhão auricular (61%), geralmente a hélice ou a concha, raramente o lobo. O nariz é o segundo sítio mais frequente (22%), seguido pelo pé (8%). Ocasionalmente, as lesões são múltiplas.

Microscopia, imunofenótipo e perfil genético

Os tumores são compostos de uma proliferação monótona dérmica de linfócitos atípicos de tamanho médio e núcleo irregular, com pequenos nucléolos. Mitoses e figuras apoptóticas estão ausentes ou são muito raras. Agregados linfoides reativos de células B podem ser observados no meio do infiltrado. Células plasmáticas, histiócitos e eosinófilos estão ausentes ou são raros. A epiderme é mais frequentemente poupada, com uma zona Grenz. Ocasionalmente, mínimo epidermotropismo pode ser visto. Os anexos são poupados e angiotropismo, angiodestruição e necrose nunca são vistos. A proliferação frequentemente envolve o tecido adiposo subjacente. O infiltrado tumoral é composto por células T que expressam CD3, CD8, TIA1 e beta-F1. TIA 1 exibe marcação em pontos semelhantes a Golgi. O CD4 é sempre negativo. CD2, CD5 e CD7 são geralmente positivos. Granzima B e perforina são geralmente negativos enquanto o CD56, CD57, CD30 e TdT são sempre negativos. CD68 é frequentemente positivo. Na maioria dos casos, o índice de proliferação do Ki-67 é muito baixo (< 10%). As células T neoplásicas exibem rearranjo monoclonal. EBV é negativo.

Tratamento

Os pacientes podem ser tratados com excisão cirúrgica ou radioterapia.

Prognóstico e fatores preditivos

Bom prognóstico. Remissão completa após excisão cirúrgica ou radioterapia é a regra. Não há evidências de disseminação para outros órgãos ou tecidos linfoides. Quimioterapia não é necessária. É importante reconhecer essa doença para evitar tratamentos desnecessários.

Distúrbio linfoproliferativo cutâneo primário de células TCD4 + pequenas e médias

Definição

Caracterizada por uma predominância de células T CD4+ pleomórficas pequenas e médias. A lesão cutânea é solitária em quase todos os casos, sem evidência de lesões eritematoescamosas ou placas típicas da micose fungoide. Como esses casos têm as mesmas características clínico-patológicas e evolução clínica benigna dos pseudolinfomas de células T com um padrão de crescimento nodular, é preferível usar o termo "distúrbio linfoproliferativo cutâneo primário" em vez de linfoma cutâneo primário. Casos raros que se apresentam com ampla disseminação de lesões cutâneas, grandes tumores de crescimento rápido, mais que 30% de células T pleomórficas grandes, e/ou alta taxa de proliferação não pertencem a esse grupo. Tais casos têm comportamento clínico mais agressivo e são mais bem classificados como linfoma periférico de células T, sem outras especificações (SOE).

Epidemiologia

Rara, corresponde a 2% dos casos de linfoma cutâneo de células T.

Localização

Placa ou nódulo solitário, mais comumente na face, pescoço ou tronco superior.

Características clínicas

Os pacientes são assintomáticos; a lesão cutânea é única e de crescimento lento. Em casos raros, múltiplas lesões estão presentes. Por definição, não deve haver lesões típicas de micose fungoide.

Microscopia, imunofenótipo e perfil genético

Esses linfomas mostram infiltrados densos, difusos ou nodulares na derme, com tendência a infiltrar o subcutâneo. O epidermotropismo pode estar presente de forma focal, mas se o epidermotropismo for difuso, o diagnóstico de micose fungoide deve ser considerado. Existe uma predominância de células T pleomórficas pequenas/médias. Uma pequena proporção (< 30%) de células pleomórficas grandes pode estar presente. Em quase todos os casos, as células T CD4+ atípicas estão misturadas com pequenas células T CD8+ reativas, células B, plasmócitos e histiócitos (incluindo células gigantes multinucleadas). Essa proliferação tem um fenótipo CD3+, CD4+, CD8- e CD30-. Perda de antígenos de células T (exceto CD7) é incomum. Proteínas citotóxicas não são expressas. As células T CD4+ atípicas expressam PD1, BCL6 (variável) e CXCL 13. CD10 é geralmente negativo. O índice de proliferação Ki-67 é baixo (tipicamente 5% e no máximo 20%). Os genes TCR são rearranjados clonalmente na maioria dos casos. Anormalidades genéticas específicas não foram descritas. EBV é negativo.

Tratamento

Esteroides intralesionais, excisão cirúrgica e radioterapia são as formas preferidas de tratamento.

Prognóstico e fatores preditivos

Os pacientes têm um excelente prognóstico. Já foi relatada remissão espontânea após a biópsia. As recorrências locais são raras.

Linfoma cutâneo primário de células T periférico, sem outras especificações

Definição

Representa uma "cesta de lixo" de todos os casos que não podem ser classificados nos subtipos de linfoma cutâneo de células T maduras já descritos. O acometimento da pele não é bem documentado e pode ser que represente, na maior parte das vezes, um envolvimento secundário de doença extracutânea, sendo em geral, nesses casos, o sítio primário o linfonodo. Para o diagnóstico, é necessária a ausência de outras lesões e/ou história clínica de micose fungoide.

Características clínicas

Múltiplas lesões ou tumores de crescimento rápido, fora da cabeça e pescoço acometem adultos de ambos os sexos. No envolvimento secundário da pele pode haver lesões em placa, grandes, eritematosas.

Microscopia, imunofenótipo

Há um infiltrado difuso ou nodular acometendo toda a derme e o subcutâneo. Células pequenas, médias e grandes podem estar presentes em proporções variadas, com alto índice mitótico. Lesões precoces mostram apenas infiltrados linfoides perianexiais e perivasculares de linfócitos pequenos e médios. Pode haver perda de um ou mais antígenos de células T, CD4+/- e CD8-, CD30- e ALK-, CD56 pode ser +, TIA-1, granzima B e perforina podem ser +, o índice de proliferação é alto e o EBV é negativo.

Tratamento

Quimioterapia sistêmica, com regimes para linfoma não Hodgkin de alto grau.

Prognóstico

Ruim, com sobrevida em 5 anos menor que 20%.

LINFOMAS CUTÂNEOS DE CÉLULAS B

Aproximadamente 25% dos linfomas cutâneos primários são derivados de células B e são classificados em três entidades principais: linfoma cutâneo primário da zona marginal, linfoma primário cutâneo[6] centro-folicular, e linfoma cutâneo primário difuso de células B grandes, tipo perna. Existem ainda dois outros subtipos bem menos comuns, o linfoma intravascular de células B grandes e a úlcera mucocutânea EBV+, sendo esta última considerada uma entidade provisória pela classificação WHO-EORTC de 2018.

A avaliação patológica e exames de estadiamento adequados são necessários para distinguir linfomas cutâneos primários de células B de linfomas de células B sistêmicos com envolvimento secundário da pele.

Linfoma cutâneo primário de células B da zona marginal

Definição

É um linfoma indolente composto por pequenas células B, incluindo células da zona marginal (centrócitos), células linfoplasmocitoides e plasmócitos. Casos excepcionais de plasmocitoma cutâneo primário sem mieloma múltiplo subjacente (plasmocitoma extramedular da pele) são incluídos nessa categoria.

Características clínicas

Pacientes apresentam pápulas, placas ou nódulos eritematoviláceos localizados preferencialmente no tronco ou extremidades, especialmente nos braços. A apresentação multifocal na pele é frequente. A ulceração é incomum, assim como a disseminação extracutânea. Em alguns casos a resolução espontânea das lesões de pele pode ser observada. Uma associação com infecção pela *Borrelia burgdorferi* já foi relatada em casos europeus.

Exame histopatológico, imunofenotipagem e perfil genético

São vistos infiltrados nodulares ou difusos com preservação da epiderme, compostos de pequenos linfócitos, células B da zona marginal (células tipo centrócitos), células linfoplasmocitoides, plasmócitos, pequeno número de células tipo centroblastos ou imunoblastos e muitas células T reativas. Centros germinativos reativos são frequentemente observados. Eles podem estar cercados por uma população de células de pequeno e médio porte, com núcleos irregulares, nucléolos discretos e abundante citoplasma pálido (células B da zona marginal). Plasmócitos monotípicos são frequentemente localizados na periferia dos infiltrados e na derme superficial abaixo da epiderme. Inclusões intranucleares ou intracitoplasmáticas PAS+ podem estar presentes nos casos com predomínio de células linfoplasmocitoides. A células B da zona marginal expressam CD20, CD79a, e Bcl-2, mas são negativas para CD5, CD10 e Bcl-6, o que pode ser útil na distinção de linfoma cutâneo primário centrofolicular. Centros germinativos reativos são tipicamente Bcl-6+, CD10+, e Bcl-2-. Plasmócitos expressam CD138 e CD79a, mas geralmente não CD20, e mostram expressão monotípica de cadeia leve de imunoglobulina citoplasmática em cortes de parafina. Há rearranjo monoclonal dos genes da cadeia pesada de imunoglobulina. Recentemente foram descritas duas formas de linfoma da zona marginal. Uma mais comum, que não tem o receptor CXCR3, apresenta um predomínio de células T e pequena quantidade de células B, raramente apresenta doença extracutânea e tem um comportamento clínico semelhante ao do pseudolinfoma B. O outro subtipo, menos comum, mostra uma proliferação difusa ou de grandes nódulos de células B neoplásicas que expressam IgM e frequentemente CXCR3, e é mais propenso a ter doença extracutânea.

Tratamento

Os pacientes com tumor solitário ou poucas lesões podem ser tratados com radioterapia ou excisão cirúrgica. Alternativamente, uma estratégia expectante pode ser seguida, semelhante à utilizada em outros linfomas de células B e leucemias indolentes. Em pacientes com infecção pela *B. burgdorferi* associada, antibióticos sistêmicos devem ser tentados antes. Para pacientes com lesões cutâneas multifocais, rituximabe, clorambucil ou administração intralesional ou subcutânea de interferon-alfa podem produzir respostas completas.

Prognóstico e fatores preditivos

O prognóstico do linfoma cutâneo primário da zona marginal é excelente, com uma sobrevida em cinco anos de quase 100%.

Linfoma cutâneo primário centrofolicular

Definição

Definido como um tumor de células neoplásicas centrofoliculares, normalmente uma mistura de centrócitos (células centrofoliculares pequenas e grandes clivadas) e números variáveis de centroblastos (células centrofoliculares grandes não clivadas com nucléolos proeminentes), com um padrão de crescimento folicular, difuso ou ambos. Geralmente acomete a cabeça ou o tronco. Linfomas com um padrão de crescimento difuso e uma proliferação monótona de centroblastos e imunoblastos são, independentemente do local, excluídos e são classificados como linfoma cutâneo primário difuso de células B grandes.

Características clínicas

Placas e tumores solitários ou agrupados, preferencialmente localizados no couro cabeludo, na fronte ou no tronco, e raramente nas pernas. Particularmente no tronco, esses tumores podem ser cercados por pápulas eritematosas e placas ligeiramente endurecidas, que podem preceder o desenvolvimento de lesões tumorais por meses ou mesmo muitos anos. Lesões cutâneas multifocais são observadas na minoria de pacientes, mas não estão associadas com um prognóstico desfavorável. Se não tratadas, as lesões de pele gradualmente aumentam de tamanho ao longo dos anos, mas a sua difusão para sítios extracutâneos é incomum.

Microscopia, imunofenotipagem e perfil genético

O quadro histológico é variável e se relaciona com a idade, a taxa de crescimento e a localização da lesão que foi biopsiada. O padrão de crescimento centrofolicular é mais comumente observado em lesões no couro cabeludo. Os infiltrados são nodulares a difusos com preservação quase constante da epiderme. Lesões iniciais e pequenas contêm uma mistura de centrócitos, relativamente alguns centroblastos e muitas células T reativas. Centrócitos grandes, muitas vezes multilobulados, são comuns. As grandes células B neoplásicas podem ter uma aparência do tipo fibroblastos. Se presentes, os folículos anormais são compostos de células centrofoliculares Bcl-6+ malignas junto com células dendríticas foliculares CD21+ ou CD35+ . Com a progressão para lesões tumorais, as células B neoplásicas aumentam em número e tamanho, ao passo que o número de células T reativas diminui. As células neoplásicas expressam os antígenos associados às células B CD20 e CD79a, e podem mostrar imunoglobulinas de superfície monotípicas. No entanto, a ausência de imunoglobulina de superfície é comum em lesões tumorais, que mostram uma população difusa de células centrofoliculares grandes. Há a expressão de Bcl-6. A expressão de CD10 é particularmente observada nos casos com um padrão de crescimento folicular, mas é incomum no padrão de crescimento difuso. A marcação para CD5 e CD43 é negativa. Ao contrário do linfoma nodal e do linfoma folicular cutâneo secundário, o linfoma cutâneo primário centrofolicular não expressa a proteína Bcl-2. A marcação para MUM-1/IRF4 é negativa. Genes de imunoglobulina rearranjados clonalmente estão presentes.

Prognóstico e fatores preditivos

Independentemente do padrão de crescimento (folicular ou difuso), do número de blastócitos ou da presença de qualquer doença de pele localizada ou multifocal, esses linfomas têm um excelente prognóstico com uma sobrevida de mais de cinco anos de 95%.

Tratamento

Para pacientes com lesões solitárias, a radioterapia é segura e altamente efetiva, com uma taxa de remissão completa que se aproxima dos 100%. A excisão cirúrgica completa por si só, adiando a radiação até que haja recorrência, pode ser razoável. Para pacientes com múltiplas lesões, a radioterapia ou a observação (isto é, "observar e esperar") são opções aceitáveis. Os pacientes com envolvimento da pele mais extenso são tratados de forma eficaz com rituximabe. A poliquimioterapia (R-CHOP) raramente é necessária.

Linfoma cutâneo primário difuso de grandes células B, tipo perna

Definição

É um tipo de linfoma cutâneo primário difuso de grandes células B com predominância de centroblastos e imunoblastos, caracteristicamente apresentando lesões de pele nas pernas. Menos comumente, lesões de pele com morfologia e fenótipo semelhantes podem surgir em outros locais que não as pernas.

Características clínicas

Afeta predominantemente pacientes idosos, particularmente do sexo feminino. Apresentam-se com lesões tumorais, eritematosas, ou eritemato-azuladas que crescem rapidamente, em uma ou ambas as pernas.

Exame histopatológico, imunofenotipagem e perfil genético

Esses linfomas mostram infiltrados difusos que frequentemente se estendem pelo tecido subcutâneo, com uma população monótona de centroblastos e imunoblastos. Figuras mitóticas são frequentemente observadas. Linfócitos B pequenos são poucos e células T reativas são raras e muitas vezes confinadas a áreas perivasculares. As células B neoplásicas expressam imunoglobulinas de superfície e/ou citoplasmáticas monotípicas e antígenos de células B CD20 e CD79a.

Forte expressão de Bcl-2, e o Bcl-6 é expresso pela maioria dos casos, assim como a proteína MUM-1/IRF4, enquanto a marcação de CD10 é geralmente ausente.

Tratamento

A história natural do linfoma cutâneo primário difuso de grandes células B, tipo perna, mais se assemelha a de um linfoma difuso de células B grandes sistêmico. Portanto, R-CHOP (com ou sem radioterapia) é utilizada nesses pacientes.

Prognóstico

Esse linfoma dissemina-se mais frequentemente para sítios extracutâneos e tem prognóstico mais desfavorável. A presença de múltiplas lesões de pele no momento do diagnóstico é um fator de risco adverso significativo.

CONSIDERAÇÕES FINAIS

Os linfomas cutâneos primários podem ser divididos em dois grupos, os de células T e os de células B, sendo o primeiro grupo o mais prevalente.

A micose fungoide é o linfoma cutâneo primário de células T mais comum, seguida pelas doenças linfoproliferativas CD30+.

Cada tipo de linfoma cutâneo tem características clínicas, histopatológicas, imunofenotípicas e prognósticas próprias.

O diagnóstico de cada caso se dará por uma correlação desses aspectos, e não por dados isolados.

É imprescindível conhecer os diferentes linfomas cutâneos, pois apenas o diagnóstico correto e o estadiamento serão capazes de indicar a melhor abordagem terapêutica, que na grande parte das vezes não será a mais agressiva.

REFERÊNCIAS

1. Cerroni L. Skin Lymphoma: the illustrated guide. 4. ed. West Sussex: Willey Blackwell; 2014.
2. Elder DE, Massi D, Scolyer RA, Willemze R. WHO Classification of Skin Tumours. 4. ed. Lyon: IARC Press; 2018.
3. Kato K, Akashi K. Recent advances in therapeutic approaches for adult T-cell leukemia/lymphoma. Viruses. 2015;7:6604-12.
4. LeBoit PE, Burg G, Weedon D, Sarasin A. World Health Organization classification of tumours: Pathology and genetics of skin tumours. Lyon: IARC Press; 2006.
5. Olsen E, Vonderheid E, Pimpinelli N, Willemze R, Kim Y, Knobler R, et al. Revisions to the staging and classification of mycosis fungoides and Sézary syndrome: a proposal of the International Society for Cutaneous Lymphomas (ISCL) and the cutaneous lymphoma task force of the European Organization of Research and Treatment of Cancer (EORTC). Blood. 2007;110(6):1713-22.
6. Sokołowska-Wojdyło M, Olek-Hrab K, Ruckemann--Dziurdzińska K. Primary cutaneous lymphomas: diagnosis and treatment. Postepy Dermatol Alergol. 2015;32(5):368-83.
7. Swerdlow SH, Campo E, Harris NL, et al. World Health Organization classification of tumours of hematopoietic and lymphoid tissue. Lyon: IARC Press; 2008.
8. Swerdlow SH, Campo E, Harris NL et al. World Health Organization classification of tumours of hematopoietic and lymphoid tissue. Revised 4. ed. Lyon: IARC Press, 2017.
9. Swerdlow SH, Campo E, Pileri AS. The 2016 revision of the World Health Organization (WHO) classification of lymphoid neoplasms. Blood published online. March 15 2016.
10. Kempf W, Zimmermann AK, Mitteldorf. Cutaneous lymphomas – An update 2019. Hematological Oncology. 2019;37(S1):43-7.
11. Wilcox RA. Cutâneous B-cell lymphomas: 2015 update on diagnosis, risk-stratification, and management. American Journal of Hematology. 2015:90(1):73-6.
12. Willemze R, Cerroni L, Kempf W, Bert E, Facchetti F, Swerdlow SH, et al. The 2018 update of the WHO-EORTC classification for primary cutaneous lymphomas. Blood. 2019;133(16):1703-14.
13. Willemze R, Jaffe ES, Burg G, Cerroni L, Berti E, Swerdlow SH, et al. WHO-EORTC classification for cutaneous lymphomas. Blood. 2005;105(10):3768-85.

CAPÍTULO 16

PARANEOPLASIAS E MANIFESTAÇÕES CUTÂNEAS DE MALIGNIDADES INTERNAS

Thales Pereira de Azevedo

PONTOS-CHAVE

- Dermatologistas podem observar síndromes cutâneas que indiquem uma malignidade subjacente.
- Condições paraneoplásicas costumam ter início concomitante e seguir um curso paralelo com a malignidade subjacente, e muitas vezes se resolvem com o tratamento da malignidade.
- O tipo de erupção cutânea pode indicar quais são os órgãos mais prováveis de serem o sítio do câncer e acelerar a procura pelo tumor responsável.

INTRODUÇÃO

Uma dermatose paraneoplásica ocorre quando uma malignidade está ligada especificamente a uma síndrome cutânea, via início concomitante e curso paralelo. A síndrome geralmente desaparece com a resolução da malignidade subjacente. Apesar de muitas dessas paraneoplasias nem sempre seguirem esse curso, sua presença fornece uma oportunidade para investigação e redução do tempo para o diagnóstico do câncer.[1]

São componentes desse grupo de dermatoses: síndromes herdadas com manifestações dermatológicas e aumento de neoplasias sistêmicas; tumores internos secretores de hormônios ou citocinas que levam a alterações cutâneas; e dermatoses inflamatórias e proliferativas relatadas em associação com malignidades internas (Quadro 1).[2]

ACANTOSE NIGRICANTE MALIGNA

A acantose nigricante é uma dermatose comum caracterizada por placas hiperpigmentadas de aspecto aveludado em áreas de flexuras como pescoço, virilhas e axilas, ocorrendo na presença de fatores de risco como obesidade e diabetes *mellitus*. A acantose nigricante maligna ocorre de modo mais súbito, e além das áreas flexurais tradicionais, pode também acometer cavidade oral, superfície dorsal de grandes articulações, tronco, região perianal, palmas e plantas (*tripe palms*), além de poder estar associada à papilomatose cutânea florida[3] (Figuras 1 e 2). De 56-61% dos casos são associados com adenocarcinoma gástrico.[4] Outras neoplasias

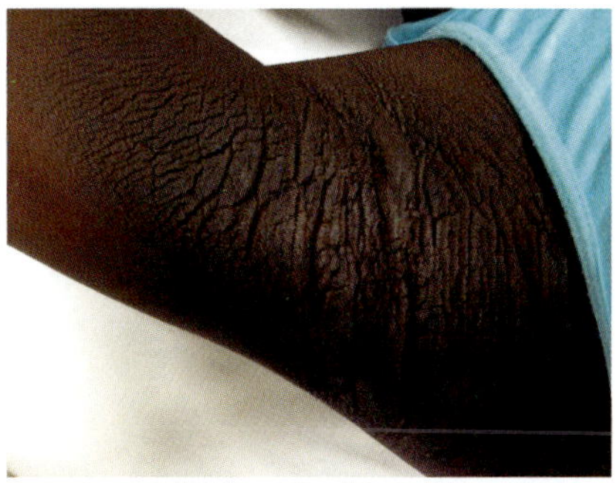

FIGURA 1 Acantose nigricante maligna em axila de paciente com câncer de mama.
Fonte: cortesia da Dra. Caroline Omram Ahmed.

QUADRO 1 Manifestações cutâneas dos tumores internos
Síndromes herdadas
Síndrome de Cowden; síndrome de Muir-Torre; síndrome de Peutz- Jeghers; síndrome de Gardner; síndrome de Howell-Evans; síndrome de Birt-Hogg-Dubé; síndrome hereditária do câncer de células renais/leiomiomatose; síndrome do câncer pancreático/melanoma; síndrome dos neuromas mucosos múltiplos; neurofibromatose tipo 1; síndrome de imunodeficiência herdada.
Tumores secretantes de hormônios
Síndrome do ACTH (hormônio adrenocorticotrófico) ectópico; síndrome carcinoide; síndrome da neoplasia endócrina múltipla; síndrome do glucagonoma.
Dermatoses proliferativas e inflamatórias
Hipertricose lanuginosa adquirida; acantose nigricante; sinal de Leser-Trélat; *tripe palms* ou paquidermatóglifo; síndrome de Bazex; amiloidose sistêmica primária; escleromixedema; síndrome de Sweet; pioderma gangrenoso; doenças vesicobolhosas; dermatomiosite; baqueteamento digital e desordens relacionadas; vasculites; coagulopatias; eritemas figurados; doença de Paget extramamária; doenças infecciosas; prurido; eritrodermia; distúrbios pigmentares; miscelânea de alterações da pele, cabelos e unhas.

Fonte: adaptado de Thiers et al., 2009.[2]

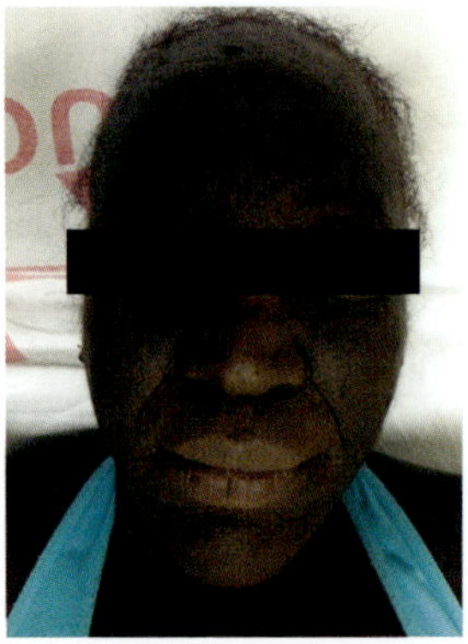

FIGURA 2 Acantose nigricante maligna em face de paciente com câncer de mama.
Fonte: cortesia da Dra. Caroline Omram Ahmed.

associadas incluem pulmão, ovário, mama e trato genitourinário.[4-6]

O fator de crescimento transformador alfa (TGF-alfa) e o fator de crescimento epidérmico (EGF) têm sido descritos como tendo papel importante na hiperestimulação dos queratinócitos.[7-10]

TRIPE PALMS OU PAQUIDERMATÓGLIFO

É um achado que em 77% dos casos se associa à acantose nigricante maligna e se refere ao espessamento aveludado das palmas das mãos com dermatóglifos proeminentes, com aspecto semelhante ao do intestino bovino, daí o termo *tripe* (Figura 3). Ainda é incerto se o *tripe palms* é uma manifestação distinta ou apenas uma apresentação palmar da acantose nigricante. Quando associado à acantose nigricante maligna, o adenocarcinoma gástrico é o tumor mais associado, seguido do câncer de pulmão. Quando o paquidermatóglifo está presente isoladamente, o câncer de pulmão é o mais associado.[11]

ICTIOSE ADQUIRIDA

Os quadros de ictiose adquirida se diferenciam dos hereditários por ter início tardio e não apresentar histórico familiar da doença. Entre causas não neoplásicas estão insuficiência renal, distúrbios nutricionais e endócrinos (hipotireoidismo), doenças autoimunes, doenças infecciosas (como aids e hanseníase) e medicamentos. Quando associada a tumores, costuma surgir após o diagnóstico da neoplasia responsável pelo quadro.

A ictiose adquirida paraneoplásica é relatada com mais frequência relacionada ao linfoma de Hodgkin.[12] Outros tumores associados incluem linfoma não Hodgkin, leiomiossarcoma, sarcoma de Kaposi, mieloma múltiplo, linfoma cutâneo de células T, carcinomas de ovário, colo, mama e pulmão.[13] A patogênese parece envolver a produção de fator de crescimento transformador alfa (TGF-alfa).[14]

ACROQUERATOSE PARANEOPLÁSICA DE BAZEX

Também conhecida como síndrome de Bazex, caracteriza-se clinicamente por lesões eritemato-queratósicas acrais e simétricas, afetando tipicamente a pele das pontas dos dedos das mãos e pés, ponta nasal e hélice das orelhas, além de alterações ungueais. Lesões bolhosas acrais também foram descritas em raros casos. Há predominância em homens, com idade média de 64 anos. É classicamente associada com carcinomas espinocelulares (CEC) do trato aerodigestivo superior e a metástases linfonodais de cabeça e pescoço. Outras neoplasias

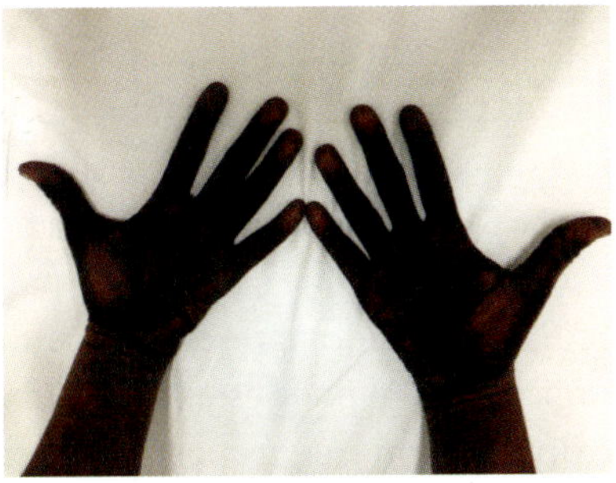

FIGURA 3 *Tripe palms* em mãos de paciente com câncer de mama.
Fonte: cortesia da Dra. Caroline Omram Ahmed.

associadas são CEC de pulmão e adenocarcinomas de pulmão, estômago e cólon, além de tumores do trato geniturinário, linfomas e tumores neuroendócrinos.

A fisiopatologia é desconhecida, mas sua associação com outras dermatoses paraneoplásicas sugere possível participação do TGF-alfa. Outra possibilidade seria a ação de antígenos do CEC circulantes no sangue. Em geral, as lesões cutâneas desaparecem com a resolução do tumor, mas em alguns casos podem persistir.[15-17]

PITIRÍASE ROTUNDA

É uma rara dermatose que se apresenta como placas bem definidas, circulares, descamativas, geralmente com 2-3 centímetros, mas por vezes maior, com escamas ictiosiformes aderidas, hipercrômicas ou hipocrômicas. Acomete principalmente o tronco e a porção proximal dos membros, sem apresentar sinais inflamatórios. A maioria dos casos reportados são do Japão, Índia Ocidental e pessoas negras da África do Sul, mas também existem relatos em pacientes brancos do Mediterrâneo.[18,19]

Como paraneoplasia, tem sido associada principalmente ao carcinoma hepatocelular, mas também a carcinomas de esôfago e estômago, além de neoplasias hematológicas. Também é descrita em associação com doenças infecciosas (hanseníase e tuberculose), além de diabetes *mellitus*, cirrose hepática, doenças pulmonares e cardíacas, porém essas associações podem ser ao acaso.[20,21]

ERYTHEMA GYRATUM REPENS

Dermatose que se caracteriza por múltiplas placas eritematosas de formato serpiginoso ou em espiral, com descamação fina em uma das bordas. As lesões se expandem aproximadamente um centímetro por dia, com surgimento de novas lesões no centro das lesões antigas, formando aspecto concêntrico que lembra as espirais do interior do tronco de uma árvore cortada de modo transversal. Tem predileção por tronco, axilas e virilhas. Em 80% dos casos está associada a neoplasias, mais frequentemente o carcinoma de pulmão. Outras associações descritas são cânceres de mama, esôfago, língua, hipofaringe e útero.

Estudos de imunofluorescência e imuno-histoquímica indicam que modificações geradas pelo tumor na membrana basal pulmonar levam à produção de autoanticorpos contra substâncias molecularmente semelhantes às da membrana basal cutânea. Em geral, a resolução do câncer leva à melhora da dermatose.[22,23]

HIPERTRICOSE LANUGINOSA ADQUIRIDA

Descrita como o crescimento de pelos tipos lanugo ou *vellus* na face, orelhas, pescoço, tronco e às vezes nas extremidades, particularmente em locais descritos pelos pacientes como previamente sem pelos, sendo notada mais em mulheres.

Pode estar relacionada a distúrbios endócrinos ou metabólicos (hipertireoidismo, hepatite autoimune, gravidez, porfiria e desnutrição), uso de medicamentos (fenitoína, corticosteroides, minoxidil, diazóxido, estreptomicina e penicilamina) ou ser paraneoplásica.

As neoplasias mais frequentemente associadas são as de pulmão e cólon. Outras associações descritas são cânceres de mama, pâncreas, vesícula, ovário, útero, trato genitourinário, sarcomas e neoplasias hematológicas. Alterações hormonais ou bioquímicas específicas não foram identificadas até hoje, sendo especulada a produção de peptídeos semelhantes ao ACTH (hormônio adrenocorticotrófico) que estimulariam o crescimento dos pelos lanugos.[24-26]

SINAL DE LESER-TRÉLAT

Descrito como o surgimento súbito e/ou o rápido crescimento de múltiplas ceratoses seborreicas, sendo a associação com carcinomas do trato gastrointestinal a mais reportada. Por conta de o aumento do número de ceratoses seborreicas ocorrer na mesma faixa etária da maior incidência de malignidades, questiona-se se o sinal de Leser-Trélat realmente é uma dermatose paraneoplásica. Porém, a associação com outras paraneoplasias como a acantose nigricante maligna falaria a favor da existência do sinal de Leser-Trélat.[7,27]

SÍNDROME DE SWEET

A síndrome de Sweet (SS) se caracteriza por pápulas, placas e nódulos eritemato-arroxeados, com distribuição assimétrica, localizada principalmente na face, pescoço, tronco superior e membros superiores (Figuras 4 e 5). Na fase aguda, o edema pode ser tão acentuado que a superfície parece vesicular, podendo apresentar pústulas. Patergia também pode estar presente.[28] A SS é dividida em três grupos: forma clássica ou idiopática, que pode estar associada à doença inflamatória intestinal ou após uma infecção do trato respiratório superior; forma paraneoplásica; e associada a

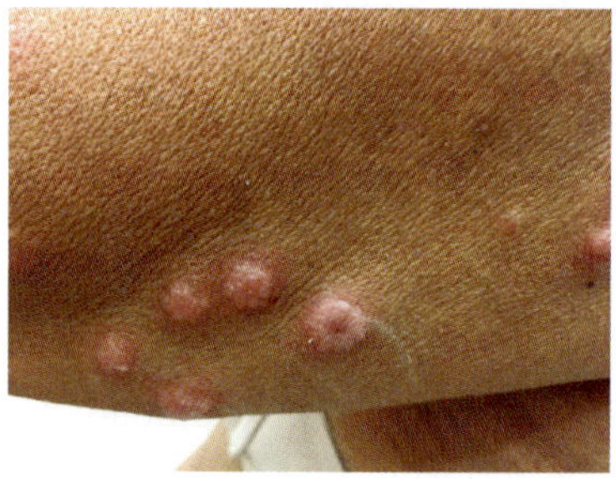

FIGURA 4 Placas e nódulos eritematosos e edematosos em braço de paciente com síndrome de Sweet paraneoplásica em paciente com câncer de colo uterino.
Fonte: cortesia da Dra. Gabriella Campos do Carmo.

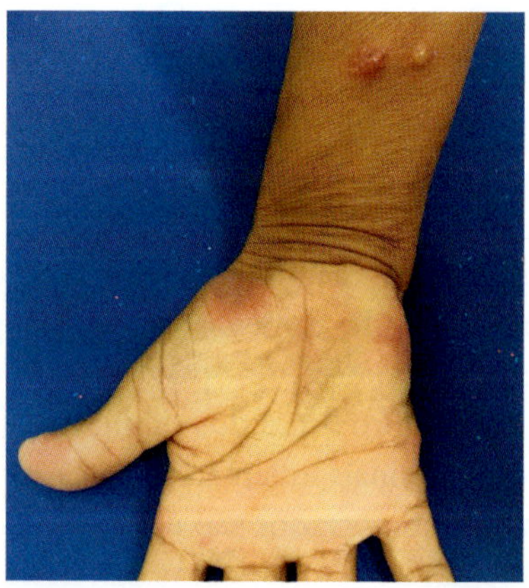

FIGURA 5 Placas infiltradas e pústulas em mão e antebraço de paciente com síndrome de Sweet paraneoplásica em paciente com câncer de colo uterino.
Fonte: cortesia da Dra. Gabriella Campos do Carmo.

drogas, especialmente ao fator estimulador de colônias de granulócitos.[2]

A fisiopatologia não é bem estabelecida, mas especula-se que seja manifestação de uma resposta imunológica alterada. De 10-47% dos casos de SS são paraneoplásicos. Desses, 85% são associados a neoplasias hematológicas (principalmente leucemia mieloide aguda) e 15% têm tumores sólidos, mais frequentemente do trato geniturinário, seguido de mama e trato gastrointestinal. É importante observar que nos casos associados a neoplasias hematológicas, a SS pode se apresentar como paraneoplasia, mas também secundária a drogas utilizadas no tratamento ou associada à leucemia cútis (na qual são observadas células leucêmicas em meio ao infiltrado neutrofílico).[29]

A presença de anemia, contagem anormal de plaquetas, ausência de neutrofilia, localização e apresentações atípicas indicam a necessidade de investigar uma neoplasia associada, uma vez que esses achados são incomuns na forma clássica da SS.[30]

No exame histopatológico da SS é observado infiltrado difuso de neutrófilos na derme superior e intenso edema. Nos casos paraneoplásicos, a epiderme costuma ser mais acometida, podendo ser possível observar ulcerações nas formas semelhantes ao pioderma gangrenoso, além de ser frequente o achado de infiltrado profundo no subcutâneo.

A SS geralmente responde bem ao tratamento com corticosteroides, especialmente à prednisona 1 mg/kg/dia, mesmo nos casos paraneoplásicos. A resolução da neoplasia leva ao desaparecimento da SS.[31]

DERMATOMIOSITE

As características clínicas patognomônicas da dermatomiosite incluem uma erupção violácea edematosa das pálpebras superiores (heliotropo) e pápulas atróficas e descamativas sobre proeminências ósseas (pápulas de Gottron). Fotossensibilidade, eritema malar, poiquilodermia, inflamação do couro cabeludo e telangiectasias periungueais também são achados significativos, porém menos específicos (Figuras 6 e 7). Os sintomas que sugerem envolvimento muscular incluem fraqueza muscular proximal, manifestada, por exemplo, como dificuldade de levantar-se de uma cadeira, subir escadas e pentear os cabelos, além de dificuldade para deglutir. Fenômeno de Raynaud e alterações esclerodermiformes

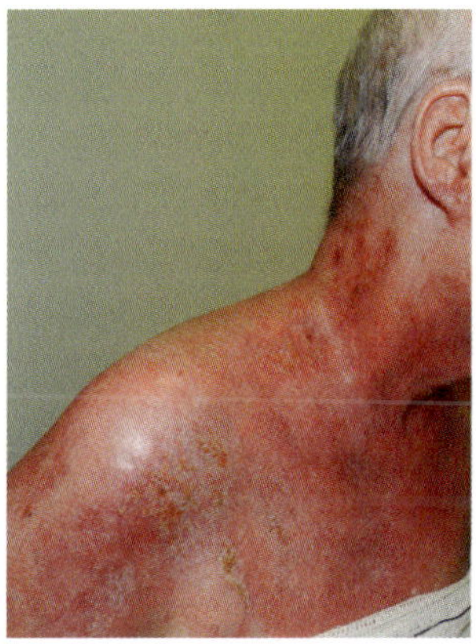

FIGURA 6 Dermatomiosite paraneoplásica com câncer de estômago.
Fonte: cortesia do Dr. Pablo Vitoriano Cirino.

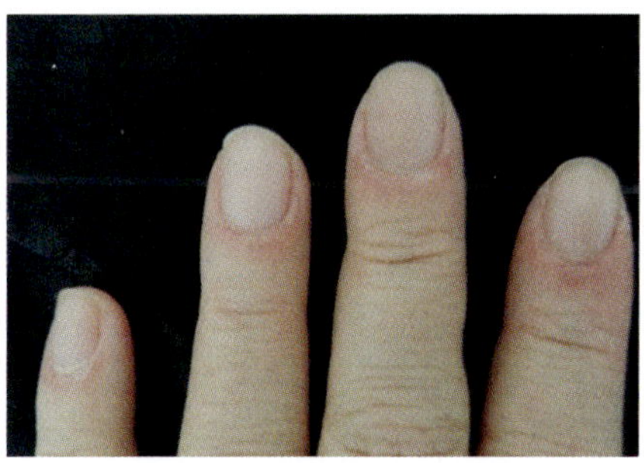

FIGURA 7 Telangiectasias periungueais em paciente com dermatomiosite paraneoplásica com câncer de estômago.
Fonte: cortesia do Dr. Pablo Vitoriano Cirino.

sugerem a possibilidade de síndrome de *overlap* com esclerodermia.[32] No final dos anos 1990 foi reconhecida como entidade distinta à dermatomiosite amiopática (CADM), caracterizada por lesões de pele características, porém sem miosite. O risco de malignidade dos pacientes com CADM parece ser o mesmo da dermatomiosite.

A forma do adulto é a mais associada a neoplasias (9,4-42%). As neoplasias podem já estar presentes no diagnóstico da dermatomiosite, mas o risco relativo (RR) se mantém elevado por mais de cinco anos após o diagnóstico, com o maior RR no primeiro ano do diagnóstico da dermatomiosite. Fatores independentes que se associam a um maior risco de desenvolver malignidades são: sexo masculino; idade acima de 50 anos; necrose cutânea; disfagia; altos níveis de CPK; baixos níveis de fração C4 do complemento; e durante o primeiro ano do diagnóstico da dermatomiosite.[33,34]

A dermatomiosite não está relacionada especificamente a nenhum tumor, porém os mais frequentemente relatados são carcinomas de pulmão, mama, estômago e nasofaringe.[35]

Em um esforço para limitar o rastreio apenas aos pacientes com alto risco de malignidade, a relação com malignidade de anticorpos relacionados à dermatomiosite tem sido estudada. Níveis séricos de TIF1-gama (fator intermediário de transcrição 1 gama) são associados a um aumento de 27 vezes do risco de malignidade nos pacientes com dermatomiosite/CADM. Ainda, os anticorpos TIF1-gama estão relacionados a câncer mais avançado no momento do diagnóstico. NXP-2 (proteína da matriz nuclear 2) é outro anticorpo associado a aumento do risco de malignidade, especialmente nos homens. Níveis séricos elevados (> 16,1 ng/mL) de sPD-L1 (ligante de morte programada 1) também estão associados com malignidade. Níveis elevados de sPD-L1 combinados com a presença ou a ausência de TIF1-gama têm valor preditivo positivo de 70% e valor preditivo negativo de 92%, respectivamente.[36-38]

Em geral, a dermatomiosite paraneoplásica tem resposta pior ao tratamento do que a forma idiopática, sendo geralmente necessário o uso de outras drogas imunossupressoras em adição aos corticosteroides. O sucesso do tratamento da malignidade costuma levar à melhora da doença muscular e da pele.[2,35]

PÊNFIGO PARANEOPLÁSICO

O pênfigo paraneoplásico (PPN) é uma doença autoimune rara, com lesões vesicobolhosas mucocutâneas, também chamada de síndrome multiorgânica autoimune paraneoplásica (SMAP) para refletir o potencial de envolvimento de outros órgãos, principalmente os pulmões. A doença acomete geralmente adultos de 45-70 anos, mas também há relatos em crianças.[39]

O PPN é quase sempre associado a malignidades, principalmente da linhagem hematológica. Os tumores mais relacionados são linfoma não Hodgkin (42%), leucemia linfocítica crônica (29%), doença de Castleman (10%), timoma (6%), sarcomas (6%) e macroglobulinemia de Waldenström (6%). Existem relatos de associação com tumores sólidos, mas muitos deles carecem de comprovação do PPN com imunofluorescência. A doença de Castleman é a maior causa de PPN em crianças e adolescentes.[40]

Clinicamente o PPN é caracterizado por estomatite erosiva grave, lesões cutâneas polimórficas e envolvimento pulmonar frequente com bronquiolite obliterante. A característica mais constante é a estomatite grave e intratável. As lesões cutâneas podem apresentar características de pênfigo vulgar, penfigoide bolhoso, eritema multiforme, líquen plano ou necrólise epidérmica tóxica, o que reflete a fisiopatologia proposta de indução pelas neoplasias tanto da citotoxicidade humoral quanto da celular.[1] Pode ocorrer também ulceração da conjuntiva ocular e da região genital, levando a um quadro semelhante à síndrome de Stevens-Johnson. A bronquiolite obliterante parece acontecer mais frequentemente nos pacientes com doença de Castleman. A hipótese é de que anticorpos se depositam no epitélio brônquico causando acantólise, resultando no acúmulo de células epiteliais que levam à oclusão dos sacos alveolares distais.[41]

As alterações histológicas variam de acordo com o quadro clínico, geralmente apresentando uma combinação de acantólise suprabasal, alterações liquenoides de interface e necrose de queratinócitos. Alterações similares às do líquen plano, penfigoide bolhoso e eritema multiforme podem estar presentes. A imunofluorescência direta demonstra depósitos intercelulares e na membrana basal de IgG e complemento. Imunofluorescência indireta em mucosa de bexiga de rato confere alta sensibilidade e especificidade ao diagnóstico, uma vez que esse substrato apresenta alta concentração de plaquinas.[42]

O tratamento do timoma e da doença de Castleman costuma levar à remissão do PPN, porém o tratamento das outras malignidades geralmente não surte o mesmo efeito. O prognóstico do PPN é reservado e, apesar de ter melhorado nos últimos anos, a taxa de sobrevivência em cinco anos é de aproximadamente 38%.[43]

ERITEMA NECROLÍTICO MIGRATÓRIO

O eritema necrolítico migratório (ENM) é um quadro cutâneo característico do glucagonoma, um raro tumor neuroendócrino pancreático, com incidência anual de 1 em 20 milhões de pessoas e que corresponde a 1,3% dos tumores pancreáticos. Geralmente se apresenta na sexta década de vida e metástase já está presente ao diagnóstico em metade dos casos, comumente hepática.[44]

O quadro cutâneo consiste em lesões eritematosas sobre as quais surgem vesículas e bolhas, que evoluem para erosões e crostas, predominantemente em virilhas, períneo e pernas. Sinais e sintomas sistêmicos incluem início recente de diabetes, estomatite angular, glossite, diarreia, perda de peso, anemia, tromboembolismo e distúrbios neuropsiquiátricos (síndrome diabético-dermatogênica – presente em 57% dos glucagonomas).

Alterações laboratoriais incluem hiperglucagonemia, intolerância à glicose ou diabetes e hipoaminoacidemia, esta última seria responsável pelas lesões de ENM. Deficiência de ácidos graxos, zinco e alterações hepáticas secundárias às metástases também poderiam contribuir para as lesões cutâneas.

A cura do ENM só é obtida com a remoção completa do glucagonoma, o que não é possível nos casos metastáticos. A octreotida, um análogo da somatostatina, inibe a produção do glucagon e pode aliviar os sinais e sintomas. Reposição de zinco e controle rigoroso do diabetes com insulina costumam levar ao controle das lesões cutâneas. Os glucagonomas crescem lentamente, a sobrevida em dez anos é de 65% nos casos sem metástases e de 50% nos casos metastáticos.[45]

RETÍCULO-HISTIOCITOSE MULTICÊNTRICA

A retículo-histiocitose multicêntrica (RHM) é uma rara histiocitose classe II não Langerhans. Caracteriza-se clinicamente por poliartrite simétrica destrutiva e lesões cutâneas pápulo-nodulares róseas a castanhas no dorso nas mãos, articulações extensoras e face, com lesões tipo xantelasma palpebral e lesões de aspecto vermiculado ao redor das narinas. Malignidades associadas são relatadas em 25% dos casos e incluem praticamente todos os tumores sólidos e neoplasias hematológicas. Associação com doenças autoimunes e infecciosas também é descrita.

No exame histopatológico as lesões nodulares ocupam toda ou parte da derme, com infiltrado típico composto de células gigantes multinucleadas e histiócitos, com citoplasma volumoso, eosinofílico, granular, tendo aspecto de vidro fosco.

O tratamento inclui corticosteroides, drogas antirreumáticas modificadoras de doença, bisfosfonatos e biológicos.[46]

SÍNDROME POEMS

A síndrome POEMS (polineuropatia, organomegalia, endocrinopatia, proteína monoclonal e *skin changes*) é uma doença multissistêmica rara. Critérios diagnósticos foram estabelecidos para distinguir a síndrome POEMS de diversas outras condições que cursam com polineuropatia e desordens de células plasmáticas (mieloma, gamopatia monoclonal significado indeterminado – GMSI), visto que os cinco achados descritos no acrônimo só estavam presentes juntos em cerca de 30% nas maiores séries. Os critérios maiores são: polineuropatia e desordem plasma proliferativa monoclonal; e os menores são: lesões ósseas escleróticas, doença de Castleman, organomegalia (esplenomegalia, hepatomegalia e/ou linfadenopatia), edemas (edema periférico, ascite e derrame pleural), endocrinopatia (adrenal, tireoide, hipófise, gonadal, pancreática e paratireoide), alterações de pele (hiperpigmentação, hipertricose, pletora facial, hemangiomas glomeruloides e unhas brancas) e papiledema. Para o diagnóstico são necessários os dois critérios maiores e pelo menos um menor. Existem ainda associações bem estabelecidas, mas que não entram nos critérios diagnósticos, como: baqueteamento digital, perda de peso, trombocitose, policitemia e hiperidrose. Níveis marcadamente elevados de VEGF (fator de crescimento endotelial vascular) são confirmatórios.[47]

O tratamento inclui corticosteroides, radioterapia, quimioterapia com agentes alquilantes e transplante autólogo de células-tronco sanguíneas.[48]

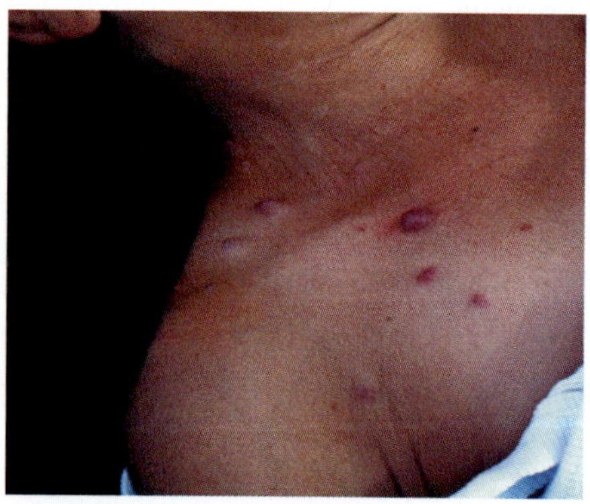

FIGURA 8 Hemangiomas glomeruloides em paciente com síndrome POEMS.
Fonte: cortesia do Dr. Gustavo Moreira Amorim.

ESCLEROMIXEDEMA

Escleromixedema é uma mucinose cutânea que representa a variante generalizada do líquen mixedematoso. É associado com gamopatias monoclonais, especialmente IgG de cadeia leve tipo gama. A evolução para mieloma múltiplo ocorre em 10% dos casos. Clinicamente ocorrem lesões papulosas liquenoides em mãos, braços, face e pescoço, as quais podem coalescer e endurecer, de forma semelhante à esclerodermia. Não há deposição de material amiloide, como poderia ser esperado em uma paraproteinemia.[49]

No exame histopatológico são observados proliferação de fibroblastos com aumento do colágeno e depósito difuso de mucina na derme papilar e reticular superior.

O tratamento é pouco eficaz, sendo descrito o uso de melfalana, talidomida e imunoglobulina intravenosa.[50]

ESCLEREDEMA

O escleredema ou *Scleredema adultorum* de Buschke é uma doença rara do tecido conjuntivo caracterizada pelo endurecimento difuso e simétrico da porção superior do corpo em virtude do espessamento da derme e da deposição de mucina, que se inicia na face e pescoço, evoluindo para porção proximal de membros e tronco, poupando mãos e pés. Pode haver dificuldade de movimentação da boca, língua e faringe. Há relatos isolados de casos com envolvimento localizado, como região periorbital. Classicamente dividido em três tipos:

- Tipo 1: mulheres de meia-idade e crianças; precedido por febre, mal-estar e infecção de vias aéreas (geralmente estreptocócica); há endurecimento da região cervicofacial, tronco e porção proximal de membros superiores; a face é sem expressão e a abertura da boca e a deglutição são prejudicados pelo envolvimento da língua e faringe; geralmente se resolve em poucos meses.
- Tipo 2: mesmas alterações clínicas que o tipo 1, porém com início mais sutil, sem uma doença precedente e persiste por anos; mais associado a gamopatias monoclonais.
- Tipo 3: *scleredema diabeticorum;* tipicamente em homens obesos de meia-idade com diabetes insulino-dependente; o início é súbito e a doença persistente; eritema e induração do pescoço e dorso superior, com aspecto em casca de laranja.

Manifestações sistêmicas podem ocorrer nas três formas e incluem: serosite, disartria, disfagia, miosite, parotidite, anormalidades oculares (como oftalmoplegia) e cardíacas (como ICC). Exceto pela limitação de movimentos, geralmente causa pouca morbidade, porém pode ser fatal quando há envolvimento cardíaco.[51]

A fisiopatologia do escleredema envolve glicosilação irreversível do colágeno e resistência à degradação pela colagenase, levando ao acúmulo de colágeno. Estimulação excessiva pela insulina, dano microvascular e hipóxia podem aumentar a síntese de colágeno e mucina. Hipersensibilidade estreptocócica, injúria aos linfáticos e paraproteinemia também podem ter papel.

Tratamento geralmente é desnecessário nos casos pós-estreptocócica, pois são autolimitados. Regressão do escleredema associado ao diabetes ou a gamopatias monoclonais não é comum e não há tratamento específico eficaz. Relatos e séries de casos demonstraram resultados com UVA1, PUVA, UVB-nb, pulsoterapia com ciclofosfamida mais corticoides, ciclosporina, fator XIII, imunoglobulina intravenosa e *eletron beam*.[52]

AMILOIDOSE

A amiloidose resulta do acúmulo de material amiloide patogênico em diversos tecidos, a maioria dos quais consiste em agregados de proteínas mal dobradas. As classificações históricas da amiloidose se baseavam em características clínicas, enquanto a classificação moderna se baseia no tipo de material amiloide, pois isso permite uma melhor relação com a doença específica a cada material amiloide, sendo melhor para o monitoramento e o tratamento da doença. A forma associada à malignidade é a amiloidose de imunoglobulinas de cadeia leve (AL) (engloba a antiga amiloidose primária), relacionada a neoplasias de células B secretantes de imunoglobulinas, especialmente as neoplasias de células plasmáticas como o mieloma múltiplo e a macroglobulinemia de Waldenström. Menos frequentemente, a amiloidose associada à malignidade pode ser causada por excesso de proteínas de fase aguda (amiloide AA), como no carcinoma de células renais e nos linfomas de Hodgkin e não Hodgkin.[53]

As lesões cutâneas da amiloidose de imunoglobulinas de cadeia leve geralmente se iniciam por manifestações hemorrágicas, em decorrência do depósito de material amiloide na parede dos vasos, podendo ocorrer desde petéquias até grandes hematomas e hemorragias, com fenômeno de Koebner. Ao redor dos olhos podem ocorrer lesões equimóticas, conhecidas como sinal do guaxinim. A infiltração dérmica pelo material amiloide leva à formação de pápulas e nódulos macios e amarelados, em superfícies flexoras, face e mucosa oral, porém estes são incomuns, porque normalmente parecem hemorrágicos. A infiltração da pele também pode levar a aspecto esclerodermoide de face, mãos e pés. Raramente, lesões nodulares infiltrativas podem levar à tumefação e distorção. Macroglossia ocorre em muitos casos. Alopecia pode se desenvolver de modo difuso ou em placas. Distrofia ungueal é um achado usual, com leuconiquia, bandas, fragilidade e onicólise. Pacientes podem apresentar lesões traumáticas secundárias a neuropatia periférica.[54]

Outros órgãos tipicamente envolvidos incluem o coração (insuficiência cardíaca), rins (síndrome nefrótica com proteinúria, hipoalbuminemia e edema), sistema nervoso periférico, trato gastrointestinal e trato respiratório, mas pode afetar praticamente qualquer órgão.

O diagnóstico é feito por biópsia do tecido acometido corado por vermelho do Congo, demonstrando birrefringência verde-maçã. Testes séricos mais recentes permitem a detecção do amiloide de cadeia leve no sangue.

O tratamento geralmente é semelhante ao do mieloma múltiplo, sendo o transplante autólogo de células-tronco o tratamento de escolha (porém só é possível em cerca de 20% dos pacientes), seguido de melfalana. Os pacientes não candidatos ao transplante podem receber quimioterapia com regimes contendo ciclofosfamida-bortezomib-dexametasona ou daratumumab.[55]

XANTOGRANULOMA NECROBIÓTICO

É uma histiocitose não Langerhans, classicamente associada à paraproteinemia por discrasias de células plasmáticas ou desordens linfoproliferativas. Caracterizada por placas e nódulos xantomatosos que necrosam e ulceram, localizadas em região periorbitária, tronco superior e membros. Pode haver lesões ulceradas em mucosas, complicações oftalmológicas e acometimento de outros tecidos extracutâneos. Um consenso recente propôs critérios diagnósticos para o xantogranuloma necrobiótico, sendo necessária a presença de dois critérios maiores e um menor, na ausência de corpo estranho, infecção ou outra causa identificável:

- Critérios maiores: 1) pápulas, placas e/ou nódulos cutâneos geralmente amarelo-alaranjados; 2) exame histopatológico demonstrando granulomas de paliçada com infiltrado linfoplasmacítico com zonas de necrobiose. Características que podem também estar presentes são fendas de colesterol e células gigantes (de Touton ou tipo corpo estranho).
- Critérios menores: 1) paraproteinemia, discrasia de células plasmáticas e/ou outra desordem linfoproliferativa associada; 2) distribuição periorbitária das lesões cutâneas.

O tratamento carece de estudos controlados e randomizados, mas ótima taxa de resposta foi obtida com imunoglobulina intravenosa (100%), seguida de antimaláricos (80%), triancinolona intralesional (75%), cirurgia (75%), quimioterapia (67%) e lenalidomida ou talidomida (63%).[56]

CONSIDERAÇÕES FINAIS

O exame completo da pele do paciente deveria fazer parte de qualquer exame físico, porque ele pode fornecer informações importantes sobre o estado de saúde do paciente. O exame da pele pode revelar indícios de predisposição a malignidades e pode fornecer pistas importantes para o diagnóstico precoce de uma neoplasia. Uma abordagem multidisciplinar envolvendo o clínico, dermatologista, oncologista, geneticista, radiologista, entre outros, pode assegurar o melhor cuidado para os pacientes e, quando necessário, o devido aconselhamento e rastreio para pronta implementação de medidas preventivas ou de tratamento.

REFERÊNCIAS

1. Keller JJ, Fett NM, Morrison LH. Dermatology in the diagnosis of noncutaneous malignancy: Paraneoplastic diseases. Dermatol Clin. 2019 Oct;37(4):537-44.
2. Thiers BH, Sahn RE, Callen JP. Cutaneous manifestations of internal malignancy. CA Cancer J Clin. 2009 Mar-Apr;59(2):73-98.
3. Kubicka-Wolkowska J, Debska-Szmich S, Lisik-Habib M, Noweta M, Potemski P. Malignant acanthosis nigricans associated with prostate cancer: A case report. BMC Urol. 2014;14:88.
4. Rigel D, Jacobs M. Malignant acanthosis nigricans: a review. J Dermatol Surg Oncol. 1980;11:923-7.
5. Kaminska-Winciorek G, Brzezi_nska-Wcislo L, Lis-Swiety A, Krauze E. Paraneoplastic type of acanthosis nigricans in patient with hepatocellular carcinoma. Adv Med Sci. 2007;52:254-6.
6. Lenzner U, Ramsauer J, Petzoldt W, Meigel W. Acanthosis nigricans maligna. Case report and review of the literature. Hautarzt. 1998;49:41-7.
7. Ellis D, Kafka S, Chow J, Nanney LB, Inman WH, McCadden ME, et al. Melanoma, growth factors, acanthosis nigricans, the sign of Leser- Trelat, and multiple acrochordons. A possible role for alpha-

-transforming growth factor in cutaneous paraneoplastic syndromes. N Engl J Med. 1987;317:1582-7.
8. Koyama S, Ikeda K, Sato M, Shibahara K, Yuhara K, Fukutomi H, et al. Transforming growth factor alpha (TGF-alpha)-producing gastric carcinoma with acanthosis nigricans: an endocrine effect of TGF-alpha in the pathogenesis of cutaneous paraneoplastic syndrome and epithelial hyperplasia of the esophagus. J Gastroenterol. 1997;32:71-7.
9. Torley D, Bellus G, Munro C. Genes, growth factors and acanthosis nigricans. Br J Dermatol. 2002;147:1096-101.
10. Wilgenbus K, Lentner U, Kuckelkorn R, Handt S, Mittermayer C. Further evidence that acanthosis nigricans maligna is linked to enhanced secretion by the tumour of transforming growth factor alpha. Arch Dermatol Res. 1992;284:266-70.
11. Chung V, Moschella S, Zembowicz A, Liu V. Clinical and pathologic findings of paraneoplastic dermatoses. J Am Acad Dermatol. 2006;54:745-62.
12. Patel N, Spencer L, English J, Zirwas M. Acquired ichthyosis. J Am Acad Dermatol. 2006;55(4):647–56.
13. Flint G, Flam M, Soter N. Acquired ichthyosis – A sign of nonlymphoproliferative malignant disorders. Arch Dermatol. 1975;111:1446-7.
14. Rizos E, Milionis H, Pavlidis N, Elisaf M. Acquired ichthyosis: A paraneoplastic skin manifestation of Hodgkin's disease. Lancet Oncol. 2002;3:727.
15. RaBler F, Goetze S, Elsner P. Acrokeratosis paraneoplastica (Bazex syndrome) – a systematic review on risk factors, diagnosis, prognosis and management. J Eur Acad Dermatol Venereol. 2017;31(7):1119-36.
16. Medenica L, Gajic-Veljic M, Skiljevic D, Pesko P. Acrokeratosis paraneoplastica Bazex syndrome associated with esophageal squamocellular carcinoma. Vojnosanit Pregl. 2008;65:485-7.
17. Driessen C, van Rossum M, Blokx W, van Herpen C. Skin lesions in a patient with head and neck cancer. Neth J Med. 2013;71:481-5.
18. Zur RL, Shapero J, Shapero H. Pityriasis rotunda diagnosed in Canada: case presentation and review of the literature. J Cutan Med Surg. 2013 Nov-Dec;17(6):426-8.
19. Mirsky L, Watters K, Jafarian F. Chronic hyperpigmented scaly plaques. Pityriasis rotunda (PR). Arch Dermatol. 2012 Sep;148(9):1073-8.
20. Lefkowitz EG, Natow AJ. Pityriasis rotunda: A case report of familial disease in an american-born black patient. Case Rep Dermatol. 2016 Jan-Apr;8(1):71-4.
21. Pinos-León V, Núñez M, Salazar M, Solís-Bowen V. Pityriasis Rotunda and Hyperprolactinemia. Actas Dermosifiliogr. 2016 Jul-Aug;107(6):535-7.
22. Boyd A, Neldner K, Menter A. Erythema gyratum repens: A paraneoplastic eruption. J Am Acad Dermatol. 1992;26(5):757-62.
23. Eubanks LE, McBurney E, Reed R. Erythema gyratum repens. Am J Med Sci. 2001;321:302-5.
24. Rizos E, Milionis H, Pavlidis N, Elisaf M. Acquired ichthyosis: a paraneoplastic skin manifestation of Hodgkin's disease. Lancet Oncol. 2002;3:727.
25. Slee PH, van der Waal RI, Schagen van Leeuwen JH, Tupker RA, Timmer R, Seldenrijk CA, eta al. Paraneoplastic hypertricosis lanuginosa: Uncommon or overlooked? Br J Dermatol. 2007;157:1087-92.
26. Fariña M, Tarín N, Grilli R, Soriano ML, Sarasa JL, Requena L. Acquired hypertrichosis lanuginosa: case report and review of the literature. J Surg Oncol. 1998;68:199-203.
27. Schwartz RA. Sign of Leser-Trelat. J Am Acad Dermatol. 1996;35:88-95.
28. Cunha DG, Campos-do-Carmo G, Marujo JM, Verardino GC. Paraneoplastic Sweet's syndrome. An Bras Dermatol. 2018 Jul-Aug;93(4):576-8.
29. Raza S, Kirkland RS, Patel AA, Shortridge JR, Freter C. Insight into Sweet's syndrome and associated-malignancy: a review of the current literature. Int J Oncol. 2013;42:1516-22.
30. Franco M, Giusti C, Malieni D, Ferrario D, Galimberti G, Parra IH, et al. Sweet's syndrome associated with neoplasms. An Bras Dermatol. 2006;81:473-82.
31. Paydas S. Sweet's syndrome: a revisit for hematologists and oncologists. Crit Rev Oncol Hematol. 2013;86:85-95.
32. Callen JP, Wortmann RL. Dermatomyositis. Clin Dermatol. 2006;24:363-73.
33. Olazagasti JM, Baez PJ, Wetter DA, Ernste FC. Cancer risk in dermatomyositis: A meta-analysis of cohort studies. Am J Clin Dermatol. 2015;16:89-98.
34. Yang Z, Lin F, Qin B, Liang Y, Zhong R. Polymyositis/dermatomyositis and malignancy risk: A meta-analysis study. J Rheumatol. 2015;42:282-91.
35. Hill CL, Zhang Y, Sigurgeirsson B, Pukkala E, Mellemkjaer L, Airio A, et al. Frequency of specific cancer types in dermatomyositis and polymyositis: A population-based study. Lancet. 2001;357:96-100.
36. Ogawa-Momohara M, Muro Y, Mitsuma T, Katayama M, Yanba K, Nara M, et al. Strong correlation between cancer progression and anti-transcription intermediary factor 1gamma antibodies in derma-

tomyositis patients. Clin Exp Rheumatol. 2018;36(6):990-5.

37. Rogers A, Chung L, Li S, Casciola-Rosen L, Fiorentino D. Cutaneous and systemic findings associated with nuclear matrix protein 2 antibodies in adult dermatomyositis patients. Arthritis Care Res. 2017;69:1909-14.
38. Chen H, Peng Q, Yang H, Yin L, Shi J, Zhang Y, et al. Increased levels of soluble programmed death ligand 1 associate with malignancy in patients with dermatomyositis. J Rheumatol. 2018;45:835-40.
39. Mimouni D, Anhalt GJ, Lazarova Z, Aho S, Kazerounian S, Kouba DJ, et al. Paraneoplastic pemphigus in children and adolescents. Br J Dermatol. 2002;147:725-32.
40. Anhalt GJ. Paraneoplastic pemphigus. J Investig Dermatol Symp Proc. 2004;9:29-33.
41. Maldonado F, Pittelkow MR, Rya JH. Constrictive bronchiolitis associated with paraneoplastic autoimmune multi-organ syndrome. Respirology. 2009;14:129-33.
42. Czernik A, Camilleri M, Pittelkow MR, Grando SA. Paraneoplastic autoimmune multi-organ syndrome: 20 years after. Int J Dermatol. 2011;50:905-14.
43. Leger S, Picard D, Ingen-Houz-Oro S, Arnault JP. Prognostic factors of paraneoplastic pemphigus. Arch Dermatol. 2012;148:1165–72.
44. Chastain MA. The glucagonoma syndrome: a review of its features and discussion of new perspectives. Am J Med Sci. 2001;321:306-20.
45. John A, Schwartz R. Glucagonoma syndrome: a review and update on treatment. J Eur Acad Dermatol Venereol. 2016;30(12):2016-22.
46. Selmi C, Greenspan A, Huntley A, Gershwin ME. Multicentric reticulohistiocytosis: A critical review. Curr Rheumatol Rep. 2015;17(6):511.
47. Dispenzieri A, Kourelis T, Buadi F. POEMS syndrome: Diagnosis and investigative work-up. Hematol Oncol Clin North Am. 2018;32(1):119-39.
48. Jaccard A, Royer B, Bordessoule D, Brouet JC, Fermand JP. High-dose therapy and autologous blood stem cell transplantation in POEMS syndrome. Blood. 2002;99:3057-9.
49. Mori Y, Kahari VM, Varga J. Sclerodermalike cutaneous syndromes. Curr Rheumatol Rep. 2002;4:113-22.
50. Heymann WR. Scleromyxedema. J Am Acad Dermatol. 2007;57:890-1.
51. Beers WH, Ince A, Moore TL. Scleredema adultorum of Buschke: A case report and review of the literature. Semin Arthritis Rheum. 2006 Jun;35(6):355-9.
52. Keragala BSDP, Herath HMMTB, Janappriya GHDC, Dissanayaka BS, Shyamini SC, Liyanagama DP, et al. Scleredema associated with immunoglobulin A-κ smoldering myeloma: a case report and review of the literature. J Med Case Rep. 2019 May 14;13(1):145.
53. Koopman T, Niedlich-den Herder C, Stegeman CA, Thera PL, Bijzet J, Hazenberg BPC, et al. Kidney involvement in systemic calcitonin amyloidosis associated with medullary thyroid carcinoma. Am J Kidney Dis. 2017 Apr;69(4):546-9.
54. Silverstein SR. Primary, systemic amyloidosis and the dermatologist: Where classic skin lesions may provide the clue for early diagnosis. Dermatol Online J. 2005 Mar 1;11(1):5.
55. Gertz MA. Immunoglobulin Light Chain Amyloidosis: 2020 Update on Diagnosis, Prognosis, and Treatment. Am J Hematol. 2020 Apr 8.
56. Nelson CA, Zhong CS, Hashemi DA, Ashchyan HJ, Brown-Joel Z, Noe MH, et al. A multicenter cross-sectional study and systematic review of necrobiotic xanthogranuloma with proposed diagnostic criteria. JAMA Dermatol. 2020 Jan 15.

SEÇÃO IV

TRATAMENTO NÃO CIRÚRGICO DO CÂNCER DE PELE

CAPÍTULO 17

TRATAMENTO ALTERNATIVO DO CÂNCER DE PELE NÃO MELANOMA

Dolival Lobão Veras Filho

PONTOS-CHAVE

- A crioterapia é utilizada para diversas manifestações cutâneas, inclusive câncer de pele. Seu princípio básico é a destruição *in loco* do tumor por meio de queimadura provocada pelo nitrogênio líquido. Reúne técnicas específicas para determinadas lesões.
- Terapia fotodinâmica (PDT) é uma técnica alternativa específica para pré-câncer e determinados cânceres cutâneos superficiais. A absorção do insumo utilizado permite a destruição seletiva das células que o absorvem. O procedimento quando lançado exigia aparelhos que emitiam radiação que promovia a morte celular, atualmente, em alguns casos utiliza-se a radiação solar.
- Fluorouracil (5FU) é uma prática terapêutica utilizada há muitos anos no tratamento de pré-câncer e alguns cânceres superficiais. De fácil realização e baixo custo, constitui até hoje a primeira indicação para determinados casos
- Mebutato de ingenol (Picato®) foi desenvolvido para tratamento de ceratoses actínicas e substitui o 5FU, porém não mostrou grande aceitação, provavelmente pelo seu maior custo. A grande vantagem diante do concorrente é permitir um tratamento mais célere.

INTRODUÇÃO

Anualmente, são diagnosticados um pouco mais de 600 mil casos de câncer no Brasil. Destes, a pele responde por cerca de 32%, liderando assim o *ranking* oncológico. O padrão-ouro de tratamento dessas neoplasias é sem dúvida nenhuma a cirurgia.

Na existência de alguma dificuldade ou impedimento dessa prática, como coagulopatias, localização anatômica difícil, alergias ou até falta de destreza cirúrgica, podemos lançar mão de alguns métodos alternativos: criocirurgia,[1] terapia fotodinâmica (TFD), radioterapia e terapias tópicas antineoplásicas e imunológicas podem ser utilizados desde que sigam os protocolos e respeitem o bom senso, como, por exemplo, não recomendar crioterapia[2] em melanodérmicos, terapia fotodinâmica em câncer basocelular, nem 5FU em tumores pigmentados. É fundamental também frisar a importância de se ter um diagnóstico firmado.

CRIOTERAPIA[2]

Procedimento cirúrgico, no qual é utilizado o nitrogênio líquido (N_2) como artifício, visando à destruição controlada e remoção de tecido. O desenvolvimento dessa prática se dá por meio de experimentação clínica e observação dos efeitos do frio sobre a pele.

O N_2, cujo estado de ebulição se encontra a -190ºC, é retirado do contêiner (Figura 1) e colocado no aparelho criocirúrgico (Figura 2), dando então início à operação.

Técnicas de utilização

Técnica do spray aberto

Na técnica do spray aberto (Figura 3), o N_2 é aspergido sobre a lesão previamente demarcada com caneta, respeitando-se uma margem de segurança mínima. Após a lesão estar totalmente branqueada, conta-se o tempo de congelamento que deve ser próprio para cada tipo de lesão. Como regra

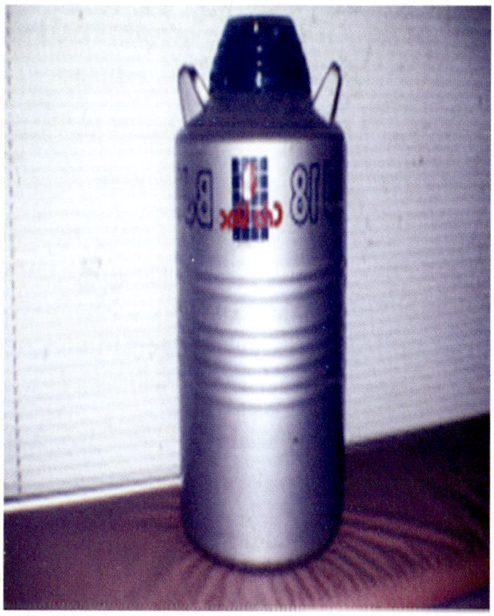

FIGURA 1 Contêiner.

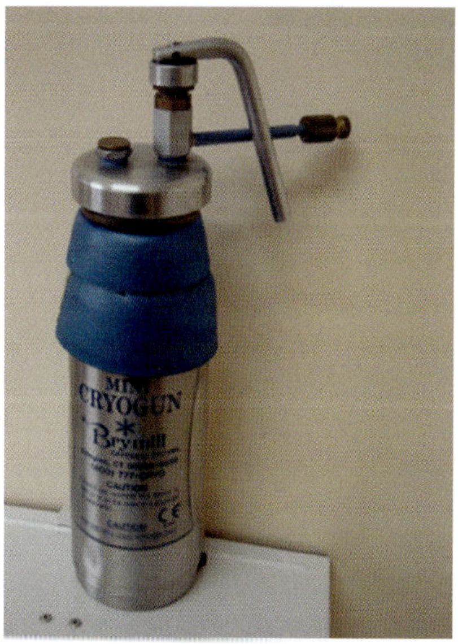

FIGURA 2 Aparelho criocirúrgico.

prática costuma-se aplicar um ciclo para lesões benignas e dois para lesões malignas. A distância de saída do N_2 até a lesão deve ser de no máximo 1 cm.

Em algumas situações, podemos envolver a lesão por um cone vazado nas suas duas extremidades (Figura 4). Esse artifício permite conter o N_2, evitando assim o espalhamento na pele sã, vizinha. Alguns estudos mostraram que agindo assim o tempo de congelamento necessário reduz-se pela metade em relação à técnica clássica.

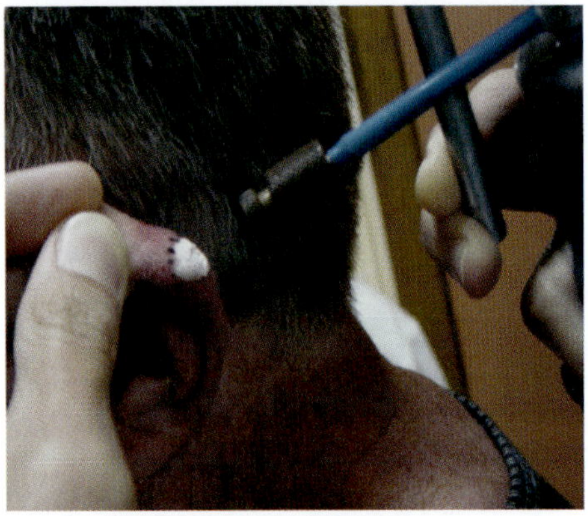

FIGURA 3 Técnica do spray aberto.

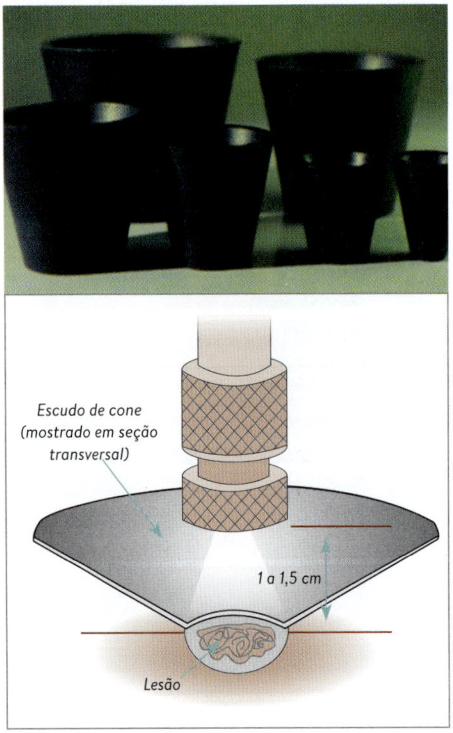

FIGURA 4 Usando o cone.

Técnica do spray fechado

Na técnica do spray fechado (Figura 5), utiliza-se uma ponteira que é continuamente refrigerada e entra em contato direto com a lesão pressionando-a, provocando assim o esvaziamento sanguíneo e o colabamento das paredes vasculares, provocando com mais efetividade a crionecrose desejada.

Essa técnica é mais indicada para lesões vasculares.

Indicações

Benignas: angiomas, cisto mixoide, cromomicose, granuloma piogênico, verruga, queloide, nevo verrucoso, poroqueratose e molusco contagioso.

Malignas: câncer basocelular (Figura 6), câncer epidermoide, doença de Bowen, doença de Queirat, leucoplasias, sarcoma de Kaposi, lentigo maligno e melanoma (metástase-cosmética).

Contraindicações

Como contraindicações podemos citar crioglobulinemia, criofibrinogenia, urticária ao frio e uso em extremidades de diabéticos.

Complicações

Temporária: dor, bolhas, edema, hemorragia e infecção.

Permanente: defeito tecidual com retração, recidiva, hiper e hipopigmentação, acromia e alopecia.

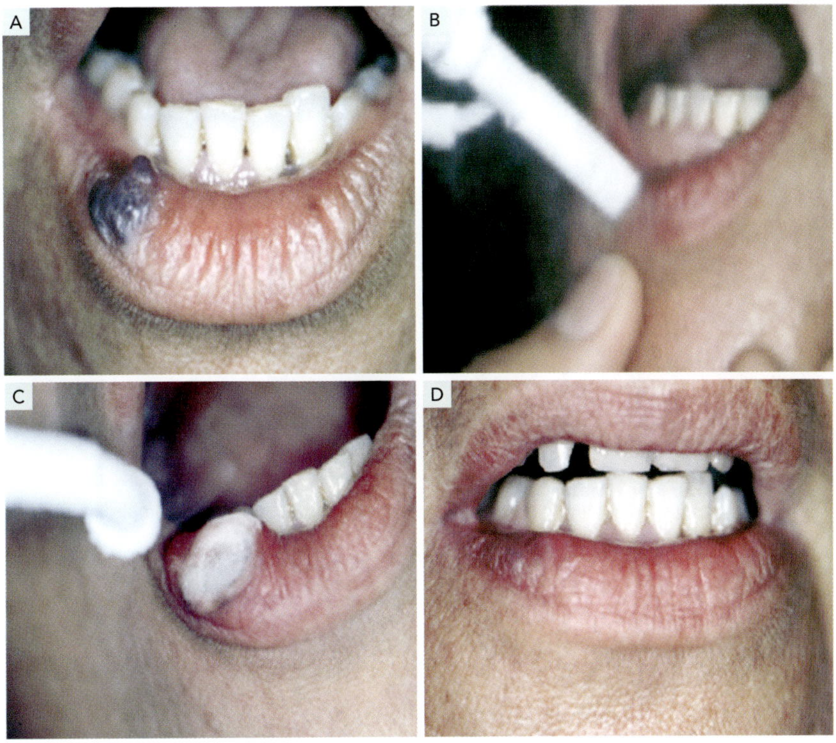

FIGURA 5 Técnica do spray fechado.

Vantagens

- Custo baixo (realização no consultório).
- Agilidade do procedimento.
- Anestesia opcional.
- Utilização inclusive na gravidez.

TERAPIA FOTODINÂMICA (TFD)

Definição

É um procedimento em que é utilizado o aminolevulinato de metila (MAL), que é um éster metilado do ácido aminolevulínico (ALA).[3] Esse insumo, ao ser ativado por uma luz de um comprimento de onda específico, promove seletivamente a morte das células-alvo.

Mecanismo de ação

A fotossensibilização na célula cutânea que desejamos atingir é o resultado da conversão metabólica do MAL em porfirinas fotoativas (PAPs), particularmente a protoporfirina IX sensível à luz (PpIX), que em contato com as células lesionadas torna-as extremamente sensíveis à luz.

Essa seletiva ação nas células lesionadas é resultado da maior permeabilidade de superfície alterada dos seus queratinócitos já danificados, e das propriedades lipofílicas do MAL.

Técnicas de utilização

O MAL veiculado em um creme é aplicado sobre a lesão, que sofreu uma prévia e leve curetagem. Toda a região é ocluída por papel alumínio por um período de 3h,

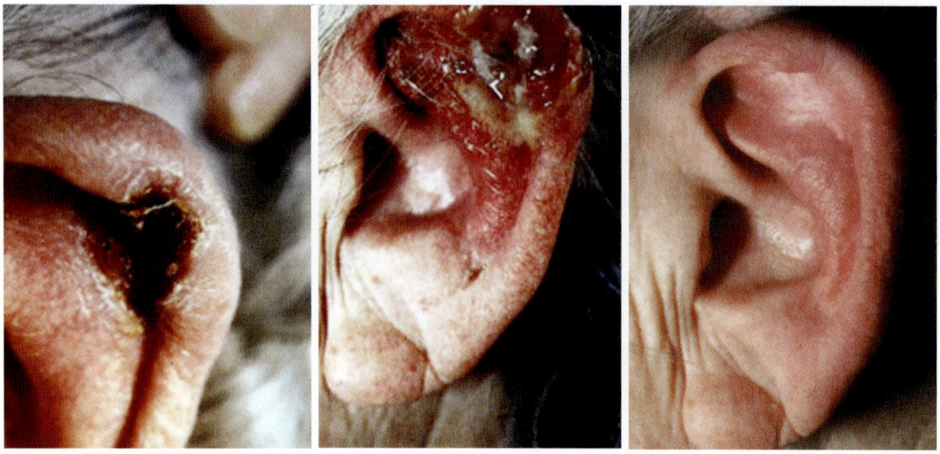

FIGURA 6 Sequência do tratamento em paciente com câncer basocelular com impedimento de tratamento cirúrgico.

quando então é descoberta e submetida a ação da luz vermelha. Nesse momento as porfirinas fotoativas (PAPs) produzem uma ação fotodinâmica liberando oxigênio atômico, que é citotóxico.

Nas lesões mais superficiais atualmente se utiliza a PDT *day light*.

A diferença entre a PDT convencional e a PDT *day light* é que nessa última utiliza-se a luz do dia como fotoativador (luz visível). Aqui, antes da exposição ao ar livre e na sombra é necessária a aplicação de um fotoprotetor químico (orgânico) que permita a ação da luz visível, mas bloqueie os raios ultravioleta (RUV).

A vantagem dessa técnica em oposição à PDT convencional é que nela as porfirinas são ativadas mais lentamente e não repentinamente como na PDT de luz vermelha (convencional). Essa é a explicação de ausência de dor na PDT *day light*. Outra grande vantagem é prescindir da lâmpada, o que torna o procedimento menos oneroso e mais prático, levando a maiores satisfação e conforto do paciente e do médico assistente.

Indicações

A PDT *day light* é indicada para as ceratoses actínicas leves e não pigmentadas principalmente em face e couro cabeludo. Já para ceratoses mais profundas e para os cânceres basocelulares superficiais e as doenças de Bowen, indica-se a PDT convencional.

Como contraindicações mais comuns pode-se citar dor local (PDT convencional), aumento da lacrimação, cefaleia, irritação na pele e reações de fatossensibilidade. O custo alto do procedimento deve ser ponderado.

Resultado final

Diversos estudos australianos, norte-americanos e europeus ultrapassam em 70% o nível de satisfação com o resultado final. Em relação a outras opções terapêuticas, a PDT tem grande vantagem de ser tratamento de aplicação única, ou no máximo repetida após três meses (Figura 7).

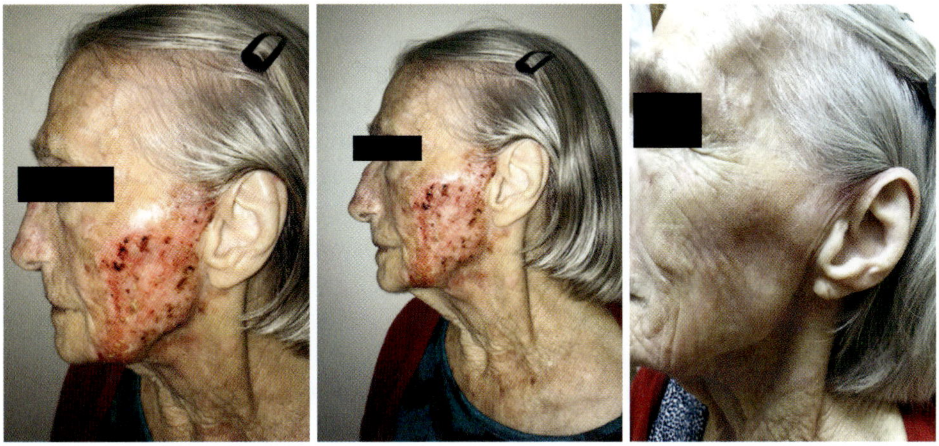

FIGURA 7 Evolução da terapia fotodinâmica em paciente com doença de Bowen.

FLUOROURACIL (5FU)

É um antimelabólito cuja ação é baseada no bloqueio do sistema enzimático atuando no DNA celular, por meio de aplicações tópicas, sem haver comprometimento sistêmico.

Mecanismo de ação

O 5FU age na síntese do DNA e formação do RNA provocando um desiquilíbrio no crescimento celular, levando à morte da célula. Esses efeitos são mais marcantes nas células que crescem rapidamente, daí o seu efeito seletivo nessas células.

Modo de apresentação e utilização

É veiculado em um creme acondicionado em bisnagas de 30 g.

Deve ser aplicado sobre toda a área lesada, de preferência à noite por aproximadamente três semanas. Apesar de ser um quimioterápico o, 5FU não provoca efeitos adversos sistêmicos, acarretando, no entanto, grande irritação local durante o tratamento. A região tratada torna-se bastante fotossensível, sendo vedada exposição ultravioleta durante o tratamento e algumas semanas após.

O resultado final é esteticamente bem aceitável, mas pode haver necessidade de novas intervenções, principalmente quando não se tratou o campo de cancerização.

Indicações

Sua principal indicação é para carcinoma basocelular superficial, ceratoses actínicas e doença de Bowen.

O baixo custo é um grande aliado na escolha terapêutica.

MEBUTATO DE INGENOL (PICATO®)[4,5]

É um quimioterápico para ser usado topicamente em pacientes com ceratose actínica não hipertrófica.

Mecanismo de ação

O mecanismo de ação do mebutato de ingenol (MI) no tratamento das ceratoses actínicas[6] ainda não está bem caracterizado, porém modelos *in vivo* e *in vitro* têm mostrado um mecanismo duplo que inclui:

- Indução de morte celular na área tratada. O alvo são células não diferenciadas que se encontram em proliferação.
- Promoção de uma resposta inflamatória com infiltração de neutrófilos e outras células imunocompetentes.

Posologia e método de administração

O produto é distribuído em duas apresentações:

- embalagem com três unidades, contendo 150 mg cada e acondicionadas em bisnagas laminadas de 47 g. Indicado para utilização em face e couro cabeludo, durante três dias seguidos.
- embalagem com duas unidades contendo 500 mg em cada uma em bisnagas laminadas de 47 g. Indicado para utilização em tronco e membros durante dois dias seguidos.

Administra-se aplicando sobre a área lesada o gel retirado da bisnaga; todo o seu conteúdo deve ser usado imediatamente. A quantidade disponível cobre uma área de 20 cm^2.

Após a aplicação são esperadas reações cutâneas tais como eritema, descamação e até formação de bolhas. Essas alterações

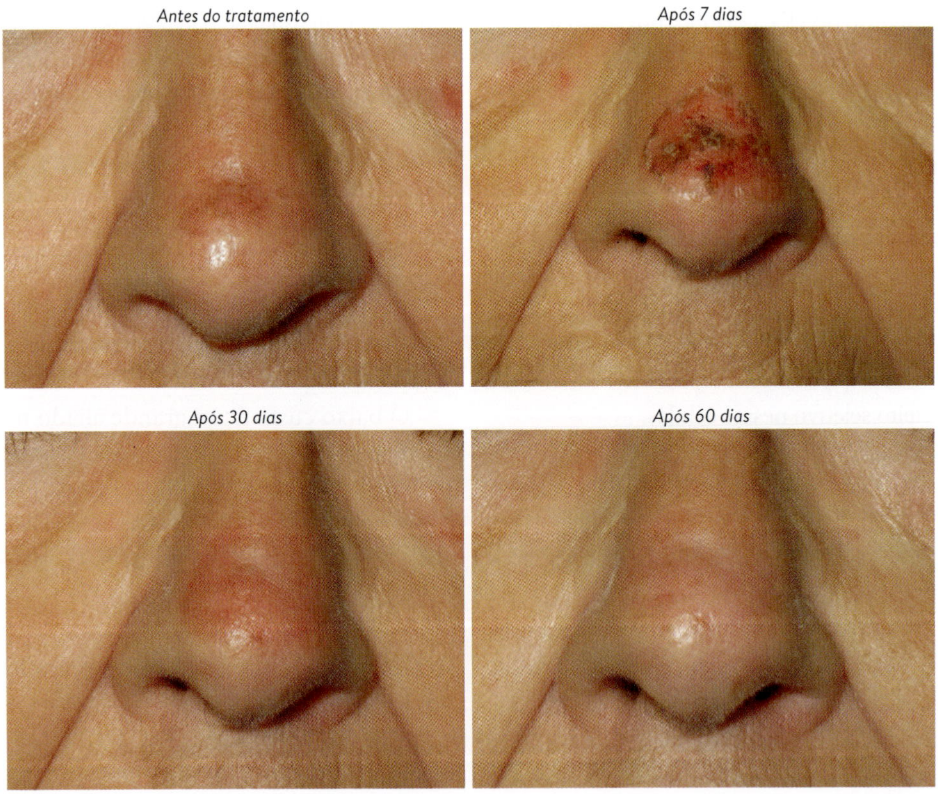

FIGURA 8 Ceratose actnínica no dorso nasal.

têm seu ápice em dois dias após a aplicação e permanecem uma semana após a conclusão do tratamento.

Vantagens e desvantagens

A grande vantagem perante outros tópicos com a mesma indicação é o curto espaço de tempo de tratamento, e a desvantagem é o alto custo. Atualmente não está disponível no Brasil, tendo sua distribuição descontinuada em 2019.

IMIQUIMODE

O imiquimode é um imunoterápico tópico usado para tratamento do carcinoma basocelular,[8] doença de Bowen, ceratoses actínicas e também para verrugas anogenitais.

Parece existir um receptor de membrana para o imiquimode em algumas células imunológicas e pode constituir uma ótima opção terapêutica em determinados casos.

O produto se apresenta em forma de creme que é armazenado em sachês e deve ser utilizado imediatamente após sua abertura. Cada embalagem disponibiliza 12 sachês.

É aplicado sobre a lesão com a ponta dos dedos, que devem ser em seguida lavados com água abundante e sabão.

Mecanismo de ação

É um modificador da resposta imunológica. Sua ação visa a tornar o sistema imunológico reativo às células tumorais, levando à sua destruição. Nesse processo não há necessidade de qualquer ativação do produto por radiação ultravioleta.

Indicações e modo de utilização

Indicado para carcinoma basocelular superficial, ceratoses actínicas e alguns cânceres epidermoides. Pode ser usado também para tratamento do HPV.

Nos cânceres basocelulares deve ser aplicado sobre a lesão cinco vezes/semana. Recomenda-se utilização por seis semanas.

Nas ceratoses actínicas sugere-se o uso por 12 semanas em dias alternados.

Como nos fármacos anteriores o tratamento é acompanhado por grande inflamação local, até com formação de bolhas. O resultado estético final é bem aceitável.

DICLOFENACO

Pertence ao grupo farmacológico dos anti-inflamatórios não esteroides. Trata-se de um gel que é aplicado duas vezes/dia sobre a pele lesada por um período de dois a três meses. É indicado para ceratoses actínicas superficiais e não é dispensado no Brasil.

CONSIDERAÇÕES FINAIS

O câncer de pele é o mais incidente no mundo, apresentando, segundo a Organização Mundial de Saúde (OMS), entre 2 e 3 milhões de casos anualmente.

No Brasil ele representa cerca de 32% do total de cânceres diagnosticados por ano.

As estimativas do Inca para o triênio 2020/2022 indicam 625.000 casos de câncer/ por ano e a pele responderá por 176.930.[8]

Didaticamente dividimos o câncer de pele em melanoma, menos incidentes, mas com grande letalidade; e não melanoma que raramente é letal, mas provoca grandes deformações locais. Representa cerca de 95% dos casos.

O tratamento do melanoma a princípio é sempre cirúrgico. O não melanoma, quando possível, também deve seguir essa linha, porém existem hoje outras opções terapêuticas que podem ser acionadas desde que haja critérios para tal.

REFERÊNCIAS

1. Kuflik EG, Gage AA. Cryosurgical treatment for skin cancer. New York: Gaku-Shoim Medical Pub; 1990.
2. Dawber R, Colver G, Jackson A. Crioterapia cutânea – princípios e prática. 2. ed. São Paulo: Manole, 1999.
3. Gardlo K, Ruzicka T. Metvix (PhotoCure). Curr Opin Investig Drugs. 2002 Nov;3(11):1672-8. PMID: 12476972.
4. Azulay RD. Dermatologia. 3. ed. Rio de Janeiro: Guanabara Koogan; 2004.
5. Bula Picato® – LEO Pharma. Disponível em: http://araujo.vteximg.com.br/arquivos/ids/3737031/Bula-00000000503436.pdf.
6. Lebwohl M, Shumack S, Gold LS, Melgaard A, Larsson T, Tyring SK. Long-term follow-up study of ingenol mebulate gel for the treatment of actinic keratoses. JAMA Dermato. Jun 2013;149(6):666-70.
7. Schulze HJ,Cribier B, Requena L, Reifenberger J, Ferrándiz C, GarciaDiez A, et al. Imiquimod 5% cream for the treatment of superficial basal cell carcinoma: results from a randomized vehicle-controlled phase III study in Europe. Br J Dermatol. 2005;152(5):939-47.
8. Instituto Nacional do Câncer (Brasil) – Estimativas 2020-2022. Incidência de Câncer no Brasil. Rio de Janeiro: Inca; 2020.

CAPÍTULO 18

RADIOTERAPIA EM CÂNCER DE PELE

Lilian Faroni

PONTOS-CHAVE

- O câncer de pele não melanoma é um tumor frequente, muitas vezes subnotificado no Brasil.
- Radioterapia é um tratamento que usa a radiação ionizante, seja com teleterapia (fótons/elétrons) ou braquiterapia.
- As técnicas atuais de radioterapia evoluíram, tornando-se um tratamento cada vez mais efetivo e com baixos índices de efeitos colaterais.
- A radioterapia pode ser usada como tratamento exclusivo, adjuvante à cirurgia, em cadeias de drenagem e nos cuidados paliativos.

INTRODUÇÃO

Os cânceres de pele não melanomas são os tumores mais frequentes no Brasil, correspondendo a 33% de todo diagnóstico de neoplasia. Para 2020, são esperados cerca de 176.930 casos,[1] sendo que esse número é subestimado, já que milhares de pacientes não serão diagnosticados. Apesar de serem os mais frequentes, possuem baixa mortalidade, porém, se não tratados a tempo, podem ocasionar defeitos e sequelas aos pacientes.

Já os melanomas correspondem a 3% de todas as neoplasias de pele, sendo esperados para 2020 cerca de 8.450 casos.[1] O prognóstico é pior quando comparados aos não melanomas, mas o diagnóstico precoce é fundamental para reduzir riscos de disseminação da doença.

Até 60% dos pacientes com algum tipo de neoplasia farão radioterapia em algum momento de sua doença. No entanto, mais de 100 mil pacientes morrem por ano sem ter acesso a essa modalidade de tratamento no Brasil, segundo o Relatório Censo Radioterapia, do Ministério da Saúde (2019).[2] Acrescenta-se à falta de acesso a defasagem tecnológica, a má distribuição geográfica, as técnicas bidimensionais, a mão de obra desqualificada, entre outras limitações.

HISTÓRIA

As radiações estão presentes nas mais variadas formas, sejam elas terrestres (naturais: desde o solo, água, gases, luz visível, radiação ultravioleta; e artificiais: através de televisores, celulares, micro-ondas) ou cósmicas (p. ex., solar).

Os raios X, radiação eletromagnética não particulada, foram descobertos em 1985 pelo físico alemão W. Roentgen. Mesmo sendo algo recente e ainda pouco compreendido, foram utilizados pela primeira vez com finalidade terapêutica já no ano seguinte pelo médico americano Emil Grubbe. Ele tratou dois pacientes, um com câncer de mama e outro com lúpus, posicionando o tubo de raios catódicos de Crookes quase em contato direto com as lesões. A exposição diária era de aproximadamente uma hora, e folhas de chumbo eram usadas como colimadores para proteção das áreas saudáveis. Esses pacientes acabaram falecendo aproximadamente um mês após o início do tratamento (carcinose sistêmica e trauma), o que limitou as conclusões iniciais do tratamento.

Paralelamente, em 1901, Becquerel, Marie e Pierre Curie estudavam o fenômeno da radioatividade por meio de processos de desintegração ou decaimento natural de fontes naturais (rádio) e seus efeitos biológicos, com propriedades semelhantes aos raios X, e eles então também começaram a ser usados na medicina, quando um tubo de rádio fornecido pelos Curies foi utilizado no Hospital St. Louis, em Paris, para tratar um paciente com lúpus, marcando o início da radioterapia de contato – braquiterapia.

Durante as décadas seguintes a radioterapia passou por grandes avanços clínicos, técnicos e tecnológicos, permitindo tratamentos cada vez mais avançados, e com o maior conhecimento radiobiológico e melhor entendimento dos mecanismos da ação da radiação nos tecidos foram possíveis grandes avanços na modalidade, bem como melhor e maior controle e prevenção de efeitos adversos.

PRINCÍPIOS DE RADIOBIOLOGIA[3]

As radiações são produzidas por processos de ajustes que ocorrem no núcleo ou nas camadas eletrônicas dos átomos, ou pela interação de outras radiações ou partículas com o núcleo ou com a camada eletrônica do átomo.

A Radiobiologia é a ciência que estuda os efeitos biológicos da radiação nos tecidos, e fornece o racional para o tratamento e para a diversidade de fracionamentos utilizados. Inicialmente foi estudada *in vitro* em culturas celulares e em modelos *in vivo*, e, posteriormente, com base em relatos e estudos em humanos em acidentes/eventos nucleares historicamente reportados: Hiroshima e Nagasaki (1945), Chernobyl (1986), Goiânia (1987), Fukushima (2011), entre outros.

Em um tecido irradiado, ocorrem inicialmente dois tipos de efeitos biológicos: a quebra direta do DNA por lesão direta em sua estrutura por meio da passagem de radiação (energia ou partículas), e o efeito indireto, em que a radiação provoca a quebra da molécula de água presente nos tecidos, gerando radicais livres capazes de oxidar e causar dano indireto ao DNA. Este último corresponde a ⅔ do efeito da radioterapia nos tecidos humanos. O dano ao DNA, seja ele direto ou indireto, leva a célula à morte clonogênica, ou seja, a célula perde sua capacidade reprodutiva, sendo esse o objetivo do tratamento.

O oxigênio presente nos tecidos permite a fixação do dano ao DNA, dificultando, assim, seu reparo, aumentando as taxas de resposta até atingir um platô. Dessa forma, parte do efeito radiobiológico pode ser potencializado com a oxigenação dos tecidos, entretanto, estudos em que se tentaram transfusões sanguíneas para atingir níveis mais elevados de hemoglobina ou tratamentos com hiperoxigenação suplementar ou hiperbárico mostraram resultados discrepantes. Recente revisão da Cochrane mostrou que existem evidências de que a respiração de oxigênio sob pressão elevada pode melhorar a mortalidade e reduzir o crescimento de tumores nos cânceres de cabeça e pescoço, mas à custa de maiores efeitos colaterais.[4] Os tumores sólidos, principalmente aqueles mais volumosos, apresentam regiões com gradientes de oxigenação diferentes, na dependência da distância da rede vascular, exibindo regiões oxigenadas, hipóxicas e anóxicas, apresentando, dessa forma, maior ou menor radiossensibilidade ao dano causado pela radiação. A reoxigenação das porçoes hipóxicas ao longo do tratamento fracionado permite maior sensibilização das células ao dano radioinduzido e, por conseguinte, maior taxa de morte celular.

Da mesma forma em que a célula tumoral sofre o efeito da radiação, o tecido saudável é inerentemente afetado, e pode também levar à morte celular com os indesejados efeitos de toxicidade aos tecidos sadios. Isso pode ser parcialmente contornado por meio de tratamentos mais conformacionais, em que se expõe o tecido saudável, ou "órgãos de risco", à menor dose em relação ao tecido tumoral. Outro mecanismo é o fracionamento, em que, entre uma fração e outra do tratamento, o tecido saudável mantém mecanismos intactos de reparo ao dano de DNA (recombinação homóloga, recombinação não homóloga) e pode ser reparado mais eficientemente por esses mecanismos permitindo sua repopulação, enquanto no tecido tumoral esses mecanismos já são em parte inativados ou defeituosos.

A finalidade do tratamento pode ser curativa ou paliativa, de forma única ou combinada, antes (neoadjuvante) ou após cirurgia (adjuvante). A radioterapia neoadjuvante tem o intuito de reduzir o volume tumoral e propiciar melhor ressecabilidade, e quando usada de forma adjuvante, objetiva otimização do controle locorregional da doença e/ou sobrevida.

A quimioterapia sistêmica pode atuar como radiossensibilizante, auxiliando na fixação do dano ao DNA, potencializando, assim, os efeitos terapêuticos e também efeitos colaterais aos tecidos sadios.

RADIOTERAPIA E TÉCNICAS DE TRATAMENTO

A radioterapia externa pode ser realizada por meio de diferentes técnicas. Historicamente utilizavam-se aparelhos com produção de irradiação gama por bombas de cobalto, em que a dosagem era definida pela atividade da fonte de acordo com sua meia--vida e calculada pelo tempo de exposição da paciente ao campo determinado pela blindagem da fonte. Atualmente, no Brasil, ainda existem 20 aparelhos de cobalto em atividade, de acordo com o último censo realizado pelo Ministério da Saúde (2018).

A radiação utilizada atualmente na grande maioria dos serviços de radioterapia é produzida em aceleradores lineares (AL), que produzem e aceleram elétrons que ao se chocarem com uma placa de tungstênio originam raios X (radiação eletromagnética). A energia dos raios X produzidos (4 a 15 MeV) supera em milhares de vezes a energia dos raios X diagnósticos (80 KeV). Os raios X produzidos nos AL são direcionados ao isocentro de tratamento, posicionado normalmente no centro da região ou tumor a ser tratado. Nos casos de tumores muito superficiais, retiramos a placa de tungstênio e utilizamos diferentes energias de elétrons, que, diferentemente dos fótons, tem uma queda mais brusca de energia, ocasionando menos dose em tecidos profundos e com isso menos efeitos colaterais. O tratamento ocorre em dias úteis, em esquemas variados, podendo variar de uma a sete semanas, com cada sessão durando aproximadamente 15 minutos.

Pode ser combinado ou não com complementação de dose com braquiterapia, técnica em que há a inserção de fontes radioativas através de cateteres posicionados diretamente na pele. A frequência das aplicações pode ser realizada de uma a duas vezes por semana, e são necessárias geralmente quatro a seis aplicações. No Brasil todos os equipamentos em funcionamento atualmente são de alta taxa de dose (HDR), utilizando fontes de irídio 192.

O planejamento do tratamento inicia-se com a aquisição de imagens do paciente, por meio de tomografia computadorizada (TC) – planejamento 3D, no qual o médico radio-oncologista delimita as estruturas-alvo de tratamento, bem como os órgãos de risco adjacentes. Os volumes a serem definidos compreendem o tumor grosseiro visível (GTV, *gross tumor volume*), o volume de doença clínica provável (CTV, *clinical tumor volume* – volume de doença linfonodal e margem do tumor grosseiro visível), e finalmente o volume de tratamento (PTV, *planning tumor volume*, que corresponde a uma margem adicional de segurança que leva em consideração a movimentação do paciente) e também considera as técnicas de imobilização e de planejamento e entrega de doses disponíveis.

TOXICIDADES DO TRATAMENTO E MANEJO

A exposição do tecido saudável à radiação é limitada de acordo com as doses máximas toleradas disponíveis para consulta, com a finalidade de minimizar as toxicidades do tratamento (Emami[5] e Quantec[6]). Os efeitos colaterais do tratamento podem ocorrer tanto agudamente quanto tardiamente, a depender dos volumes de órgãos de risco irradiados e da distribuição das doses nesses órgãos, que devem ser as menores tanto quanto possíveis, seguindo os princípios Alara (*as low as reasonably achievable*). As toxicidades mais comuns ao tratamento de radioterapia/braquiterapia devem ser graduadas conforme Common

Terminology Criteria of Adverse Events (CTCAE) para adequado manejo de sintomas, que inclui desde orientações básicas de cuidados locais, prevenção à exposição solar, higiene, até suspender temporariamente o tratamento ou manejo sintomático em regime hospitalar.

Toxicidades agudas

- Pele: radiodermite – hiperemia cutânea ou descamação seca em regiões de dobras, podendo evoluir para dermatite confluente e úmida, ou ulcerações (Tabela 1).

Toxicidades crônicas

- Pele: telangiectasias, hipercromia, hipocromia, alopecia no local irradiado, necrose, atrofia, osteorradionecrose.

Manejo das toxicidades e orientações ao paciente

- Todo paciente em tratamento de radioterapia deve ter consultas semanais com o médico radio-oncologista para manejo dos sintomas.
- Existem cremes específicos para amenizar a radiodermite, todos à base de trolamina ou aloe vera, compressas com camomila e em alguns casos há indicação de tratamento limitado com uso de corticosteroides tópicos profiláticos e/ou terapêuticos.
- Recomenda-se limitação à exposição solar durante e após o tratamento (em média três meses).

PLANEJAMENTO DE RADIOTERAPIA

Radioterapia externa

- TC de simulação (fusão de imagem com RM ou PET-CT se disponíveis);
- técnica tridimensional conformacional ou IMRT/VMAT se disponível no serviço.

Braquiterapia

- Inserção dos cateteres sob sedação (Figura 1);
- Se braquiterapia de contato, cortar do tamanho apropriado para a lesão a ser tratada;
- Realização de TC de simulação (planejamento 3D).

TABELA 1 Graus de radioepitelite segundo a classificação do Radiation Therapy Oncology Group (RTOG)[7]

Grau 1	Grau 2	Grau 3	Grau 4
Eritema, pequenas áreas não confluentes de descamação seca	Eritema, áreas confluentes de descamação seca; edema moderado	Eritema, áreas de descamação úmida; pele suscetível a sangramento de um pequeno trauma	Úlcera, necrose, risco de infecção grave; risco de hemorragia; necessidade de debridamento local
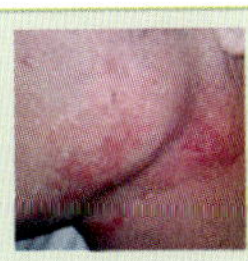	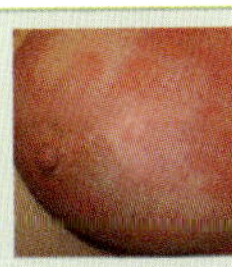	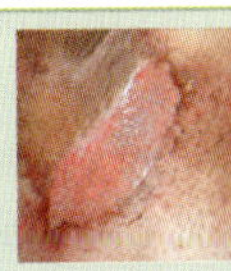	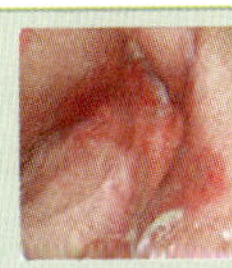

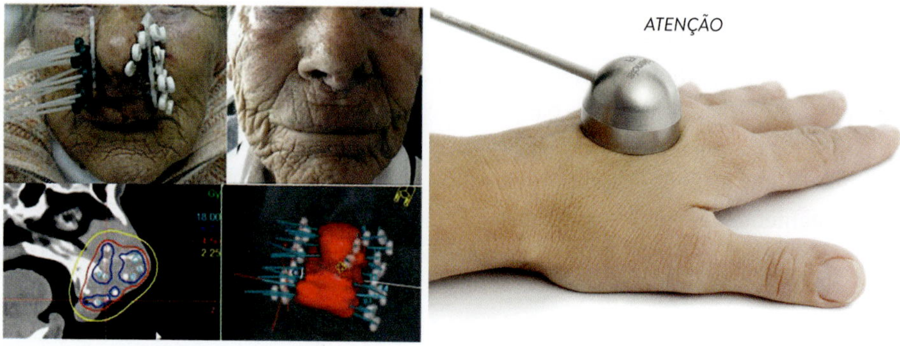

FIGURA 1 Aplicadores de braquiterapia.

TIPOS HISTOLÓGICOS ESPECÍFICOS[8]

Carcinoma basocelular e CEC[9]

A radioterapia raramente é a primeira opção terapêutica nesses casos, sendo usada com mais frequência em tumores recidivados, ou em regiões em que a cirurgia seria mutiladora, ou em pacientes com comorbidades clínicas que não permitam sedação, em casos de tumores com essa indicação cirúrgica.

Os resultados de controle local são excelentes, com tumores T1 chegando a 98%, T2 a 80% e T3 a 50%.

Indicações de radioterapia

- Lesões centrais na face maiores que 5 mm (especialmente lábios, nariz e pálpebras;
- Lesões maiores que 2 cm de couro cabeludo, testa e pavilhão auricular, onde o defeito estético seria pior com cirurgia;
- Margens positivas após ressecção:
  - 1/3 dos basocelulares recorrem se margem lateral exígua e até 50% em casos de margem profunda positiva;
  - 50% dos carcinomas escamosos recidivam se qualquer margem exígua ou positiva, sendo comum recidiva com linfonodomegalias positiva – portanto, se for margem positiva uma nova ressecção ou radioterapia de resgate deve ser oferecida de forma imediata.
- Radioterapia adjuvante:
  - basocelular com margem positiva sem possibilidade de nova ressecção;
  - CEC com margem positiva;
  - recidiva precoce após margem livre;
  - invasão neural;
  - invasão musculoesquelética;
  - invasão de osso e/ou cartilagem;
  - CEC de parótida.
- Contraindicações relativas:
  - idade menor que 50 anos (alterações estéticas da radioterapia podem piorar ao longo dos anos, além de risco de segundo primário);
  - ocupação com muita exposição ao sol;
  - pacientes imunodeprimidos com CD4 < 200;
  - cartilagem e/ou osso expostos;
  - necrose de pele.

Doses

- Tumores menores que 2 cm: 51 Gy em 17 frações (3 Gy/dia);

- Tumores maiores que 2 cm (sem envolvimento de cartilagem): 50 Gy em 20 frações (2,5 Gy/dia);
- Tumores de qualquer tamanho com envolvimento de cartilagem: 50 Gy em 20 frações (2,5 Gy/dia) ou 66 Gy em 33 frações (2 Gy/dia – mais recomendado);
- Pálpebra:
  - radioterapia é muito efetiva em tumores de até 2 cm;
  - pode ocorrer conjuntivite, que melhora em duas a três semanas;
  - colírios lubrificantes ajudam no prurido;
  - doses de acordo com o tamanho (51 Gy em 17 frações em tumores menores que 2 cm e 50 Gy em 20 frações em maiores que 2 cm).
- Nariz:
  - deve ser confeccionado molde para uniformizar a superfície e reduzir a chance de doses muito heterogêneas (Figura 2, A-D);
  - dose de 50 Gy em 20 frações.

MELANOMA[10-14]

A radioterapia raramente é a primeira opção terapêutica nesses casos, sendo utilizada, a critério, de forma adjuvante em Clarck IV-V e em casos de linfonodo positivo.

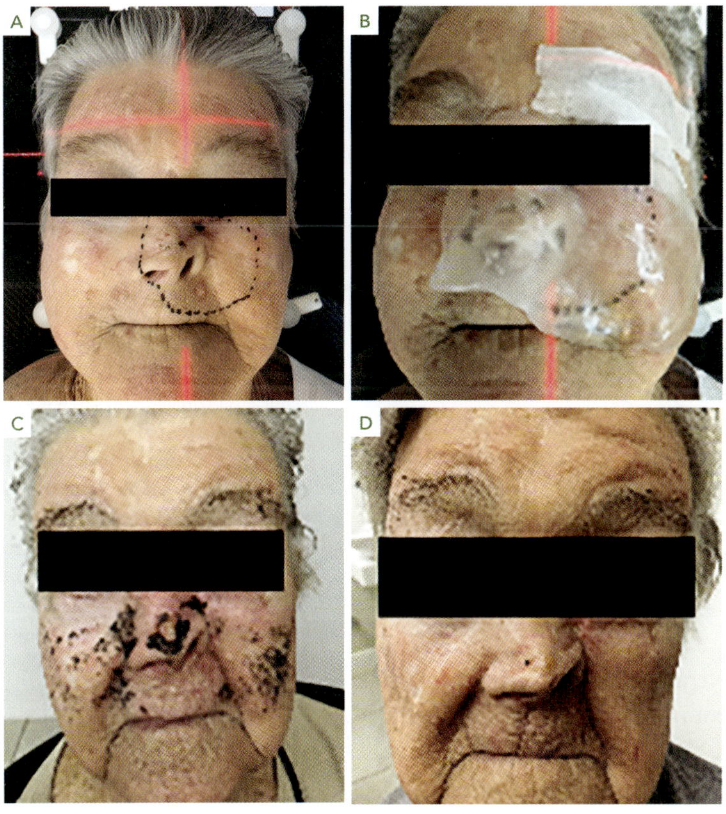

FIGURA 2 **A**, delimitação da área para irradiar; **B**, confecção de molde para uniformização e superficialização da dose; **C**, radioepitelite pós-tratamento; **D**, resposta parcial após três semanas.

Indicações de radioterapia

- Pacientes não candidatos à ressecção em virtude de condições clínicas, irradiar é superior à observação.
- Irradiação eletiva de cadeias de drenagem adjacentes é controversa – larga utilização da Pesquisa de Linfonodo Sentinela. Porém pode ser opção em pacientes com melanoma mucoso, melanoma não ulcerado, pacientes jovens menores que 60 anos ou localização em membros.
- Adjuvância após linfadenectomia (redução de recidiva em 20%):
  - geral: quatro ou mais linfonodos positivos;
  - cervical: dois ou mais linfonodos positivos;
  - linfonodo maior que 2-3 cm;
  - extensão extracapsular;
  - origem cervical baixa, FSC (fossa supraclavicular) ou axilares;
  - recidiva;
  - a presença de um desses fatores listados anteriormente aumenta a chance de recidiva em 30-50%.

Doses

- Tumor primário presente: 30 Gy em cinco frações (6 Gy/dia);
- Adjuvância: 30 Gy em cinco frações (6 Gy/dia, duas vezes na semana);
- Drenagem: 60 Gy em 30 frações.

Doença metastática

A radioterapia possui um papel essencial no tratamento de metástases, especialmente as de SNC. Nos últimos anos o tratamento sistêmico melhorou as taxas de sobrevida global, com o uso dos imunoterápicos. Aliado a esse tratamento, comprovou-se que altas doses de radioterapia aumentam a liberação sistêmica de linfócitos T de defesa, aumentando a taxa de resposta tanto na lesão irradiada quanto nas demais. A esse fenômeno damos o nome de efeito abscopal.

CONSIDERAÇÕES FINAIS

O tratamento de radioterapia é seguro e eficaz no controle tumoral de tumores de pele não melanomas, podendo substituir a cirurgia ou complementá-la em diversos casos. Para melanomas, a radioterapia possui um papel importante na adjuvância de cadeias de drenagem e para controle de implantes secundários.

REFERÊNCIAS

1. Dagenais, GR; Leong, DP; Rangarajan, Sumathy; Lanas, Fernando; Lopez-Jaramillo, Patricio; Gupta, Rajeev et al. Variations in common diseases, hospital admissions, and deaths in middle-aged adults in 21 countries from five continents (PURE): a prospective cohort study. September 03, 2019. Disponível em: https://doi.org/10.1016/S0140-6736(19)32007-0.
2. Ministério da Saúde. Secretaria de Atenção Especializada à Saúde. Departamento de Atenção Especializada e Temática. Relatório Censo Radioterapia. Brasília; 2019. Disponível em: https://portalarquivos.saude.gov.br/images/pdf/2019/julho/26/paper-radioterapia-ALT3.pdf
3. Perez CA, Skin Cancer. In: Halperin CE, Perez CA, Brady LW, et al., editors. Principles and practice of radiation oncology. 5. ed. Philadelphia: Lippincott Williams &Wilkins; 2014. p. 1532-609.
4. Burmeister BH, Mark Smithers B, Burmeister E, et al. A prospective phase II study of adjuvant postoperative radiation therapy following nodal surgery in malignant melanoma – Trans Tasman Radiation Oncology Group (TROG) Study 96.06. Radiother Oncol. 2014;81:136-42.
5. Emami, B, Lyman, J, Brown, A, Coia, L, Goitein, M, Munzenrider, JE, Shank, B, Solin, LJ, Wesson, M. Tolerance of normal tissue to therapeutic irradiation. Int J Radiat Oncol Biol Phys. 1991; 21(1):109-122.
6. Bentzen SM, Constine LS, Deasy JO, Eisbruch A, Jackson A, Marks LB, Ten Haken RK, Yorke ED.

Quantitative Analyses of Normal Tissue Effects in the Clinic (QUANTEC): an introduction to the scientific issues. Int J Radiat Oncol Biol Phys. 2010 Mar 1;76(3 Suppl):S3-9. doi: 10.1016/j.ijrobp.2009.09.040.
7. RTOG: Clinical Practice Guidelines. Disponível em: https://www.rtog.org.
8. NCCN Clinical Practice Guidelines in Oncology (NCCN Guidelines®). Skin Cancers. Disponível em: http://www.nccn.org/professionals/physician_gls/PDF/skin.pdf.
9. Ang KK, Weber RS. Cutaneous Carcinoma. In: Gunderson L, Tepper J, editors. Clinical Radiation Oncology 2. ed. Philadelphia: Churchill Livingstone; 2007. p. 853-64.
10. Chang DT, Amdur RJ, Morris CG, et al. Adjuvant radiotherapy for cutaneous melanoma: Comparing hypofractionation to conventional fractionation. Int J Radiat Oncol Biol Phys. 2006;66(4):1051-5.
11. Balch CM, Soong S, Ross MI, et al. Long-term results of a multi-institutional randomized trial comparing prognostic factors and surgical results for intermediate thickness melanomas (1.0-4.0). Ann Surg Oncol. 2000;7:87-97.
12. Ballo MT, Ang KK. Malignant Melanoma. In: Gunderson L, Tepper J, editors. Clinical Radiation Oncology. 2. ed. Philadelphia: Churchill Livingstone; 2007. p. 865-77.
13. Ballo MT, Zagars GK, Gershenwald JE, et al. A critical assessment of adjuvant radiotherapy for inguinal lymph node metastases from melanoma. Ann Surg Oncol. 2004;11:1079-84.
14. Bonnen MD, Ballo MT, Myers JN, et al. Elective radiotherapy provides regional control for patients with cutaneous melanoma of the head and neck. Cancer. 2003;100:383-9.

CAPÍTULO 19

IMUNOTERAPIA NO CÂNCER DE PELE

Vinicius Freire da Silva
Frederico Arthur Pereira Nunes

PONTOS-CHAVE

- Por muitos anos, o tratamento para carcinomas de pele metastáticos ou irressecáveis foi um desafio para dermatologistas e oncologistas.
- A identificação de fatores de risco para metástases como extensão subcutânea, localização anatômica ou Breslow > 2 mm são fundamentais para o acompanhamento dos pacientes.
- O tratamento para essas doenças eram escassos, com elevada taxa de toxicidade, resultados ruins e poucas informações.
- Inibidores da via Hedgehog são considerados padrão para o tratamento do carcinoma basocelular metastático e/ou inoperável.
- A imunoterapia com cemiplimabe (anti-PD-1) foi considerada um marco no tratamento do carcinoma escamocelular avançado e/ou inoperável, obtendo boas respostas no tratamento dessa doença.

INTRODUÇÃO

Epidemiologia

O câncer de pele não melanoma é o tipo mais frequente no Brasil e corresponde a aproximadamente a 30% de todos os tumores malignos registrados no país. Apresenta altos índices de cura, se for detectado e tratado precocemente. Entre os tumores de pele, é o de menor mortalidade, porém, se não tratado adequadamente pode ocasionar morbidade. Dados de estimativa de novos casos no Brasil são de 176.930 casos, sendo 83.770 homens e 93.160 mulheres.[1]

Raro em crianças e negros, no entanto, é o mais comum em pessoas com pele clara e acima de 40 anos. A média de idade, entretanto, vem diminuindo com a constante exposição de jovens aos raios solares.

Pacientes com fototipo baixo e com história pessoal ou familiar desse câncer ou com doenças cutâneas prévias são os mais atingidos.[2]

Existem diferentes subtipos de tumores de pele não melanoma. Os mais frequentes são o carcinoma basocelular (o mais comum e também o menos agressivo) e o carcinoma epidermoide.

O câncer de pele melanoma tem origem nos melanócitos e é diagnosticado mais frequentemente em adultos brancos. Pode aparecer em qualquer parte do corpo, na pele ou mucosas. Nos indivíduos de pele negra, ele é mais comum nas áreas claras, como nas regiões palmoplantares. Dados de estimativas de novos casos no Brasil revelam 8.450 casos, sendo 4.200 em homens e 4.250 em mulheres.[1]

O melanoma representa apenas 3% das neoplasias malignas de pele, sendo o tipo mais grave, em razão da possibilidade de provocar disseminação sistêmica.[3]

O prognóstico pode ser considerado bom se detectado em sua fase inicial. Nos últimos anos, houve grande melhora na sobrevida dos pacientes com melanoma, principalmente por meio de detecção precoce do tumor e da introdução dos novos medicamentos, os imunoterápicos e as drogas-alvo moleculares.

Imunopatogênese

O sistema imunológico é um sistema de reconhecimento que ocorre por meio de receptores polimórficos distribuídos de forma clonal na população celular identificada morfologicamente como "linfócitos". Essas células são separadas em várias subpopulações, com origem, distribuição no organismo e funções diversas.

Entre as subpopulações, as duas que apresentam receptores clonais que permitem o reconhecimento molecular específico são as de linfócitos B e linfócitos T. Toda molécula que interage especificamente com esses tipos de receptores clonais (imunoglobulina ou receptores de células T) é classificada como "antígeno", independentemente de sua origem ou natureza química.[4]

Existem mecanismos que dependem da ação de um segundo grupo de células importantes no sistema imunológico – a célula apresentadora de antígenos[5] – ao lado de outros que dependem de linfócitos especializados no controle da resposta, chamados de linfócitos T reguladores.[6]

As células apresentadoras de antígenos regulam a resposta imunológica favorecendo ou não os sinais necessários à ativação completa dos linfócitos T, cujo reconhecimento de antígenos só é possível no contexto de moléculas codificadas pelo complexo principal de histocompatibilidade (CPH) expressas pela célula apresentadora de antígeno. Já os linfócitos T reguladores, ao reconhecerem certos antígenos, são capazes de expressar negativamente junto a outros linfócitos, impedindo que uma resposta imune ofensiva se desenvolva.[7]

O racional de que o sistema imune poderia identificar e combater células cancerígenas foi aventado originalmente por Paul Ehrlich no início do século XX. No entanto, a evidência experimental dessa ideia só foi apresentada 50 anos mais tarde, quando Brunet demonstrou que células dependentes do timo, os linfócitos T, mediavam a resposta levando à redução de certos tumores. Llyod Old apresentou evidências de que havia antígenos específicos de tumores.[8]

Em razão da grande toxicidade que muitas drogas quimioterápicas podem exercer sobre o sistema imune dos pacientes com câncer, a imunoterapia apresenta um padrão cada vez mais promissor, em virtude de suas características – baixa toxicidade, alta especificidade, e potencial de memória imunológica. A imunoterapia pode ser passiva, por exemplo, na transferência passiva de anticorpos para os pacientes, assim como ativa, visando a gerar uma reposta antitumoral *in vivo*. O principal exemplo de imunoterapia passiva para o câncer é o uso de anticorpos monoclonais. Na imunoterapia ativa, por causa dos inúmeros exemplos de estratégias imunossupressoras tumorais dirigidas às células dendríticas, os tratamento baseados nessas células constituem atualmente uma das áreas mais promissoras de pesquisa clínica na imunoterapia antitumoral.[9]

Para ativação eficiente de uma célula TCD8+, seu complexo receptor de célula T deve se ligar a um peptídeo apresentado pelo complexo de histocompatibilidade na presença de um segundo conjunto de sinais coestimuladores (Figura 1).[10]

Inicialmente, as cadeias TCD8 reconhecem o complexo de histocompatibilidade tipo 1 de um peptídeo apresentado por uma célula apresentadora de antígeno e o TCD28 se liga ao TCD80/86 para levar à ativação, que libera interleucina-2, interferon-gama e, enquanto isso, leva para realçar a produção de CTLA-4 no citoplasma, que é rapidamente trazido à superfície. Receptores coestimulatórios adicionais nas ligações de células T/apresentadora de antígenos ativadas incluem ligante OX40/OX40, TCD40-L/TCD40, fator de necrose tumoral induzida por glicocorticoide/GITR-L.[11]

Essa interação leva à sinalização do TCD3, que ocasiona liberação de substratos de citocinas pró-inflamatórias, como interleucina-12 e interferon-gama. Na ausência de um sinal coestimulatório, um estado de tolerância periférica ao antígeno se desenvolve (Figura 2).[12]

Diversas abordagens terapêuticas estão sendo estudadas para utilizar o sistema imune para controlar e tratar o câncer de pele. Essas abordagens incluem citocinas, células T (terapia-alvo, agonismo de receptores coestimuladores), manipulação de células T, vírus oncolíticos e vacinas.

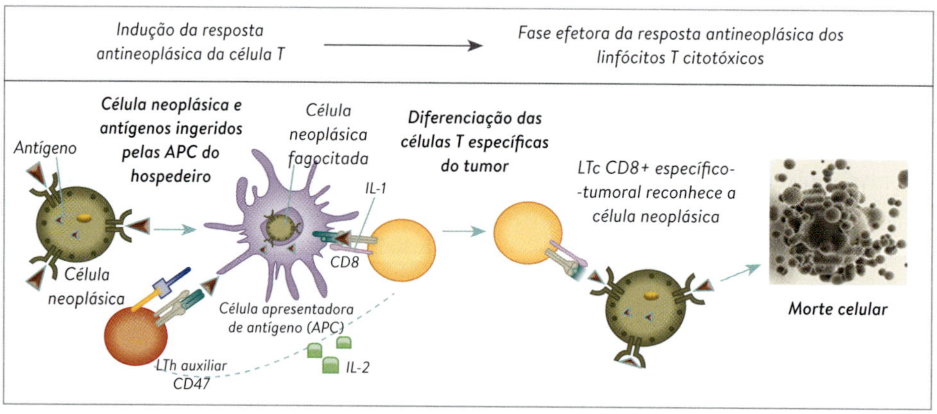

FIGURA 1 Ligação de TCD8+ inativo (ou TCD4) e uma célula TCD8+ ativada.

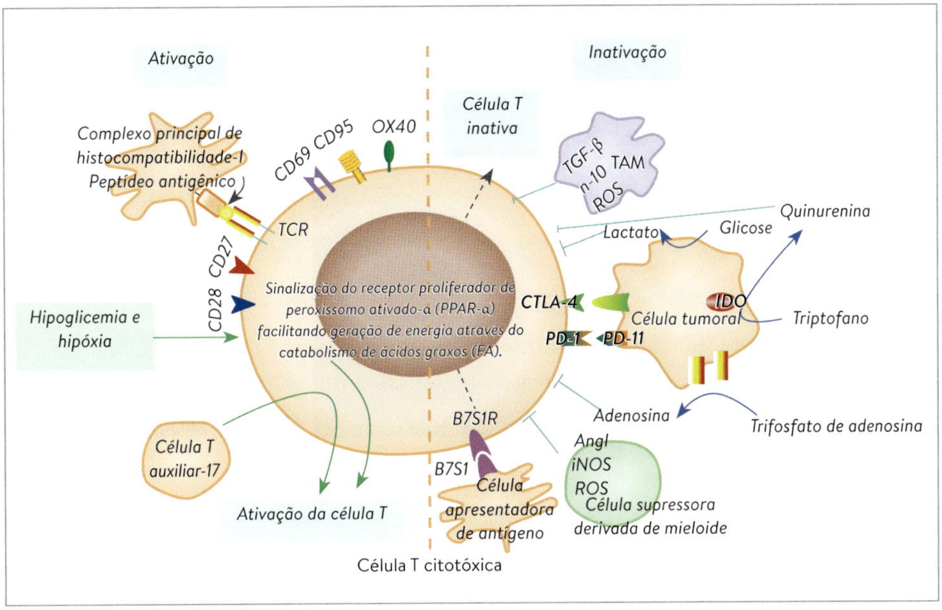

FIGURA 2 Ligação imune de célula TCD8 inativa. As células T podem se tornar inativas e não responder ao antígeno, quando não há novo sinal.[13]

TIPOS HISTOLÓGICOS

Carcinoma basocelular localmente avançado ou metastático

O carcinoma basocelular (Figura 3) é o tipo de câncer mais comum, ocorrendo na camada basal da epiderme e de seus anexos. Esses tumores têm sido referidos como epiteliomas em virtude de seu baixo poder de emitir metástases. No entanto, o termo carcinoma é apropriado, pois é localmente invasivo, agressivo e destrutivo da pele e das estruturas circundantes a ela, incluindo ossos, órbitas, entre outras estruturas nobres.[14]

A incidência nos homens é maior 30% do que nas mulheres, principalmente no tipo superficial.[15] Existem ainda variações globais na incidência. Os países da Europa, como a Finlândia, têm uma incidência de 1/4 dos Estados Unidos. Isso contrasta com a Austrália, onde as taxas são 40 vezes superiores às da Finlândia.[16] A incidência de carcinoma basocelular aumenta com a idade. Pessoas com idade entre 55 e 75 anos têm uma incidência 100% maior do que aquelas com menos de 20 anos. Embora o aumento da longevidade possa estar subjacente à crescente incidência de carcinoma basocelular, a incidência entre pacientes com menos de 40 anos também parece estar aumentando, principalmente entre as mulheres.[17]

As mutações em genes supressores tumorais e proto-oncogenes são fatores determinantes na formação de carcinoma basocelular.[18] Em aproximadamente 90% dos casos, alterações de genes que causam hiperativação da família de proteínas hedgehog, via de desenvolvimento envolvida na organogênese, reparo tecidual, receptor PTCH1, transdutor de sinal SMO, fatores de transcrição GLI, estão ligadas à formação de carcinoma basocelular. Além da via hedgehog, o gene supressor de tumor TP53

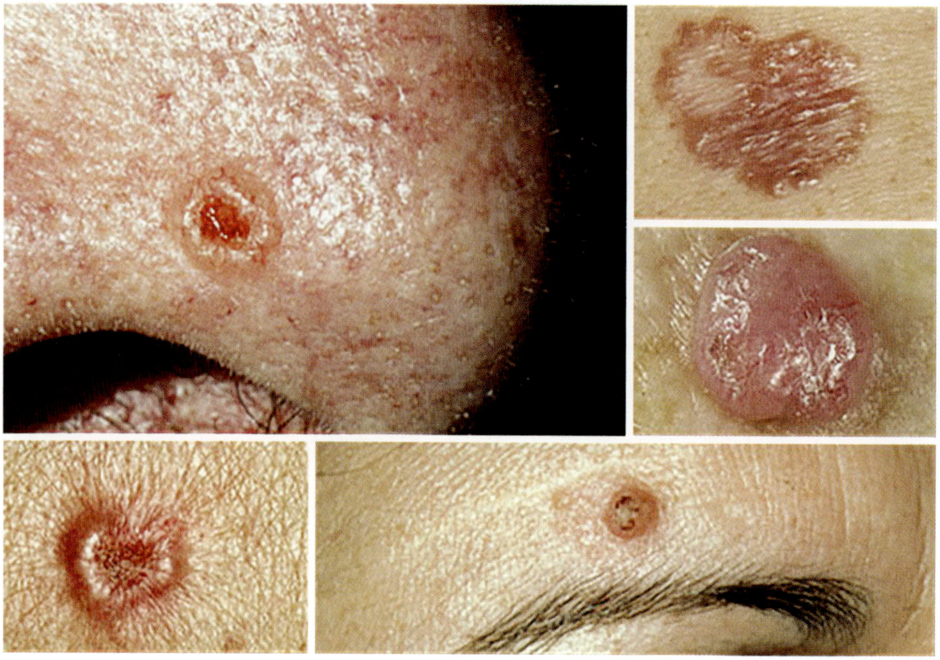

FIGURA 3 Carcinoma basocelular.
Fonte: arquivo pessoal dos autores.

também é comumente implicado na patogênese do carcinoma basocelular.[19]

O perfil mutacional do carcinoma basocelular revela evidências de mutagênese induzida por ultravioleta. Em particular, as mutações identificadas em PTCH1 e TP53 são na maioria dos casos consistentes com a mutagênese induzida por radiação ultravioleta. Essas mutações induzidas por ultravioleta incluem substituições de bases de C-T em locais de dipirimidina e substituições de bases CC-TT, embora ocorram com menor frequência.[20] Além das alterações induzidas por ultravioleta, outros fatores, como estresse oxidativo, também estão associados à mutagênese do carcinoma basocelular.[19,21]

Um inibidor do PD-1, o pembrolizumabe, mostrou-se ativo em um estudo com 16 pacientes que malograram ao uso de vismodegibe, dos quais nove deles receberam uma medicação e outros outros, doublet com vismodegibe. A taxa de resposta apresentada foi de 44% com apenas pembrolizumabe *versus* 29% para o doublet. Nos dois braços, 70% estavam sem apresentar progressão de doença e 94% estavam vivos em um ano. Não houve relação com expressão de PDL-1.[22]

Carcinoma escamocelular localmente avançado ou metastático

O carcinoma epidermoide cutâneo (Figura 4) é um tumor maligno de origem em queratinócitos na epiderme.[23] Em indivíduos com tipo de pele clara, o desenvolvimento geralmente ocorre em áreas fotodanificadas e apresenta alta variedade das lesões cutâneas, do tipo pápulas, placas ou nódulos, e podem ser lisas, hiperceratóticas ou ulceradas. É imperativa a biópsia de pele

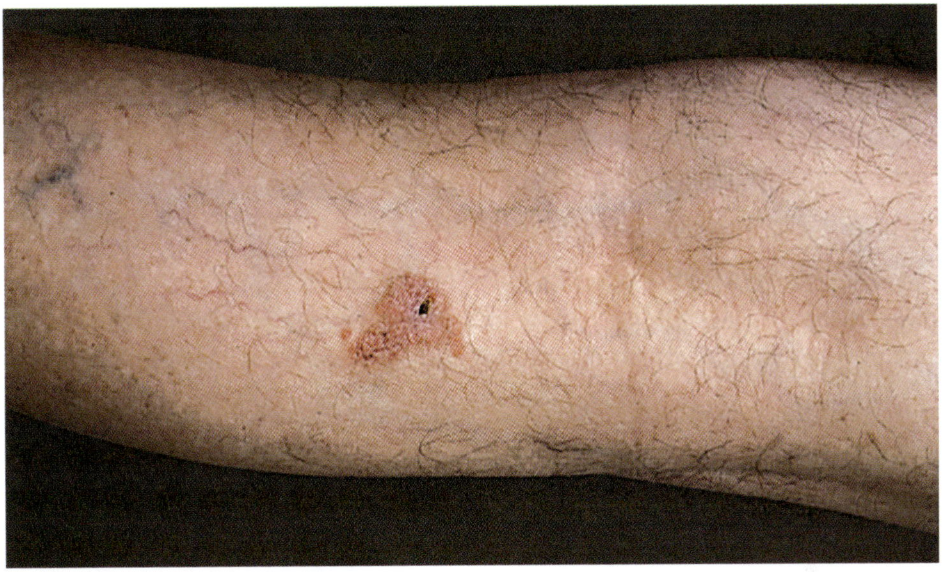

FIGURA 4 Carcinoma escamocelular.
Fonte: arquivo pessoal dos autores.

para o diagnóstico. Além do diagnóstico, a biópsia fornece informações úteis para planejamento do tratamento. A doença pode se desenvolver em qualquer superfície cutânea, incluindo cabeça, pescoço, tronco, extremidades, mucosa oral, pele periungueal e áreas anogenitais. Em indivíduos de pele clara, geralmente surgem em locais frequentemente expostos ao sol. Em indivíduos negros, os locais comuns incluem a parte inferior das pernas, a região anogenital e as áreas de inflamação ou cicatrização crônica.[23] As lesões que se desenvolvem em relação aos processos de cicatrização crônica são responsáveis por 20-40% dos carcinomas escamocelular em pacientes negros.[24]

As lesões genitais e periungueais do carcinoma escamocelular são raras e geralmente estão relacionadas à infecção por papilomavírus humano de alto risco (HPV).[25]

O cemiplimabe (anticorpo monoclonal) foi aprovado para pacientes com carcinoma escamocelular de pele localmente avançado/metastático e é baseado em dois estudos: um estudo de fase I com 26 pacientes avaliados, sendo 16 deles com doença metastática e 10 com doença localmente avançada, e um outro estudo de fase II incluindo 59 pacientes, sendo todos com doença metastática. Não era permitida a inclusão de indivíduos imunossuprimidos, transplantados e doenças autoimunes. O perfil dos pacientes eram de previamente tratados (56% terapia sistêmica e 82% radioterapia). Os dados demonstrados são de 47% de taxa de resposta em pacientes metastáticos e de 60% na doença localmente avançada, apresentando resposta duradoura. Os efeitos adversos observados nesse estudo foram parecidos com os dados prévios de estudos com drogas anti-PD-1.[26] Os pacientes com doença metastática após seguimento de um ano apresentaram sobrevida livre de progressão de 18,4 meses, sendo que em dois anos 70,6% estavam vivos.[27]

Outro trabalho de fase II foi realizado com 78 pacientes portadores de carcinoma escamocelular localmente avançado submetidos a tratamento com cemiplimabe (também com pacientes previamente tratados – 55% expostos à radioterapia e 15% expostos a terapias sistêmicas prévias). No seguimento de 9,3 meses, 13% dos pacientes obtiveram resposta completa, 31% apresentaram resposta parcial, com taxa de resposta global em 44%. O tempo para resposta foi de 1,9 meses.[28]

Estudos com pembrolizumabe também demonstraram dados parecidos.[29]

Carcinoma de células de Merkel localmente avançado ou metastático

O carcinoma de células de Merkel (Figura 5) é um câncer de pele agressivo e raro, que afeta predominantemente idosos de pele clara, com risco alto de recorrência e progressão para metástases em linfonodos e apresenta uma maior incidência nos homens do que nas mulheres.[30,31]

O avelumabe (anticorpo monoclonal anti-PDL1) foi aprovado para tratamento de carcinoma de células de Merkel, para pacientes que falharam à quimioterapia. No estudo, 88 pacientes receberam avelumabe quinzenalmente até progressão de doença ou intolerância. Apresentou 33% de resposta objetiva, sendo 11,4% resposta completa.[32]

Uma atualização com um ano de seguimento apresentou que 74% dos pacientes que obtiveram respostas, duraram pelo menos um ano.[33] Pacientes virgens de tratamento apresentaram 62,1% de resposta, e sobrevida livre de progressão de 9,1 meses.[34]

O pembrolizumabe é validado em pacientes com carcinoma de células de Merkel metastático por meio de um estudo contendo 50 pacientes. Observou-se 56% de taxa de reposta, com 24% de resposta completa. A sobrevida global em dois anos foi de 68,7%.[35]

Melanoma localmente avançado ou metastático

O melanoma (Figura 6) é o câncer de pele mais grave e sua incidência aumenta com a idade.[36] A sobrevida em cinco anos depende do estágio da doença no momento do diagnóstico. Existem cinco estágios: o estágio 0 corresponde ao melanoma *in situ* (intraepitelial), os estágios I e II correspondem à doença cutânea invasiva localizada, o estágio III corresponde à doença linfonodal regional envolvida e o estágio IV corresponde à doença metastática.[37]

Pacientes em estádio III ou IV operados poderão receber tratamento imunoterápico

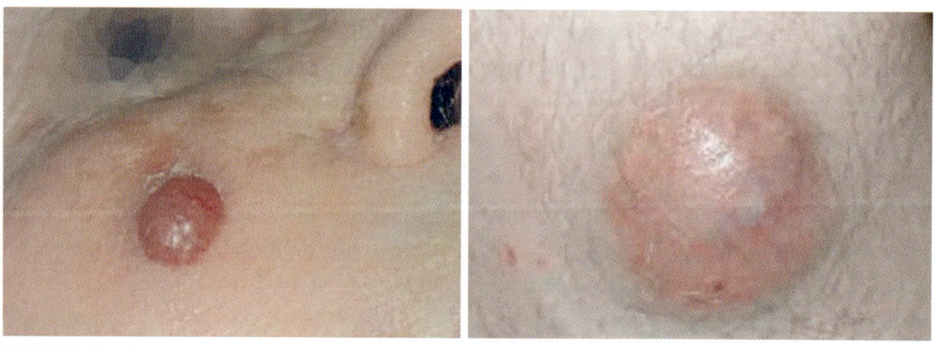

FIGURA 5 Carcinoma de células de Merkel.
Fonte: arquivo pessoal dos autores.

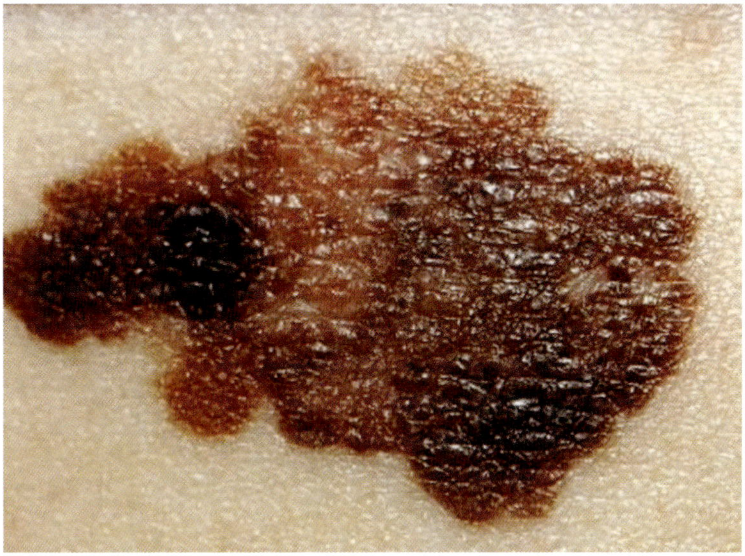

FIGURA 6 Melanoma.
Fonte: arquivo pessoal dos autores.

adjuvante com nivolumabe ou pembrolizumabe intravenoso, ambos por um ano.[38,39]

A terapia adjuvante recebe embasamento de alguns estudos. O CheckMate 238, que avaliou nivolumabe, a cada duas semanas, por um ano, *versus* ipilimumabe quatro doses, a cada 21 dias e depois a cada três meses, até completar um ano. Os pacientes tinham estadiamento IIIB, IIIC e IV sem evidência de doença. Aos dois anos, nivolumabe apresentou melhor sobrevida livre de recorrência. Ao final de dois anos, 63% dos indivíduos que receberam nivolumabe estavam livres de recorrência *versus* 50% do grupo ipilimumabe, com ganho absoluto de 13% em recorrência e menor toxicidade. O benefício é evidenciado independentemente da expressão de PDL1 ou da mutação do BRAF.[38]

A magnitude dos pacientes metastáticos com cirurgia radical foi menor, mas houve tendência de benefício ao uso de nivolumabe (RR = 0,68).[40]

O pembrolizumabe no cenário adjuvante foi avaliado pelo estudo Keynote 054, no qual foram incluídos pacientes nos estádios IIIA, IIIB e IIIC (AJCC 7ª edição). Os pacientes obtiveram melhor sobrevida livre de progressão (RR = 0,57). Ao fim de um ano, a maioria dos pacientes (aproximadamente 75%) que fizeram tratamento com pembrolizumabe estava viva e sem apresentar progressão de doença.[39]

Os pacientes considerados oligometastáticos (10-35%) podem se beneficiar do tratamento cirúrgico com dados de aumento da sobrevida,[40] no entanto, por causa do risco elevado de recorrência da doença, é orientado que seja considerado tratamento com inibidores de BRAF e MEK se houver mutação de BRAF, ou terapêutica anti-PD1 isolado ou nivolumabe associado a ipilimumabe no pré-operatório. O número de pacientes com doença metastática operada é menor, mas existe tendência de benefício ao uso de nivolumabe.[41]

Nos pacientes com doença metastática irressecável existe a aprovação para uso de vemurafenibe ou dabrafenibe (drogas-alvo moleculares – inibidores de BRAF) com base em estudos fase III (BRIM-3 e BREAK-3, respectivamente) comparados à quimioterapia com dacarbazina. Foi evidenciada melhora da sobrevida livre de progressão em ambos. A sobrevida global foi evidenciada apenas no uso de vemurafenibe (RR = 0,70).[42]

O trametinibe (droga-alvo molecular – inibidor de MEK) também foi estudado, e resultou em ganho de sobrevida global quando comparado com quimioterapia.[43]

Podemos evidenciar também atividade antineoplásica na associação aos inibidores de BRAF e MEK em alguns estudos (comparados com inibidores de BRAF isolados). Um deles (COMBI-d) demonstrou que a associação melhorou a taxa de resposta, sobrevida livre de progressão e sobrevida global.[44] Outro trabalho que avaliou a associação de dabrafenibe e trametinibe (COMBI-v) demonstrou ser melhor para sobrevida global, livre de progressão que vemurafenibe sozinho.[45,46] Quando se observam os dois estudos comprova-se o ganho na associação.[47] Outros estudos também demonstraram superioridade do esquema combinado.[48]

Ainda não existe definição do sequenciamento ideal para decisão de início de tratamento (inibidores de *checkpoints* x bloqueadores de BRAF e MEK) e tal decisão carece de dados.[49,50] Usualmente a terapia-alvo é usada para pacientes com maior volume de doença e o oposto opta-se pela imunoterapia. O uso da desidrogenase lática (LDH) tem poder prognóstico em relação às drogas-alvo. Em cinco anos, 8% dos pacientes com aumento de LDH ainda estavam vivos em comparação com 25% dos pacientes que tinham LDH normal.[51] Já para imunoterapia (pembrolizumabe) o nível de LDH não apresentou relação.[48]

Os níveis de LDH também foram avaliados na imunoterapia (ipilimumabe, nivolumabe e nivolumabe + ipilimumabe). A taxa de resposta para nivolumabe isolado foi menor que a combinação, conforme o nível da LDH.[52]

Na imunoterapia combinada, existem esquemas distintos. Um estudo fase III/IV conhecido por CheckMate 511 com 360 pacientes virgens de tratamento comparou os esquemas ipilimumabe3/nivolumabe1 (esquema clássico) x ipilimumabe1/nivolumabe3 ambos a cada 21 dias por quatro ciclos seguido de nivolumabe. A avaliação dos efeitos colaterais graves foi o desfecho primário. Já o desfecho secundário foi sobrevida global, taxa de resposta e sobrevida livre de progressão. Após 19 meses o esquema ipilimumabe1/nivolumabe3 foi menos tóxico e em relação à eficácia foram similares.[53,54]

Claramente tanto as drogas-alvo moleculares como a imunoterapia transformaram a história do paciente com melanoma localmente avançado e/ou metastático, conforme descrito.

CONSIDERAÇÕES FINAIS

O tratamento das neoplasias cutâneas avançadas por muitos anos foi semelhante ou próximo ao melhor suporte clínico. Nessa última década tivemos uma revolução na maneira de tratar essas neoplasias. Alcançamos em alguns casos resultados espetaculares. O melhor exemplo disso foi o tratamento tanto com drogas-alvo como com a imunoterapia no melanoma. Pacientes que possuíam prognóstico reservado tiveram suas vidas transformadas com essas novas terapias. Apesar disso a morbimortalidade ainda pode ser elevada e o custo desses tratamentos é extremamente alto. Por isso, a melhor forma de cuidado continua sendo a prevenção e o cuidado com a pele.

REFERÊNCIAS

1. Instituto Nacional de Câncer (INCA). MS/Inca/Coordenação de Prevenção e Vigilância/Divisão de Vigilância e Análise de Situação. MS/SVS/DASIS/CGIAE/Sistema de Informação sobre Mortalidade, 2019.
2. Scriver Y, Grosshans E, Cribier B. Variations of basal cell carcinomas according to genser, age, locationand histopathological subtype. Br J Dermatol. 2002;147(1):41.
3. Siegel RL. Cancer statistics, 2019.CA Cancer J Clin. 2019 Jan;69(1):7-34. doi: 10.3322/caac.21551. Epub 2019 Jan 8.
4. Jerne NK. The somatic generation of immune recognition. Eur Immunool. 1971;1(1):1-9.
5. Unanue ER, Cerottini JC. Antigen presentation. FFASEB J. 1989;3:2496-502.
6. Sakaguchi S, Yamaguchi T, Nomura T, et al. Regulatory T cells and immune tolerance. Cell. 2008;133:775-87.
7. Cruvinel WM, et al. Sistema imunitário: Parte I. Fundamentos da imunidade inata com ênfase nos mecanismos moleculares e celulares da resposta inflamatória. Rev. Bras. Reumatol. [online]. 2010;50(4):434-47.
8. Ribatti D. Oncotarget. 2017 Jan 24;8(4):7175–7180. Published online 2016, Oct 18. doi: 10.18632/oncotarget.12739.
9. Galluzzi L. Oncotarget. 2014 Dec;5(24):12472-508. Published online 2014, Dec 18. doi: 10.18632/oncotarget.2998.
10. Mesquita Júnior D. Fundamentos da resposta imunológica mediada por linfócitos T e B. Rev Bras Reumatol. 2010;50(5):552-80.
11. ABBAS, A.K.; LICHMAN, A.H. Cellular and Molecular Immunology. 5.ed. Philadelphia: Elsevier, 2005.
12. Schwartz RH. A cell culture model for T lymphocyte clonal anergy. Science. 1990 Jun 15;248(4961):1349-56. doi: 10.1126/science.2113314.
13. Nomathamsanqa Resegofetse Maimela. Fates of CD8+ T cells in Tumor Microenvironment. Disponível em: https://doi.org/10.1016/j.csbj.2018.11.004.
14. Kim DP, Kus KJB, Ruiz E. Basal cell carcinoma review. Hematol Oncol Clin North Am. 2019 Feb;33(1):13-24.
15. Georgina V. Combined BRAF and MEK inhibition versus BRAF inhibition alone in melanoma. N Engl J Med. 2014.;371:1877. Era 40
16. Hannuksela-Svahn A. Basal cell skin carcinoma and other nonmelanoma skin cancers in Finland from 1956 through 1995. Arch Dermatol. 1999 Jul;135(7):781-6.
17. Christenson LJ. Incidence of basal cell and squamous cell carcinomas in a population younger than 40 years. JAMA. 2005;294(6):681.
18. Rønholt K, Int. J. Mol. Sci. 2017, 18(11), 2297 Epub 2017 Nov 22.https://doi.org/10.3390/ijms18112297
19. Pellegrini C, Maturo MG, Nardo LD, Ciciarelli V, García-Rodrigo C, Fargnoli MC. Understanding the molecular genetics of basal cell carcinoma. Int J Mol Sci. 2017 Nov;18(11):2485. Published online 2017 Nov 22. doi: 10.3390/ijms18112485.
20. Jayaraman SS. Mutational landscape of basal cell carcinomas by whole-exome sequencing, J Invest Dermatol. 2014 Jan;134(1):213-220. doi: 10.1038/jid.2013.276. Epub 2013 Jun 17.
21. Anne Lynn S. Chang. Pembrolizumab for advanced basal cell carcinoma: An investigator-initiated, proof-of-concept study, J Am Acad Dermatol. 2019; 80:564.
22. Chen C. A review of primary cutaneous CD30+ lymphoproliferative disorders. Hematol Oncol Clin North Am. 2019 Feb;33(1):121-134. doi: 10.1016/j.hoc.2018.08.003
23. Gloster HM Jr. Skin cancer in skin of color. J Am Acad Dermatol. 2006;55(5):741.
24. Eliezri YD. Occurrence of human papillomavirus type 16 DNA in cutaneous squamous and basal cell neoplasms. J Am Acad Dermatol. 1990 Nov;23(5 Pt 1):836-42. N Engl J Med 2018;379:341.
25. Alexander David Guminski. Phase 2 study of cemiplimab, a human monoclonal anti-PD-1, in patients (pts) with metastatic cutaneous squamous cell carcinoma (mCSCC; Group 1): 12-month follow-up. Journal of Clinical Oncology. 2019 May 20; 37(15)suppl:9526-9526. doi: 10.1200/JCO.2019.37.15_suppl.9526
26. Migden MR, Khushalani NI, Chang ALS, Dewis KD, Schmults CD, Hernandez-Aya L et al. Cemiplimab in locally advanced cutaneous squamous cell carcinoma: results from an open-label, phase 2, single-arm trial. Lancet Oncol. 2020;21(2):294-305. doi: 10.1016/S1470-2045(19)30728-4.
27. Ragini RR, Yushak ML, Lawson DH, Delman KA, Lowe MC, Goings M et al. Phase II trial of pem-

brolizumab (MK-3475) in metastatic cutaneous squamous cell carcinoma (cSCC). Journal of Clinical Oncology. 2018 May 20;36(15)suppl:9543-9543. doi: 10.1200/JCO.2018.36.15_suppl.9543.
28. Tothill R, Estall V, Rischin D. Merkel cell carcinoma: emerging biology, current approaches, and future directions. Am Soc Clin Oncol Educ Book. 2015.
29. Eve M. Pembrolizumab as first line therapy in patients with unresectable squamous cell carcinoma of the skin: Interim results of the phase 2 CARSKIN trial. Journal of Clinical Oncology. 2018 May 20;36(15)suppl:9534-9534. doi: 10.1200/JCO.2018.36.15_suppl.9534
30. Kaufman, H.L., Russell, J.S., Hamid, O. et al. Updated efficacy of avelumab in patients with previously treated metastatic Merkel cell carcinoma after ≥1 year of follow-up: JAVELIN Merkel 200, a phase 2 clinical trial. Journal for ImmunoTherapy of Cancer (JITC). 2018;6:7. https://doi.org/10.1186/s40425-017-0310-x
31. Brahmer JR. The Society for Immunotherapy of Cancer consensus statement on immunotherapy for the treatment of non-small cell lung cancer (NSCLC). J Immunother Cancer. 2018 Jul 17;6(1):75. doi: 10.1186/s40425-018-0382-2
32. D'Angelo SP. Efficacy and safety of first-line avelumab treatment in patients with stage iv metastatic Merkel cell carcinoma: A preplanned interim analysis of a clinical trial. JAMA Oncol. 2018 Sep 1;4(9):e180077. doi: 10.1001/jamaoncol.2018.0077. Epub 2018 Sep 13
33. Nghiem P. Durable tumor regression and overall survival in patients with advanced merkel cell carcinoma receiving pembrolizumab as first-line therapy. J Clin Oncol. 2019 Mar 20;37(9):693-702. doi: 10.1200/JCO.18.01896. Epub 2019 Feb 6.
34. Siegel RL. Cancer statistics, 2019. Cancer J Clin. 2019 Jan;69(1):7-34. doi: 10.3322/caac.21551. Epub 2019 Jan 8.
35. American Joint Committee on Cancer, AJCC Cancer Staging Manual. 8th ed., 2017. Disponível em: https://cancerstaging.org/references-tools/deskreferences/Pages/default.aspx.
36. Weber J, Mandala M, Del Vecchio M, Gogas HJ, Arance AM, Cowey CL et al. Adjuvant nivolumab versus ipilimumab in resected stage III or IV Melanoma. N Engl J Med. 2017;377(19):1824-1835. doi: 10.1056/NEJMoa1709030.
37. Alexander MM. Adjuvant pembrolizumab versus placebo in resected stage III Melanoma. N Engl J Med. 2018;378:1789-1801. doi: 10.1056/NEJMoa1802357
38. Weber J, Mandala M, Del Vecchio M, Gogas HJ, Arance AM, Cowey CL et al. Adjuvant therapy with nivolumab (NIVO) versus ipilimumab (IPI) after complete resection of stage III/IV melanoma: Updated results from a phase III trial (CheckMate 238). Journal of Clinical Oncology. 2018 May 20;36(15) suppl:9502-9502. doi: 10.1200/JCO.2018.36.15_suppl.9502.
39. Alexander MM. Adjuvant pembrolizumab versus placebo in resected stage III melanoma. N Engl J Med. 2018;378:1789-1801. doi: 10.1056/NEJMoa1802357.
40. Sosman JA, Moon J, Tuthill RJ, Warneke JA, Vetto JT, Redman BG et al. A phase II trial of complete resection for stage IV melanoma: Results of southwest oncology group (SWOG) Clinical Trial S9430. Cancer. 2011 Oct 15;117(20):4740-4746. doi: 10.1002/cncr.26111
41. Weber J, Mandala M, Del Vecchio M, Gogas HJ, Arance AM, Cowey CL et al. Adjuvant nivolumab versus ipilimumab in resected stage III or IV melanoma. N Engl J Med. 2017;377:1824-1825. doi: 10.1056/NEJMoa1709030.
42. Ascierto PA, McArthur GA, Dréno B, Atkinson V, Liszkay G, Giacomo AMD et al. Cobimetinib combined with vemurafenib in advanced BRAF(V600)--mutant melanoma (coBRIM): updated efficacy results from a randomised, double-blind, phase 3 trial. Lancet Oncol. 2016 Sep;17(9):1248-1260. doi: 10.1016/S1470-2045(16)30122-X.
43. Long GV, Stroyakovskiy D, Gogas H, Levchenko E et al. Combined BRAF and MEK Inhibition versus BRAF Inhibition Alone in Melanoma. N Engl J Med. 2014;371:1877-1888. doi: 10.1056/NEJMoa1406037.
44. Wolchok JD, Chiarison-Sielni V, Gonzales R, Rutkowski P, Grob JJ et al. Efficacy and safety results from a phase III trial of nivolumab (NIVO) alone or combined with ipilimumab (IPI) versus IPI alone in treatment-naive patients (pts) with advanced melanoma (MEL) (CheckMate 067). J Clin Oncol. 2015;33(suppl 18):abstr 102. doi: 10.1200/jco.2015.33.18_suppl.lba1.
45. Long GV, Flaherty KT, Stroyakovskiy D, Gogas H, Levchenko E, de Braud F, et al. Dabrafenib plus trametinib versus dabrafenib monotherapy in patients with metastatic BRAF V600E/K-mutant melanoma: long-term survival and safety analysis of a phase 3 study. Ann Oncol. 2017 Jul 1;28(7):1631-1639. doi: 10.1093/annonc/mdx176. [Nos pacientes com doença metastática irressecável existe a aprovação para uso de vemurafenibe ou dabrafenibe.]
46. Keith T. Improved survival with MEK inhibition in BRAF-mutated melanoma. N Engl J Med. 2012;367:107-14. doi: 10.1056/NEJMoa1203421
47. Robert C, Grob JJ, Stroyakovskiy D, Karaszewska B, Hauschild A et al. Improved overall survival in

melanoma with combined dabrafenib and trametinib. N Engl J Med. 2015;372:30.

48. Robert C, Grob JJ, Stroyakovskiy D, Karaszewska B, Hauschild A et al. Five-year outcomes with dabrafenib plus trametinib in metastatic melanoma. N Engl J Med. 2019;381:626-36. doi: 10.1056/NEJMoa1904059
49. James L. Combined vemurafenib and cobimetinib in BRAF-mutated melanoma. N Engl J Med. 2014;371:1867-76. doi: 10.1056/NEJMoa1408868.
50. Ascierto PA, McArthur GA, Dréno B, Atkinson V, Liszkay G, Giacomo AMD et al. A Three arms prospective, randomized phase II study to evaluate the best sequential approach with combo immunotherapy (ipilimumab/nivolumab) and combo target therapy (LGX818/MEK162) in patients with metastatic melanoma and BRAF mutation. Fondazione Melanoma Onlus. Clinical Research Technology S.r.l. June 10, 2019. ClinicalTrials.gov Identifier: NCT02631447.
51. Atkins MB. ECOG-ACRIN Cancer Research Group. Dabrafenib and trametinib followed by ipilimumab and nivolumab or ipilimumab and nivolumab followed by dabrafenib and trametinib in treating patients with stage III-IV BRAFV600 melanoma. March 25, 2020. ClinicalTrials.gov Identifier: NCT02224781.
52. Foppen MHG, Jordanova, ES, Thienen JVV, Punt S, Wiel BVD, Haanen JBAG et al. Correlation between baseline parameters and overall survival in patients with advanced melanoma treated with ipilimumab. Journal of Clinical Oncology. 2017 May 20; 35(suppl 15):9572-9572. doi: 10.1200/JCO.2017.35.15_suppl.9572.
53. Blank CU, Ribas A, Long G V, Mortier L, Carlino M S, Lotem M et al. Impact of baseline serum lactate dehydrogenase (LDH) concentration on efficacy in the KEYNOTE-006 study of pembrolizumab versus ipilimumab. Pigment Cell and Melanoma Research. 2017 Jan 29;30(1):85. doi: 10.1111/pcmr.12547.
54. Lebbé C, Meyer N, Mortier L, Marquez-Rodas I, Robert C, Rutkowski P et al. Evaluation of two dosing regimens for nivolumab in combination with ipilimumab in patients with advanced melanoma: Results from the phase IIIb/IV (CheckMate 511) Trial. J Clin Oncol. 2019 Apr 10;37(11):867-875. doi: 10.1200/JCO.18.01998. Epub 2019 Feb 27.

CAPÍTULO 20

TERAPIA-ALVO NO CÂNCER DE PELE

Andréia Melo

PONTOS-CHAVE

- O crescente entendimento da patogênese dos tumores da pele levou ao desenvolvimento de terapias-alvo.
- A terapia-alvo trouxe ganhos substanciais para pacientes com melanoma em um cenário adjuvante ou metastático, e para pacientes com carcinoma basocelular localmente avançado ou metastático.
- Os pacientes com melanoma estádio III ou IV devem ter minimamente seus tumores testados para mutações no gene do BRAF.
- As opções de terapia sistêmica devem ser lembradas pelos profissionais envolvidos nos cuidados da pele.
- As terapias-alvo têm comumente eventos adversos e por isso os pacientes devem, sempre que possível, ser acompanhados por uma equipe multidisciplinar.

MELANOMA

Mutações ativadoras no gene de *BRAF* estão presentes em aproximadamente 40-60% dos melanomas. Em 80-90% dos casos, essa mutação ativadora consiste na substituição do ácido glutâmico por valina no códon 600 (mutação V600E), e a maior parte do restante consiste em uma substituição alternativa (lisina por valina) (V600K).[1]

Todos os pacientes com melanoma cutâneo estádios III e IV devem ter seus tumores testados quanto à presença da mutação do gene *BRAF*. Os testes para *NRAS* em pacientes com *BRAF* selvagem também devem ser considerados. Pacientes com tumor primário acral ou em mucosas e com melanoma em uma área de pele exposta ao sol cronicamente que não apresentem mutação em *BRAF* devem ter seu tumor testado quanto à presença de uma mutação no gene *KIT*.

A ressecção é o tratamento de escolha para o melanoma cutâneo inicial e é curativa na maioria dos casos. No entanto, alguns pacientes apresentarão recidiva sistêmica da doença. Características de alto risco no tumor primário e a presença de metástase linfonodal regional definem os subgrupos de pacientes que estão em risco aumentado de doença recorrente.

Para pacientes submetidos à ressecção completa de um melanoma cutâneo, a decisão de recomendar ou não terapia adjuvante depende do risco de recorrência da doença, com base no estádio no momento do diagnóstico, com dados clínicos como a idade do paciente, a presença de comorbidades e preferências pessoais. A extensão e as características do tumor primário e do envolvimento linfonodal regional permitem classificar os pacientes em diferentes categorias de risco. A oitava edição do estadiamento do tumor, do American Joint Committee on Cancer (AJCC),[2] incorpora os mais importantes determinantes do prognóstico e é a base para recomendações específicas em relação à terapia adjuvante. Além disso, a presença ou não de mutação do gene *BRAF* pode influenciar a escolha da terapia adjuvante específica. Para o tumor primário, o aumento da espessura do tumor, a taxa mitótica e a presença de ulceração estão associados a um risco aumentado de recidiva. A presença de envolvimento linfonodal está relacionada a aumento significativo do risco de recidiva e isso é subdividido com base no número de linfonodos acometidos e na extensão da doença linfonodal.

A maioria dos pacientes diagnosticados com melanoma apresenta estádio I ou IIA (≤ 2 mm de espessura com ulceração ou tumor localizado ≤ 4 mm de espessura sem ulceração) e linfonodo sentinela negativo. Nesses pacientes, a cirurgia geralmente é curativa e a terapia adjuvante não é indicada, exceto no contexto de um ensaio clínico. Pacientes sem comprometimento linfonodal, mas com características de alto risco em seu tumor primário, apresentam risco aumentado de recidiva e disseminação da doença. Tumores primários de alto risco incluem aqueles com mais de 4 mm de espessura ou mais de 2 mm de espessura com ulceração.[2] Pacientes de alto risco, mas sem comprometimento linfonodal, foram excluídos dos ensaios clínicos de fase III que avaliaram nivolumabe, ipilimumabe e a combinação de dabrafenibe e trametinibe.

Para pacientes que apresentam melanoma estádio III, ou seja, com comprometimento linfonodal, a terapia adjuvante deve ser discutida, sobretudo para aqueles com metástases linfonodais maiores que 1 mm.

Avanços terapêuticos recentes, incluindo terapias direcionadas à mutação *BRAF* V600, melhoraram significativamente os desfechos clínicos em pacientes com melanoma metastático. As mutações do gene *BRAF* ativam constitutivamente a via da MAPK. A combinação de dabrafenibe (inibidor de *BRAF*) e trametinibe (inibidor de MEK) proporciona um benefício de sobrevida significativo em comparação com as monoterapias de inibidores de *BRAF* (dabrafenibe ou vemurafenibe) em pacientes com melanoma irressecável ou metastático com mutação no gene de *BRAF*.[3-5]

Com base nos benefícios clínicos obtidos com dabrafenibe associado a trametinibe em pacientes com doença metastática, o estudo multicêntrico de fase III COMBI-AD,[6] que avaliou o uso da combinação de dabrafenibe e trametinibe *versus* placebo em 870 pacientes com diagnóstico recente de melanoma cutâneo totalmente ressecado, estádio IIIA, considerado de alto risco de recidiva (ou seja, aqueles com metástases linfonodais maiores que 1 mm) ou os estádios IIIB ou IIIC, com mutação no gene do *BRAF* (V600E ou V600K), demonstrou redução clinicamente relevante e estatisticamente significativa de 51% do risco de recidiva de doença usando análises consideradas "padrão" de tempo-evento (curvas de Kaplan-Meier; *hazard ratio* [HR]). É importante salientar que nenhum novo sinal de segurança relacionado ao uso da combinação foi identificado, comparado ao tratamento de pacientes com melanoma metastático com inibidores de *BRAF* e inibidores de MEK.

No entanto, observou-se uma taxa mais elevada de descontinuação de dabrafenibe e trametinibe em decorrência de eventos adversos na ordem de 26% em comparação com os estudos COMBI-D e COMBI-V em doentes com melanoma metastático em que a descontinuação por eventos adversos foi de aproximadamente 15%. Pacientes com melanoma estádio III ressecado que recebem dabrafenibe associado a trametinibe como tratamento adjuvante podem apresentar um perfil de risco-benefício diferente daquele dos pacientes com doença metastática, o que poderia estar relacionado a maiores taxas de descontinuação do tratamento em virtude de eventos adversos.[7]

Com um seguimento mediano de cerca de 44 meses, a sobrevida livre de recidiva, que era o objetivo principal do estudo, foi maior com dabrafenibe associado a trametinibe (taxa de quatro anos, 54% *versus* 38%; HR 0,49; IC95% 0,40-0,59), com benefícios do tratamento observado independentemente do subgrupo analisado. Em um seguimento mediano de 2,8 anos, a sobrevida global foi prolongada com dabrafenibe e trametinibe (taxa de três anos, 86% *versus* 77%; HR 0,57; IC95% 0,42-0,79), mas ainda permanece imatura.

Os modelos de taxa de cura, do inglês *cure rate model*, representam uma abordagem estatística para modelar e prever dados de tempo até o evento (por exemplo, sobrevida livre de recidiva, sobrevida livre de progressão). São métodos estatísticos requintados usados para analisar dados de tempo até o evento em situações em que é razoável supor que existe um subgrupo de pacientes que nunca experimentará o evento de interesse (por exemplo, recidiva ou progressão da doença em avaliação), portanto são considerados "indivíduos curados". Assim, um modelo de taxa de cura pode ser útil para prever a proporção de pacientes que serão sobreviventes em longo prazo, o que pode, de certa forma, substituir um período de acompanhamento potencialmente muito longo em um ensaio clínico no cenário adjuvante em oncologia, identificando pacientes realmente curados por determinada intervenção médica.[8]

Um modelo de taxa de cura pode ser considerado para as curvas de Kaplan-Meier, que exibem um platô e têm um acompanhamento em longo prazo suficiente para a análise do tempo até o evento. O modelo de taxa de cura justifica-se, pois a análise dos dados de tempo até o evento usando modelos padrão pode ser desafiadora. Para as curvas de Kaplan-Meier com platôs longos, a probabilidade de novos eventos se torna próxima de zero após um certo ponto no tempo. Um longo platô em uma curva de Kaplan-Meier também sugere que existe heterogeneidade na população de pacientes, ou seja, pacientes "curados" estão presentes na análise.

Dessa forma, os modelos de taxa de cura têm se tornado cada dia mais populares em oncologia, já que podem fornecer estimativas estatísticas das taxas de cura em cada grupo de tratamento e disponibilizar evidências de que é altamente improvável que ocorra uma convergência das curvas de Kaplan-Meier ao longo do tempo. Dados como esses são extremamente importantes na tomada de decisão pelo médico, pelo próprio paciente, para as agências regulatórias que indicam a incorporação de novas tecnologias no tratamento do câncer e para as fontes pagadoras.

No caso do estudo COMBI-AD, um modelo como esse pode fornecer evidências de que o tratamento com a associação de dabrafenibe e trametinibe adjuvante no melanoma estádio III aumenta a taxa de cura em comparação com placebo, corroborando os benefícios em longo prazo do uso das duas medicações.

No melanoma adjuvante, um modelo de taxa de cura é uma análise razoável, porque há uma proporção de pacientes que serão curados pela ressecção, ou seja, permanecerão livres de recidiva unicamente após a cirurgia. A avaliação do efeito de uma terapia adjuvante como dabrafenibe e trametinibe pode mostrar se há aumento na taxa de cura em relação à cirurgia isolada. Além disso, a maior parte das recidivas no melanoma estádio III ocorre nos primeiros três anos após o diagnóstico, com estabilização e platô das curvas de Kaplan-Meier para sobrevida livre de recidiva após esse período.

No estudo COMBI-AD, um modelo de taxa de cura misto foi usado para estimar a sobrevida livre de recidiva de longo prazo em pacientes com melanoma com mutação de *BRAF* V600E/K estádio III completamente ressecada e tratada com dabrafenibe adjuvante 150 mg, duas vezes ao dia, associado a trametinibe 2 mg, uma vez ao dia, ou placebo, por, no máximo, 12 meses.

As análises no modelo de taxa de cura foram baseadas no estudo COMBI-AD, com um seguimento prolongado de 44 meses. Ao usar o modelo de taxa de cura para sobrevida livre de recidiva, a fração estimada de pacientes no braço dos pacientes que receberam dabrafenibe associado a trametinibe que nunca terão recaída é de 54% (IC95% 49%-59%) comparada com 37% (IC95% 32%-42%) no braço dos pacientes que receberam placebo.[9]

Os resultados do modelo de taxa de cura aplicado ao estudo COMBI-AD sugerem sobrevida livre de recidiva em longo prazo superior nos quais em torno de 50% dos pacientes com melanoma estádio III que receberam tratamento adjuvante com dabrafenibe associado a trametinibe podem nunca ter uma recidiva.

No geral, os resultados atualizados com um acompanhamento mais longo confirmam um benefício de sobrevida livre de recidiva em pacientes tratados com dabrafenibe e trametinibe em comparação aos pacientes tratados com placebo. A análise de subgrupos apoia a utilização de dabrafenibe e trametinibe, independentemente dos fatores clínicos e patológicos no início da terapêutica com base num benefício semelhante em sobrevida livre de recidiva.

Com base no estudo COMBI-AD, a combinação de dabrafenibe mais trametinibe foi aprovada para uso adjuvante em pacientes com envolvimento linfonodal e uma mutação em *BRAF* V600E ou V600K.[6]

No cenário metastático o dabrafenibe e o trametinibe também foram combinados em um esforço para retardar o desenvolvimento da resistência ao tratamento e reduzir algumas toxicidades diretamente associadas à inibição do *BRAF*.[10]

No estudo COMBI-D de fase III, 423 pacientes virgens de tratamento sistêmico anterior no cenário metastático foram randomizados para dabrafenibe (150 mg duas vezes por dia) mais trametinibe (2 mg uma vez por dia) ou dabrafenibe mais placebo.[11] Todos os pacientes apresentaram melanoma avançado com uma mutação em *BRAF* V600E ou V600K. Os resultados finais do estudo foram publicados inicialmente com um seguimento mediano de 20 meses para a combinação e 16 meses para o dabrafenibe,[12] e foram posteriormente atualizados:[3] a sobrevida livre de progressão, o objetivo primário do estudo, foi significativamente maior com a combinação em comparação com o dabrafenibe sozinho (mediana 11,0 *versus* 8,8 meses, HR 0,67; IC 95% 0,53-0,84). A sobrevida global foi maior com a combinação (mediana 25,1 *versus* 18,7 meses, HR 0,71, IC 95% 0,55-0,92). A melhora na sobrevida global foi observada, apesar do fato de que mais pacientes do braço do dabrafenibe sozinho receberam mais terapia sistêmica após a progressão. Em um grupo de pacientes, o controle da doença foi mantido por um período prolongado; com um seguimento mínimo de 36 meses de acompanhamento, 40 de 211 pacientes (19%) tratados com a combinação permaneceram em terapia, em comparação com 6 de 212 (3%) tratados apenas com dabrafenibe.[3] A taxa de resposta objetiva (resposta completa mais parcial) foi significativamente melhor (68% *versus* 55%) com a combinação em comparação com o dabrafenibe isolado; as taxas de resposta completas foram de 18% *versus* 15%, respectivamente. A toxicidade cutânea (pele seca, prurido, hiperqueratose, síndrome mão-pé, alopecia) foi significativamente mais comum em pacientes tratados com dabrafenibe mais placebo em comparação com dabrafenibe mais trametinibe. Carcinoma de células escamosas foi observado em 9% com dabrafenibe mais placebo *versus* 3% com a combinação. As toxicidades mais frequentemente associadas à combinação incluíram diarreia (18% *versus* 9%), pirexia (52% *versus* 25%) e calafrios (28% *versus* 14%). A descontinuação do tratamento foi mais comum com a combinação (11% *versus* 7%), principalmente por causa de pirexia e calafrios.

Um segundo estudo de fase III, o COMBI-V, randomizou 704 pacientes com melanoma metastático não tratado anteriormente para receber dabrafenibe e trametinibe ou vemurafenibe em monoterapia.[13] Todos os pacientes tinham melanoma com mutação em *BRAF* (V600). A sobrevida global, o objetivo primário do estudo, aumentou significativamente com a combinação dabrafenibe mais trametinibe (taxa de sobrevida em um ano de 72% *versus* 65%, HR para óbito 0,69; IC 95% 0,53-0,89). A sobrevida livre de progressão em três anos permaneceu mais alta com a combinação de dabrafenibe mais trametinibe (25% *versus* 11%); 58% dos pacientes randomizados para dabrafenibe mais trametinibe que estavam vivos aos três anos permanecem em seu regime original. A sobrevida livre de progressão mediana também aumentou significativamente (11,4 *versus* 7,3 meses, IC 95% 0,46-0,69), assim como a taxa de resposta objetiva (67% *versus* 53%) a favor da combinação. A incidência de carcinoma epidermoide e ceratoacantoma diminuiu significativamente com a combinação de dabrafenibe mais trametinibe em comparação com o vemurafenibe isolado (1% *versus* 18%).

Uma análise combinada dos estudos COMBI-D e COMBI-V, a combinação de dabrafenibe e trametinibe demonstrou medianas de sobrevida livre de progressão e sobrevida global de aproximadamente 11 e 26 meses, respectivamente.[14] A sobrevida livre de progressão estimada e a sobrevida global em cinco anos foram de aproximadamente 19 e 34%, respectivamente. Entre os 19% com uma resposta completa, a sobrevida global estimada em cinco anos foi de 71%.

Os fatores associados a um resultado favorável da combinação dabrafenibe e trametinibe incluem *performance, status*, níveis normais lactato desidrogenase (LDH) e menos de três sítios acometidos por metástases.[14]

Uma outra combinação de inibidores de *BRAF* e MEK foi testada utilizando vemurafenibe mais cobimetinibe em um estudo de fase III em que 495 pacientes com melanoma avançado e com mutação em *BRAF* previamente não tratado foram randomizados para vemurafenibe mais cobimetinibe ou vemurafenibe mais placebo.[15] Com um seguimento mediano de 14,2 meses, a sobrevida livre de progressão, o objetivo primário do estudo, aumentou significativamente com a combinação de vemurafenibe (960 mg duas vezes por dia nos dias 1 a 28 de cada ciclo de 28 dias) mais cobimetinibe (60 mg uma vez por dia nos dias 1 a 21 de cada 28 dias) comparado com vemurafenibe mais placebo (mediana 12,3 *versus* 7,2 meses, HR 0,58; IC 95% 0,46-0,72). A taxa de resposta objetiva geral foi aumentada com vemurafenibe mais cobimetinibe (70% *versus* 50%), assim como a taxa de resposta completa (16% *versus* 11%). A sobrevida global mediana foi significativamente mais longa com vemurafenibe e cobimetinibe em comparação com placebo mais vemurafenibe (22,3 *versus* 17,4 meses, HR 0,70; IC 95% 0,55-0,90).

Uma terceira combinação de inibidores de *BRAF* e MEK, o encorafenibe com binimetinibe, foi comparada com a monoterapia de encorafenibe ou de vemurafenibe no estudo de fase III COLUMBUS com 577 pacientes com uma mutação V600 no gene do *BRAF*,[16] que também foi positivo para sobrevida livre de progressão em comparação com vemurafenibe (mediana 14,9 *versus* 7,3 meses, HR 0,51; IC 95% 0,39-0,67) e com encorafenibe (mediana 14,9 *versus* 9,6 meses, HR 0,77; IC95% 0,59-1,00). A sobrevida livre de progressão também foi aumentada para encorafenibe *versus* vemurafenibe (mediana 9,6 *versus* 7,3 meses, HR 0,68; IC 95% 0,52-0,88). A sobrevida global também foi superior para a combinação em comparação com vemurafenibe (mediana 33,6 *versus* 16,9 meses, HR 0,61; IC 95% 0,47-0,79) e com encorafenibe (mediana 33,6 *versus* 23,5 meses, HR 0,81; IC 95% 0,61-1,06).

É importante ressaltar que as três diferentes combinações não foram comparadas entre si em um estudo de fase III.

Além das mutações em *BRAF*, a via MAPK também pode levar ao desenvolvimento de tumores por meio de mutações no gene do *NRAS*. O binimetinibe é um inibidor da MEK que foi estudado especificamente em pacientes com mutações no *NRAS*. A atividade do binimetinibe foi inicialmente sugerida por um estudo de fase II, no qual foi observada uma taxa de resposta parcial de 20%.[17] Um estudo de fase III randomizou 402 pacientes com melanoma avançado e mutado para *NRAS* para binimetinibe ou dacarbazina.[18] A sobrevida livre de progressão, o objetivo primário do estudo, foi prolongada com binimetinibe em comparação com a dacarbazina (2,8 *versus* 1,5 meses, HR 0,62; IC 95% 0,47-0,80). A taxa de resposta objetiva também aumentou com o binimetinibe (15% *versus* 7%). No entanto, não houve diferença significativa na sobrevida global (11 *versus* 10 meses) em uma análise interina pré-especificada.

Aproximadamente 45% dos pacientes do estudo foram submetidos a imunoterapia subsequente, o que pode ter mascarado qualquer diferença de sobrevida global.

As mutações no gene *KIT* são observadas em aproximadamente 15-20% dos pacientes com melanomas acrais ou mucosos e em uma porcentagem menor de melanomas que surgem em áreas de danos crônicos na pele. Os estudos de fase II usando imatinibe ou nilotinibe em grupos de pacientes com melanoma avançado demonstraram apenas evidências mínimas de atividade.[19]

Carcinoma basocelular

A via de sinalização de *hedgehog* pode causar proliferação das células basais e crescimento de tumores.[20] Dois mecanismos foram identificados pelos quais a via de *hedgehog* pode estar envolvida na patogênese do carcinoma basocelular. Mutações no gene *PTCH1* podem impedir a inibição da ativação SMO da via de *hedgehog*,[21] ou mutações em *SMO* podem resultar na ativação constitutiva da via.[22] Dois inibidores da SMO, vismodegibe e sonidegibe, têm atividade clinicamente útil em pacientes com carcinoma basocelular localmente avançado ou metastático. O itraconazol, um antifúngico, também inibe essa via, mas os dados são muito mais limitados para esse agente.

O vismodegibe (150 mg em dose oral única diária) é um inibidor oral do SMO, que bloqueia a ativação da via de *hedgehog*.[23] Os ensaios clínicos demonstraram a eficácia do vismodegibe em pacientes com carcinoma basocelular localmente avançado e metastático, incluindo um estudo de fase II (o SafeTy Events no estudo VIsmodEgib [STEVIE]).[24] Nesse estudo, 1.215 pacientes (1.119 com doença localmente avançada e 96 com carcinoma basocelular metastático) foram tratados continuamente com vismodegibe até a progressão da doença ou toxicidade inaceitável.[24] Em um acompanhamento mediano de 18 meses, a taxa de resposta objetiva naqueles com doença localmente avançada foi de 69% (33% resposta completa, 35% resposta parcial). Naqueles com doença metastática, a taxa de resposta objetiva foi de 37% (5% resposta completa, 32% resposta parcial). A mediana de sobrevida livre de progressão para toda a população do estudo foi de 22 meses (23 meses naqueles com doença localmente avançada e 13 meses naqueles com doença metastática).

Eventos adversos graves foram relatados em 24% dos pacientes e levaram à descontinuação do tratamento em 31% dos casos; os mais comuns foram espasmos musculares, disgeusia, perda de peso, alopecia, diminuição do apetite e astenia (em 7%, 5%, 4%, 3%, 3% e 3% dos casos, respectivamente).

Apesar desses resultados promissores, as preocupações com as altas taxas de interrupção do tratamento por causa da toxicidade levaram à avaliação dessa intervenção com ciclos intermitentes de vismodegibe. Essa abordagem baseia-se em um estudo randomizado que investiga o uso de dois esquemas de administração diferentes, ambos associados a altas taxas de resposta. Nesse estudo de fase II controlado por placebo (MIKIE), 229 pacientes com múltiplos carcinomas basocelulares avançados foram randomizados para um dos dois esquemas de dosagem intermitente de vismodegibe por um total de 72 semanas (18 meses). O primeiro grupo recebeu vismodegibe 150 mg por dia em intervalos de três meses, alternando com placebo a intervalos de dois meses, enquanto o segundo grupo recebeu vismodegibe 150 mg por dia por um intervalo inicial de seis meses, seguido por intervalos alternados de dois meses de placebo e vismodegibe. Ambos os esquemas demonstraram uma redução semelhante no número total médio de carcinomas basocelulares no final do tratamento em relação ao valor basal (63% *versus* 54%, respectivamente) e perfis de toxicidade comparáveis.

O sonidegibe, um segundo inibidor de SMO, foi avaliado em um estudo randomizado de fase II, em que os pacientes foram randomizados para sonidegibe em 200 ou 800 mg por via oral uma vez ao dia, com o tratamento continuado até progressão da doença ou toxicidade.[25] Nesse estudo 230 pacientes foram incluídos, 193 pacientes com carcinoma basocelular localmente avançado e 37 com doença metastática. As taxas de resposta objetiva baseadas na revisão central das coortes de 200 e 800 mg ao dia com doença localmente avançada foram de 56% e 45%, respectivamente. As taxas de controle da doença, incluindo aquelas com doença estável, foram de 91% e 83%, respectivamente, para pacientes com doença localmente avançada.

Para aqueles com doença metastática, as taxas de resposta objetiva foram de 8% e 17%, respectivamente, nos grupos de doses baixa e alta. As taxas de controle da doença, incluindo aquelas com doença estável, foram de 92% e 91%, respectivamente. A duração mediana da resposta baseada em revisão independente foi de 24 meses para pacientes tratados com 200 mg por dia e não foi alcançada para aqueles tratados com 800 mg por dia. As toxicidades mais comuns incluem espasmos musculares, alopecia, disgeusia e náusea (54%, 49%, 44% e 39% dos pacientes com 200 mg/dia e 69%, 58%, 60% e 47% com 800 mg/dia, respectivamente). Toxicidades de graus 3 ou 4 ocorreram em 20% dos pacientes tratados com 200 mg/dia e 39% daqueles tratados com 800 mg/dia.

Carcinoma de células escamosas

Anticorpos monoclonais (cetuximabe, panitumumabe) e agentes orais (gefitinibe, erlotinibe) que têm como alvo o receptor do fator de crescimento epidérmico (EGFR) têm atividade antitumoral em pacientes com carcinoma de células escamosas da pele.

O papel potencial do cetuximabe no tratamento do carcinoma de células escamosas avançado da pele foi estudado prospectivamente em um estudo de fase II que incluiu 36 pacientes.[26] A maioria dos pacientes apresentava doença local-regional e apenas 8% apresentavam metástases a distância. O cetuximabe foi administrado semanalmente (400 mg/m^2 na semana 1 e depois 250 mg/m^2 semanalmente). Oito respostas parciais e duas respostas completas foram observadas (taxa de resposta objetiva de 28%) e 15 apresentaram doença estável, com uma taxa geral de 69% de controle da doença. Três pacientes foram submetidos à ressecção completa do tumor após o tratamento com cetuximabe. As toxicidades mais comuns de graus 3 e 4 incluíram infecção e sangramento do tumor (oito e quatro casos, respectivamente). De acordo com o que é observado em outras neoplasias, os pacientes que desenvolveram erupção cutânea acneiforme tiveram uma sobrevida livre de progressão mais longa e uma tendência para uma sobrevida global mais longa (8,9 *versus* 4 meses; p = 0,054).

O cetuximabe também foi avaliado no cenário neoadjuvante; 34 pacientes com tumores inicialmente irressecáveis, localmente avançados, foram tratados com cetuximabe em combinação com platina e fluorouracil, ou cetuximabe sozinho nos casos em que havia contraindicação à quimioterapia.[27] Entre os nove pacientes (idade mediana de 86 anos) tratados apenas com cetuximabe, cinco tiveram resposta que permitiu ressecção cirúrgica e três deles tiveram resposta patológica completa. Vinte e cinco pacientes com idade mediana de 70 anos foram tratados com cetuximabe e quimioterapia. Vinte e três pacientes foram submetidos à cirurgia e resposta patológica completa foi alcançada em 15 tumores.

Em um pequeno estudo de fase II, 16 pacientes com carcinoma de células escamosas da pele não candidatos à terapia local foram tratados com panitumumabe (6 mg/kg a cada duas semanas).[28] Respostas objetivas foram observadas em cinco pacientes, incluindo três respostas parciais e duas completas. Toxicidade de graus 3 e 4 foi observada em cinco casos (quatro pacientes com exantema e um com fadiga).

O gefitinibe e o erlotinibe, inibidores orais do EGFR, demonstraram apenas atividade limitada em pacientes com carcinoma de células escamosas da pele avançado. Em um estudo de fase II com gefitinibe, 40 pacientes foram tratados; seis respostas parciais foram observadas em 40 pacientes (16%), que não atingiram o nível predeterminado de atividade para posterior avaliação e indicação do uso nesse cenário.[29] Em um estudo de fase II com erlotinibe, três respostas parciais foram observadas em 29 pacientes avaliados (10%), não se justificando uma investigação mais aprofundada dos inibidores da tirosina cinase de EGFR nessa doença.[30]

CONSIDERAÇÕES FINAIS

A última década foi marcada pelo desenvolvimento e incorporação de novas opções de terapia sistêmica, entre elas a terapia-alvo, para os tumores de pele avançados nas mais diversas indicações. Pacientes com melanoma e carcinoma basocelular podem se beneficiar dessa modalidade terapêutica e devem ser encaminhados para avaliação e tratamento oncológico no transcorrer de sua doença.

REFERÊNCIAS

1. Wellbrock C, Hurlstone A. BRAF as therapeutic target in melanoma. Biochem Pharmacol. 2010 Sep 1;80(5):561-7.
2. Gershenwald JE, Scolyer RA. Melanoma Staging: American Joint Committee on Cancer (AJCC) 8th Edition and Beyond. Ann Surg Oncol. 2018 Aug;25(8):2105-10.
3. Long GV, Flaherty KT, Stroyakovskiy D, Gogas H, Levchenko E, de Braud F, et al. Dabrafenib plus trametinib versus dabrafenib monotherapy in patients with metastatic BRAF V600E/K-mutant melanoma: long-term survival and safety analysis of a phase 3 study. Ann Oncol. 2017 Jul 1;28(7):1631-9.
4. Long GV, Flaherty KT, Stroyakovskiy D, Gogas H, Levchenko E, de Braud F, et al. Dabrafenib plus trametinib versus dabrafenib monotherapy in patients with metastatic BRAF V600E/K-mutant melanoma: long-term survival and safety analysis of a phase 3 study. Ann Oncol Off J Eur Soc Med Oncol. 2019 Nov 1;30(11):1848.
5. Grob JJ, Amonkar MM, Karaszewska B, Schachter J, Dummer R, Mackiewicz A, et al. Comparison of dabrafenib and trametinib combination therapy with vemurafenib monotherapy on health-related quality of life in patients with unresectable or metastatic cutaneous BRAF Val600-mutation-positive melanoma (COMBI-v): results of a phase 3, open-label, randomised trial. Lancet Oncol. 2015 Oct;16(13):1389-98.
6. Long GV, Hauschild A, Santinami M, Atkinson V, Mandalà M, Chiarion-Sileni V, et al. Adjuvant Dabrafenib plus Trametinib in Stage III BRAF -Mutated Melanoma. N Engl J Med. 2017 Nov 9;377(19):1813-23.
7. Atkinson VG, Hauschild A, Santinami M, Mandala M, Chiarion Sileni V, Larkin J, et al. 1251PAdverse events (AEs) over time in patients (pts) treated with adjuvant dabrafenib plus trametinib (D + T) or placebo (Pbo) in the COMBI-AD trial. Ann Oncol [Internet]. 2018 Oct 1 [cited 2019 Apr

4];29(suppl_8). Disponível em: https://academic.oup.com/annonc/article/doi/10.1093/annonc/mdy289.007/5140663.

8. Andersson TM-L, Eriksson H, Hansson J, Månsson-Brahme E, Dickman PW, Eloranta S, et al. Estimating the cure proportion of malignant melanoma, an alternative approach to assess long term survival: A population-based study. Cancer Epidemiol. 2014 Feb;38(1):93-9.
9. Dummer R, Schadendorf D, Hauschild A, Santinami M, Atkinson VG, Mandala M, et al. 1250PEstimate of long-term relapse-free survival (RFS) and analysis of baseline factors associated with RFS in the COMBI-AD trial. Ann Oncol [Internet]. 2018 Oct 1 [cited 2019 Apr 4];29(suppl_8). Disponível em: https://academic.oup.com/annonc/article/doi/10.1093/annonc/mdy289.006/5140656.
10. Flaherty KT, Infante JR, Daud A, Gonzalez R, Kefford RF, Sosman J, et al. Combined BRAF and MEK inhibition in melanoma with BRAF V600 mutations. N Engl J Med. 2012 01;367(18):1694-703.
11. Long GV, Stroyakovskiy D, Gogas H, Levchenko E, de Braud F, Larkin J, et al. Combined BRAF and MEK inhibition versus BRAF inhibition alone in melanoma. N Engl J Med. 2014 Nov 13;371(20):1877-88.
12. Long GV, Stroyakovskiy D, Gogas H, Levchenko E, de Braud F, Larkin J, et al. Dabrafenib and trametinib versus dabrafenib and placebo for Val600 BRAF-mutant melanoma: a multicentre, double--blind, phase 3 randomised controlled trial. Lancet Lond Engl. 2015 Aug 1;386(9992):444-51.
13. Robert C, Karaszewska B, Schachter J, Rutkowski P, Mackiewicz A, Stroiakovski D, et al. Improved overall survival in melanoma with combined dabrafenib and trametinib. N Engl J Med. 2015 Jan 1;372(1):30-9.
14. Robert C, Grob JJ, Stroyakovskiy D, Karaszewska B, Hauschild A, Levchenko E, et al. Five-Year Outcomes with Dabrafenib plus Trametinib in Metastatic Melanoma. N Engl J Med. 2019 15;381(7):626-36.
15. Larkin J, Ascierto PA, Dréno B, Atkinson V, Liszkay G, Maio M, et al. Combined vemurafenib and cobimetinib in BRAF mutated melanoma. N Engl J Med. 2014 Nov 13;371(20):1867-76.
16. Dummer R, Ascierto PA, Gogas HJ, Arance A, Mandala M, Liszkay G, et al. Overall survival in patients with BRAF-mutant melanoma receiving encorafenib plus binimetinib versus vemurafenib or encorafenib (COLUMBUS): a multicentre, open--label, randomised, phase 3 trial. Lancet Oncol. 2018;19(10):1315-27.
17. Ascierto PA, Schadendorf D, Berking C, Agarwala SS, van Herpen CM, Queirolo P, et al. MEK162 for patients with advanced melanoma harbouring NRAS or Val600 BRAF mutations: a non-randomised, open-label phase 2 study. Lancet Oncol. 2013 Mar;14(3):249-56.
18. Dummer R, Schadendorf D, Ascierto PA, Arance A, Dutriaux C, Di Giacomo AM, et al. Binimetinib versus dacarbazine in patients with advanced NRAS--mutant melanoma (NEMO): a multicentre, open--label, randomised, phase 3 trial. Lancet Oncol. 2017;18(4):435-45.
19. Wyman K, Atkins MB, Prieto V, Eton O, McDermott DF, Hubbard F, et al. Multicenter Phase II trial of high-dose imatinib mesylate in metastatic melanoma: significant toxicity with no clinical efficacy. Cancer. 2006 May 1;106(9):2005-11.
20. Epstein EH. Basal cell carcinomas: attack of the hedgehog. Nat Rev Cancer. 2008 Oct;8(10):743-54.
21. Johnson RL, Rothman AL, Xie J, Goodrich LV, Bare JW, Bonifas JM, et al. Human homolog of patched, a candidate gene for the basal cell nevus syndrome. Science. 1996 Jun 14;272(5268):1668-71.
22. Xie J, Murone M, Luoh SM, Ryan A, Gu Q, Zhang C, et al. Activating Smoothened mutations in sporadic basal-cell carcinoma. Nature. 1998 Jan 1;391(6662):90-2.
23. Von Hoff DD, LoRusso PM, Rudin CM, Reddy JC, Yauch RL, Tibes R, et al. Inhibition of the hedgehog pathway in advanced basal-cell carcinoma. N Engl J Med. 2009 Sep 17;361(12):1164-72.
24. Basset-Séguin N, Hauschild A, Kunstfeld R, Grob J, Dréno B, Mortier L, et al. Vismodegib in patients with advanced basal cell carcinoma: Primary analysis of STEVIE, an international, open-label trial. Eur J Cancer Oxf Engl 1990. 2017;86:334-48.
25. Migden MR, Guminski A, Gutzmer R, Dirix L, Lewis KD, Combemale P, et al. Treatment with two different doses of sonidegib in patients with locally advanced or metastatic basal cell carcinoma (BOLT): a multicentre, randomised, double-blind phase 2 trial. Lancet Oncol. 2015 Jun;16(6):716-28.
26. Maubec E, Petrow P, Scheer-Senyarich I, Duvillard P, Lacroix L, Gelly J, et al. Phase II study of cetuximab as first-line single-drug therapy in patients with unresectable squamous cell carcinoma of the skin. J Clin Oncol Off J Am Soc Clin Oncol. 2011 Sep 1;29(25):3419-26.
27. Reigneau M, Robert C, Routier E, Mamelle G, Moya-Plana A, Tomasic G, et al. Efficacy of neoadjuvant cetuximab alone or with platinum salt for the treatment of unresectable advanced nonmetastatic cutaneous squamous cell carcinomas. Br J Dermatol. 2015 Aug;173(2):527-34.
28. Foote MC, McGrath M, Guminski A, Hughes BGM, Meakin J, Thomson D, et al. Phase II study

of single-agent panitumumab in patients with incurable cutaneous squamous cell carcinoma. Ann Oncol Off J Eur Soc Med Oncol. 2014 Oct;25(10):2047-52.

29. William WN, Feng L, Ferrarotto R, Ginsberg L, Kies M, Lippman S, et al. Gefitinib for patients with incurable cutaneous squamous cell carcinoma: A single-arm phase II clinical trial. J Am Acad Dermatol. 2017 Dec;77(6):1110-1113.e2.
30. KA, Kies MS, William WN, Johnson FM, Lee JJ, Glisson BS. Erlotinib in the treatment of recurrent or metastatic cutaneous squamous cell carcinoma: A single-arm phase 2 clinical trial. Cancer. 2018 15;124(10):2169-73

ÍNDICE REMISSIVO

P

Q

R

S

T

X